아름다운 사진으로 보는

내시경 아틀라스

상부 소화관

최혁순 옮김

Shinya Kodashima, Satoshi Ono 편집

Mitsuhiro Fujishiro 감수

흐릿하고 답답한 내시경 사진은 그만!

점액, 출혈, 기포, 빛 번짐 없이 **선명하고 깨끗한 고화질**로 만나는

상부 소화관 질환의 모든 것

도서출판 대한의학

알림

이 책에 기재된 진단법 및 치료법에 관해서는 발행 시점의 최신 정보를 바탕으로 정확성을 기하기 위해 저자와 출판사가 최선의 노력을 기울였습니다. 그러나 의학, 의료의 발전에 따라 기재된 내용이 정확하고 완전하지 않을 수도 있습니다.

따라서 실제 진단법 · 치료법을 숙지하지 못했거나 범용화되지 않은 신약을 비롯한 의약품의 사용, 검사의 실시 및 판독에 대해 먼저 의약품의 첨부문서나 의료 기기 및 시약의 설명서를 확인하고, 또한 진료 기술에 관해 충분히 고려한 후 항상 세심한 주의를 기울여 주시기 바랍니다.

이 책에 기재된 진단법, 치료법, 의약품, 검사법, 질병에 대한 적응증 등이 이후의 의학 연구 및 의료의 진보에 의해 이 책 발행 후 변경된 경우, 그 진단법, 치료법, 의약품, 검사법, 질병에 대한 적응증 등으로 인한 불의의 사고에 대해 저자와 출판사는 책임을 지지 않음을 양해해 주시기 바랍니다.

역자 서문

내시경에 대한 경험이 쌓일수록 좋은 화질의 내시경 사진을 찍어 보관하고자 하는 마음은 커지지만, 바쁜 진료 현장의 현실로 인해 다양한 사진을 체계적으로 모으기는 쉽지 않았습니다. 학회 차원에서 내시경 전문가분들의 여러 귀한 사진을 한 권의 책으로 엮어 자료집을 만들었을 때, 그 이미지들은 단순한 사진의 집합을 넘어 중요한 임상 지식과 경험의 보고가 됨을 절실히 느낄 수 있었습니다. 각 사진에는 한 환자에게서 포착된 결정적인 진단 순간과 내시경 영상의 미세한 소견이 담겨 있어, 후배 의사들에게 귀중한 학습 자료이자 임상 진료의 정확성과 효율성을 높이는 데 큰 역할을 하고 있습니다.

『아름다운 사진으로 보는 내시경 아틀라스: 상부 소화관』의 번역 작업에 참여하게 된 것은 단순한 언어 변환을 넘어, 내시경 영상이 지닌 예술적 아름다움과 깊은 과학적 의미를 재조명하는 소중한 기회였습니다. 원서가 전달하고자 하는 섬세한 이미지와 정교한 설명들은 내시경이 단순한 진단 도구를 넘어, 혁신적인 의학적 가치와 동시에 예술적 감동을 선사하고 있음을 보여줍니다. 특히, 명확한 내시경 사진을 얻기 위해 병변을 섬세하게 세척하고, 프로나제 등의 효소를 활용해 불필요한 점액을 제거하며, 적절한 공기를 주입하여 내시경 관 내부 환경을 최적화한 결과, 빛 반사를 최소화하고 정확한 초점을 맞춤으로써 각 사진은 환자의 질환에 대한 결정적인 순간을 생생하게 담아내고 있습니다. 이러한 기술적 노력은 '아름다운 사진'이라는 책 제목이 주는 의미를 온전히 구현하며, 내시경 검사가 예술적 감동과 정밀한 의학적 분석이 공존하는 영역임을 분명히 드러냅니다.

번역 과정에서는 일본 내시경 전문의들이 오랜 기간 쌓아온 경험과 첨단 기술이 어우러진 내용을 최대한 충실하게 전달하기 위해, 전문 용어와 표현 하나하나에 세심한 주의를 기울였습니다. 내시경 영상이 보여주는 세밀한 구조와 질환의 특징을 생생하게 묘사하는 데 집중하였으며, 임상의들이 실제 진료 현장에서 겪는 경험과 감각을 독자들에게 그대로 전하고자 노력하였습니다. 한국의 임상 현장에서 익숙하지 않은 표현들은 최대한 국내 실정에 맞게 수정하였으나, 일부 표현은 일본에서 사용하는 원어 그대로의 표현이 더 정확하게 전달될 수 있다고 판단되어 그대로 사용하였음을 양해해 주시기 바랍니다.

이번 작업은 단순히 원문의 의미를 옮기는 것에 그치지 않고, 독자들이 내시경 영상을 바라보는 새로운 시각을 제공하고자 하는 취지를 담고 있습니다. 내시경 기술의 발전으로 영상미가 더욱 선명해진 오늘날, 내시경 검사는 진단뿐 아니라 치료에도 결정적인 역할을 하는 중요한 요소임을 다시 한번 일깨워 줍니다. 이에 따라 본 번역본은 내시경을 처음 접하는 전공의부터 다년간 경험을 쌓은 전문의에 이르기까지, 다양한 임상의들이 심도 깊은 이해와 실질적인 진료에 도움을 받을 수 있도록 구성되었습니다.

마지막으로, 이 번역본이 내시경 영상의 아름다움과 핵심 가치를 국내 의학계에 널리 알리는 계기가 되기를 바라며, 원저자와 편집진, 그리고 번역 작업에 아낌없는 지원과 협조를 주신 모든 분들께 진심으로 감사의 말씀을 전합니다.

2025년 6월

고려대학교 의과대학 부속 안암병원

교수 최혁순

감수의 서문

여기 『아름다운 사진으로 보는 내시경 아틀라스: 상부 소화관』을 여러분께 전해드린다.

2023년 5월 개최된 제105회 일본소화기내시경학회 총회에서 양토사 편집부의 오오야 유키코 씨로부터 내시경 영상 아틀라스 출판에 대한 제안을 받았다. 도쿄대학병원에서 함께 내시경 진료에 전념하고, 같은 연구실에서 학문적 기반을 다졌던 동료인 오다시마 신야 선생님과 오노 도시츠구 선생님이 현재 각각 테이쿄대학교와 도쿄도 건강장수의료센터에서 활발히 활동하고 있는 가운데, 이번 프로젝트의 편집을 맡아 주셨다. 이에 따라 도쿄대학 소화기내과와 관련 병원을 중심으로 신뢰할 수 있는 여러 선생님들께 집필을 의뢰하였고, 나 역시 감수자로서 이 책에 참여하게 된다.

편집자인 오다시마 선생님과 오노 선생님은 신속하면서도 치밀한 항목 구성과 집필자 선정 과정을 통해, 같은 해 9월에 집필 요청을 마무리하였고, 그 열정을 이어받은 집필자 선생님들께서도 거의 예정대로 원고를 완성해 주셨다. 덕분에 2024년 10월 이 책을 발간하게 되었다. 기획부터 출판까지 약 1년 남짓한 짧은 일정으로 출판에 이르게 된 것은 드문 일이며, 양토사 편집부 여러분의 든든한 지원과 더불어 뛰어난 재능을 지닌 두 편집자의 노고와 훌륭한 원고를 기한 내에 제출해 주신 집필자 선생님들의 성원과 협력이 있었기에 가능한 일이었다. 이 자리를 빌려 관계된 여러분께 진심으로 감사의 뜻을 전하고자 한다.

내시경은 예술과 과학이 융합된 영역이다. 아름다운 내시경 사진이란 단순히 외형의 아름다움에 그치지 않고, 많은 것을 말해주는 정보량이 풍부한 영상이다. 이번에 다룬 질환들 중에는 드물게 접하는 것들도 있지만, 독자 여러분께서는 먼저 내시경 영상을 찬찬히 바라보며 눈에 익히고 기억해 주셨으면 한다. 이미지를 통해 질환의 개요와 특징적인 소견, 진단, 그리고 감별과 함정을 차례로 읽어 나가다 보면, 자연스럽게 해당 질환의 본질을 이해하게 될 것이다. 하루라도 많은 내시경 의사들이 이 책을 손에 들고 일상 진료에 활용해 주신다면, 감수자로서 이보다 더 큰 기쁨은 없을 것이다.

2024년 9월

도쿄대학교 의과대학 부속병원 소화기내과 · 임상종양과

Mitsuhiro Fujishiro

편집의 서문

최근 내시경 장비의 발전은 매우 눈부시며, 새로운 내시경 시스템과 스코프가 개발될 때마다 그 화질의 향상에 감탄하게 된다. 이러한 화질의 향상으로 인해, 일상적인 임상에서 접하는 다양한 질환의 내시경 영상이 과거 저화질 시절에 촬영된 것과는 다른 양상을 보인다는 것을 많은 내시경 의사들이 체감하고 있을 것이다. 이번에 기획된 내시경 아틀라스는 '아름다운 사진으로 보는'이라는 제목을 달고 있다. '아름다운 사진'에는 현재 사용 가능한 최신 내시경 시스템이 필수적이며, 이 책은 일상 진료에서 접하는 다양한 질환들에 대해 가능한 한 최신 내시경 시스템으로 촬영된 고화질의 영상을 엄선하여 수록한 내시경 아틀라스이다.

이 책은 내시경을 처음 배우는 입문자부터 오랜 시간 소화기 질환에 종사해온 숙련된 내시경 의사들까지 폭넓은 연령대의 의사들이 사용할 수 있도록 기획되었다. 일상 진료에서 접하는 상부 소화관 질환은 식도, 위, 십이지장의 종양성 병변부터 염증성 질환 등 매우 다양하지만, 이 책은 발생빈도에 따른 질환 분류가 아니라 자매서인『아름다운 사진으로 보는 내시경 아틀라스: 하부 소화관』의 분류 체계에 맞춰 구성함으로써, 독자들이 보다 쉽게 사용할 수 있도록 하였다. 또한, 각 질환에 대해서는 발생빈도가 낮은 질환이라도 가능한 한 많은 페이지를 할애하여 수록하였으며, 발생빈도가 높은 질환에 대해서는 질환 개요부터 진단에 필요한 내시경 소견, 감별진단 시 주의할 점, 병리 진단에 이르는 정보까지 수록하여, 일상 내시경 진료 시 곁에 두는 상부 소화관 질환의 백과사전으로서의 역할뿐만 아니라, 상부 소화관 질환을 배우고자 하는 의사들에게 교과서적인 읽을거리로 활용될 수 있는 책이 되도록 노력하였다.

소화관 질환에 대한 내시경 진단에는 이론적인 지식뿐만 아니라, 일상 임상에서 질환을 실제로 접하며 축적되는 경험적 지식이 필요하다. 이 책이 많은 내시경 진료에 종사하는 의사들에게 활용되어, 더 높은 수준의 내시경 진료를 실현하는 데 도움이 되기를 기대한다.

2024년 9월

편집자를 대표하여

Shinya Kodashima

아름다운 내시경 사진이란 무엇인가?

아름다운 내시경 사진이란 **점액의 부착, 출혈, 기포, 빛 번짐(halation)이 없는 초점이 맞는 영상**을 의미한다. 병변에 부착된 점액을 제거하기 위해 물 세척이 필요하지만, 병변에서의 출혈을 방지하기 위해 필자는 주사기 끝을 겸자구에 대고 병변에서 약간 벗어난 정상 점막을 목표로 물을 주입한다. 그런 다음 튕겨 나온 물 흐름으로 병변을 세척하는 방식을 사용하고 있다. 병변에 직접 물을 뿌릴 경우에는 주입 세기를 상황에 따라 약하게 조절한다. 점액 부착이 매우 강한 경우에는 미온수에 프로나제를 녹여 주입한 뒤, 점액 부착이 약해질 때까지 잠시 기다렸다가 앞서 설명한 방법으로 물 세척을 진행한다. 스코프를 반전 조작할 때는 스코프가 병변에 접촉하지 않도록 충분히 주의가 필요하다. 기포를 제거하기 위해 세척용 물에 소량의 기포제거제를 혼합하는 것이 유용하다. 기포제거제의 양이 너무 많으면 병변이 반짝거려 보일 뿐만 아니라 인디고카르민의 부착도 제대로 이루어지지 않을 수 있다. 또한, 점액이 부착된 부위에 인디고카르민을 뿌리면 병변이 오히려 불분명해질 수 있다.

또한, 점액 부착, 출혈, 기포, 빛 번짐이 없고 초점이 잘 맞춰진 영상은 아름답고 완벽한 내시경 영상을 위한 기본 조건이다. 여기에 더해, 다음의 조건을 충족하는 사진 촬영이 이루어져야 한다.

일반적인 관찰에서는 병변의 방향과 위치를 파악할 수 있는 사진, 전체적인 모습을 이해할 수 있는 사진을 아래 사항을 염두에 두고 촬영한다.

① 정면 영상을 포함하여 다양한 각도에서 원거리, 중간 거리, 근접상을 촬영한다.
② 병변의 경계(범위)를 판독 가능한 사진을 촬영할 것. 지표를 고려하며 연속성이 있는 사진을 촬영한다.
③ 공기를 충분히 주입한 상태의 영상부터 단계적으로 공기를 줄인 영상(공기 변형상)을 촬영한다. 충분히 공기를 주입한 영상에서는 관강의 곡선 변형 소견을 통해 병변의 깊이를 진단할 수 있으며, 공기 변형상은 종양의 경도와 부피를 진단할 수 있다.

최근 젊은 의사들은 확대 관찰에만 신경을 쓰느라 이러한 기본을 이해하지 못하는 경우가 많다. 확대 관찰에서는 저배율부터 점차 확대율을 높여가며 지표를 의식하며 연속적인 영상을 촬영해야 한다. 또한 확대 관찰상이 병변의 어느 부위인지 방향성을 파악할 수 있는 사진을 촬영하는 것이 중요하다. 크리스탈 바이올렛을 사용할 경우 동물실험에서 발암성이 지적된 바 있으므로 정상 점막을 광범위하게 염색해서는 안 된다. 병변만을 염색하는 것이 기본이며, 이를 통해 내시경 관찰을 더 밝은 조건에서 수행할 수 있다. 또한, 크리스탈 바이올렛을 사용할 경우 환자(피험자)의 이익이 불이익을 초과한다고 판단되는 경우에 한해 시술 의사와 시설의 책임하에 필요한 최소량으로 제한해야 한다.

『아름다운 사진으로 보는 내시경 아틀라스: 하부 소화관』 감수
JA 오노미치 종합병원 Shinji Tanaka

아름다운 사진으로 보는 내시경 아틀라스

상부 소화관

CONTENTS

제 1 장 악성 종양 (식도)

제2장 악성 종양 (위)

제 3 장 악성 종양 (십이지장)

제 4 장 양성~경계 영역 종양 (식도)

제 5 장 양성~경계 영역 종양 (위)

제6장 양성~경계 영역 종양 (십이지장)

제7장 소화관 용종증

제8장 병원체 감염과 관련된 상부 소화관 병변

제 9 장 자가면역질환 · 전신질환 등에 동반되는 상부 소화관 병변

제 10 장 혈관염 · 순환장애와 관련된 상부 소화관 병변

제 11 장 약제와 관련된 상부 소화관 병변

제 12 장 기타 병변

부록 임상 분류

	빈도	난이도
★★★	자주 접함	감별진단이 어려움
★★☆	가끔 접함	감별진단이 약간 어려움
★☆☆	드물게 접함	감별진단이 비교적 쉬움

약어 일람

약어	Full name	한글 표기
BJA	bamboo-joint like appearance	대나무 마디 모양 외관
BLI	blue laser imaging	청색 레이저 영상
CCS	Cronkhite-Canada syndrome	크론카이트 캐나다 증후군
CD	Crohn's disease	크론병
CMV	Cytomegalovirus	거대세포바이러스
D-LECS	duodenal laparoscopic and endoscopic cooperative surgery	십이지장 복강경-내시경 협력 수술
DAVE	diffuse antral vascular ectasia	미만성 위 전정부 혈관확장증
DLBCL	diffuse large B-cell lymphoma	미만성 거대 B세포 림프종
DOAC	direct oral anticoagulant	직접 경구 항응고제
EP	epithelium	상피
EP	endoscopic papillectomy	내시경적 유두 절제술
EUS	endoscopic ultrasonography	초음파내시경
FAP	familial adenomatous polyposis	가족성 선종성 용종증
FGA-RA	foveolar-type gastric adenoma with raspberry-like appearance	라즈베리형 작은오목상피모양의 위 선종
FGP	fundic gland polyp	위저선 용종
FVP	fibrovascular polyp	식도 섬유혈관 용종
GAVE	gastric antral vascular ectasia	위 전정부 혈관확장증
GERD	gastroesophageal reflux disease	위식도역류질환
GIST	gastrointestinal stromal tumor	위장관기질종양
GVHD	graft-versus-host disease	이식편대숙주병
HHV-8	human herpes virus-8	인간 헤르페스바이러스 8형
HSV	herpes simplex virus	단순헤르페스바이러스
IDUS	intraductal ultrasonography	내강내 초음파검사
IFP	inflammatory fibroid polyp	염증성 섬유양 용종
IMVP	irregular microvascular pattern	
IPCL	intraepithelial papillary capillary loop	상피유두내 모세혈관 루프
LBC	light blue crest LCI	
LCI	linked color imaging	색채 강조 영상
LPM	lamina propria mucosae	
LSBE	long segment Barrett's esophagus	
MALT	mucosa-associated lymphoid tissue	점막연관 림프조직
MESDA-G	magnifying endoscopy simple diagnostic algorithm for gastric cancer	
MiNENs	mixed neuroendocrine-non-neuroendocrine neoplasms	
MM	muscularis mucosae	
NBI	narrow band imaging	협대역 영상
NEC	neuroendocrine carcinoma	신경내분비암
NEN	neuroendocrine neoplasms	신경내분비 신생물

약어	Full name	한글 표기
NERD	non-erosive reflux disease	비미란성 역류성 식도염
NET	neuroendocrine tumor	신경내분비종양
NHPH	Non-*Helicobacter pylori Helicobacters*	
PD	pancreatoduodenectomy	췌장십이지장절제술
PHG	portal hypertensive gastropathy	문맥압 항진성 위병증
PS	performance status	
RAC	regular arrangement of collecting venules	
RUT	rapid urease test	신속 요소분해효소 검사
SM	submucosal layer	
SMT	submucosal tumor	점막하 종양
SNADET	superficial non-ampullary duodenal epithelial tumor	표재성 비유두부 십이지장 상피성 종양
SPHG	stomal polypoid hypertrophic gastritis	문합부 용종모양 비후성 위염
SSBE	short segment Barrett's esophagus	단분절 바렛식도
TLA	tree-like appearance	
UBT	urea breath test	요소 호기 검사
WOS	white opaque substance	백색 불투명 물질

집필자 일람

▶ 감수

藤城　光弘　東京大学医学部附属病院消化器内科・臨床腫瘍科

▶ 편집

小田島慎也　帝京大学医学部内科学講座

小野　敏嗣　東京都健康長寿医療センター消化器・内視鏡内科

▶ 집필

深川　一史　東京都健康長寿医療センター消化器・内視鏡内科

小島健太郎　三井記念病院消化器内科

木澤　温子　大阪国際がんセンター消化管内科

七條　智聖　大阪国際がんセンター消化管内科

伊藤　峻　千葉西総合病院消化器内科

山本　信三　日本赤十字社医療センター消化器内科

植田　錬　国立国際医療研究センター病院消化器内科

横井　千寿　国立国際医療研究センター病院消化器内科

柿本　光　同愛記念病院消化器内科

田代　淳　練馬光が丘病院消化器内科

新井　雅裕　練馬光が丘病院消化器内科

大河原　敦　日立総合病院消化器内科

卜部　祐司　広島大学病院消化器内科

岡　志郎　広島大学大学院医系科学研究科消化器内科学

北川　大貴　大阪国際がんセンター消化管内科

大木　大輔　東京大学医学部附属病院消化器内科

辻　陽介　東京大学医学部附属病院消化器内科

岡本　真　JR東京総合病院消化器内科

神宝　隆行　東京警察病院消化器科

今野　真己　栃木県立がんセンター消化器内科／聖マリアンナ医科大学消化器内科

片岡　陽佑　三楽病院消化器内科

豊島　治　とよしま内視鏡クリニック

保坂　祥介　東京都健康長寿医療センター消化器・内視鏡内科

石橋　嶺　東京大学医学部附属病院消化器内科

加藤　知爾　東京逓信病院消化器内科

森　仁志　大阪国際がんセンター消化管内科

和田　友則　三楽病院消化器内科

岩田　琢磨　関東中央病院肝胆膵内科

中込　良　関東中央病院肝胆膵内科

竜野　稜子　国立国際医療研究センター病院消化器内科

山中　将弘　静岡済生会総合病院消化器内科・肝胆膵内科

秋山　純一　国立国際医療研究センター病院消化器内科

大隅　瞬　東京都健康長寿医療センター消化器・内視鏡内科

須澤　綾友　国立国際医療研究センター病院消化器内科

井上　泰　関東中央病院病理診断科

野間絵梨子　東京都立駒込病院消化器内科

飯塚　敏郎　東京都立駒込病院消化器内科

中村　暁子　国立国際医療研究センター病院消化器内科

大里　俊樹　岡山大学病院消化器内科

山崎　泰史　岡山大学病院消化器内科

羽鳥　清華　東京都健康長寿医療センター消化器・内視鏡内科

関川憲一郎　東京逓信病院内視鏡センター

前嶋　恭平　千葉西総合病院消化器内科

梅木　清孝　千葉西総合病院消化器内科

아름다운 사진으로 보는

내시경 아틀라스 상부 소화관

흐릿하고 답답한 내시경 사진은 그만!

점액, 출혈, 기포, 빛 번짐 없이 **선명하고 깨끗한 고화질**로 만나는

상부 소화관 질환의 모든 것

빈 도 ★★★
난이도 ★☆☆

1 편평상피암①: 표재암(M~SM)

深川一史, 小野敏嗣

질환의 개요

1) 식도 편평상피암이란

- 60세 이상 남성이 많으며(남녀 비 약 6:1), 병변이 가장 많이 발생하는 부위는 흉부 중부 식도이다. 또한 두경부암과의 동시성 · 이시성 중복암이 많은 것으로 알려져 있다. 위험인자로는 음주와 흡연이 있으며, 특히 소량의 음주로 얼굴이 붉어지는 사람(flusher)은 암 발생 위험이 높다.

2) 표재형 식도암과 조기 식도암

- 식도암의 벽 심달도에서는 종양이 비각화 중층 편평상피에 국한된 병변은 상피(epithelium, EP), 점막고유층 내에 국한된 병변은 점막고유층(lamina propria mucosae, LPM), 점막근판에 국한된 병변은 점막근층(muscularis mucosae, MM), 점막하층에 국한된 병변은 점막하층(submucosal layer, SM)이라 한다
- **조기 식도암**은 **심달도가 EP~MM**까지인 병변이며, **표재형 식도암**은 **심달도가 EP~SM**까지의 병변을 가리킨다. 둘 다 림프절 전이 여부와 관계없다고 간주된다.
- 표재형 식도암의 벽 심달도는 6단계로 세분화되어 있다. 외과적 절제 검체에서는 점막층을 T1a-EP, LPM, MM의 3층으로, 점막하층을 3등분하여 T1b-SM1, SM2, SM3로 세분화한다(**부록 1 참조**). 내시경적 절제 검체에서는 점막근판 하단부터 암의 가장 심부 침윤 거리 200 μm 이내를 SM1, 그 이상을 SM2로 분류한다.

특징적인 소견과 진단

- 표재형 식도암의 내시경 진단에는 이상이 있는 영역의 유무를 확인하는 존재 진단, 양성인지 악성인지 확인하는 질적 진단, 그 범위와 심달도를 평가하는 양적 진단의 세 가지가 있다.

1) 존재 진단

- 백색광 관찰에서는 편평상피암이 발적을 띠는 영역으로 인식되는 경우가 많으며, 때로 각화를 동반하는 경우도 있다. 또한, NBI(narrow band imaging)나 BLI(blue laser imaging) 등 영상 강조 관찰에서 경계가 명확한 갈색 영역(brownish area)으로 인식할 수 있다. 이는 병변 내 IPCL의 확장 소견(**부록 3 참조**)과 함께 혈관 사이 간질의 색조 변화(background coloration)가 더해진 결과로 간주된다[1].

2) 질적 진단

- 확대 내시경을 이용한 NBI/BLI로 수행한다. IPCL의 형태학적 변화(Type B 혈관)가 관찰되며, 이것이 영역성이 있는 갈색 영역 내에 존재할 경우 암으로 진단할 수 있다.

3) 양적 진단

- 식도암은 심달도와 림프절 전이 사이에 강한 상관관계가 있으므로, 표재형 식도암은 다음의 세 가지 군으로 나

눌 필요가 있다[2].

① 내시경적 절제술(EMR/ESD)의 적응증에 해당하는 EP/LPM

② 내시경 치료의 상대적 적응증으로 간주되는 MM/SM1

③ 림프절 절제를 동반한 외과적 근치술이 필요한 SM2 이상

- 일본식도학회는 이형성이 약한 종양이나 염증에서 관찰되는 혈관을 Type A, 편평상피암에서 관찰되는 혈관을 Type B로 구분하였다. 또한, 심달도 진단을 위해 Type B를 B1, B2, B3로 세분하고 있다[2,3]. 혈관 구조와 심달도의 대략적인 관계는 다음과 같다.
  - Type A: 비암(non-cancer)에 해당
  - Type B1: EP/LPM에 해당
  - Type B2: MM/SM1에 해당
  - Type B3: SM2 이상에 해당

4) 수술 전 심달도 진단의 정확도

- 확대내시경을 통한 심달도 진단의 정확도는 Clinical(c) EP/LPM에 대해서는 92.4%, cSM2에 대해서도 90.7%로, 정확도가 높다. 그러나 cMM/SM1암의 수술 전 진단 능력은 55.7%로 충분하지 않다(표 1). 이 경우에는 보다 저침습적인 내시경 치료를 선택하는 것이 바람직하다[4].
- 초음파내시경(endoscopic ultrasonography, EUS)을 이용한 심달도 진단에 대해서는 EUS를 추가하더라도 유의한 진단 정확도 향상으로 이어지지 않아, 그 유용성이 확인되지 않았다[5].
- 또한, 내시경 치료의 적응증을 고려할 때 심달도 진단과 함께 중요한 것이 병변의 범위 진단이다. 내시경 절제 범위는 수술 후 협착 위험과 밀접하게 관련되어 있기 때문이다. 범위 진단에는 영상 강조 확대내시경이나 요오드 염색법이 권장된다. 요오드 염색은 병변의 경계를 보다 명확하게 영상화할 수 있다. 그러나 요오드는 강한 자극성을 가지고 있으므로 사용을 제한하며, 적어도 선별검사에서는 사용을 피하는 것이 바람직하다.
- 내시경 절제 후에는 절제된 표본의 조직 소견을 바탕으로 치유 판정을 실시하며, 필요에 따라 추가 치료를 검토한다.

감별진단 시 주의할 점

- 일반 관찰(백색광, 영상 강화)에서 **경계가 명확**할 경우 **상피성 병변**을 의심한다. 더 나아가 영상 강조 확대내시경에서 **Type B 혈관**이 관찰되면 **표재형 암**을 의심한다(그림 1~4). Type B 혈관이 없으면 **이형 상피**(그림 5), **염증**(그림 6), **이소성 위점막**(그림 7) 등을 의심한다.

참고문헌

1) Takahashi M, et al : Endoscopic diagnosis of early neoplasia of the esophagus with narrow band imaging : correlations among background coloration and iodine staining findings. J Gastroenterol Hepatol, 29 : 762-768, 2014

2) 千野　修, 他 : 表在食 在癌の深達度診断. 日本消化器内視鏡学会雑誌, 57 : 1243-1253, 2015

3) 石原　立, 飯石浩康 : 表 在食道癌の拡大内視鏡診断ー日本食道学会分類に則った 血管構造の読み方ー. 日本消化器内視鏡学会雑誌, 56 : 3818-3826, 2014

4) 石原　立, 他 : 食道癌に対するESD/EMRガイドライン. 日本消化器内視鏡学会雑誌, 62 : 221-271, 2020

5) Ishihara R, et al : Assessment of the Diagnostic Performance of Endoscopic Ultrasonography After Conventional Endoscopy for the Evaluation of Esophageal Squamous Cell Carcinoma Invasion Depth. JAMA Netw Open, 4 : e2125317, 2021

표 1 확대내시경에 의한 심달도 진단 정확도

확대내시경 진단	pEP/LPM	pMM/SM1	pSM2
cEP/LPM(B1 혈관)	92.40%	6.00%	1.50%
cMM/SM1(B2 혈관)	27.40%	55.70%	17.00%
cSM2 이상 깊이(B3 혈관)	0%	9.30%	90.70%

문헌 4를 바탕으로 작성.

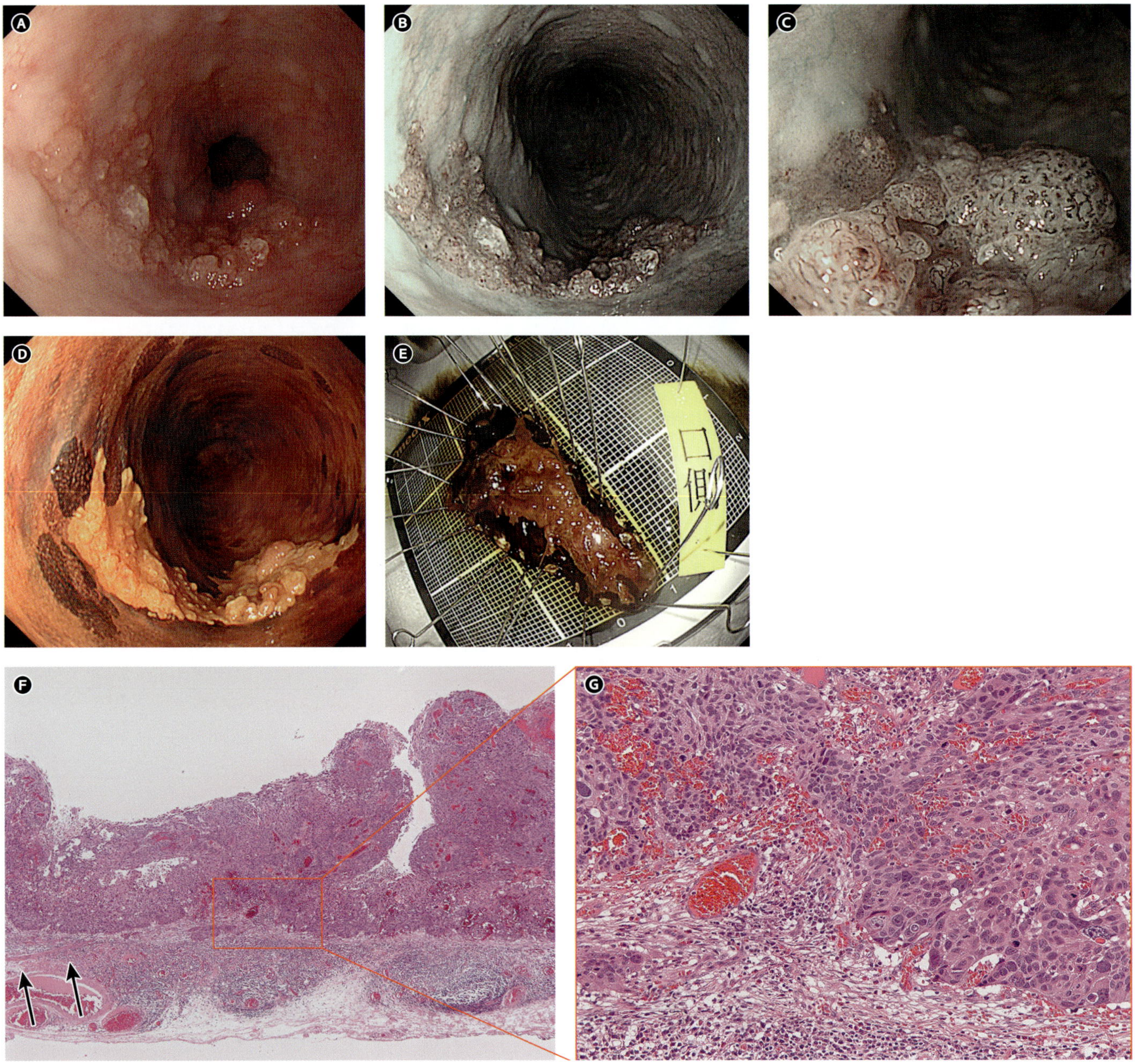

그림 1 O-IIa 병변. 치열하 25~27 cm

Ⓐ) 후벽에 백색광으로 관찰 시 발적을 띠는 융기성 병변이 관찰된다.
Ⓑ) NBI에서는 해당 부위가 갈색 영역으로, 경계가 명확하게 인식된다.
Ⓒ) NBI 확대 관찰에서는 전체적으로 유두상 증식이 두드러지며, 일부에서는 B2 혈관이 관찰된다.
Ⓓ) 요오드 도포 시 불염대로 확인된다.
Ⓔ) ESD 검체[35×15 mm, 0-IIa, pT1b(SM1, 50 μm), INFb, Ly0, V1, pHM0, pVM0]
화살표 부위에는 점막근판이 약간 남아 있으나, 그 외의 부위에서는 점막근판이 소실되어 있다(Ⓕ).
심달도는 SM50 μm였다(Ⓖ).

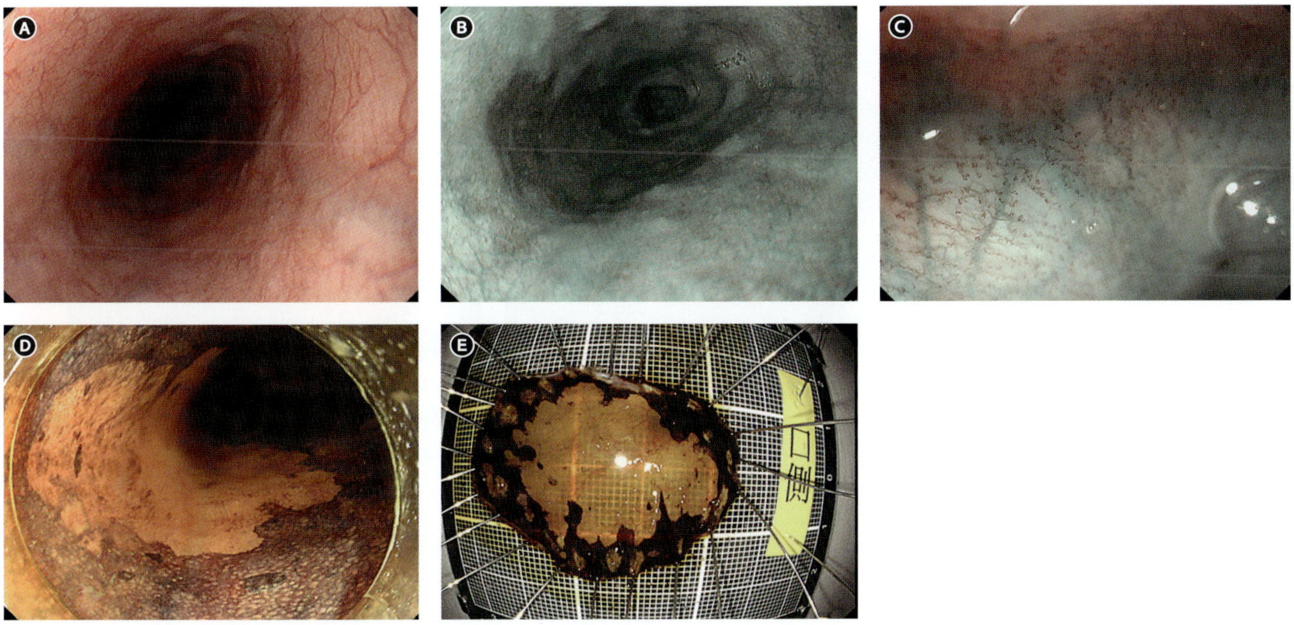

그림 2 0-IIb 병변. 치열하 37~40 cm

Ⓐ) 후벽에 백색광으로 관찰 시 약간 발적을 띠는 영역이 넓게 퍼져 있다.
Ⓑ) NBI에서는 해당 부위가 거의 평탄한 갈색 영역으로 인식된다.
Ⓒ) NBI 확대 관찰에서는 B1 혈관이 관찰된다.
Ⓓ) 요오드 도포 시에는 불염대로 확인된다.
Ⓔ) ESD 검체(29×22 mm, 0-IIb, pT1a-EP, Ly0, V0, pHM0, pVM0).

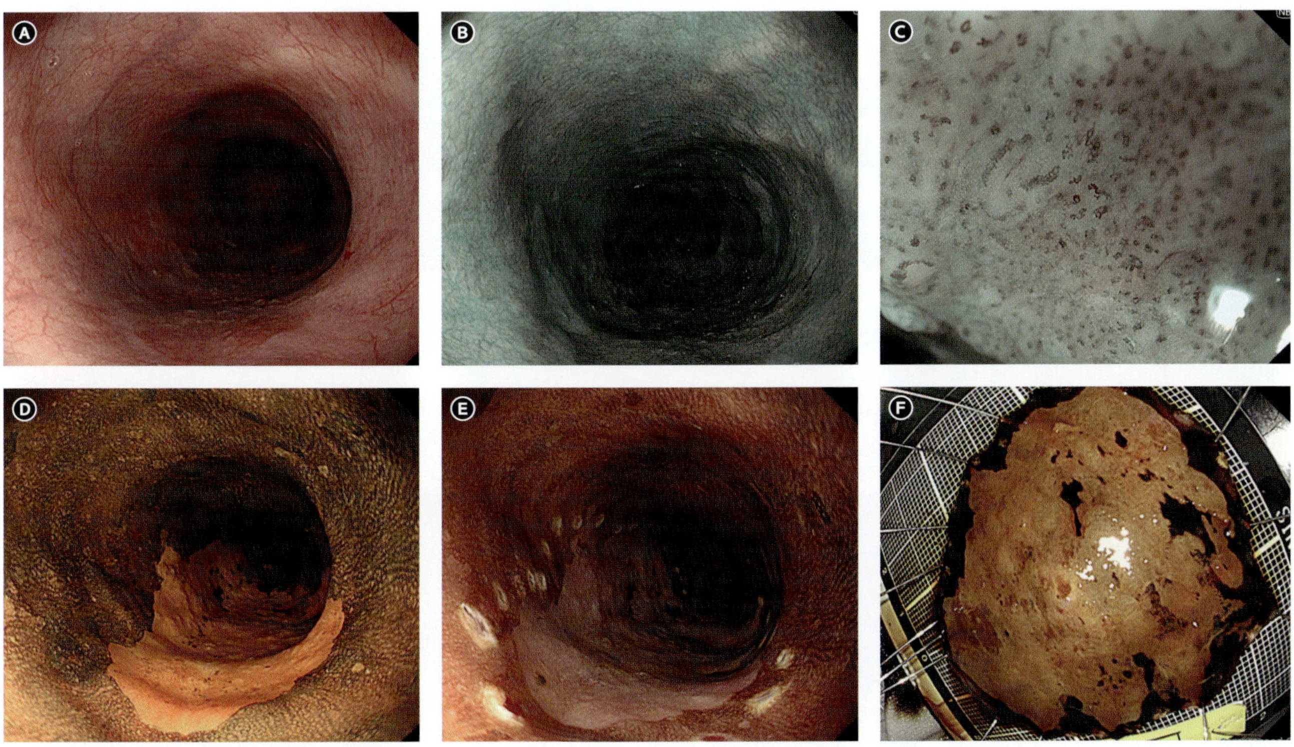

그림 3 0-IIc 병변. 치열하 25~30 cm

Ⓐ) 후벽에 백색광으로 관찰 시 약간의 발적을 띠는 영역이 넓게 퍼져 있다.
Ⓑ) NBI에서는 해당 부위가 거의 평탄한 갈색 영역으로 인식된다.
Ⓒ) NBI 확대 관찰에서는 B1 혈관이 관찰된다. 명확한 B2 혈관은 관찰되지 않는다.
Ⓓ) 요오드 도포 시에는 불염대로 확인된다.
Ⓔ) 2~3분 후에는 pink color sign이 나타난다.
Ⓕ) ESD 검체(54×41 mm, 0-IIc, pT1a-MM, Ly1, V0, pHM0, pVM0)

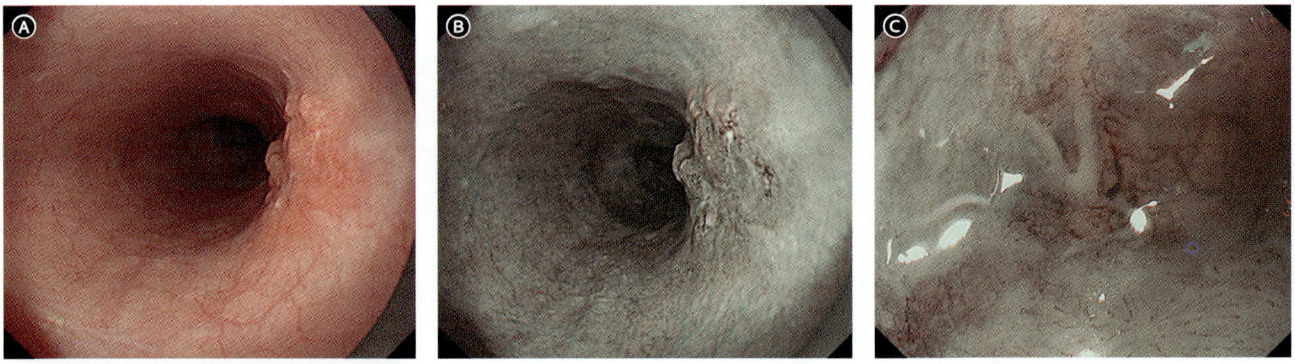

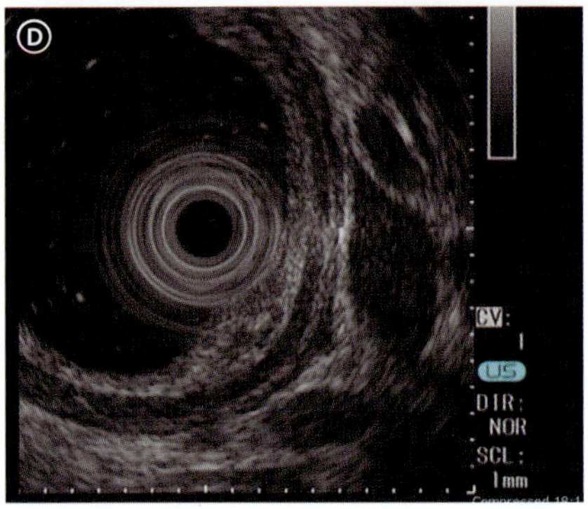

그림 4 0-IIa 병변. 치열하 32 cm

A) 우측 벽에 거친 함몰 내 결절을 동반하는 20 mm 크기의 발적 함몰이 관찰된다.
B) NBI 관찰에서도 경계가 명확한 병변으로 인식된다.
C) NBI 확대 관찰에서는 B2 혈관이 관찰되며, 일부에서는 B3 혈관도 관찰된다.
D) EUS에서는 표층부터 연속되는 종양 에코가 5/9층 바로 위까지 연속적으로 관찰되며, 일부에서는 근층과의 경계 에코도 불명확하다.
이상의 소견으로부터 점막하층 심부까지의 침윤이 의심되었다.

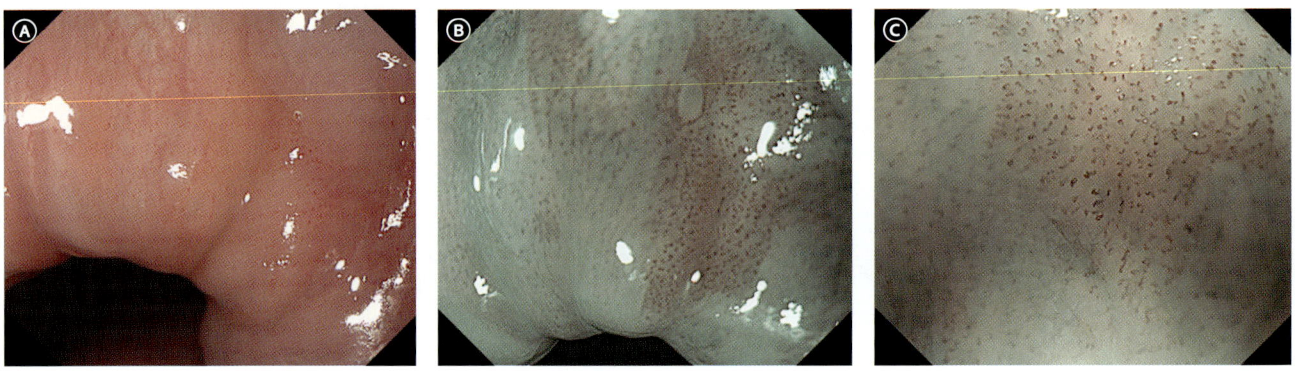

그림 5 이형 상피

A) 하부 식도 전벽에서 우벽에 걸쳐 연한 발적을 띠는 영역이 관찰된다.
B) NBI에서는 발적에 일치하여 갈색 영역으로 인식된다.
C) NBI 병용 확대 관찰에서는 IPCL이 약간 확장되어 있으나, 네 가지 징후(확장, 사행, 혈관 직경 불균일, 형태 불균일)를 모두 충족하지는 않는다.

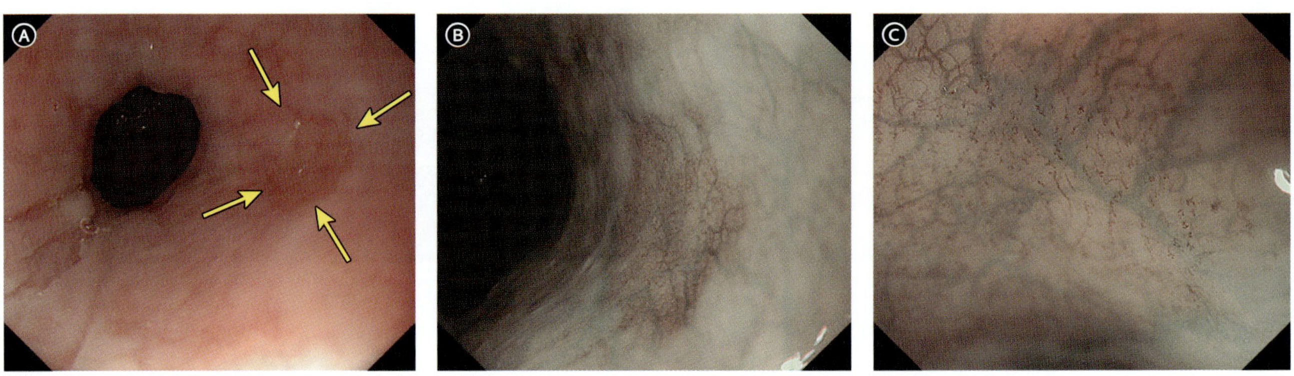

그림 6 식도염

A) 하부 식도 우측 벽에 백색광 관찰에서 경계가 다소 불분명하고 연한 발적을 띠는 약간 함몰된 영역이 관찰된다.
B) NBI 관찰에서는 발적에 일치하여 연한 갈색 영역으로 인식된다.
C) NBI 병용 확대 관찰에서는 IPCL이 거의 정상인 Type A 혈관이 관찰된다.

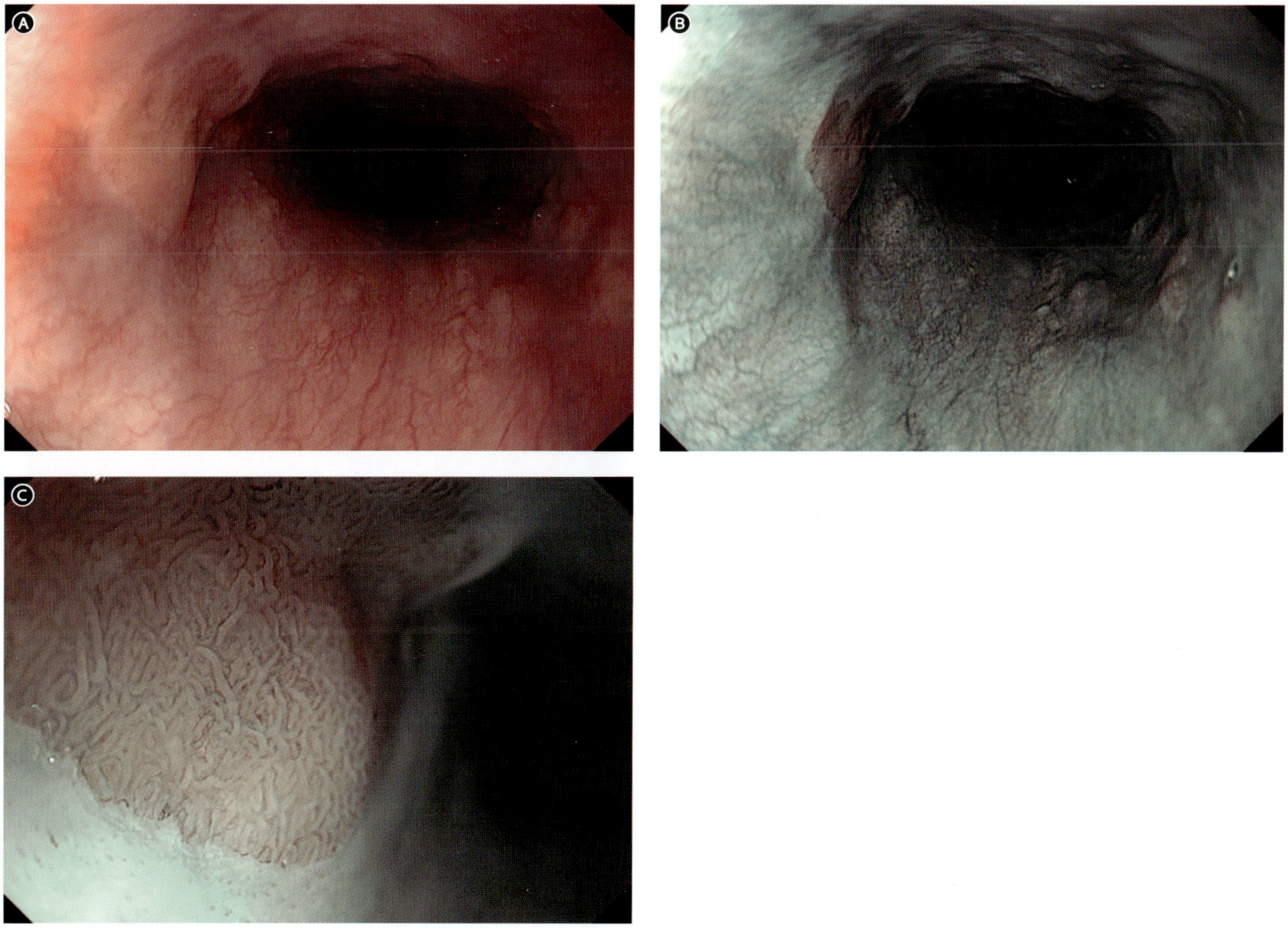

그림 7 **이소성 위점막**

Ⓐ) 경부 식도 좌측 벽에 백색광 관찰 시 연한 발적을 띠는 영역이 관찰된다.
Ⓑ) NBI에서는 발적에 일치하여 갈색 영역이 확인된다.
Ⓒ) NBI 병용 확대 관찰에서는 위점막과 같은 선상피 모양이 관찰된다.

빈 도 ★★★
난이도 ★☆☆

2 편평상피암②: 진행암

深川一史, 小野敏嗣

질환의 개요

- 식도암의 심달도가 근층 또는 그 이상으로 깊게 확장된 것으로 추정되는 병변(T2~T4)을 "진행형"이라 한다.

특징적인 소견과 진단

- 진행형은 그 육안형에 따라 1형(융기형), 2형(궤양 국한형), 3형(궤양 침윤형), 4형(미만 침윤형) 중 하나로 분류하며, 이들로 표현할 수 없는 병변은 5형으로 정의한다(**부록 2 참조**). 식도 진행암에서는 2형과 3형이 많다(그림 1~3).

감별진단 시 주의할 점

- 편평상피암(진행암)의 감별로는 **선암, 선편평상피암, 샘낭암종암, 신경내분비암, 악성 림프종**(그림 4) 등이 있다.
- 생검에서 편평상피암(진행암)으로 진단된 후, CT나 PET 등의 영상 검사를 통해 **임상 병기(cStage) 분류**를 시행한다.
- cStage II/III기에 대한 치료는 수술 적응 능력이 있으면 수술 전 화학요법+수술이 표준 치료이다. 수술 적응 능력이 없거나 수술을 원하지 않는 경우에는 화학방사선요법, 방사선요법, 화학요법 중에서 치료를 선택한다. cStage IV기에 대해 performance status(PS)가 양호할 경우 cStage IVa기에서는 화학방사선요법이, IVb기에서는 화학요법이 선택된다. PS가 불량한 경우에는 완화적 대증요법이 중심이 된다.
- 식도암 말기 환자에 대한 완화 치료 중 하나로, 식도 협착이나 식도기관 누공에 대한 **금속 스텐트 삽입술**이 있다(그림 5, 6). 환자의 삶의 질(QOL)을 향상시키는 동시에 출혈이나 천공과 같은 우발증 위험도 있으므로, 그 적응 여부에 대해서는 신중한 판단이 요구된다.

참고문헌

1) 「食道癌診療ガイドライン2022年版 第5版」(日本食道学会/編), 金原出版, 2022

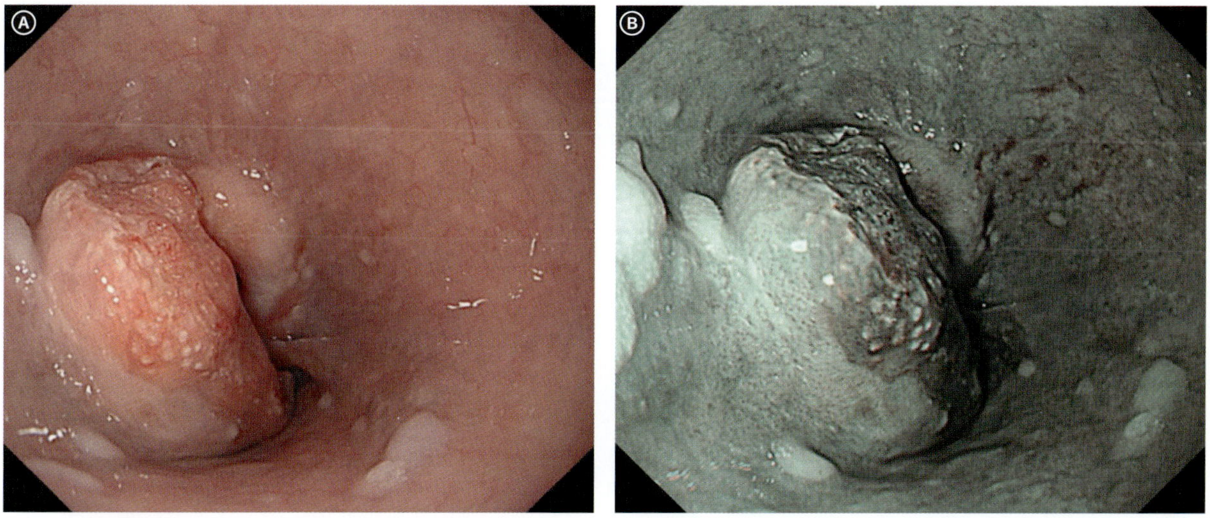

그림 1 1형 종양

치열하 25~32 cm에 반주성(semicircumferential)의 1형 종양이 관찰된다.

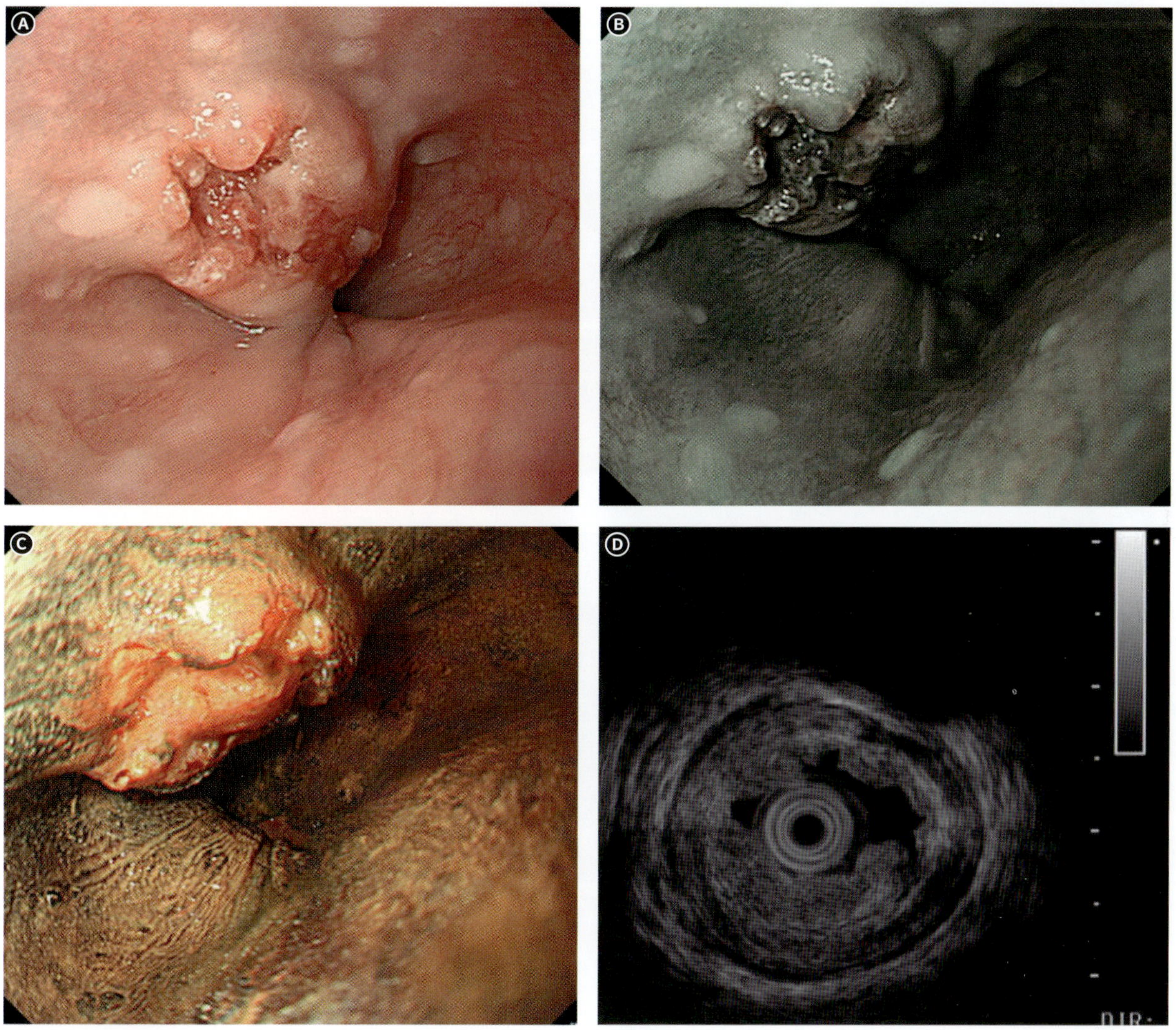

그림 2 2형 종양

Ⓐ~Ⓒ) 치열하 38 cm에 주름 집중을 동반한 25 mm 정도의 2형 병변이 관찰된다.
Ⓓ) EUS에서는 종양이 저에코 영역으로 인식되며, 광범위한 점막하층 침윤이 발생하였으며, 종양에 의한 MP층 압박 소견이 관찰된다.

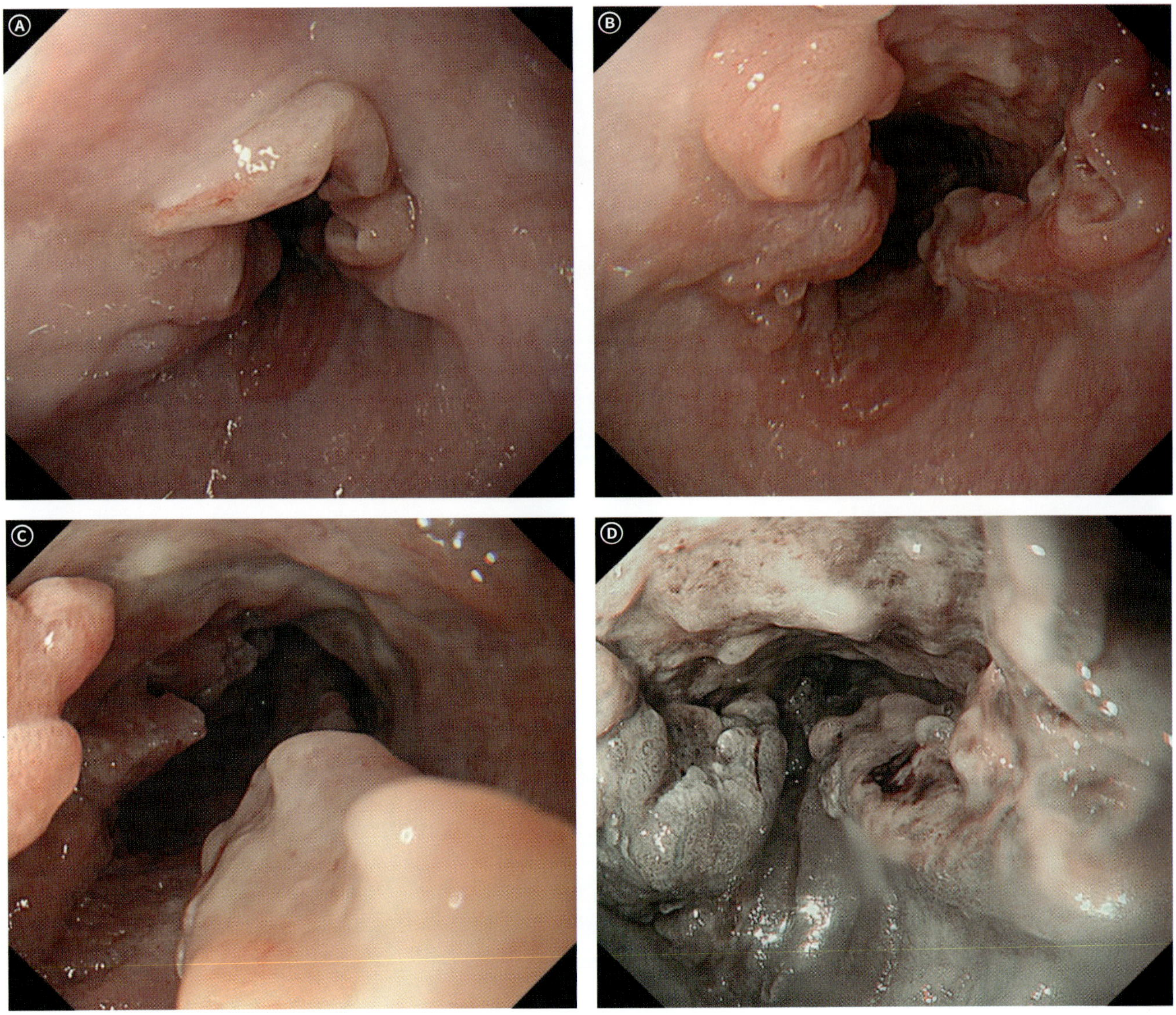

그림 3 3형 종양

치열하 32~38 cm에 아전주성(subcircumferential)이고 출혈이 쉽게 발생하는 3형 종괴가 관찰된다.

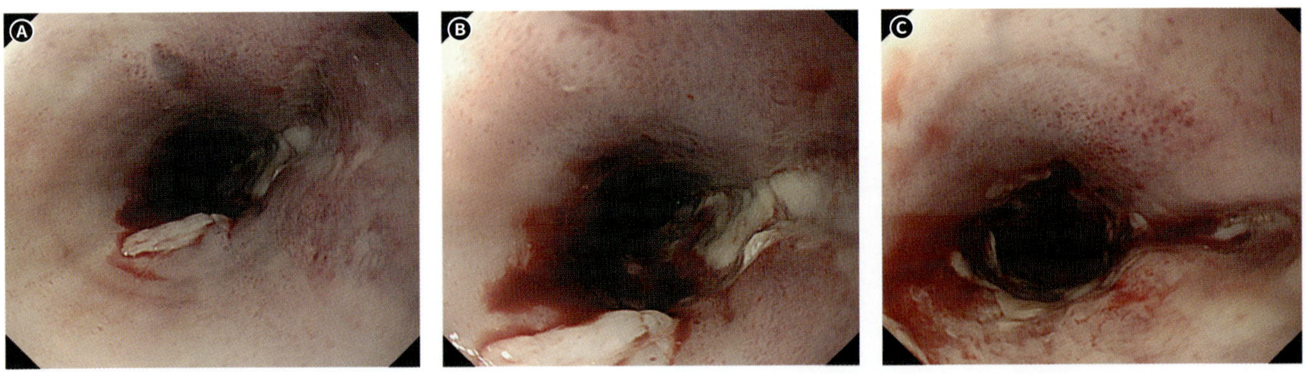

그림 4 악성 림프종(DLBCL)

절치 30~38 cm에 전주성 협착이 있으며, 점막의 광택 소실과 혈관 투시 소실이 관찰된다. 특히 후벽에서 우측 벽에 걸쳐 궤양이 동반된 부위가 확인된다.

생검에서는 비정형 림프구 유사 세포가 미만성으로 침윤되어 있었으며, 면역조직화학염색 결과를 바탕으로 미만성 거대 B세포 림프종(diffuse large B-cell lymphoma, DLBCL)으로 진단되었다.

〈면역조직화학염색〉

비정형 림프구 유사 세포: CD3 음성, CD5 음성, CD10 음성, CD20 양성, Bcl2 양성, CD79a 양성, Ki-67 index high(90% 정도)

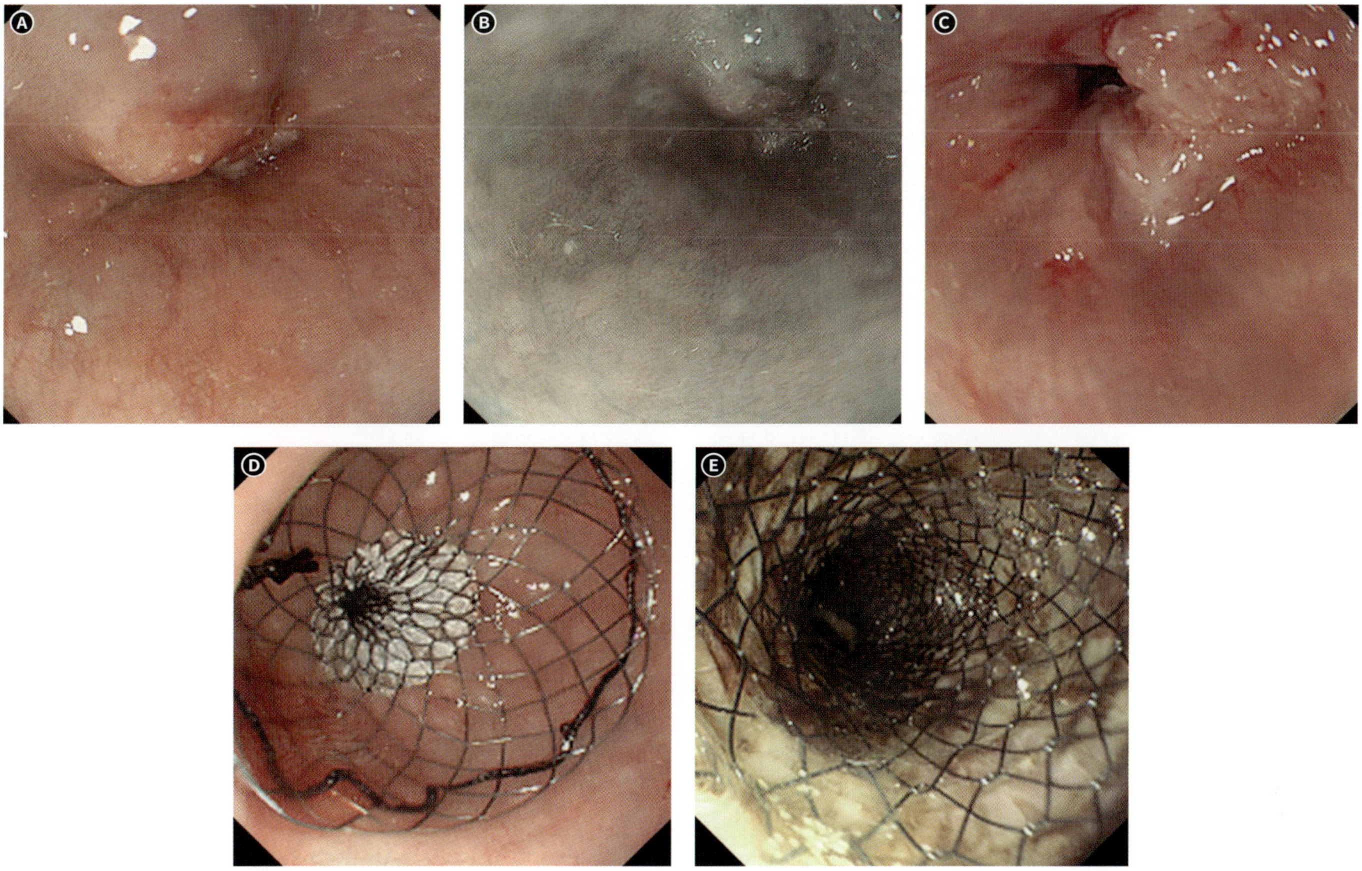

그림 5 금속 스텐트 삽입술(식도 협착)

Ⓐ~Ⓒ) 치열하 33~38 cm에 거의 전주성으로 3형 종양이 관찰된다.
Ⓓ) 식도 스텐트를 삽입한 직후.
Ⓔ) 삽입 후 3일째, 내시경이 쉽게 통과할 정도로 개통되었다.

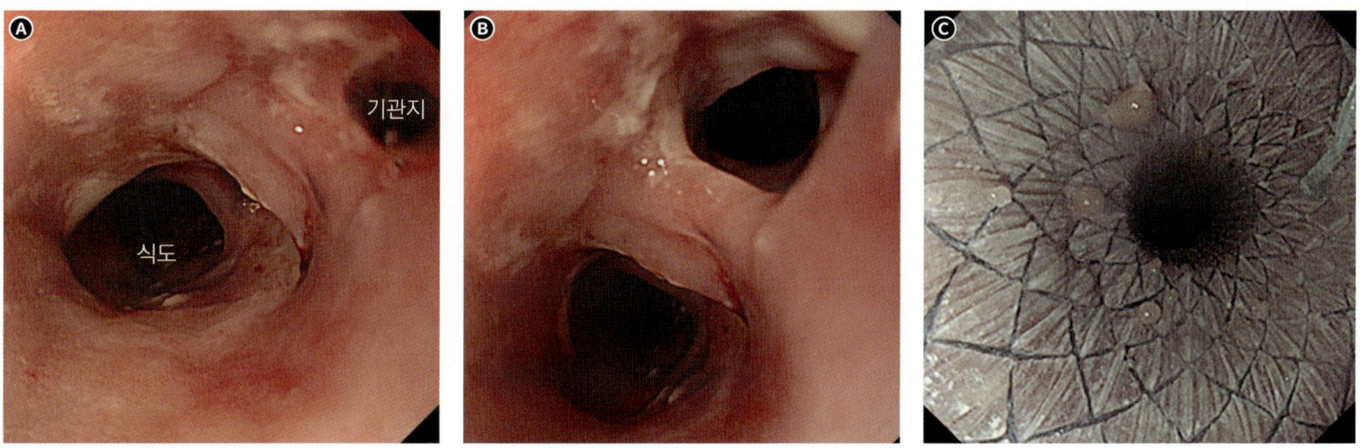

그림 6 금속 스텐트 삽입술(식도 기관 누공)

Ⓐ, Ⓑ) 식도 기관 누공이 관찰된다.
Ⓒ) 스텐트를 삽입.

빈 도 ★☆☆
난이도 ★★☆

3 선암(바렛선암 포함) ①: 표재암(M~SM)

小島健太郎

질환의 개요

- 식도 선암은 일본에서는 식도암의 약 10%를 차지한다(서구에서는 60~70%를 차지한다).
- 식도 선암의 대부분은 **바렛식도**에서 발생하며, 그중에서도 **장분절 바렛식도**(long segment Barrett's esophagus, LSBE)와 **만성적인 위식도역류질환**이 위험인자로 작용한다.
- 일본에서는 바렛식도 중 LSBE 빈도는 1% 이하로 드물지만, LSBE에서 식도 선암의 발생 위험은 연간 1.2%로 높다[1].
- 표재형 바렛식도 선암에 대한 **내시경 치료의 적응증**은 식도 편평상피암에 준하여 **심달도가 T1a-LPM까지의 분화형 선암**으로 정의되며, T1a-DMM 침윤 예, 미분화암, 궤양 합병 예에 대한 치료에 대해서는 아직 합의가 이루어지지 않았다[2].

특징적인 소견과 진단

- 바렛식도에서 발생한 표재형 식도 선암은 육안적으로 0-I형 또는 0-IIa형의 발적을 띠는 융기성 병변을 나타내는 경우가 많다(그림 1, 2). 다만, LSBE에서 발생하는 식도 선암에서는 평탄 함몰형 병변도 관찰된다. 우선 일반 관찰 시 바렛식도 내의 발적이나 요철에 주의를 기울여야 한다.
- 병변의 호발 부위에 관해서는 단분절 바렛식도(short segment Barrett's esophagus, SSBE)에서 발생한 바렛식도 선암은 우측 전벽(0~3시 방향)에 많고, LSBE에서 발생한 병변은 우측 측벽(1~5시 방향)에 많다고 알려져 있다[3,4].
- SSBE에서 발생하는 바렛식도 선암 중 SCJ에 걸친 경우는 비종양성 편평상피로 덮여 있을 수 있으므로(그림 3), 병변 범위 진단에 주의가 필요하다.

감별진단 시 주의할 점

- 표재형 바렛식도 선암 이외에 위식도접합부에 발생하는 병변으로는 염증성 용종, 위저선 용종, 유두종 등의 양성 질환과 편평상피암 등의 악성 질환이 감별 대상이 된다. 편평상피암의 경우 NBI 관찰에서 점상의 미세혈관이 관찰되어 선암과 감별 가능하다.

인용문헌

1) Matsuhashi N, et al : Surveillance of patients with long-segment Barrett's esophagus : A multicenter prospective cohort study in Japan. J Gastroenterol Hepatol, 32 : 409-414, 2017
2) 「食道癌診療ガイドライン2022年版 第5版」(日本食道学会/編), 金原出版, 2022
3) Pech O, et al : Prospective evaluation of the macroscopic types and location of early Barrett's neoplasia in 380 lesions. Endoscopy, 39 : 588-593, 2007
4) Cassani L, et al : Directional distribution of neoplasia in Barrett's esophagus is not influenced by distance from the gastroesophageal junction. Gastrointest Endosc, 77 : 877-882, 2013

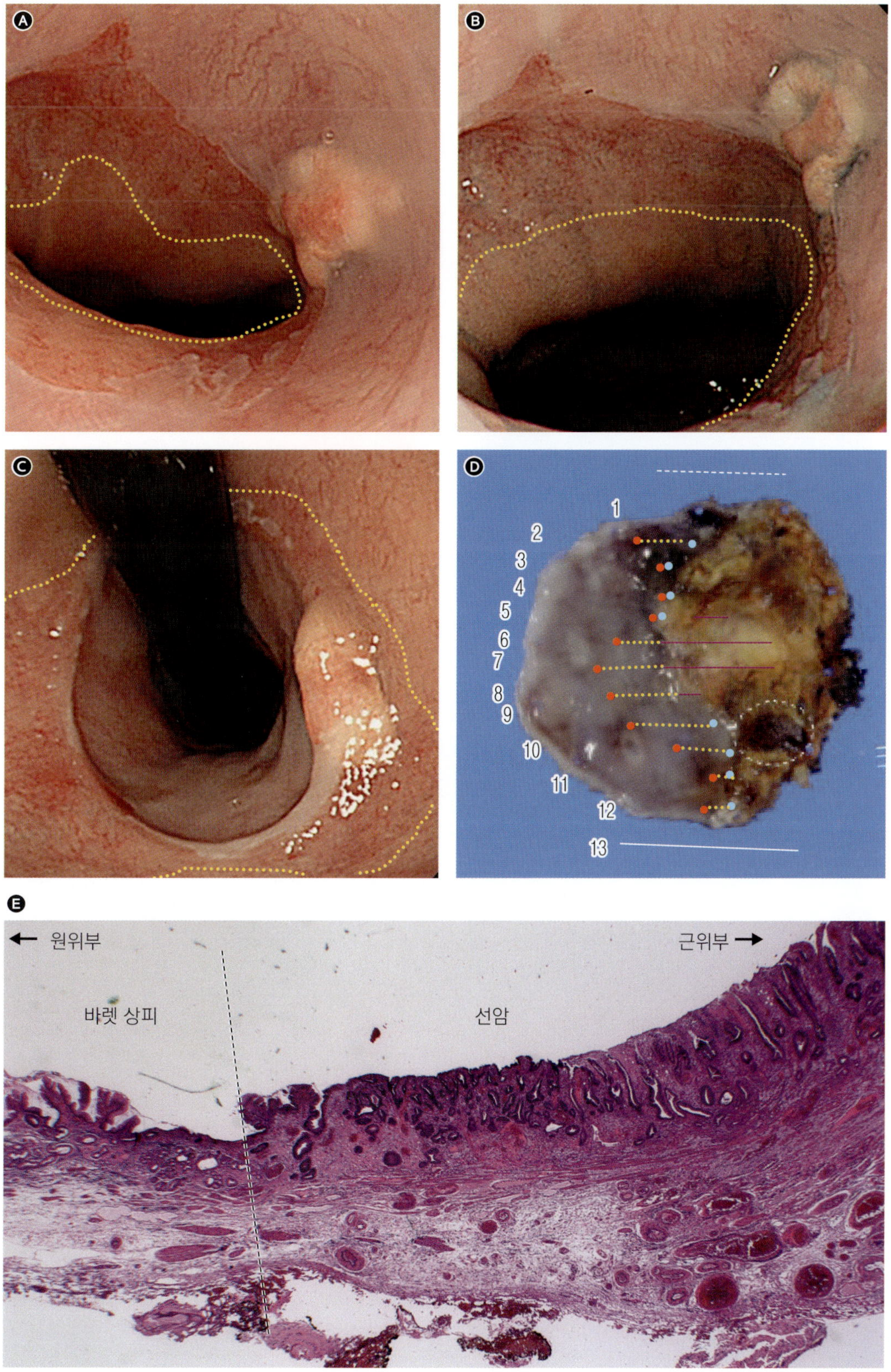

그림 1 SSBE에서 발생한 바렛식도 선암(M암) ESD 절제 증례

Ⓐ) 백색광: SCJ 바로 아래 우측 전벽(2시 방향), 바렛 상피의 범위 내에 경도의 발적을 띠는 0-IIa 병변이 관찰된다. SCJ와 접하는 부위에서는 병변의 가장자리가 비종양성 편평상피로 덮여 있다. 노란색 점선(····)은 바렛 상피와 원주상피의 경계를 나타낸다.

Ⓑ) 인디고카르민 도포상

Ⓒ) 반전 관찰 영상(백색광)

Ⓓ) ESD 표본: tub1, 0-IIa(8×6 mm), pT1a-SMM, pHM0, pVM0, ly0, v0[분홍색 실선(—)은 병변의 범위, 하늘색 점(●)은 SCJ, 노란색 점선(····)은 바렛식도, 붉은색 점(●)은 바렛식도와 원주상피와의 경계]

Ⓔ) 병리 표본(HE 염색): 병변의 원위부에 바렛 상피가 관찰되며, 바렛식도 선암과 일치하는 소견이다.

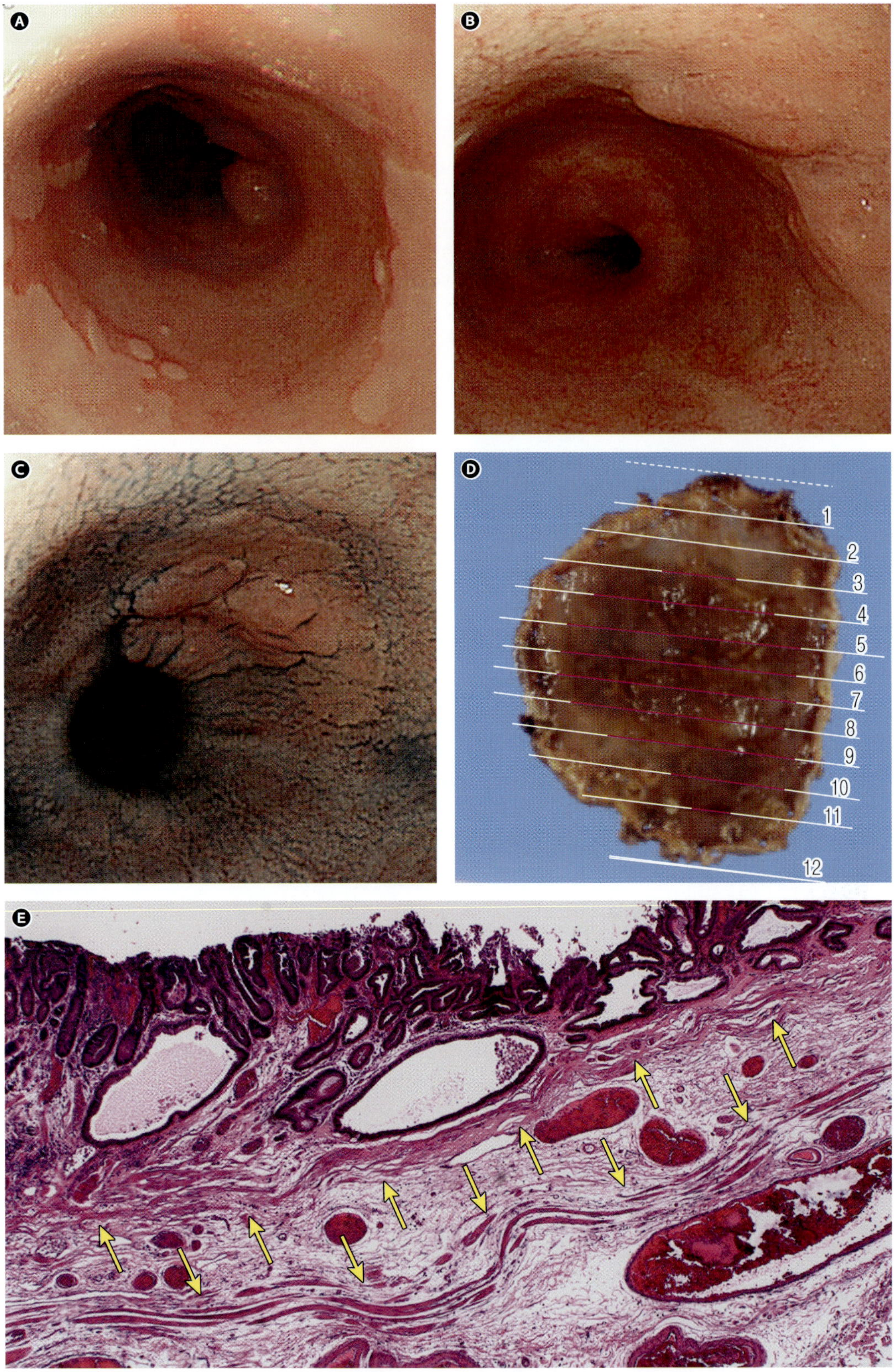

그림 2 LSBE에서 발생한 바렛식도 선암(M암) ESD 절제 증례

Ⓐ, Ⓑ) 백색광: LSBE 내 흉부 중부 식도 우측 전벽(0~3시 방향)에 경도의 발적을 띠는 0-IIa 병변이 관찰된다.

Ⓒ) 인디고카르민 도포 소견: 병변의 경계가 명확해진다.

Ⓓ) ESD 표본: tub1, 0-IIa(23×21 mm), pT1a-LPM, pHM0, pVM0, ly0, v0[분홍색 실선(—)은 병변의 범위]

Ⓔ) ESD 병리 표본(HE 염색): 병변 부위에서 바렛식도의 특징인 점막근판의 이중화가 관찰된다(⇨). 바렛식도에서 점막근판의 이중화는 암 발생의 고위험요인이 된다.

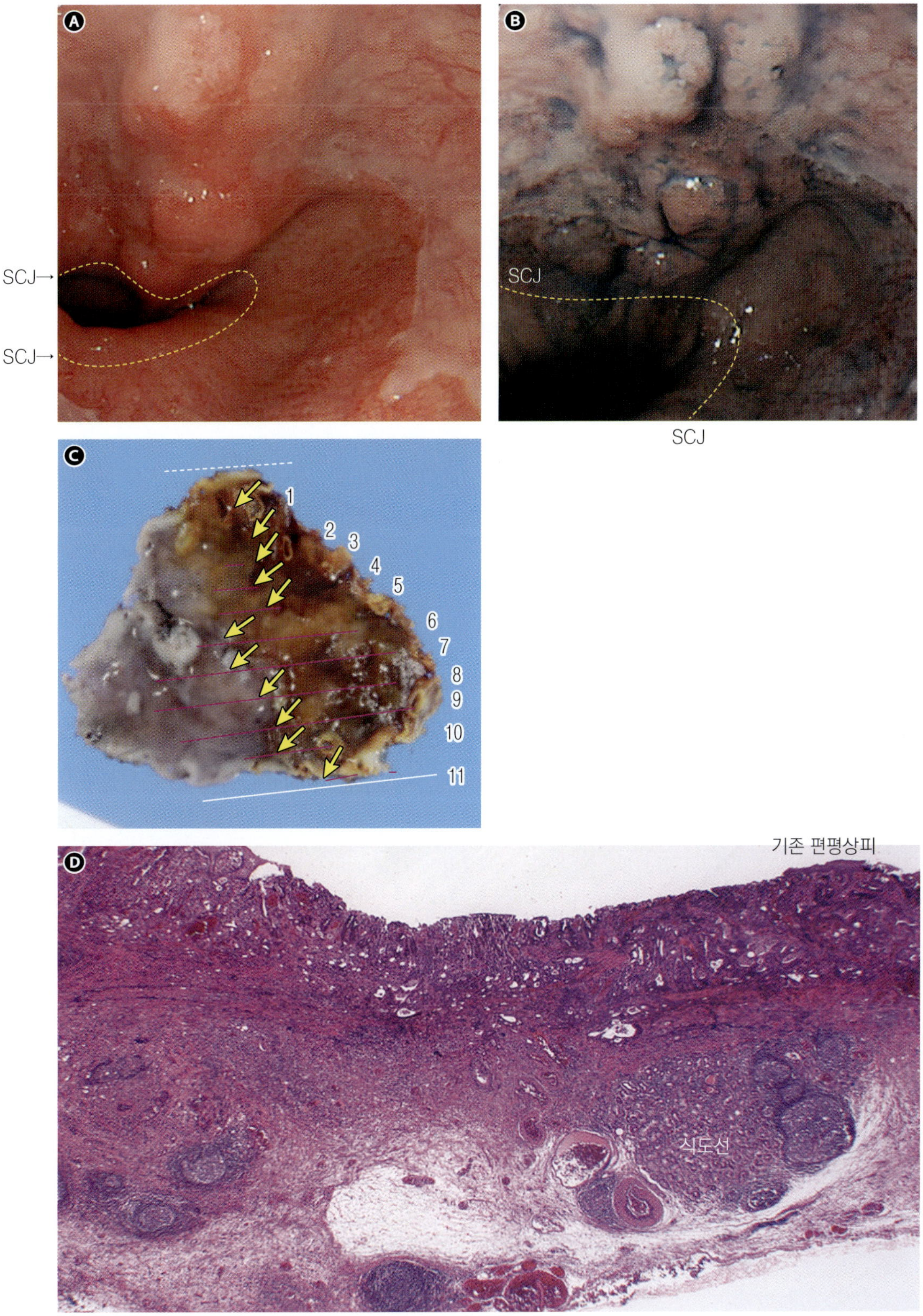

그림 3 SSBE에서 발생한 바렛식도 선암(점막하층암) ESD 절제 및 추가 절제 증례

Ⓐ) 백색광: SCJ 바로 아래 우측 전벽(1시 방향)에 발적을 띠는 불규칙한 0-IIa 병변이 관찰된다. SCJ와 접하는 부위에서는 병변의 가장자리가 비종양성 편평상피로 덮여 있다. 노란색 점선(----)은 바렛 상피와 원주상피의 경계.

Ⓑ) 인디고카르민 도포 소견: 병변의 경계가 더욱 명확해진다.

Ⓒ) ESD 표본: por2-sig > tub1-2, 0-IIa (24×14 mm), pT1b-SM2, ly1, v1, HMX, VM1[분홍색 실선(—)은 병변의 범위, 노란색 화살표는 SCJ]

Ⓓ) ESD 병리 표본: 점막 내에 인환세포암의 증식이 관찰되며, 연속적으로 접착성이 낮은 소형 선관이 점막하층에 광범위하게 침윤하여 심달도는 SM 2,000 μm에 이른다. 종양에 의해 표층의 편평상피와 점막근판이 파괴되었으나, 병변의 점막하층에서 식도선이 관찰되어 바렛식도 선암과도 일치하는 소견이다. 본 증례는 최종적으로 추가 절제가 시행되었으나, 잔존 병변이나 림프절전이는 관찰되지 않았다.

빈 도 ★☆☆
난이도 ★★☆

4 선암(바렛선암 포함) ②: 진행암

小島健太郎

질환의 개요

- 진행 바렛식도 선암은 위식도접합부암의 한 유형으로 취급되는 경우가 많으며, 수술 가능한 증례에서는 병변 위치에 따라 식도 아전절제술 또는 확대 위전절제술이 시행되고 있다. 그러나 수술 방법에 대해서는 표준화되어 있지 않다.
- 진행 바렛식도암을 포함한 위식도접합부암의 5년 생존율은 약 25%로 예후가 불량하다.

특징적인 소견과 진단(그림 1, 2)

- 진행형 바렛식도 선암에 특징적인 육안 소견이 반드시 존재하는 것은 아니지만, 바렛식도 선암이 진행되면 조직형이 미분화형 성분 위주로 변화할 수 있다.

감별진단 시 주의할 점

- 진행형 바렛식도 선암 이외에 위식도접합부에 발생하는 병변으로는 위 분문부암이나 식도 편평상피암 등이 감별 대상이 된다. 식도 편평상피암의 경우 확대 NBI 관찰을 통한 미세혈관 구조를 확인하고, 생검을 통해 선암과 감별할 수 있으나, 식도 침윤을 동반한 위 분문부 암의 경우 병변 원위부에 바렛식도가 관찰되는 경우를 제외하고는 정확한 감별이 어렵다. 병리 표본에서 병변부에 식도선이나 점막근판의 이중화와 같은 바렛식도에 특이적인 소견이 있을 경우, 바렛식도 선암으로 분류해도 무방하다(그림 1Ⓓ, Ⓔ).

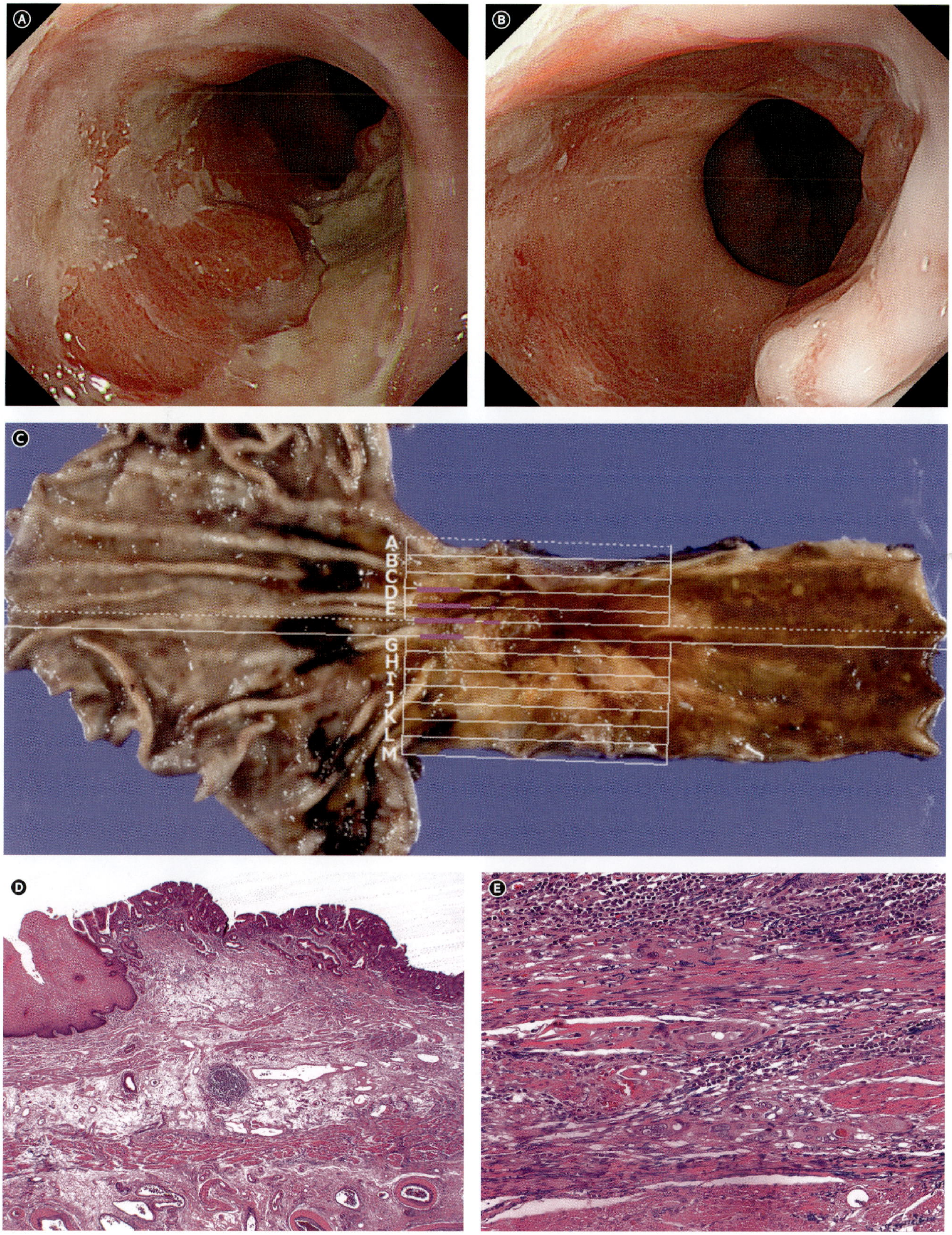

그림 1 LSBE에 합병된 바렛식도 선암(진행암) 수술 증례

Ⓐ, Ⓑ) SCJ 바로 아래 4~6시 방향에 궤양이 있으며, 그 원위부의 바렛식도 내에 2/3 둘레에 걸친 3형 병변이 관찰된다.

Ⓒ) 수술 표본: SCJ 궤양(반흔) 원위부에서 선암이 관찰된다.

Ⓓ, Ⓔ) 병리 표본: 종양은 고유근층에 미세하게 침윤하고 있다. 종양이 점막 내에 국한된 부위에서는 점막근판의 이중화가 관찰되며, 바렛식도 선암으로 분류해도 무방하다.

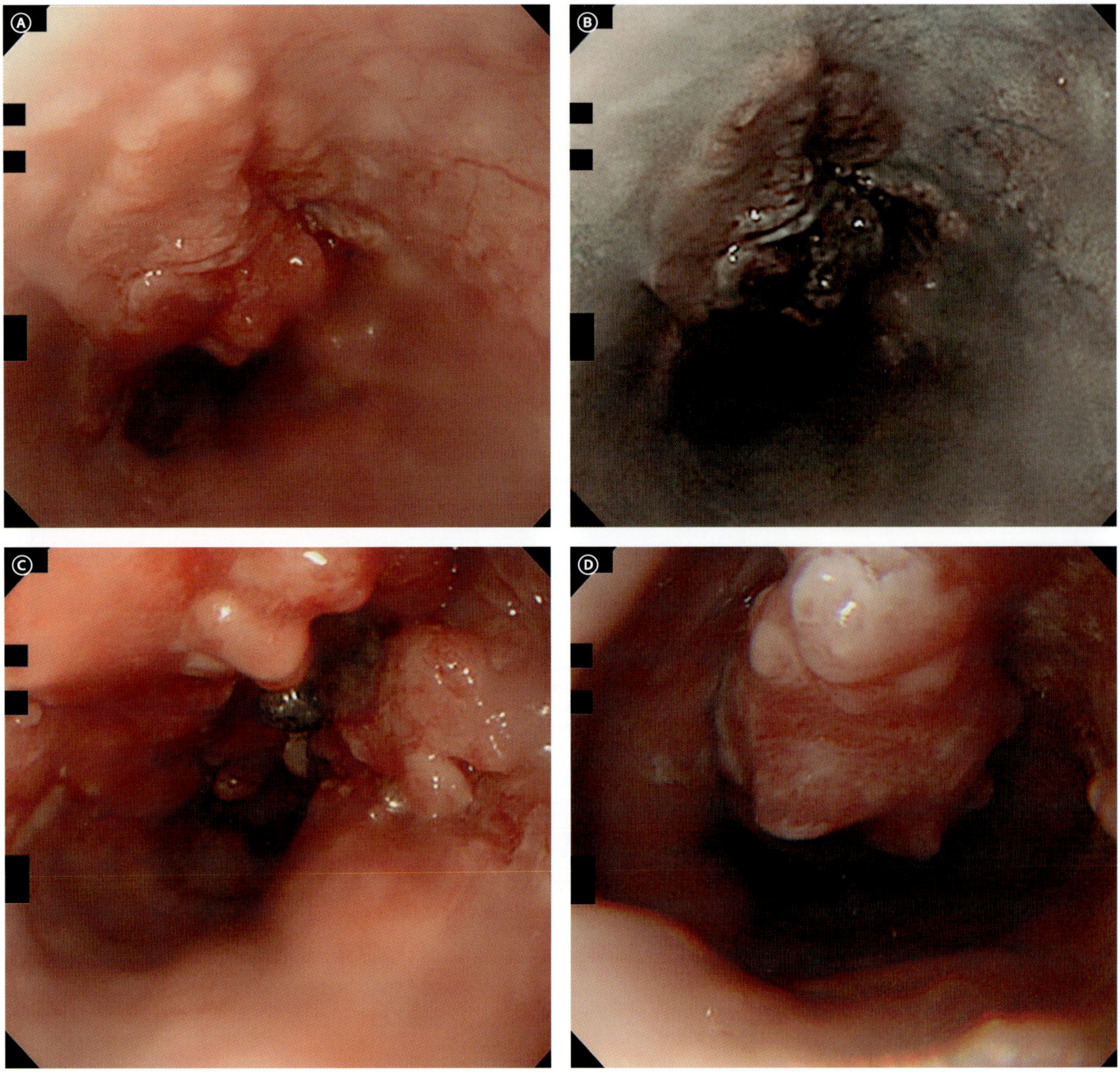

그림 2 LSBE에 합병된 바렛식도 선암(진행암)

A, **C**, **D**) 흉부 하부 식도(절치 34~41 cm)의 전벽을 주 병소로 하는 3/4 범위의 3형 병변이 관찰되며, 병변 주위에 바렛식도가 확인된다. 생검에서는 고~중등도 분화형 선암으로 진단되었으며, 암과 연속하여 정상 편평상피가 관찰된다.

B) **A**의 NBI 소견

빈 도 ★☆☆
난이도 ★★★

5 소세포암

小島健太郎

질환의 개요

- 식도 소세포암은 『식도암 취급 규약』[1]에 따라 식도 미분화암의 일종으로, 각화(keratinization) 경향, 세포사이결합체, 점액 생성, 선관 형성과 같은 조직학적으로 편평상피나 선상피로의 분화 경향을 보이지 않는 악성 종양이다.
- 식도 소세포암은 전체 식도 악성 종양의 1~5%를 차지하는 드문 종양으로, 조기부터 림프절 전이나 원격 전이를 일으켜 1년 생존율이 10% 정도로 예후가 매우 불량하다.
- 근치적 절제가 불가능한 경우에는 폐 소세포암에 준한 화학요법이 시행되는 경우가 많으나, 표준 치료는 확립되어 있지 않다.

특징적인 소견과 진단(그림 1)

- 식도 소세포암의 내시경 소견으로는 일반적인 편평상피암에 비해 **상피하 성장** 양상을 보이는 경우가 많으며, 종양의 융기는 비교적 급경사를 이루는 것이 특징이다. 병변의 중심에 함몰이 있으나 가장자리까지 상피로 덮여 있으며, 가장자리는 급격하게 절벽 모양을 이루고 있다. 궤양 바닥은 백태로 덮여 있으나, 비교적 백태가 얇고 평활하다[2]. 호발 부위는 중부 식도에 많다.

감별진단 시 주의할 점

- 상피하 성장이 두드러지는 식도 소세포암에서는 **식도 점막하 종양과의 감별**이 문제가 되는 경우가 있다. 확진을 위해서는 생검이 필요하지만, 종양 표층을 덮고 있는 비종양성 편평상피 부위가 아닌, 종양이 확실히 노출된 부위에서 생검을 시행해야 한다. 경우에 따라서는 EUS-FNA(내시경 초음파 유도하 세침흡인생검)도 고려한다.

참고문헌

1) 「食道癌取扱い規約 第12版」(日本食道学会/編), 金原出版, 2022
2) 幕内博康, 鬼島 宏：食道原発未分化癌の診断と治療. 病理と臨床, 20：479-488, 2002

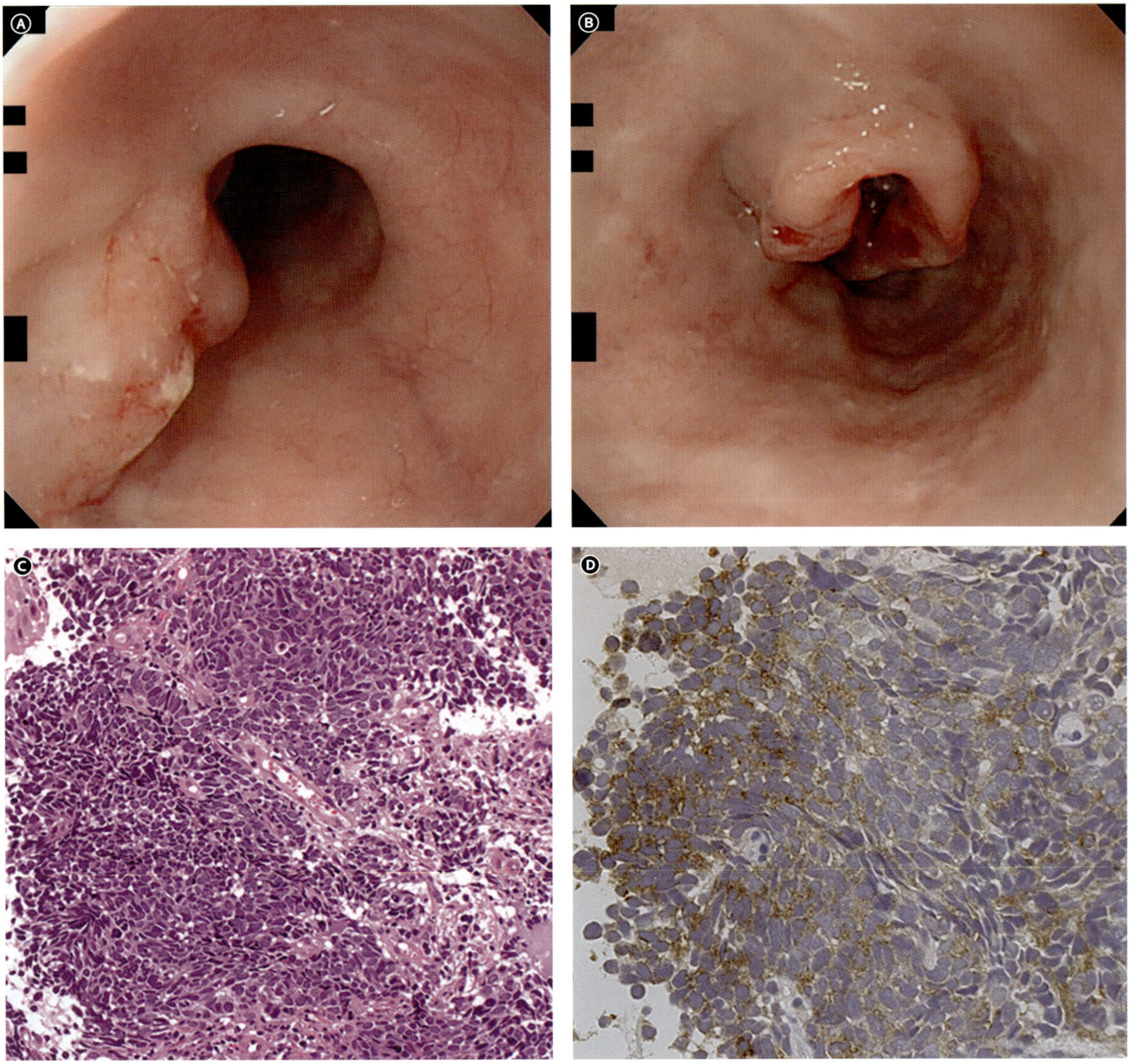

그림 1　식도 소세포암의 내시경 및 병리 소견

Ⓐ) 흉부 중부 식도 좌측 벽에 구릉 모양의 1형 병변이 관찰된다. 작은 크기의 병변이나 종양의 융기는 비교적 급격하며, 중심부는 경미한 함몰을 보이고 미란을 동반한다. 병변 가장자리는 비종양성 편평상피로 덮여 있어 점막하 종양 양상의 형태를 보이며, 상피하 성장을 시사하는 소견이다.

Ⓑ) 흉부 하부 식도에 2형 병변이 관찰된다. 병변의 가장자리는 비종양성 편평상피로 덮여 있다.

Ⓒ) 증례 Ⓐ의 생검 병리 표본(HE 염색, ×20): N/C비가 높고 염색질이 짙게 염색된 비정형세포가 나무결 무늬 배열을 이루며 침윤하는 소견이 관찰된다.

Ⓓ) 증례 Ⓐ의 생검 병리 표본(synaptophysin, ×40): 소세포암의 마커인 synaptophysin이 양성을 나타낸다.

6 선편평상피암

빈 도 ★☆☆
난이도 ★★☆

木澤温子, 七條智聖

질환의 개요

- 『식도암 취급 규약 제12판』[1)]에서는 선편평상피암(adenosquamous carcinoma)을 선암과 편평상피암 두 성분으로 구성된 상피성 악성 종양으로 정의되며, 두 성분은 모두 20% 이상 혼재하는 경우로 규정된다.
- 발생빈도는 드물며, 전체 식도암의 0.37~1%를 차지한다[2)].
- 남녀 비는 4~8:1로, 남성에게서 더 많이 발생한다[2)].
- 예후에 대해서는 식도 편평상피암과 비교하여 동등하거나 더 불량한 것으로 알려져 있다[2,3)].

특징적인 소견과 진단

- 진행암에 대한 보고는 간헐적으로 존재하지만, 표재암에 대한 보고는 드물다.
- 진행암의 육안형은 궤양성 병변부터 융기성 병변까지 다양하며, 선편평상피암에 특징적인 소견은 없고 내시경 소견만으로는 편평상피암과의 감별이 어렵다[2)].
- 표재암의 내시경 소견도 편평상피암과 유사하며(그림 1) 백색광 관찰, 협대역 영상 관찰(narrow band imaging, NBI) 또는 요오드 염색 소견만으로는 선편평상피암으로 진단하기 어려운 경우가 많다[4)].

감별진단 시 주의할 점

- 생검 진단에서는 **식도 편평상피암으로 오진**되는 경우가 많으며, 이러한 예에서는 내시경 치료나 외과 수술로 병변을 절제한 후에야 다시 선편평상피암으로 진단이 내려진다(그림 2). 그 이유는 편평상피암 성분이 점막 측에 존재하고 선암 성분은 더 심층에 존재하는 경향이 있어 NBI 확대 관찰 소견도 편평상피암의 확대 소견과 유사하며, 생검에서는 심층의 선암 성분을 확인하기 어렵기 때문이다[2)].
- 표재암 증례에서 일본식도학회의 확대 내시경 분류에 따른 type R 혈관이 관찰된 보고도 있으나[5)], 그 소견만으로는 특수형이나 저분화 편평상피암 또한 감별 대상에 포함되므로 병리 진단과 함께 감별하는 것이 중요하다고 생각된다.

문헌

1) 「食道癌取扱い規約 第12版」(日本食道学会/編), p39, 金原出版, 2022
2) Schizas D, et al : Adenosquamous Carcinoma of the Esophagus : A Literature Review. J Transl Int Med, 6 : 70-73, 2018
3) 佐々木善浩, 他 : 食道胃接合部に発生した腺扁平上皮癌の1切除例. 日本消化器病学会雑誌, 112 : 848-855, 2015
4) Liu GY, et al : Esophageal superficial adenosquamous carcinoma resected by endoscopic submucosal dissection : A rare case report. World J Clin Cases, 9 : 1336-1342, 2021
5) 鈴木悠悟, 他 : 特殊組織型食道癌の拡大内視鏡診断. 胃と腸, 53 : 1372-1382, 2018

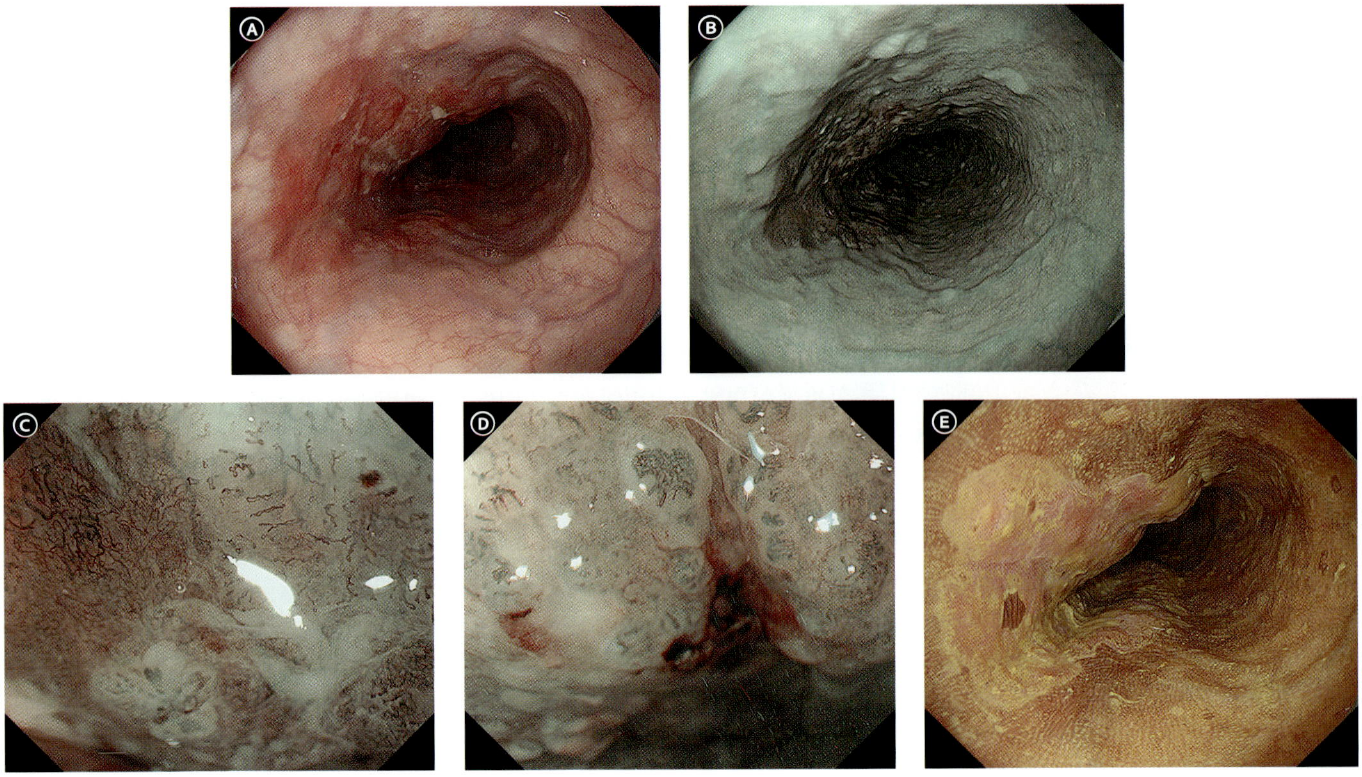

그림 1 식도 선편평상피암의 내시경 소견

Ⓐ) 일반 관찰 영상. 중부 식도에 1/3 둘레에 걸쳐 불규칙한 요철이 있는 발적 양상의 병변이 관찰된다.

Ⓑ) NBI에서는 갈색 영역으로 인식되며, 식도 편평상피암과 유사한 내시경 소견을 보인다.

Ⓒ, Ⓓ) NBI 확대 관찰 영상. Ⓒ) 영상 중앙에서 좌측 상방에 걸쳐 type R 혈관이 관찰된다. Ⓓ) 루프가 풀어진 형태의 type B2 혈관이 관찰되며, 그 심부에는 청록색의 약간 굵은 혈관도 확인된다.

Ⓔ) 요오드 염색 소견. 불염대를 이루며, pink color sign 양성으로 식도 편평상피암과 유사한 소견을 보인다.

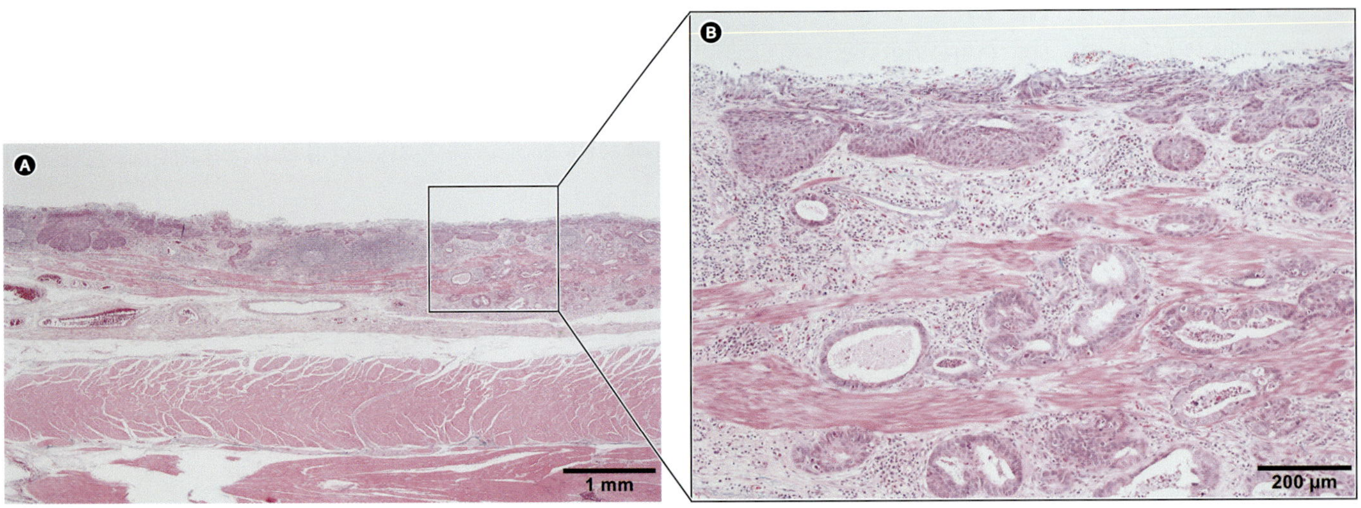

그림 2 수술 후 병리 소견

Poorly differentiated squamous cell carcinoma with focal adenocarcinoma components, Mt, type 0-IIa, 45×32 mm, pT1b-SM1, INFb, ly1, v0, pIM0, pPM0, pDM0, pRM0[pT1bN1M0]

Ⓐ) HE 염색, 저배율 소견(×20). 암의 침윤은 점막하층에 이르고 있다.

Ⓑ) 검은 박스로 표시된 부분의 확대 영상(×100). 표층은 저분화 편평상피암으로 덮여 있으며, 심부 쪽에는 선관 형성을 보이는 선암 성분이 혼재되어 있다.

빈 도 ★☆☆
난이도 ★★☆

7 비소세포성 미분화암

伊藤 峻

질환의 개요

- 식도 미분화암은 식도 원발 악성 종양의 약 0.05~7.6%에서 나타나는 드문 종양이며[1], 소세포성과 비소세포성으로 분류된다[2].
- 진행이 빠르며, 조기에 혈행성 및 림프행성 전이를 일으켜 예후가 불량하다.

특징적인 소견과 진단 (그림 1, 2)

- 식도 미분화암의 육안적 형태는 융기성 병변부터 함몰성 병변까지 다양하지만, 조기부터 팽창성 성장을 보이기 때문에 병변이 작더라도 융기성으로 나타나는 경우가 많다.
- 소세포성과 비소세포성 모두 동일한 병변 내에 편평상피암 성분이 혼재하는 경우가 있다.
- 병리 소견으로는 소세포성은 세포 크기가 작고 N/C비가 높은 원형에 가까운 핵을 가진 종양세포가 미만성·충실성의 성장 형식을 보이는 반면, 비소세포성은 세포 크기가 크고 핵질이 거칠며 핵 형태의 불규칙한 요철이 두드러진다.
- 면역조직화학염색에서는 소세포성에서 NSE, chromogranin A, synaptophysin, CD56, bcl-2 양성인 반면, 비소세포성에서는 모두 음성이며 케라틴과 EMA가 양성으로 나타난다.

감별진단 시 주의할 점

- 육안 형태만으로는 감별이 어렵지만, 일반적인 식도 편평상피암(그림 1ⒺⒻ)에서는 관찰되지 않는 ① 상피하 침윤, ② 급경사를 이루는 종양의 융기, ③ 얇고 평활한 백태로 덮인 궤양 바닥 등의 소견이 있다면 본 질환을 고려하고, 면역조직화학염색이 가능하도록 충분한 양의 생검 조직 검체를 채취할 필요가 있다.

참고문헌

1) 幕内博康, 鬼島 宏：食道原発未分化癌の診断と治療. 病理と臨床, 20：479-488, 2002
2) 「食道癌取扱い規約 第12版」(日本食道学会/編), 金原出版, 2022

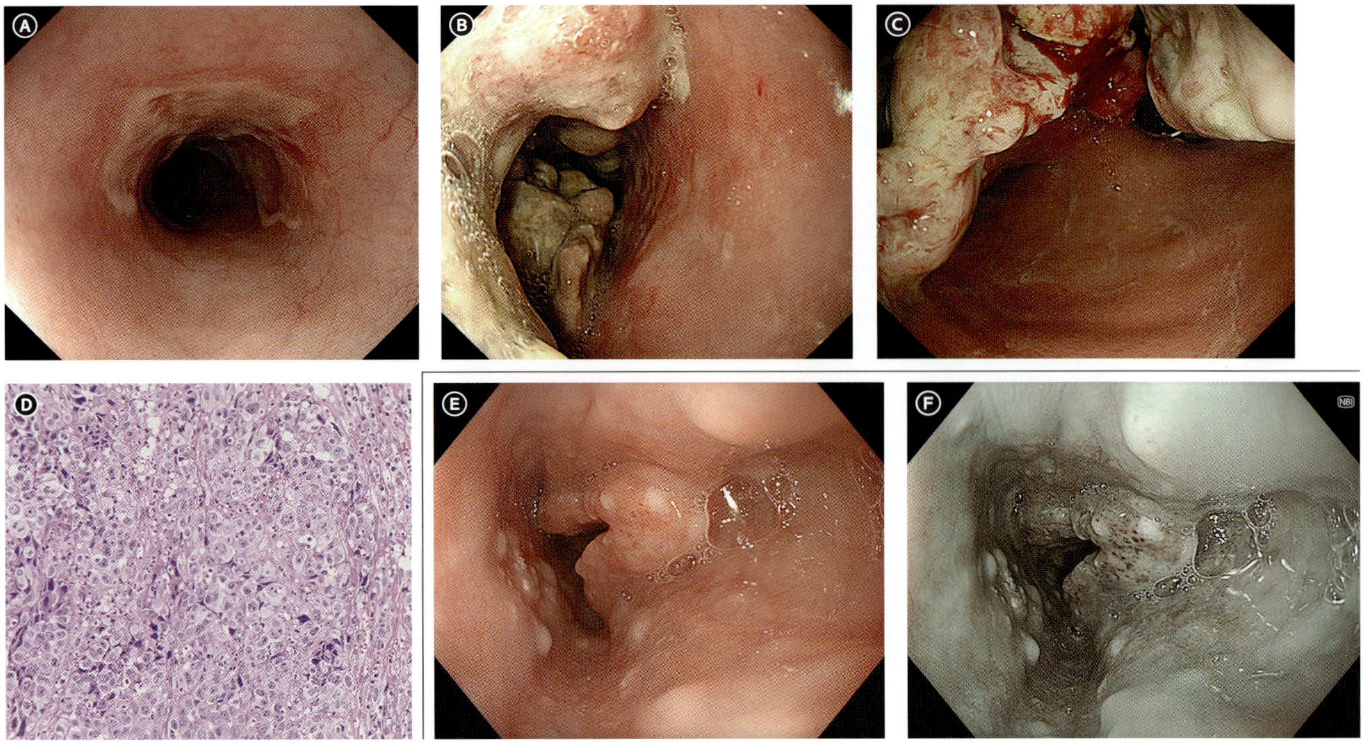

그림 1 50대 남성. 삼킴곤란으로 정밀 평가를 위해 상부 소화관 내시경 검사를 시행한 결과, 중부 식도에서 분문부에 이르는 거대한 병변이 발견되었다.

Ⓐ) 중부 식도에 얕은 궤양면이 길게 뻗어 있으며, 얇고 균일한 백태를 동반하고 있다.

Ⓑ) 육아 양상의 급경사를 이루는 불규칙한 융기성 병변이 내강을 점유하고 있다.

Ⓒ) 분문 아래까지 백태로 덮인 육아 양상의 융기성 병변이 연속하고 있다.

Ⓓ) 생검 검체의 병리학적 소견에서는 핵 비대나 크기 차이, 진한 염색 등 이형을 보이는 중간 크기에서 약간 큰 세포들이 시트(sheet) 형태로 증식하고 있다. 면역조직화학염색에서는 vimentin 및 CK-5/6 양성, synaptophysin 및 CD56 음성으로, 비소세포성 미분화암으로 진단되었다.

<감별 질환>

Ⓔ) 상피 내로의 진행을 동반한 2형 진행 식도 편평상피암. 상피 내 진행 부위는 백색광 관찰에서 혈관 투시 소실로 인식되며, 미란이나 백태는 동반되지 않는다.

Ⓕ) Ⓔ와 동일 병변. NBI 관찰에서는 IPCL을 동반한 갈색 영역(brownish area)으로 인식된다.

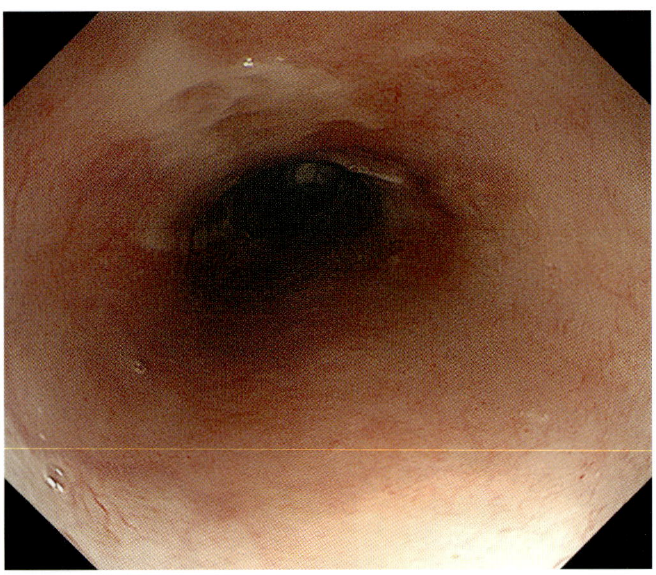

그림 2 식도 미분화암의 육안 형태의 한 예

백태로 덮인 궤양성 병변은 장축 방향으로 길게 이어지며, 융기성 주 병변과 연속되어 있다.

빈 도 ★☆☆
난이도 ★★☆

8 점액표피암

山本信三

질환의 개요

- 식도에서는 비교적 드문 종양이다.
- 암세포 내에 점액을 함유하는 선암세포와 편평상피암이 혼재하여 증식하는 암종이다. 일본의 『식도암 취급 규약 제12판』[1]에서는 "편평상피암의 일부에 점액(선암)을 포함하는 암으로, 일반적으로 명확한 선관 구조는 관찰되지 않는다. 선암세포는 술잔세포 또는 인환세포형으로, 점액은 때때로 세포 사이나 간질로 유출된다"라고 정의되어 있다.

  즉, **'점액세포로의 분화를 일부 동반한 편평상피암'**이 이 질환으로 분류되며, 많은 식도 점액표피암은 편평상피암의 일부 병변으로 관찰되는 경우가 많다. 상피성 악성 종양의 한 조직형으로 아형 분류되며, 발생 기원은 점막하층의 고유식도선 및 도관 상피에서 유래된다는 견해가 일반적이다. 그러나 편평상피 또는 도관상피에서 편평상피로 이행되는 부위에서 유래된다는 보고도 있다.

특징적인 소견과 진단

- 조기암과 진행암 모두에서 보고가 드물기 때문에, 내시경 소견상 특징적이라고 할 수 있는 명확한 소견은 알려져 있지 않다. 많은 식도 점액표피암은 편평상피암의 일부 형태로 관찰되는 경우가 많아, 생검에서는 편평상피암으로 진단되는 경우도 흔하다. 점액표피암에 특화된 치료 방침은 없으며, 편평상피암과 동일한 방침으로 치료를 시행한다.

감별진단 시 주의할 점

- 일반적으로 내시경 소견만으로는 편평상피암과의 감별하는 것은 어렵고, 최종적으로는 치료 후의 병리 결과를 통해 진단이 내려지는 경우가 많다.

증례

식도 점액표피암(그림 1~4)

50대 남성. 장경 12 cm의 전주성 0-IIb 병변.

치료로 식도 아전절제술을 시행하였다. 근위측 절단면 근방까지 암이 확인되었다.

이후 경부 식도에 재발한 병변에 대해 반복적으로 ESD를 시행하였다.

참고문헌

1) 「食道癌取扱い規約 第12版」(日本食道学会/編), 金原出版, 2022

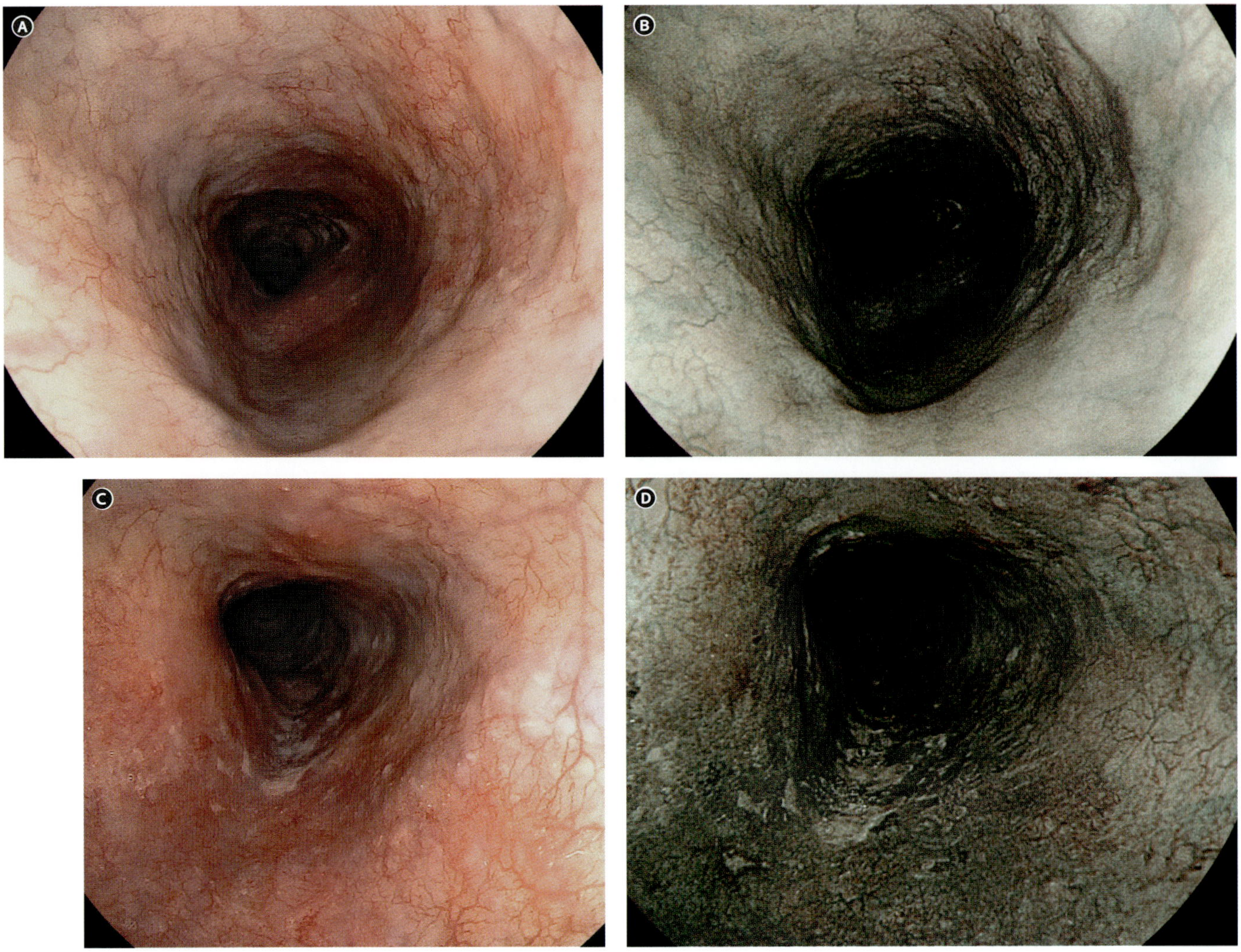

그림 1 식도 점액표피암. 내시경 소견

백색광에서는 일부 발적을 동반하며, BLI 관찰에서는 갈색 영역을 나타내는 전주성 병변.

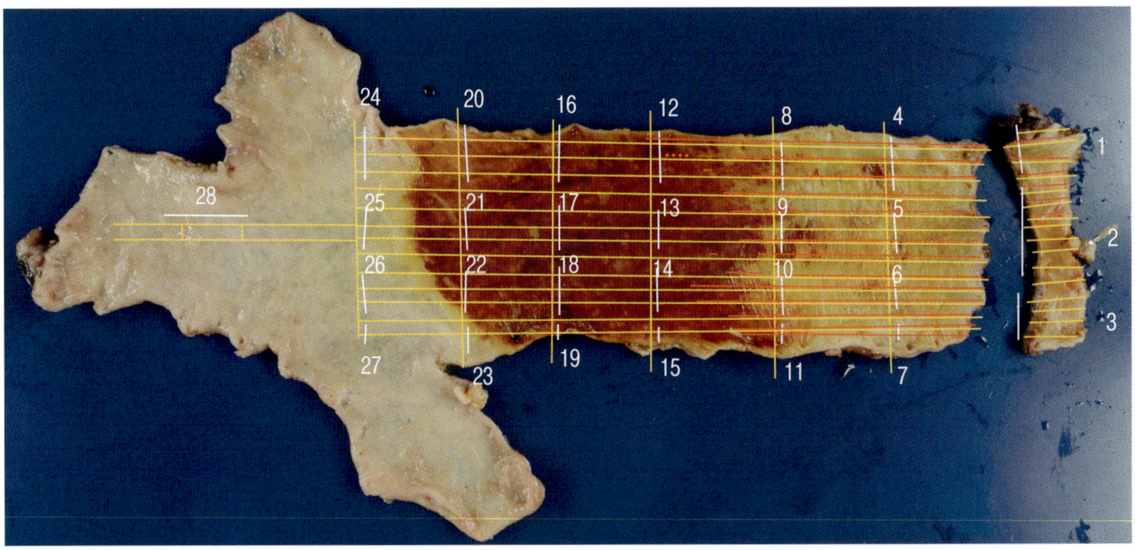

그림 2 식도 점액표피암. 수술 검체(식도 아전절제 후)

루골 염색에서 불염을 나타내는 전주성 병변.

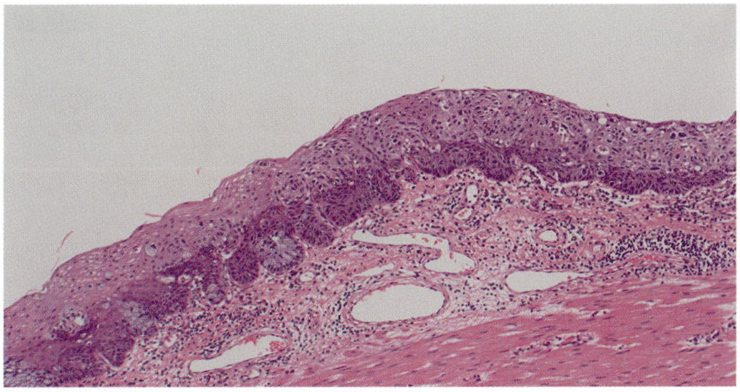

그림 3 식도 점액표피암. 병리조직 소견(HE 염색)
상피 내에 종양세포의 증식이 관찰된다.

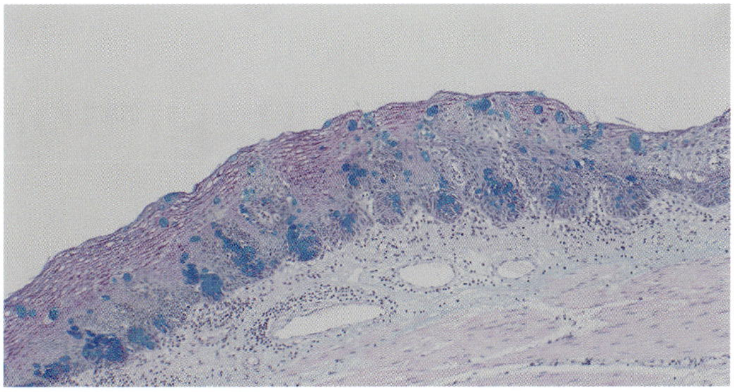

그림 4 식도 점액표피암. 병리조직 소견(PAS-Alcian blue 염색)
PAS-Alcian blue 양성의 점액을 포함한 선암세포 성분이 혼재되어 있다.

빈 도 ★☆☆
난이도 ★★☆

9 신경내분비종양

木澤温子, 七條智聖

질환의 개요

- 과거에는 신경내분비세포 유래 종양에 대해 유암종(carcinoid)이라는 명칭이 사용되었으나, 현재는 췌장 및 소화관의 신경내분비종양을 neuroendocrine neoplasms(NEN)으로 통칭한다.
- 2017년 및 2019년 WHO 분류에 따르면 NEN은 예후가 비교적 양호한 고분화 **신경내분비종양**(neuroendocrine tumor, NET)과 예후가 불량한 저분화 **신경내분비세포암**(neuroendocrine carcinoma, NEC)로 분류하였다. 또한, 신경내분비 성분에 비신경내분비 성분을 합병한 혼재성 종양을 mixed neuroendocrine-non-neuroendocrine neoplasms(MiNENs)로 정의하였다. NEN은 분화도와 세포 증식 동태(핵분열 지수, Ki-67 지수)를 기준으로 표 1과 같이 분류된다[1].
- 일본에서 발생하는 NEN의 주요 원발 부위로는 직장이 가장 많으며(53%), 다음으로 췌장(20%), 위(13%), 십이지장(5%) 순으로 나타난다[2]. 또한, NEN 자체는 빈도가 낮은 질환으로, 식도암의 0.4%에 해당하는 드문 질환이다[3].

특징적인 소견과 진단(그림 1, 2)

- NET는 종양이 점막 심층에 위치한 내분비세포에서 발생하여 팽창성으로 성장하기 때문에, 표면이 정상 점막으로 덮인 점막하 종양 양상의 융기 형태를 보이는 경우가 많다. 종양이 커짐에 따라 중심 함몰이나 궤양 형성을 동반한다[1].
- NEC도 NET와 마찬가지로 하방 성장(downward growth) 및 상피하 성장 경향을 보이며, 표면이 비종양 상피로 덮여 있는 경우가 많다. 표재형에서는 0-I형의 융기형을 보이는 경우가 많으며, 진행하면 1형이나 2형을 나타내는 경우가 많다. 성장 속도가 빠르기 때문에 융기성 병변으로 증대하지만, 점차 융기 정상 부위에 미란이나 궤양을 형성하는 경우가 있다. NBI 확대내시경 관찰 소견에 대한 상세한 보고는 적으나, type R에 해당하는 불규칙한 이상 혈관이 관찰되었다는 보고가 간혹 존재한다[4].

표 1 NEN의 WHO 분류(2019)

	분화도	이형도	핵 분류 지수 (/2mm^2)	Ki-67 index (%)
NET, G1 NET, G2 NET, G3	고분화	저 중간 고	<2 2~20 >20	<3 3~20 >20
NEC 소세포성 대세포형	저분화	고	 >20 >20	 >20 >20
MiNEN	고분화/저분화	다양		

NET: neuroendocrine tumor, NEC: neuroendocrine carcinoma,
MiNEN: mixed neuroendocrine-non-neuroendocrine neoplasms
문헌 1에서 인용

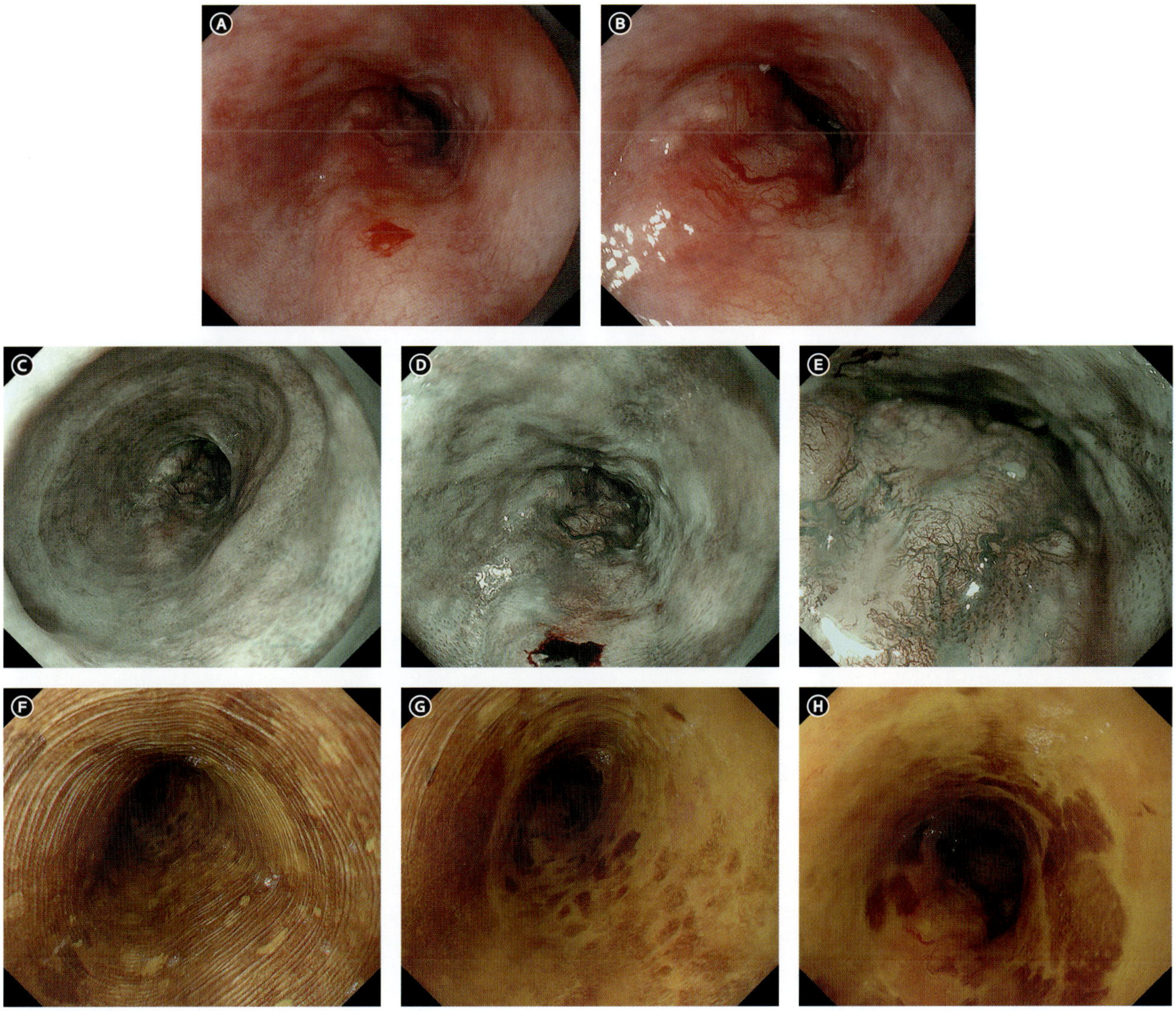

그림 1 식도 신경내분비세포암의 내시경 소견

Ⓐ) 일반 백색광 관찰 영상. 흉부 식도 후벽 측을 따라 세로 방향으로 뻗은 백색의 점막하종괴 양상의 완만한 융기성 병변이 관찰된다(근위부의 발적은 내시경 접촉에 의해 발생한 oozing이다).
Ⓑ) 일반 관찰에서의 근접 영상. 불규칙한 융기성 병변으로, 표면에는 확장된 혈관이 관찰된다.
Ⓒ) NBI의 원거리 관찰 영상. 융기 부위는 주변과 비교하여 백색을 띠며, 근위부에는 연하게 전주성으로 갈색 영역이 퍼져 있다.
Ⓓ) NBI의 근접 영상. 융기 부위는 백색, 갈색, 녹색이 혼재된 색조를 보인다.
Ⓔ) NBI 확대 관찰 영상. 융기의 중앙 부분에 일부 혈관이 보이지 않는 영역이 있으며, 그 주위로 type R 양상의 가는 혈관과 그 심부에 청색을 띤 확장된 혈관이 관찰된다.
Ⓕ, Ⓖ) 요오드 염색 소견의 원거리 관찰. 융기성 병변의 근위부에 요오드 불염대가 넓게 퍼져 있으며, 일부에서는 pink color sign이 양성으로 나타난다. 해당 부위에서의 생검에서 편평상피암이 검출.
Ⓗ) 융기 부위는 pink color sign 양성의 불염대로 나타난다.

감별진단 시 주의할 점

- 식도의 융기성 병변으로는 편평상피암, 악성 흑색종, 점막하 종양(위장관기질종양, 평활근종), 과립세포종 등이 감별 대상이 된다. 식도 신경내분비종양과의 내시경 소견상 차이점은 다음과 같다. 식도 편평상피암은 표층이 비종양성 병변으로 덮여 있지 않은 경우가 많으며, 악성 흑색종은 특유의 흑색을 띠는 경우가 많다. 위장관기질종양이나 평활근종과 같은 점막하 종양은 융기가 급경사를 이루고, 표면이 비종양성 편평상피로 덮여 있다. 과립세포종은 백색의 큰 어금니 모양을 보이는 것이 특징적이다.

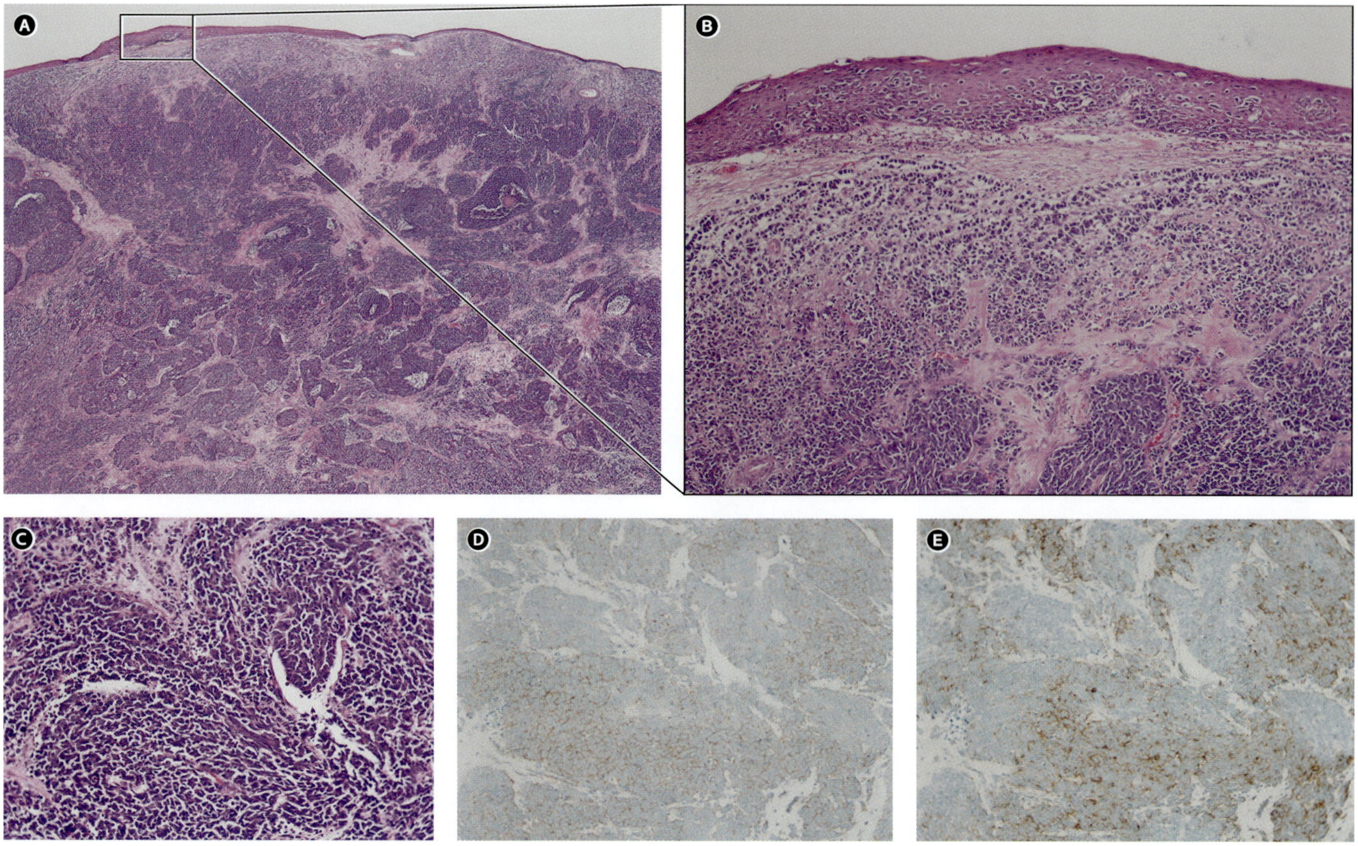

그림 2 수술 후 병리 소견

Neuroendocrine carcinoma(NEC), type 5, 45×35 mm, pT2(MP), INFb, Ly0, V0, pIM0, pPM0, pDM0, pRM0[pT2N0M0]

Ⓐ) 수술 후 검체의 HE 염색 영상(×20). 암의 침윤이 고유근층에 미치고 있다.

Ⓑ) 검정 테두리 부위의 확대 영상(×100). 종양 표층은 편평상피암 성분으로 덮여 있다.

Ⓒ) NEC 부위의 확대 영상(×200). N/C비가 높은 비정형세포가 충실한 둥지 모양으로 증식하고 있다.

Ⓓ) 면역조직화학염색 소견. Synaptophysin은 양성 소견을 나타낸다.

Ⓔ) 면역조직화학염색 소견. Chromogranin A도 양성 소견을 나타낸다.

참고문헌

1) 「膵・消化管神経内分泌腫瘍(NEN) 診療ガイドライン2019年　第2版」[日本神経内分泌腫瘍研究会(JNETS) 膵・消化管神経内分泌腫瘍診療ガイドライン第2版作成委員会/編], 金原出版, 2019

2) Masui T, et al：Recent epidemiology of patients with gastro-enter.pancreatic neuroendocrine neoplasms(GEP-NEN) in Japan：a population-based study. BMC Cancer, 20：1104, 2020

3) Tachimori Y, et al：Comprehensive registry of esophageal cancer in Japan, 2012. Esophagus, 16：221-245, 2019

4) 千野　修, 他：食道神経内分泌細胞癌の内視鏡診断ー形態学的・病理組織学的特徴と診療における問題点. 胃と腸, 52：402-411, 2017

빈 도 ★☆☆
난이도 ★☆☆

10 악성 흑색종

植田 錬, 横井千寿

질환의 개요

- 식도 원발 악성 흑색종은 드문 질환으로, 식도 악성 종양의 0.1~0.8%에서 발생하며 전체 악성 흑색종의 0.05% 미만을 차지한다[1].
- 식도 편평상피의 기저부에서 간질 경계부에 존재하는 멜라닌세포(melanocyte)에서 유래한 종양세포의 증식으로 이루어지는 악성 종양이다.
- 평균 연령은 60~70세이며 남성이 여성보다 2:1로 많고, 초기 증상으로는 삼킴곤란이 흔하다.
- 피부 원발 악성 흑색종은 생검이 금기로 여겨지지만, **식도 원발 악성 흑색종은 확진을 위해 생검이 필수**이다.
- 치료는 외과적 절제가 제1선택이 되지만 악성도가 매우 높은 종양으로, 진단 시점에 60% 이상의 증례에서 림프절전이가, 약 20%에서는 원격 장기 전이가 관찰된다[2].

특징적인 소견과 진단(그림 1, 2)

- 흉부 중부~하부 식도가 호발 부위이다.
- 육안형은 약 80%에서 표재 융기형 또는 융기형을 보이며, 멜라닌 색소 침착으로 인해 흑색을 띠는 종양이 특징적이다.
- 종양은 표면이 매끄럽고 광택이 있으며 비교적 부드러워[1], 증상이 잘 나타나지 않아 크기가 커진 후에 발견되는 경우가 많다.

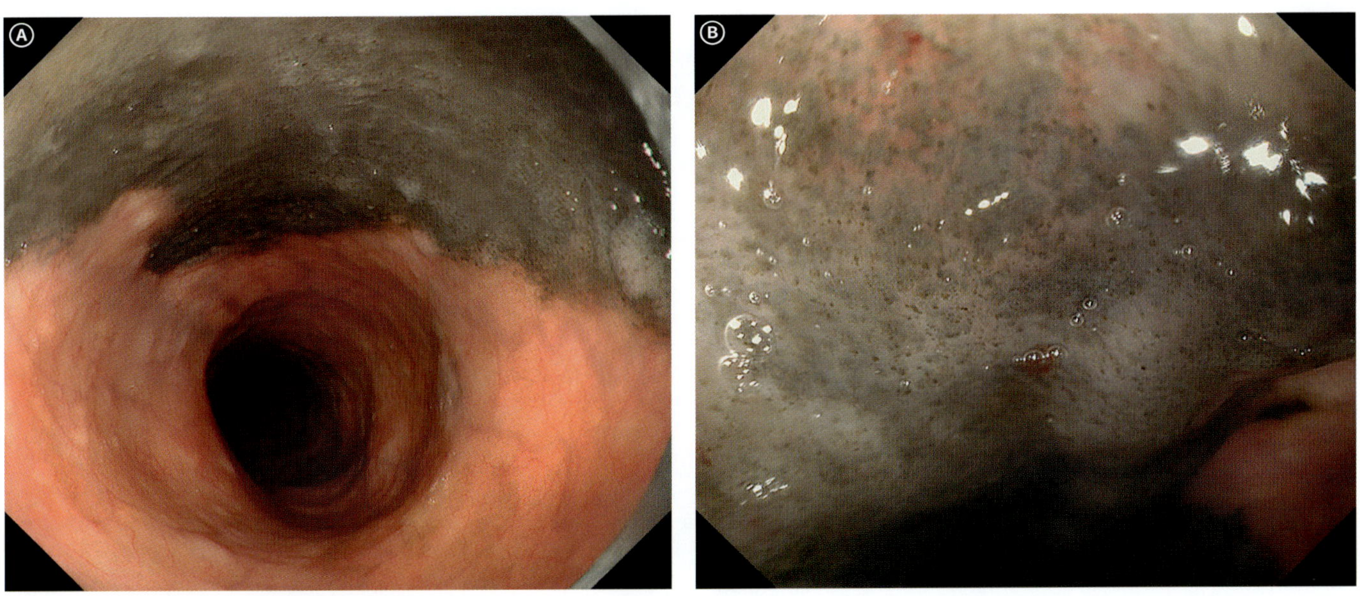

그림 1 식도 악성 흑색종의 내시경 소견

Ⓐ) 백색광 관찰 영상. 절치로부터 17~24 cm 범위에 반주성의 검은색 편평 융기가 관찰된다.
Ⓑ) 융기 내에는 색소 침착이 관찰된다.

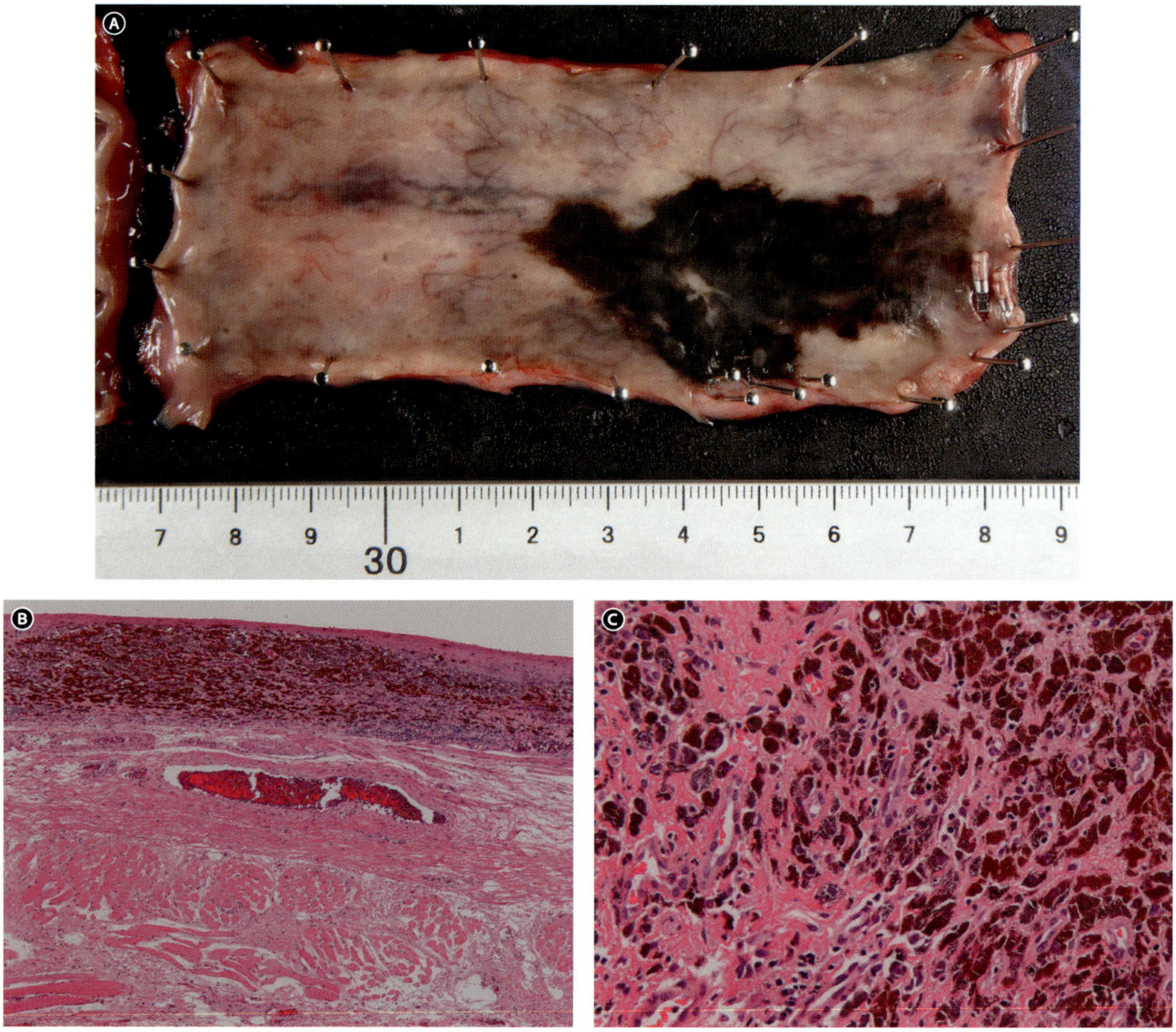

그림 2 **병리 영상**

Ⓐ) 수술 신선 표본. 육안적으로 경부~상부 식도에 걸쳐 56×26 mm 범위에 반주성의 0-IIa 병변이 관찰되며 융기는 검은색이고, 가장자리는 암갈색을 띠고 있다.

Ⓑ) 편평상피의 기저부에 비정형세포가 관찰되며, 점막근판까지 침범하고 있다.

Ⓒ) 멜라닌 과립을 다수 포함하는 비정형세포가 붕괴된 소포상 구조를 형성하며 증식하고 있다.

감별진단 시 주의할 점

- 흑색종의 10~25%는 회백색이나 청색 등 다양한 색조를 띨 수 있으며[3] 멜라닌 색소가 결핍된 악성 흑색종(amelanotic melanoma)도 약 15% 정도에서 관찰된다[4]. 생검의 정확한 진단율은 78%로 알려져 있으며, 생검에서도 멜라닌 세포가 관찰되지 않는 경우에는 저분화암으로 오진될 수도 있다.
- 진단이 어렵다면 생검검체에 대해 면역조직화학염색(S-100 단백, HMB-45, Melan-A)을 하는 것이 권장된다.

참고문헌

1) Cazzato G, et al : The Thousand Faces of Malignant Melanoma : A Systematic Review of the Primary Malignant Melanoma of the Esophagus. Cancers(Basel), 14 : 3725, 2022

2) Makuuchi H, et al : Esophageal malignant melanoma : analysis of 134 cases collected by the Japan Esophageal Society. Esophagus, 12 : 158-169, 2015

3) Jiang W, et al : Primary malignant melanoma of the esophagus : A case report and review of the literature. Oncol Lett, 9 : 2036-2040, 2015

4) 千野　修, 他 : 悪性黒色腫. 胃と腸, 57 : 568-569, 2022

11 악성 림프종

빈 도 ★☆☆
난이도 ★★☆

横井千寿

질환의 개요

- 식도 원발 악성 림프종의 조직형으로는 미만성 거대 B세포 림프종(diffuse large B-cell lymphoma, DLBCL)이 가장 많이 보고되었으나, MALT(mucosa-associated lymphoid tissue) 림프종, 외투세포 림프종, T세포성 림프종에 대한 보고도 있으며, 모두 매우 드문 질환이다.
- 식도 DLBCL은 진행성 식도암과 감별이 필요한 불규칙 궤양을 동반한 융기성 병변으로, 삼킴 장애 등의 증상이 있는 예의 보고가 많다. 그렇지만 궤양 형성을 동반하지 않는 식도 MALT 림프종은 섬유 성분이 적어 부드러우며 진행해도 무증상으로, 선별검사 과정에서 우연히 발견되는 경우가 많다.
- 희귀한 질환이므로 식도 악성 림프종에 대한 표준 치료는 확립되어 있지 않으며, 국내외 보고 사례도 적고 예후도 불명확하다. 임상 병기와 조직형에 따라 환자별로 치료 방침이 결정된다.

특징적인 소견과 진단(그림 1)

- 점막 고유층에서 점막하층을 주된 부위로 하여 증식 존재하기 때문에 점막하 종양(submucosal tumor, SMT) 양상을 보인다. NBI 관찰에서는 상피유두 내 모세혈관 루프(intraepithelial papillary capillary loop, IPCL)가 압박되어 '드물게' 관찰되며, 상피하의 치밀한 종양 성분 존재를 시사한다.
- 장축 방향으로 증식 · 진행하는 소견은 다른 종양성 병변에서는 드물게 관찰되며, 거목형[1] 또는 정맥류 양상으로 표현된다.

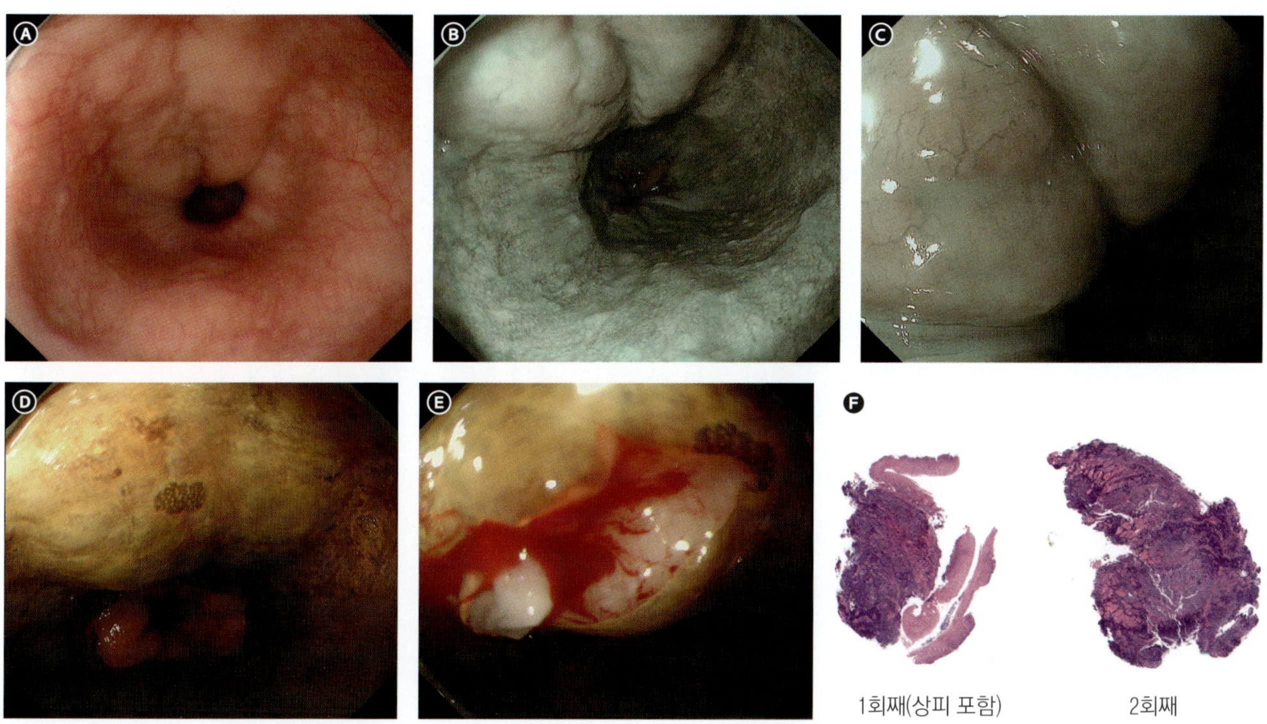

그림 1 식도 MALT 림프종의 내시경 영상
A) 백색광 관찰. B) NBI 비확대 관찰. C) NBI 중확대 관찰. D) 요오드 염색(정염). E) 보링 생검 시. F) 보링 생검 검체.

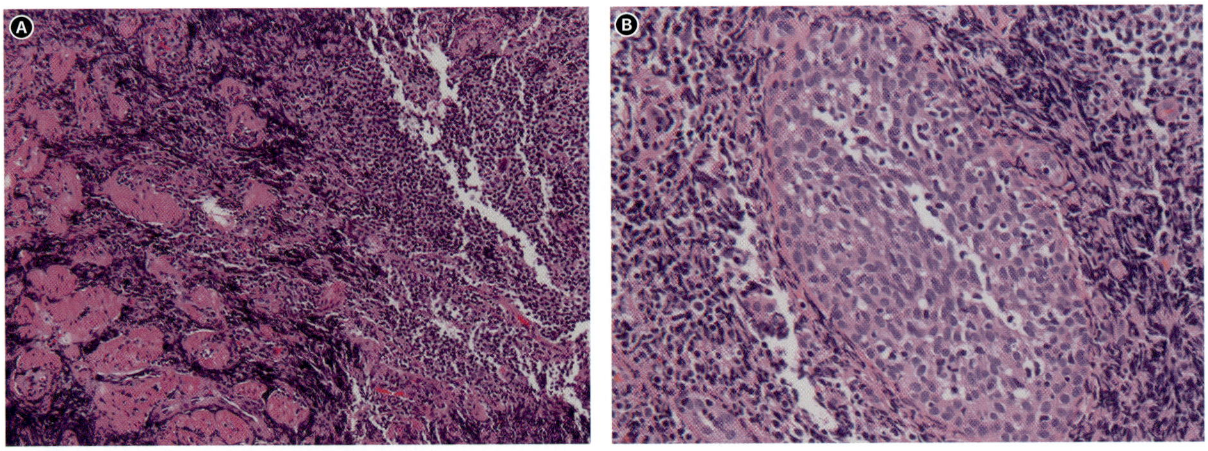

그림 2 식도 MALT 림프종의 병리(HE 염색)

Ⓐ) 저배율: 점막근판 바로 아래의 비정형 림프구 증식. Ⓑ) 고배율.

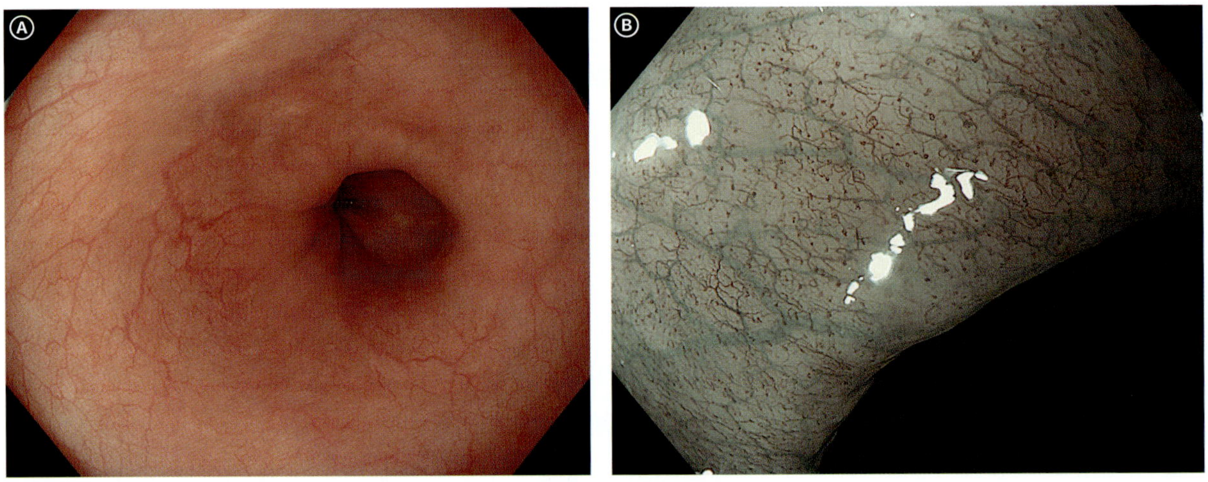

그림 3 식도 MALT 림프종에 대한 방사선 치료(30 Gy) 후의 내시경 영상

보링 생검 반흔이 남아 있지만, SMT 양상의 벽 비후 소견은 소실되었으며 정상적인 IPCL이 관찰된다.

- 주된 병변이 점막하층에 위치하므로 보다 깊은 생검이 필요하며, 충분한 조직량을 확보하기 위해 적절한 생검 겸자를 선택하는 것이 바람직하다. 보링 생검(boring biopsy)도 유효하다.

감별진단 시 주의할 점

- 일상적으로 자주 접하는 빈도가 높은 식도 SMT 양상의 융기는 평활근종(leiomyoma)이나 과립세포(granular cell tumor)이다. 전자는 탄력성이 있는 부드러운 종양으로, 점막근판 유래인 경우에는 가동성이 있으며 급격한 융기 형태를 보이고, 점막하층 유래인 경우 가동성이 적고 완만한 융기 형태를 나타내는 SMT로 영상화된다. 후자는 종양세포가 편평상피에 친화성이 높아 정상 부위에서 함몰을 보이며, 큰어금니 모양의 형태를 나타내는 것이 특징이다. 이들 모두 악성 림프종과의 감별은 비교적 용이하다.

참고문헌

1) 高橋亜紀子, 小山恒男：症例ー隆起を主体とする非上皮性病変の特徴と鑑別 ー食道MALTリンパ腫. 胃と腸, 51：194-196, 2016

빈 도 ★☆☆
난이도 ★★☆

12 전이성 종양

柿本 光

질환의 개요

- 다른 장기의 악성 종양에서 식도로 혈행성 또는 림프행성으로 전이되어 발생하는 종양이다. 전이 원발 부위로는 폐암, 유방암, 위암이 많지만, 원발 병소가 전이를 일으킬 정도로 진행된 단계에서 발생하는 것이므로 빈도는 매우 낮다.
- 한 부위에서 종양이 거대화된 경우에는 식도 통과 장애를 유발할 수 있지만, 일반적으로는 이 종양 자체만으로 증상이 나타나는 경우는 드물다(원발 질환에 의한 증상이 더 두드러진다).
- 내시경 검사에서 우연히 발견되는 경우도 있지만, CT에서 지적된 다른 장기 종양의 정밀 검사의 일환으로 시행되는 선별검사에서 발견되는 경우가 많다.

특징적인 소견과 진단

- 육안적으로는 대개 융기성 미란이나 점막하 종양 양상의 작은 융기로 나타나는 경우가 많다. 융기 형태일지라도, 융기의 중심에 함몰이나 미란 · 궤양이 관찰될 수 있다(그림 1). 미란이나 궤양은 대부분 종양 조직이 노출되어 발생하는 것이므로 해당 부위를 생검하면 악성 조직을 검출하기 용이하다.
- 한 부위로의 전이가 크게 되는 경우도 있는 한편, 여러 개의 전이가 관찰되는 경우도 있으며, 그럴 때는 혈관을 통한 전이를 시사하듯 전이 병변이 직선상으로 배열되기도 한다(그림 2).

감별진단 시 주의할 점

- 점막하 종양 또는 점막하 종양 양상의 형태를 보이는 식도 원발 악성 종양(유사 기저세포암, 소세포암 등)과의 감별이 필요하다.

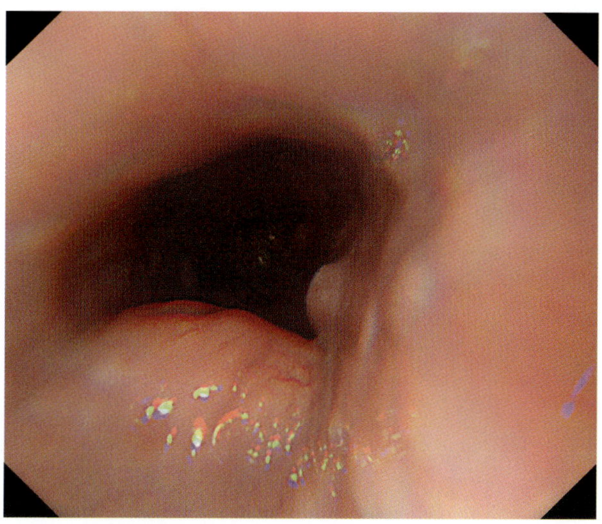

그림 1 위암의 전이성 식도 종양
중부 식도의 하벽(배측)에 중심에 함몰을 동반한 완만한 융기 병변이 관찰된다.

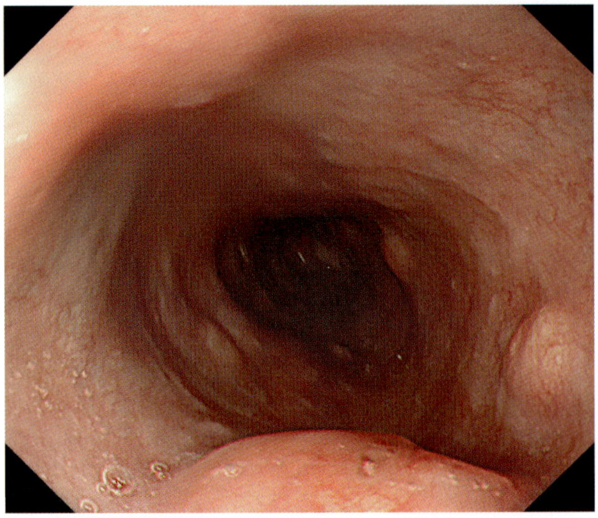

그림 2 위암의 전이성 식도 종양(그림 1과 동일한 증례)

중부 식도의 배측에 중심에 약간의 함몰을 동반한 완만한 융기 병변이 관찰된다. 함몰 면은 주위에 비해 약간의 발적을 보인다. 또한, 그 원위측에 위치한 우측 벽에서도 중심에 경도 함몰을 동반한 완만한 융기 병변이 관찰되며, 전이 병변이 의심된다. 그 직선상의 원위측에도 융기성 병변이 관찰된다.

- 다발성 병변의 경우 전이성 종양일 가능성이 높지만, 단발성 병변에서는 육안적인 소견만으로 감별이 어려우므로 생검을 통한 확진이 필요하다.

참고문헌

1) 都宮美華, 有馬美和子：転移性食道腫瘍. 消化器内視鏡, 26：1626-1627, 2014

빈 도 ★☆☆
난이도 ★★☆

13 벽내 전이

田代 淳, 新井雅裕

질환의 개요

- 일본『식도암 취급 규약 제12판』[1]에 따르면, "원발 병소에서 명확히 떨어진 식도 또는 위의 벽 내에 전이 병소가 관찰되는 경우를 벽내 전이로 간주한다"고 명시되어 있다.
- 식도암 원발 병소의 근위측 또는 원위측에 건너띄기 병변(skip lesion) 형태로 관찰되며, 여러 개가 연속해서 나타날 수 있다.
- 암이 상피하의 림프관 내를 따라 비연속적으로 장축 방향으로 진행하는 림프행성 전이로, 예후 불량 인자 중 하나이다.

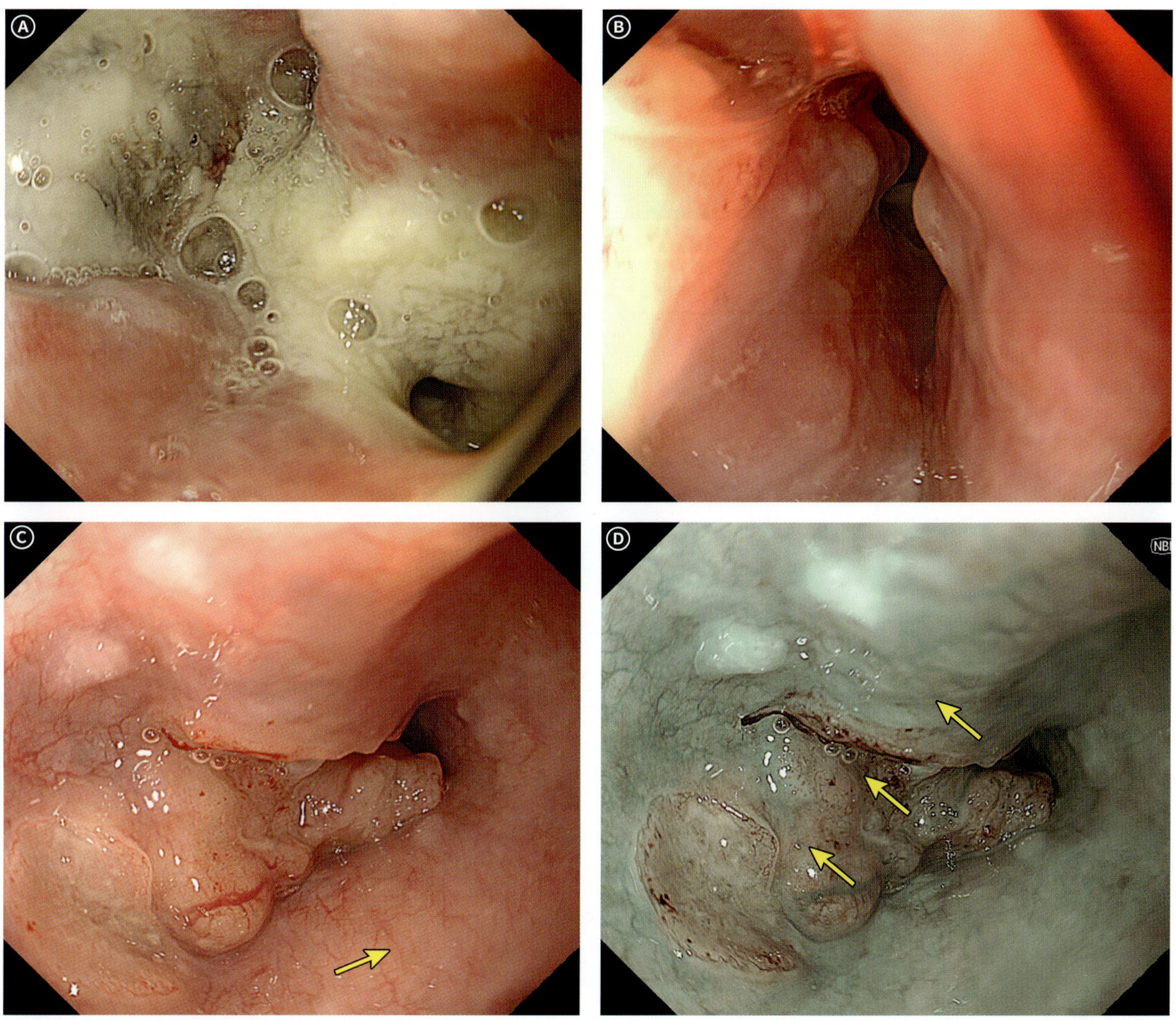

그림 1 식도 벽내 전이 증례 ①

77세 남성. 중 · 하부 식도에 전주성의 깊은 궤양성 병변이 관찰되고, 우측 벽에서는 흉강과의 누공이 확인되었다. 그 근위측에는 종축 방향으로 연장되며 가장자리가 정상 점막으로 융기된, 벽내 전이로 추정되는 다수의 병변이 관찰되었다(⇨).

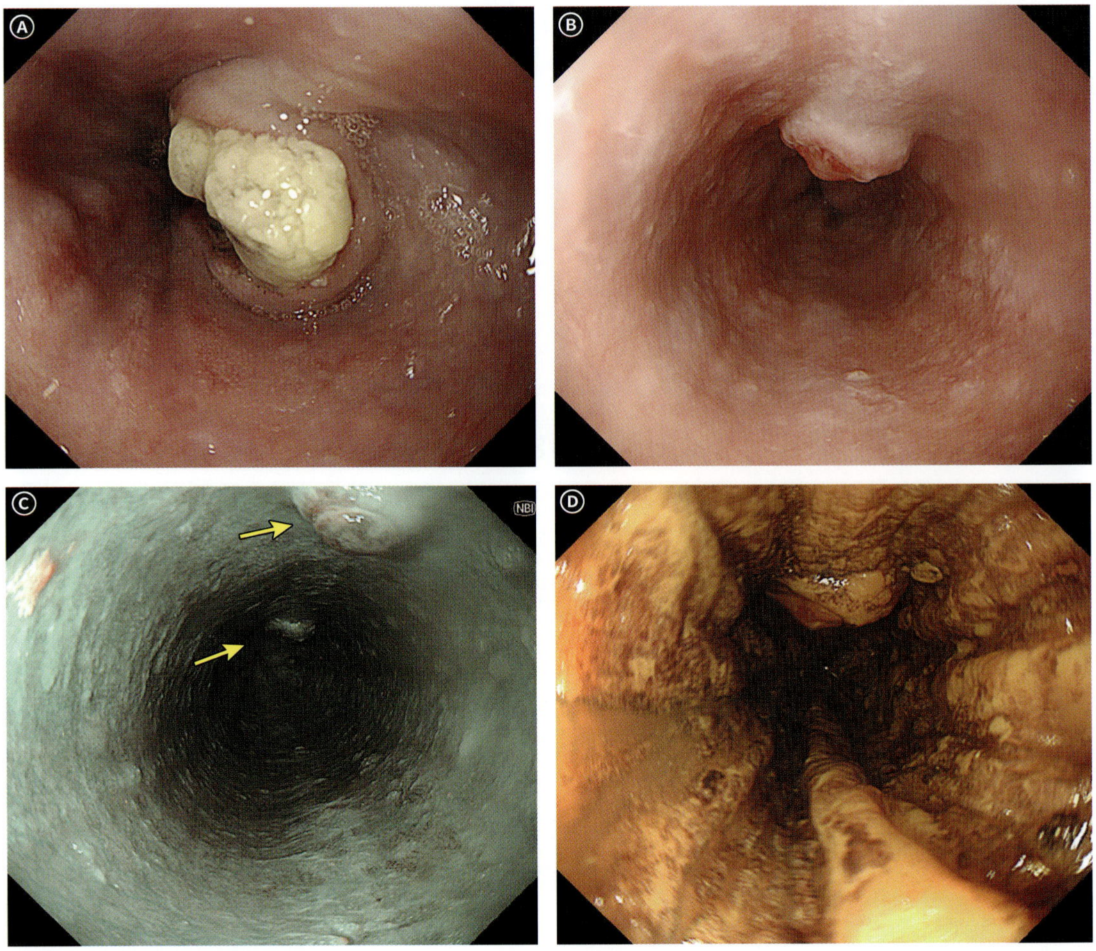

그림 2 식도 벽내 전이의 증례 ②

원발 병소는 상부 식도. 그 원위측에 점막하 종양처럼 융기된 두 개의 작은 병변인 skip lesion이 관찰되었다(➡). 작은 융기의 정상 부위는 요오드 불염대로 나타났으며, 벽내 전이로 판단되었다.

특징적인 소견과 진단 (그림 1, 2)

- 건너뛰기 양상으로, 여러 개가 관찰되는 경우가 있다.
- 형태는 주 병소와 유사하나, 림프행성으로 확산되기 때문에 병변 가장자리 부분에서는 정상 점막이 융기하며 점막하 종양 양상의 형태를 나타내는 경우가 많다.

감별진단 시 주의할 점

- 식도암 자체가 다발하는 경우도 있으므로 병변이 주 병소인지, 벽내 전이인지, 병변 가장자리의 융기 형태를 상세히 관찰하는 것이 중요하다.
- 요오드 염색을 적극적으로 사용하여 진단을 보조한다.
- 원발 병소보다 전반적으로 작고 다발성인 경우가 많다. 점막하 융기 병변의 정상 부위가 종양 노출로 인해 **정상부만 요오드 불염대**(그림 2**D**)로 나타나는 것이 특징적이며, 다른 점막하 종양과 감별 가능하다.
- 수술 후 이시성으로 출현하는 경우도 있다는 점을 염두에 두어야 한다.

참고문헌

1) 「食道癌取扱い規約　第12版」(日本食道学会/編), 金原出版, 2022.
2) 「消化器内視鏡Vol. 35増刊号 食道疾患アトラス」(「消化器内視鏡」編集委員会/編), 東京医学社, 2023

14 위장관기질종양

빈 도 ★☆☆
난이도 ★★☆

大河原 敦

질환의 개요

- 위장관기질종양(gastrointestinal stromal tumor, GIST)은 점막하 종양으로 진단되며, 장관벽의 주로 평활근층 또는 점막근판층에서 발생한다.
- 식도에서 직장까지 점막하 종양으로 관찰된다.
- 성장 형태에 따라 벽내 성장형, 장관내 성장형, 장관외 성장형, 혼합형으로 분류된다.
- 발생 빈도는 위 > 소장 > 대장 > 식도 순으로 많다.

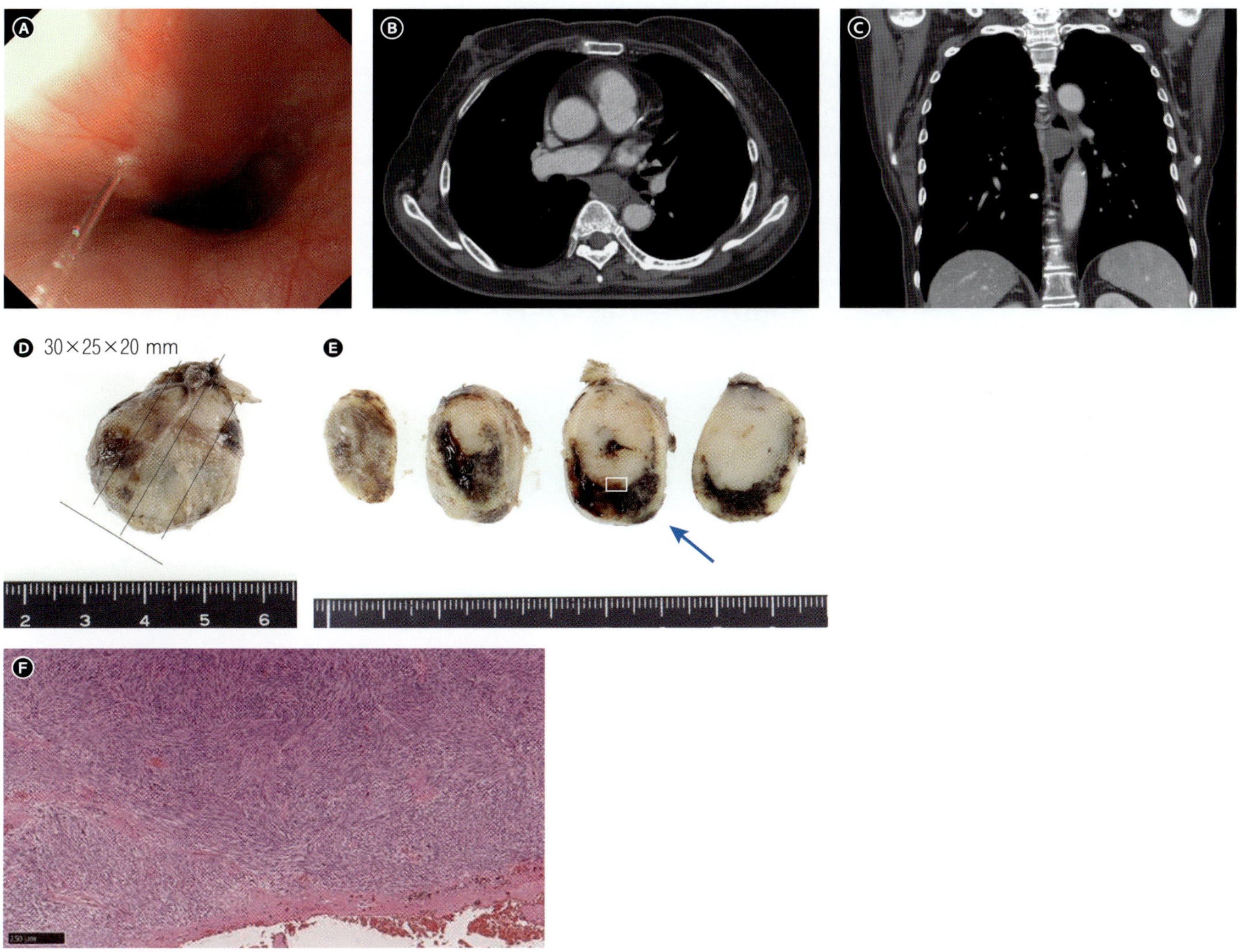

그림 1 위장관기질종양 증례 ①

육안적으로 검체는 표면이 대체로 평활하며, 절단면은 주로 유백색을 띠고 일부 암적색 출혈 양상의 충실성 종양. 조직학적으로는 방추형의 종양세포가 다발을 이루며 서로 얽히는 형태로 증식하고 있다.
종양세포는 CD117(*c-kit*)(+), desmin(−), S-100(−), Ki-67(30-9) index 1.9%로 위장관기질종양으로 진단.

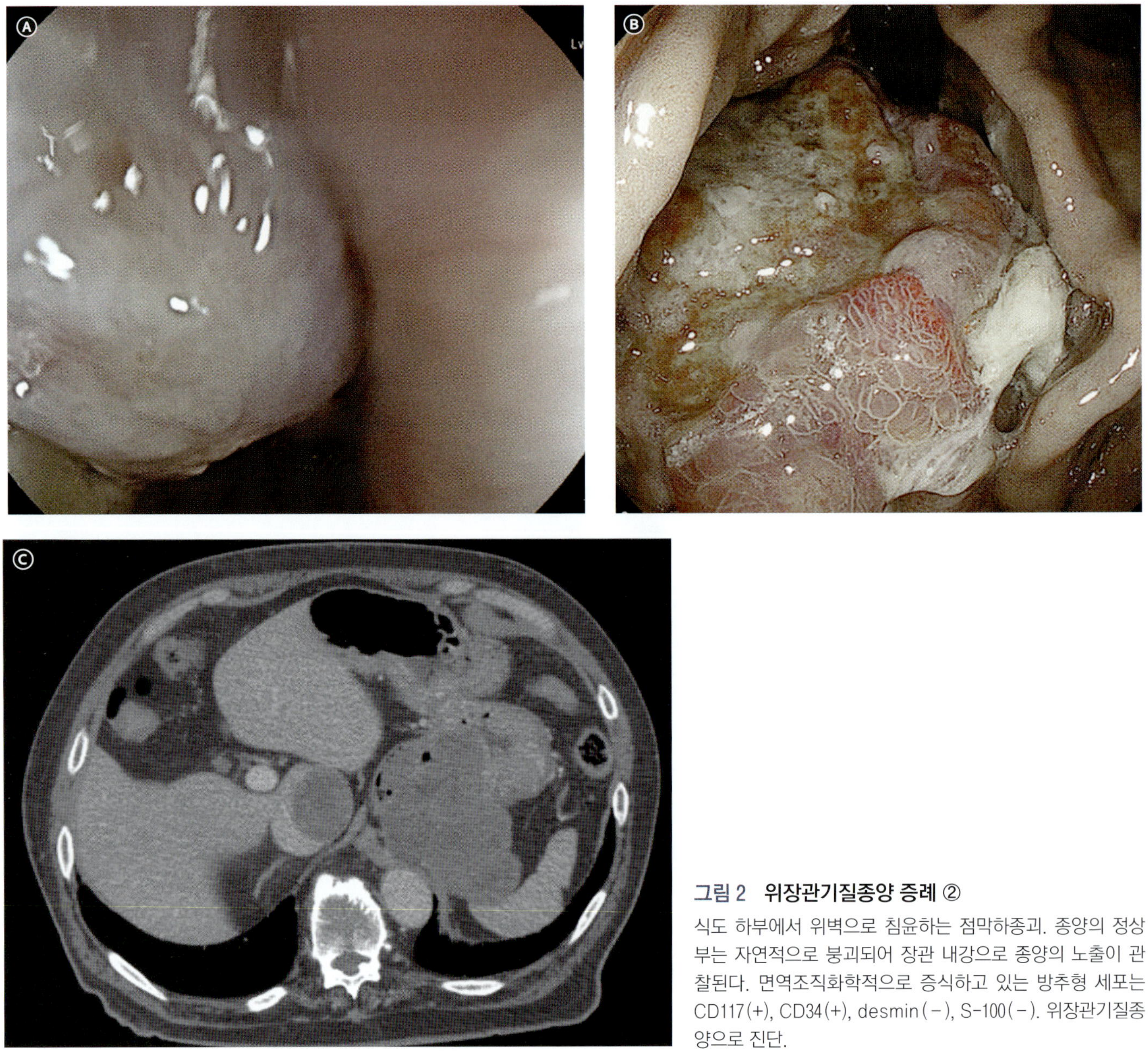

그림 2 위장관기질종양 증례 ②

식도 하부에서 위벽으로 침윤하는 점막하종괴. 종양의 정상부는 자연적으로 붕괴되어 장관 내강으로 종양의 노출이 관찰된다. 면역조직화학적으로 증식하고 있는 방추형 세포는 CD117(+), CD34(+), desmin(−), S-100(−). 위장관기질종양으로 진단.

특징적인 소견과 진단 (그림 1, 2)

- 점막하 종양으로 관찰되기 때문에, 진단에는 EUS-FNA가 유용하다.

감별진단 시 주의할 점

- 점막하 융기를 동반하므로 식도 낭종, 후종격 신경원성 종양, 악성 림프종, 식도암 육종, 혈관종, 림프관종 등이 감별진단에 포함된다. 진단에는 EUS-FNA나 CT, MRI 등이 유용하다.

참고문헌

1) 「GIST診療ガイドライン2022年4月改訂 第4版」(日本癌治療学会/編), 金原出版, 2022
2) 宮部美圭, 他：食道GIST. 消化器内視鏡, 35：96-97, 2023
3) 阿部展次, 他：GIST診療ガイドライン. 消化器内視鏡, 35：1278-1283, 2023

빈도 ★☆☆
난이도 ★★☆

15 지방육종

卜部祐司, 岡　志郎

질환의 개요

- 지방육종은 전체 연부조직 악성 종양의 15~25%를 차지하지만, 호발 부위는 사지나 후복막이며 식도에 발생하는 경우는 드물다[1].
- WHO에서는 지방육종의 조직형을 고분화형, 탈분화형, 점액형, 다형형의 네 가지로 분류하며, 조직형에 따라 생물학적 악성도가 다르다는 것이 알려져 있다[2].
- 식도 지방육종의 조직형은 고분화형이 60% 이상을 차지하는 것으로 보고되고 있다[2].

특징적인 소견과 진단

- 상부 소화관 조영 검사에서는 많은 증례에서 발생 부위로부터 아래로 처지며, 가동성이 양호한 "수세미" 형태의 점막하 종양으로 영상화된다(그림 1Ⓐ).
- 점막하 종양이며, 호발 부위는 경부 식도이다. 보고된 대부분의 증례는 식도 내강 성장형으로, 식도 내로 하강하며 가동성이 좋은 유경성 종양인 경우가 많다(그림 1Ⓑ).

감별진단 시 주의할 점

- 고분화형 지방육종과 지방종의 감별은 어렵다. 종양의 정상부에 궤양이 동반된 경우 악성 종양을 시사하며, 지방육종을 의심해야 한다(그림 1Ⓒ). 초음파내시경 검사나 조영 CT에서 섬유화 또는 종양 혈관 증식(그림 1Ⓓ, Ⓔ)이 의심되는 소견이 있으면 지방육종을 의심한다.
- 식도 섬유혈관 용종(fibrous vascular polyp, FVP)은 섬유조직, 지방조직, 혈관 구조의 세 가지 조직이 혼재되어 있으며(그림 1Ⓕ~Ⓗ), 정상 식도의 중층 편평상피로 덮여 있다. 같은 조직 내에서도 부위에 따라 구성하는 조직이 서로 다른 것으로 정의되어 있다[3]. 최근에는 면역조직화학적 검사(CDK4나 MDM2, 그림 1Ⓘ), FISH법(MDM2 유전자 증폭)을 통한 재평가로 FVP가 지방육종의 전구 병변일 가능성이 제시되고 있다[4].
- 고분화형 지방육종의 경우 원격 전이율이 거의 0%이므로, 국소 절제만으로도 충분하다고 판단된다.

참고문헌

1) 「Enzinger & Weiss's Soft Tissue Tumors, 7th ed」 (Goldblum JR, et al, eds), Elsevier, 2020
2) 「WHO Classification of Tumours, 5th ed, Vol.　3 Soft Tissue & Bone Tumours」 (WHO Classification of Tumours Editorial Board), WORLD HEALTH ORGANIZATION, 2020
3) 「Histological Typing of Oesophageal and Gastric Tumours, 2nd ed」 (Watanabe H, et al, eds), p16, Springer, 1990
4) Graham RP, et al : Polypoid fibroadipose tumors of the esophagus : 'giant fibrovascular polyp' or liposarcoma? A clinicopathological and molecular cytogenetic study of 13 cases. Mod Pathol, 31 : 337-342, 2018

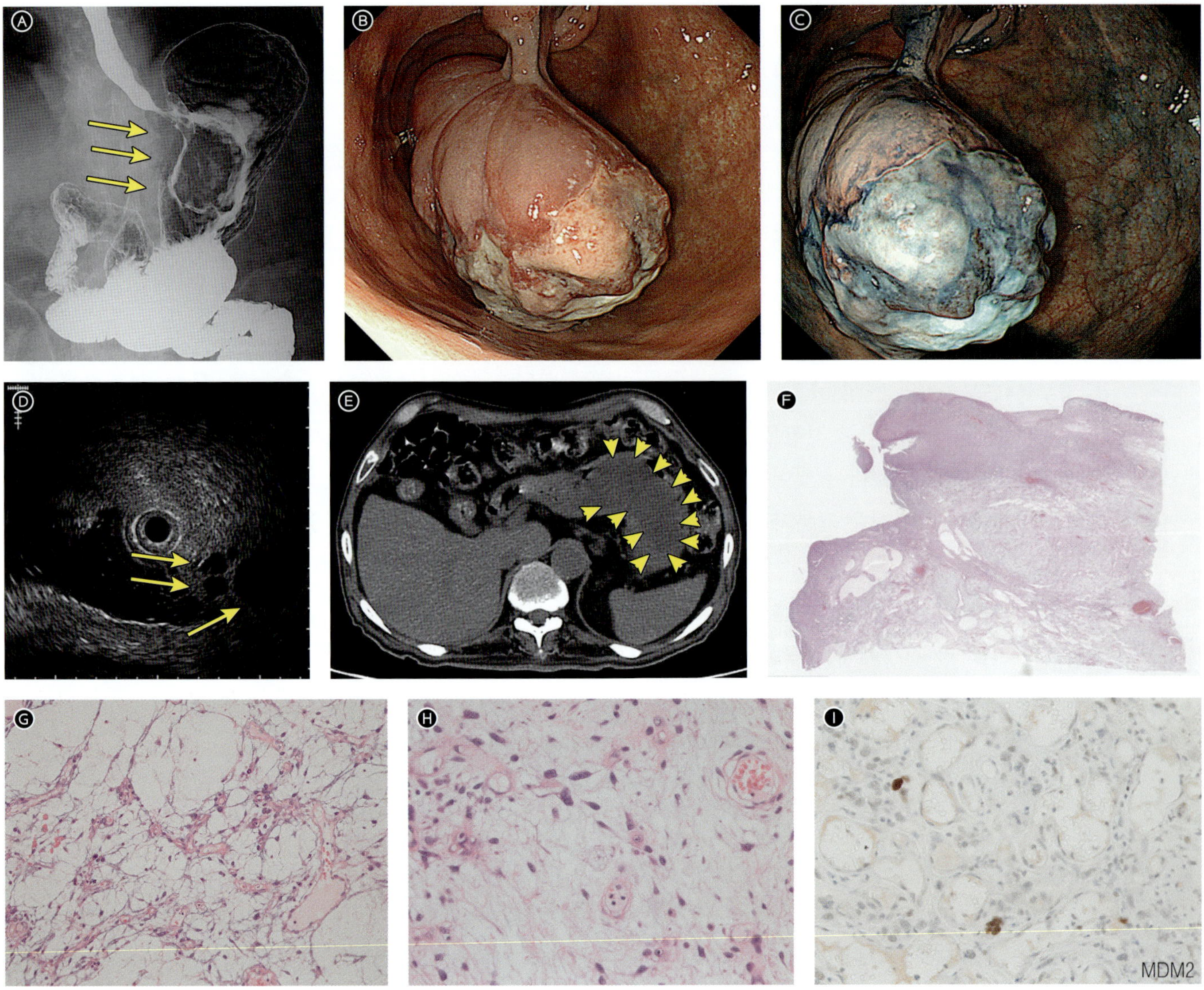

그림 1 증례: 70대, 남성

Ⓐ) 상부 소화관 X선 조영 검사에서 위식도접합부를 기저로 하는 10 cm 크기의 유경성 융기성 병변이 관찰된다(⇨). 융기 부위의 표면은 비교적 평활한 점막하 종양 양상이었다.

Ⓑ) 백색광 관찰 영상에서는 식도측에서 연속되는, 줄기를 동반한 10 cm 크기의 융기성 병변이 관찰된다. 종양의 부착측은 식도 점막으로 덮여 있으며, 점막하 종양 형태를 나타낸다.

Ⓒ) 인디고카르민 도포 소견. 정상부에는 자괴 양상의 궤양이 관찰된다. 궤양의 가장자리는 비교적 평활하였다.

Ⓓ) 초음파내시경 관찰 영상. 종양 내부는 고에코로, 일부 내부에 불규칙한 끈 모양 구조와 무에코 영역이 관찰된다(⇨).

Ⓔ) 복부 단순 CT. 위 내에 내부가 균일한 저흡수 영역이 관찰되었고(▷), 명확한 림프절 종대나 원격 전이는 확인되지 않았다. 식도 원발의 지방육종으로 진단되었으며, 환자의 performance status가 3으로 낮고 식도 아전절제 시 위험도가 높다고 판단하여 ESD로 일괄절제한 후 복강경하에 종양을 회수하였다.

Ⓕ) 병리조직 소견(HE 염색 저배율 소견).

Ⓖ) 병리조직 소견(HE 저배율 관찰 영상). 크기가 다양한 지방종 양상 세포들이 밀집하여 증식하고 있으며, 간질에서는 혈관 증식과 미세한 섬유화가 관찰되었다.

Ⓗ) 병리조직 소견(HE 고배율 관찰 영상). 지방세포에서 핵 이형이 관찰되었고, 드물게 분포하는 섬유성 조직 속에도 비정형세포가 확인되었다.

Ⓘ) 면역조직화학염색에서 비정형세포는 MDM2 양성을 나타냈다.

빈도 ★☆☆
난이도 ★★☆

16 암육종

伊藤　峻

질환의 개요

- 식도 원발 악성 종양의 약 0.2~2.8%에서 관찰되는 비교적 드문 종양이다[1].
- 표재성 암종에 육종양 화생(sarcomatoid metaplasia)이 발생하여, 육종 성분이 융기성 성분을 형성한다.
- 육종 성분이 내강 방향으로 급속히 성장하기 때문에 일반적인 식도암보다도 조기에 통과 장애 증상을 일으키기 쉬우며, 발견 시 약 70%가 점막하층 이내의 침윤에 그친다는 보고도 있다[2].
- 내시경 절제도 선택지가 될 수 있으나, 혈관 및 림프관 침윤을 일으키기 쉬운 경향이 있어 최종적으로 계통적 절제를 동반한 외과적 수술이 필요한 경우가 많다.

특징적인 소견과 진단

- 육종 성분과 암종 성분으로 나뉘어 구성되며, 육종 성분은 백태로 덮인 융기성 병변을 형성하고 때로는 유경성 용종 양상의 형태를 보인다. 기저부에는 표재암 성분으로 이루어진 평탄 병변이 동반된다(그림 1Ⓐ, Ⓑ).
- 융기 주위의 표재암에는 식도 편평상피암과 유사한 형태의 IPCL이 관찰되며, 루골 불염대로 나타난다(그림 1Ⓒ).

감별진단 시 주의할 점

- 조기암 육종 병변과 0-I형 식도암의 감별은 육안 소견만으로는 어려운 경우가 있다. 그러나 0-I형 식도암은 높은 빈도로 점막하층 심부~근층 침윤을 일으키며, 가동성이 떨어지는 경우가 많은 반면(그림 2), 가동성이 유지되어 있고 유경성 용종 양상 형태를 보이는 경우에는 암육종의 가능성을 고려한다.
- 눈에 잘 띄는 융기 성분에서 생검을 시행하고 싶어지지만, 괴사 물질 · 백태로 덮여 있어 적절한 생검 조직 검체를 확보하기 어려운 경우가 있다. 또한, 융기 성분(육종)과 주변의 평탄한 병변(암종)은 조직형이 전혀 다르기 때문에, 동일 병변 내에서도 성상이 서로 다른 여러 부위에서 생검을 시행하지 않으면 수술 전 진단에서 암육종으로 정확히 진단하기는 어렵다(그림 1Ⓓ~Ⓕ).

참고문헌

1) 大橋健一：通常型扁平上皮癌と鑑別 すべき食道癌. 病理と臨床, 29：932-938, 2011
2) 市川和人, 他：食道癌肉腫の1例　本邦147報告例の臨床病理学的検討. 三重医学, 37：485-489, 1993

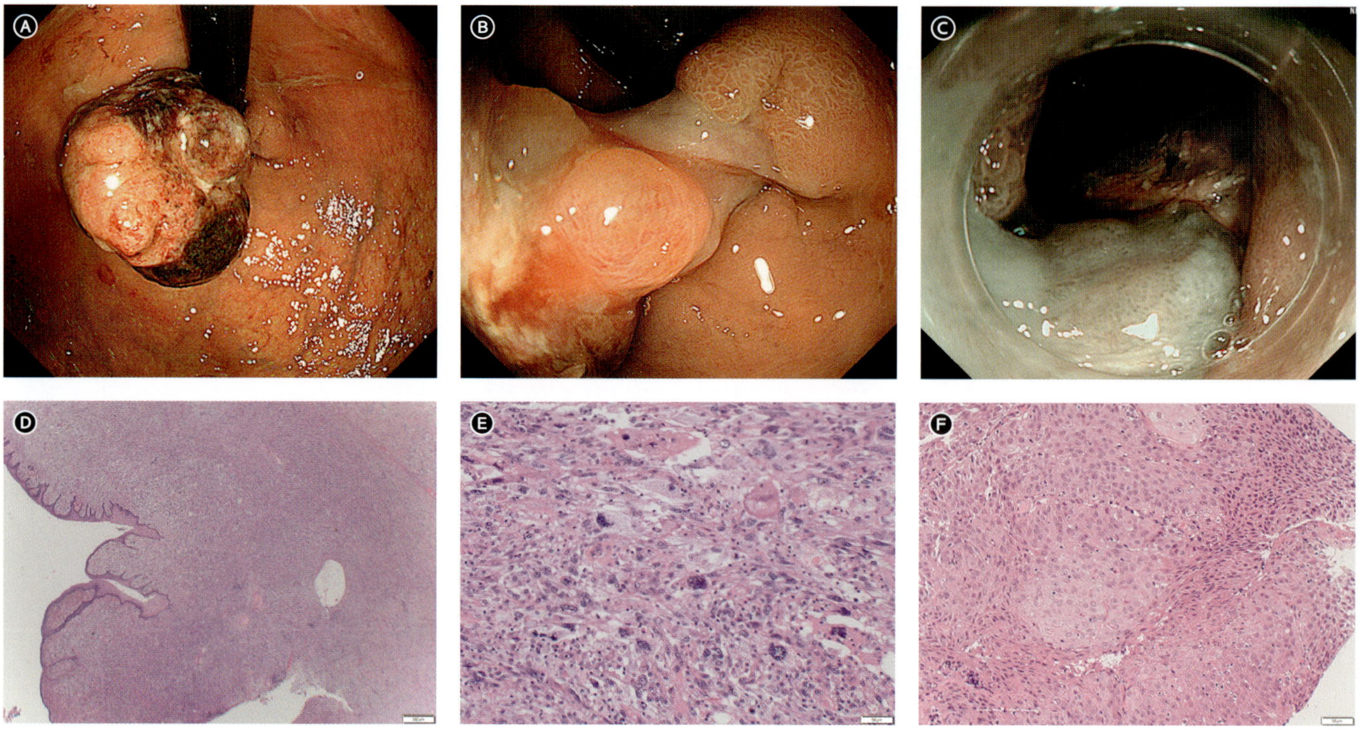

그림 1　80대 남성

정기적인 스크리닝 내시경 검사에서 분문 바로 아래에 거대한 융기성 병변이 발견되었다. 융기 부위에서 시행한 생검 조직검사에서는 유의미한 진단에 도달하지 못하였으며, 내시경적 점막하층 박리술을 통한 절제 생검이 시행되었다.

Ⓐ) 식도 내에서 분문 바로 아래로 늘어져 있는 거대한 유경성 융기성 병변이 관찰된다.
Ⓑ) 융기성 주위의 점막은 식도 편평상피로 이루어져 있다.
Ⓒ) NBI 관찰에서는 기저부에 Type-B1 IPCL을 동반한 갈색 영역이 연속되어 있다.
Ⓓ) 병리조직 소견. HE 염색 저배율 관찰에서는 정상 편평상피 아래에 다량의 육종 성분이 관찰된다.
Ⓔ) 육종 부분의 확대. 방추형 종양세포가 관찰된다.
Ⓕ) 동일 병변 내에 편평상피암 성분이 혼재되어 있다.

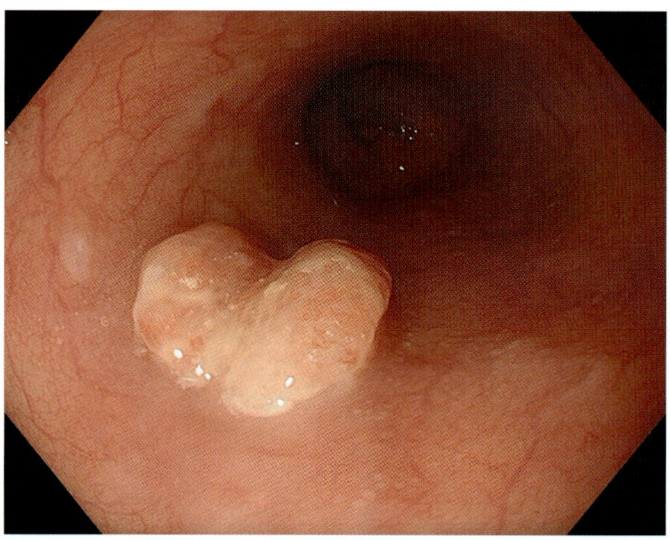

그림 2　일반적인 0-Ⅰ형 식도암

기저부가 넓고 가동성이 떨어진다.

H. pylori 감염 관련 위암

빈 도 ★★☆
난이도 ★★☆

1 선암①: 조기암(분화형)

七條智聖, 北川大貴

질환의 개요

- *Helicobacter pylori*(*H. pylori*) 감염으로부터 만성 위염(위축성 위염), 장상피화생, 이형성, 그리고 암 발생에 이르는 Correa's cascade가 제안되어 있다[1].
- 위암의 대부분은 *H. pylori* 감염 위에서 발생하는 것으로 보고되었으나[2], 앞으로는 감염자의 감소, 제균 치료의 확대로 인해 미감염 위암 및 제균 후 위암[3,4]의 비율 증가가 예상된다.
- 조기위암은 위 점막에서 발생한 상피성 악성 종양 중 림프절전이 여부와 관계없이, 종양의 침윤이 점막 내 또는 점막하층까지 국한된 경우를 의미한다.
- **고분화 관상 선암, 중분화 관상 선암 또는 유두선암이 우세한 위암을 분화형 암**이라고 한다[5].
- 최근 조기 발견 기회가 증가함에 따라 보다 저침습적인 치료인 내시경 치료(특히 ESD)의 시행 건수가 위암 수술 건수를 넘어섰다. 또한, ESD의 우수한 성적을 바탕으로[6,7] 가이드라인에서도 ESD의 적응증이 확대되었다(① cT1a, UL0, any size, ② cT1a, UL1, ≤3 cm가 ESD 절대 적응증으로)[5]. 한편, ESD는 위를 보존하는 치료법이므로 10% 정도의 이시성 재발(metachronous recurrence)이 보고되고 있으며[8], 이를 억제하기 위한 제균 치료[9]와 추적 관찰이 중요하다.

특징적인 소견과 진단(그림 1, 2)

- 조기위암 중 육안형에서 **융기형(0-I)**, **표면 융기형(0-IIa)** 병변은 **분화형 암**의 빈도가 높고, 미분화형 암의 빈도는 낮다.
- 분화형 암은 **발적을 띠는** 경우가 많다.
- 확대 내시경 진단이 위암 진단에 유용하다는 보고가 있다(magnifying endoscopy simple diagnostic algorithm for gastric cancer, MESDA-G, **부록 4 참조**). 분화형 암에서는 명확한 경계선(demarcation line) 내측에 불규칙한 미세혈관 패턴이 관찰되고, 그물망 모양의 미세혈관 양상을 보이는 빈도가 높다.

감별진단 시 주의할 점

- 암은 단발으로, 표면 구조는 불규칙, 경계가 명확한 경우가 많다.
- 위에 궤양성 병변이 관찰될 경우 병변의 가장자리가 불규칙하면 암, 급성 위점막 병변, 거대세포바이러스 궤양을, 가장자리가 불규칙하지 않으면 양성 궤양, 소화관 간엽계 종양(위장관기질종양), 악성 림프종을 고려한다.
- 소화성 궤양으로 보이더라도 암이 동반된 경우가 있으므로 주의해야 한다. 궤양을 동반한 조기 위암 진단은 어려울 수 있으며, 궤양이 치유될 때까지 경과 관찰하면서 암의 합병 여부를 확인하는 것이 중요하다.
- 과형성 용종은 선와 상피의 과형성에 의해 발생하며 *H. pylori* 제균 치료를 통해 축소 · 소실되는 경우도 많지만, 암을 합병하는 경우도 있으므로[10] 1 cm 이상의 병변, 발적이 심한 병변, 표면이 불규칙한 병변 등은 제균 치료 후에도 경과 관찰이 필요하다.

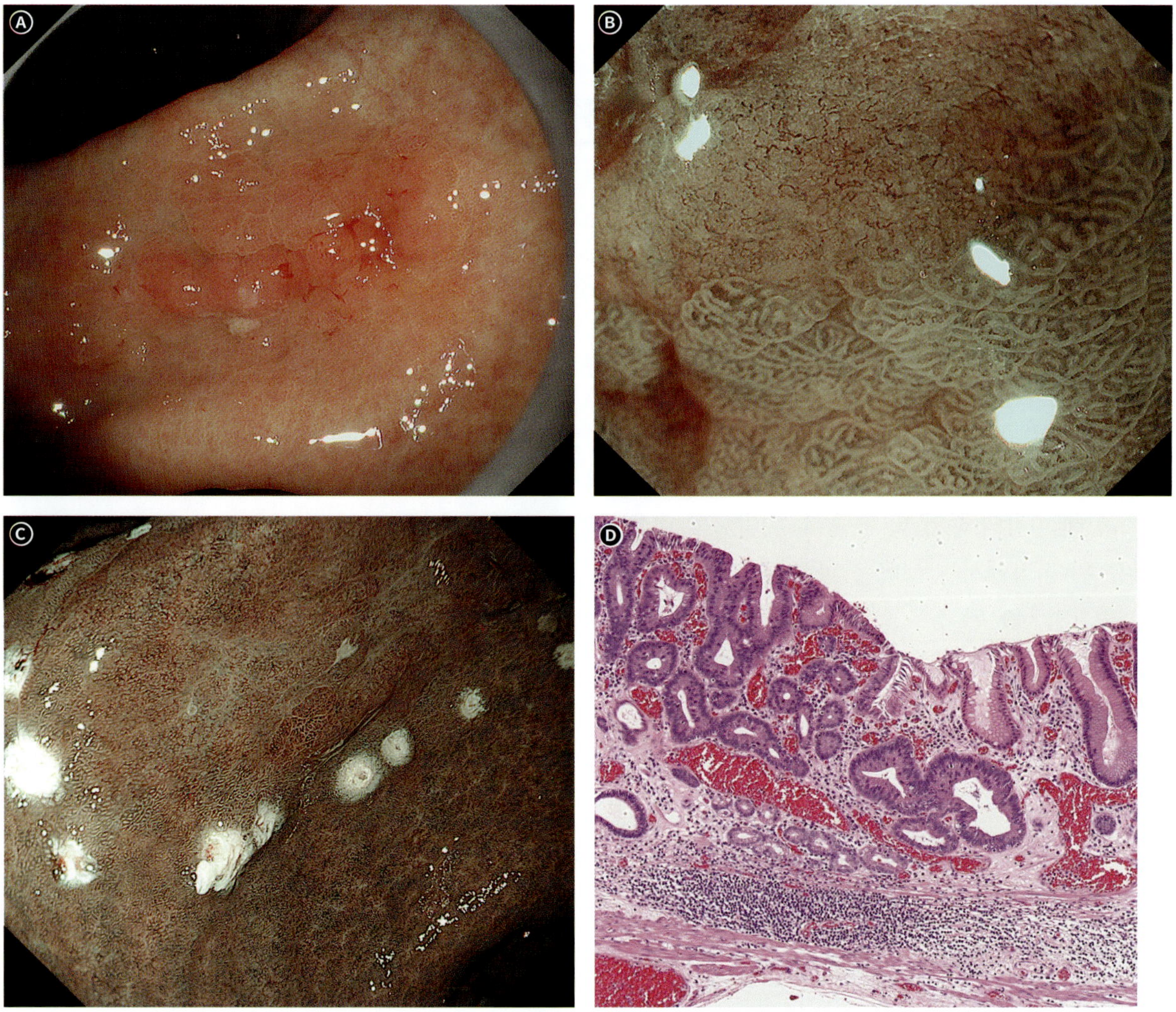

그림 1 Narrow Band Imaging(NBI) 관찰을 통해 정확한 범위 진단으로 이어진 증례

Ⓐ) 백색광 관찰 영상(수술 전 검사 시). 전정부 소만에 20 mm 크기의 발적을 띠는 0-IIa 병변이 관찰된다.

Ⓑ) NBI 확대 관찰 영상. 명확한 경계선, 불규칙한 표면 패턴, 불규칙한 혈관 패턴이 관찰된다.

Ⓒ) ESD 시행 시. NBI 관찰에서 전벽 측으로의 병변 확장이 확인된다.

Ⓓ) HE 염색 ×100. 0-IIa, 48×25 mm, tub2>tub1, pT1a, pUL0, ly0, v0, pHM0, pVM0로 치유 절제가 이루어졌다.

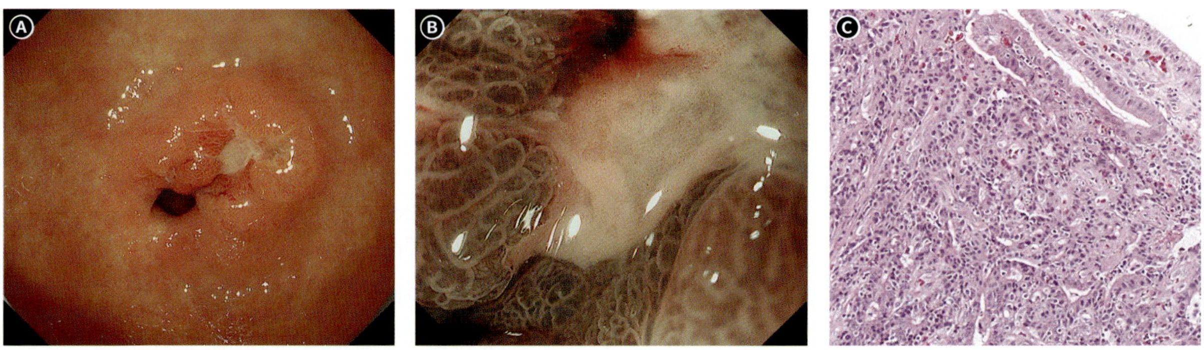

그림 2 Sm 침윤이 의심되어 외과 수술을 시행한 증례

Ⓐ) 백색광 관찰 영상. 유문 전정부 후벽에 15 mm 크기의 0-III형 병변이 관찰된다. 병변 중앙은 발적되고, 백태가 부착되어 있다. 가장자리 융기는 약간 두껍게 느껴진다.

Ⓑ) NBI 확대 관찰 영상. 이전 병원 생검에서는 group 2였으나, 경계선 내측에 불규칙한 표면 패턴이 관찰되어 암으로 진단되었으며 생검에서는 tub2>por로 진단되었다.

Ⓒ) Sm 침윤이 의심되어 유문측 위 절제술을 시행하였다. Type 0-IIc, 15×11 mm, tub2, pT1a(M), pUL1, ly0, v0, pPM0(120 mm), pDM0(5 mm), pN2(3/30)로 림프절전이가 확인되었다.

감별 증례(그림 3, 4)

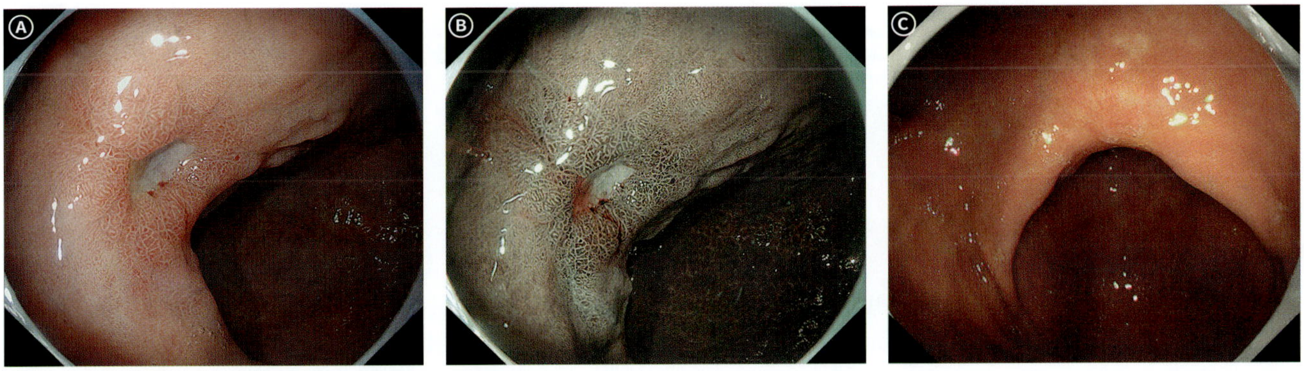

그림 3 양성 궤양에 대해 제균 치료를 시행한 증례

Ⓐ) 위체 하부 소만에서 A2단계의 궤양이 관찰된다. 가장자리의 점막은 발적되어 있으며, 부종상을 보인다.
Ⓑ) NBI 관찰에서는 표면 구조의 불규칙이나 경계선은 관찰되지 않는다.
Ⓒ) 2개월 후 내시경 검사에서 궤양의 치유가 확인되었다.

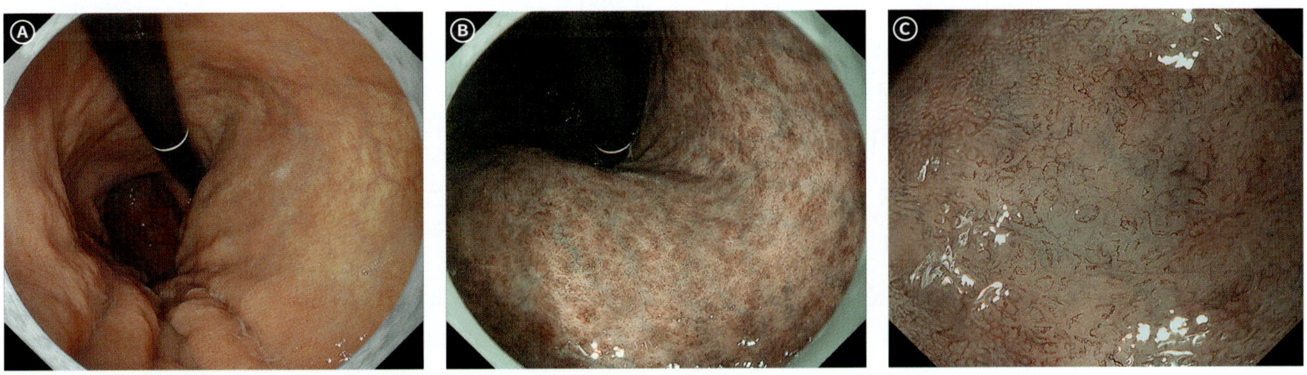

그림 4 *H. pylori* 감염이 있는 위축성 위염에서 장상피화생이 확인된 증례

Ⓐ) 백색광 관찰 영상. 미만성 발적과 점액 부착이 있으며, open type 위축성 위염이 관찰된다.
Ⓑ) NBI 비확대 관찰 영상. 부분적으로 퇴색된 점막이 넓게 퍼져 있다.
Ⓒ) NBI 확대 관찰 영상. Light blue crest가 관찰되어, 장상피화생으로 진단되었다[11)].

참고문헌

1) Correa P：Helicobacter pylori and gastric carcinogenesis. Am J Surg Pathol, 19 Suppl 1：S37-S43, 1995
2) Matsuo T, et al：Low prevalence of Helicobacter pylori-negative gastric cancer among Japanese. Helicobacter, 16：415-419, 2011
3) Shichijo S, et al：Detection of Early Gastric Cancer after Helicobacter pylori Eradication. Digestion, 103：54-61, 2022
4) Shichijo S & Hirata Y：Characteristics and predictors of gastric cancer after Helicobacter pylori eradication. World J Gastroenterol, 24：2163-2172, 2018
5) 小野裕之, 他：胃癌に対するESD/EMRガイドライン(第2版). 日本消化器内視鏡学会雑誌, 62：273-290, 2020
6) Hasuike N, et al：A non-randomized confirmatory trial of an expanded indication for endoscopic submucosal dissection for intestinal-type gastric cancer(cT1a)：the Japan Clinical Oncology Group study(JCOG0607). Gastric Cancer, 21：114-123, 2018
7) Shichijo S, et al：Long-term outcomes after endoscopic submucosal dissection for differentiated-type early gastric cancer that fulfilled expanded indication criteria：A prospective cohort study. J Gastroenterol Hepatol, 36：664-670, 2021
8) Mori G, et al：Incidence of and risk factors for metachronous gastric cancer after endoscopic resection and successful Helicobacter pylori eradication：results of a large-scale, multicenter cohort study in Japan. Gastric Cancer, 19：911-918, 2016
9) Choi IJ, et al：Helicobacter pylori Therapy for the Prevention of Metachronous Gastric Cancer. N Engl J Med, 378：1085-1095, 2018
10) Forté E, et al：Risk of neoplastic change in large gastric hyperplastic polyps and recurrence after endoscopic resection. Endoscopy, 52：444-453, 2020
11) Uedo N, et al：A new method of diagnosing gastric intestinal metaplasia：narrow-band imaging with magnifying endoscopy. Endoscopy, 38：819-824, 2006

H. pylori 감염 관련 위암

빈 도 ★★☆
난이도 ★★☆

2 선암②: 조기암(미분화형)

七條智聖, 北川大貴

질환의 개요

- 조기 위암의 정의는 위 점막에 발생하는 상피성 악성 종양 중 림프절전이 여부와 관계없이 종양의 침윤이 점막 내 또는 점막하층까지 국한된 경우를 말한다.
- **저분화선암, 인환세포암 또는 점액암이 우세한 위암은 미분화형 암**으로 분류한다[1].
- 미분화형 암은 *Helicobacter pylori* (*H. pylori*) 미감염 위에서 발생하는 것으로 알려져 있으나, 실제로 일본인 위암의 99% 이상은 *H. pylori*가 원인이며[2], 미분화형 암도 위축성 위염에서 발생하는 경우가 많다[3].
- 미분화형 암에 대해서도 ESD의 우수한 성과가 보고되었으며[4], 가이드라인에서도 기준을 충족하는 병변(cT1a, UL0, ≤2 cm가 ESD)이 절대 적응증으로 지정되었다[1].
- 미분화형 암 ESD 후에도 5.8년의 경과 관찰 기간 중 2%의 이시성 재발이 보고되었으며[5], 분화형 암보다는 낮지만 내시경을 통한 경과 관찰이 권장된다.

특징적인 소견과 진단(그림 1, 2)

- **표면 함몰형(0-IIc)** 병변에서 미분화형 암은 **함몰 경계가 명확하고 절벽 모양**을 나타내며, 함몰 내에는 **크기가 다양한 과립**이 관찰되며 탈색 양상을 보인다. 또한, 주름이 집중된 병변에서는 **점막의 급격한 위축과 단절**이 관찰된다.
- 확대내시경 진단이 위암 진단에 유용하다는 보고가 있으며(MESDA-G, **부록 4 참조**), 미분화형 암에서는 암 부위 주위에 규칙적인 상피하 모세혈관망 패턴(regular subepithelial capillary network pattern), 미세표면 패턴의 소실(absent microsurface pattern)이 나타나는 빈도가 높다고 보고되어 있다. 암의 조직형 진단에는 내시경 진단과 겸자 생검을 통한 병리조직 진단을 종합적으로 판단한다[6].

감별진단 시 주의할 점

- 조기 미분화형 위암과 감별이 문제 되는 병변으로는 MALT 림프종, 궤양 반흔, 양성 미란, 만성 위염(위축성 위염) 등이 있다.
- 림프종은 탈색을 띠는 영역으로 인식되며, NBI 확대 관찰에서 경계선(demarcation line)은 보이지 않고 나뭇가지 모양으로 주행하는 tree like appearance(TLA)가 관찰되는 것으로 알려져 있다[7](그림 3). 그러나 미분화형 위암과의 감별은 종종 어렵기 때문에 생검을 시행한다.
- 양성 미란도 단발성일 경우 생검을 고려한다.
- 비전형적인 경우도 있으므로 암의 가능성이 의심되면 생검을 시행하고, 음성으로 나오더라도 경과 관찰을 하는 것이 바람직하다.

참고문헌

1) 小野裕之, 他：胃癌に対するESD/EMRガイドライン(第2版). 日本消化器内視鏡学会雑誌, 62：273-290, 2020

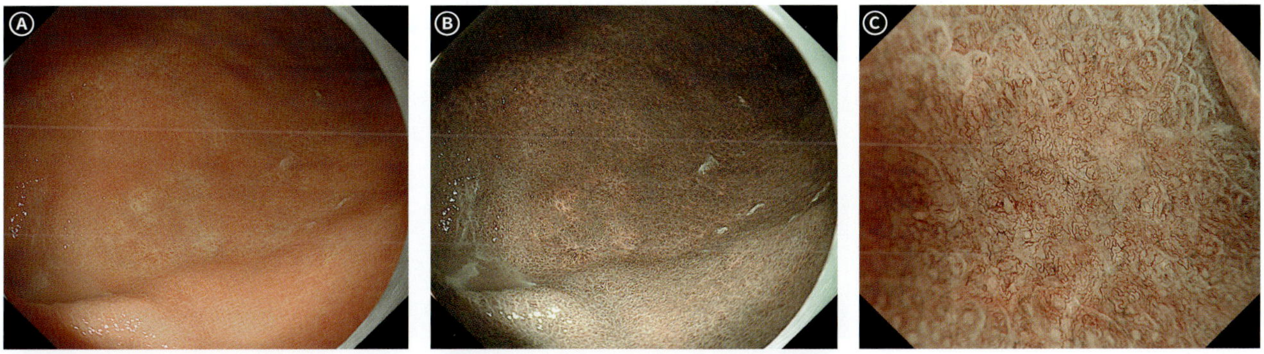

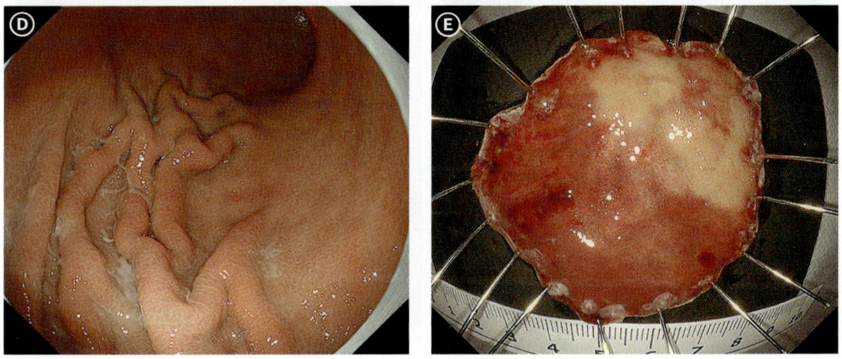

그림 1 미분화형 조기위암에 대해 ESD를 시행한 증례

Ⓐ) 백색광 관찰 영상. 위체 하부 대만에 탈색을 띠는 병변이 관찰된다.

Ⓑ) Narrow Band Imaging(NBI) 비확대 관찰 영상. 탈색된 0-IIc 병변으로 확인된다.

Ⓒ) NBI 확대 관찰 영상. 미세 표면 구조(microsurface pattern)는 소실, 미세혈관 구조(microvascular pattern)는 코르크 마개 모양(corkscrew pattern)을 나타낸다.

Ⓓ) 배경 위점막에서는 점액 부착, 주름 비대, 미만성 발적이 관찰되며, *H. pylori* 감염이 있는 위이다(혈중 항 IgG 항체≧100 U/mL).

Ⓔ) ESD를 시행하여 0-IIc, 17×6 mm, por>tub2>sig, pT1a(M), ly0(HE, D2-40), V0(HE, EVG), pUL0, pHM0, pVM0로 치유 절제되었다.

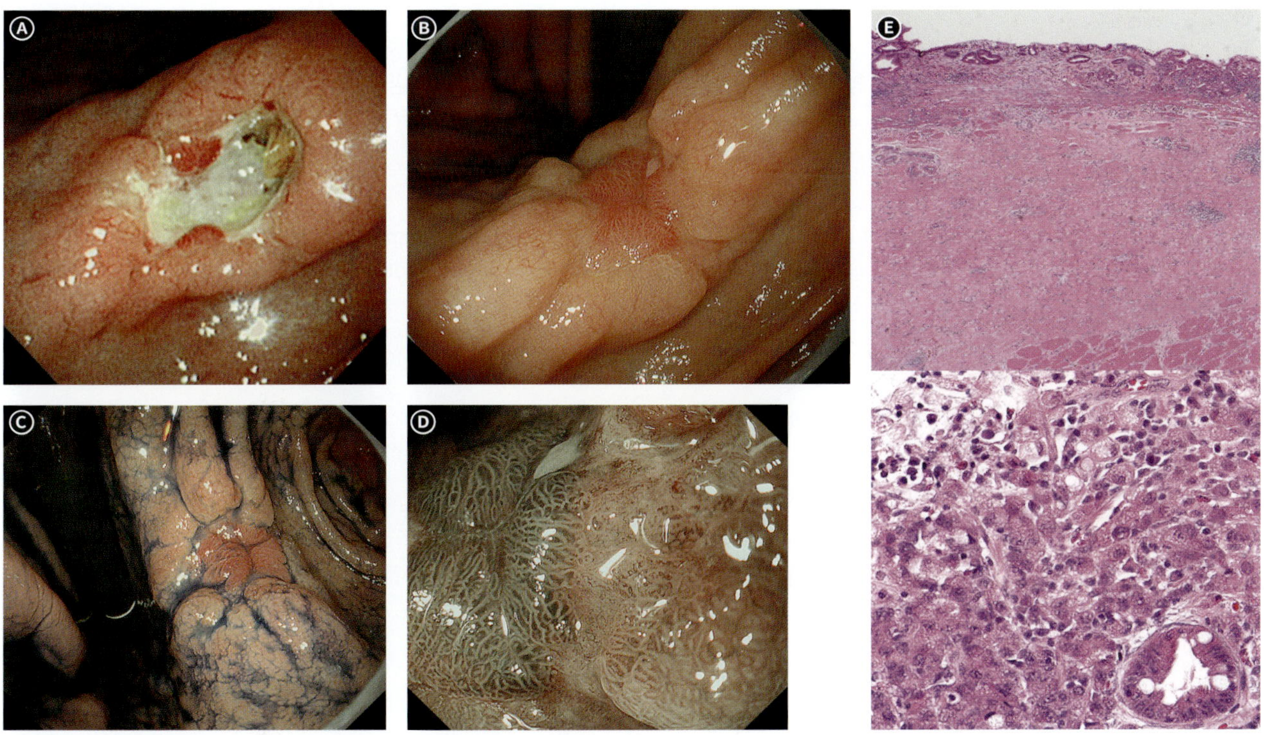

그림 2 미분화형 조기위암에 대해 유문측 위 절제술을 시행한 증례

Ⓐ) 이전 병원에서의 백색광 사진. 개방성 궤양의 가장자리가 불규칙하고, 그 주위에 불규칙한 혈관이 있는 탈색된 점막이 관찰되어 종양성 변화가 의심되었다. 생검 결과 미분화선암(por)으로 진단되었다.

Ⓑ) 백색광 관찰 영상. 위각부 소만에 탈색된 함몰성 병변이 관찰되며, 중심부는 재생 상피로 덮여 있다.

Ⓒ) 인디고카르민 도포 영상. 가장자리 융기가 다소 두드러져, sm 침윤의 가능성이 있다.

Ⓓ) NBI 확대 관찰 영상. 재생 상피에 인접하여 표면 구조가 소실된 영역에 코르크 마개 모양의 혈관이 관찰된다.

Ⓔ) 유문측 위절제술을 시행, type 0-IIa+IIc, 30×30 mm, por>sig>tub2, pT1a(M), pUL1, ly0, v0, pPM0(50 mm), pDM0(50 mm), pN0(0/38)로 진단되었다.

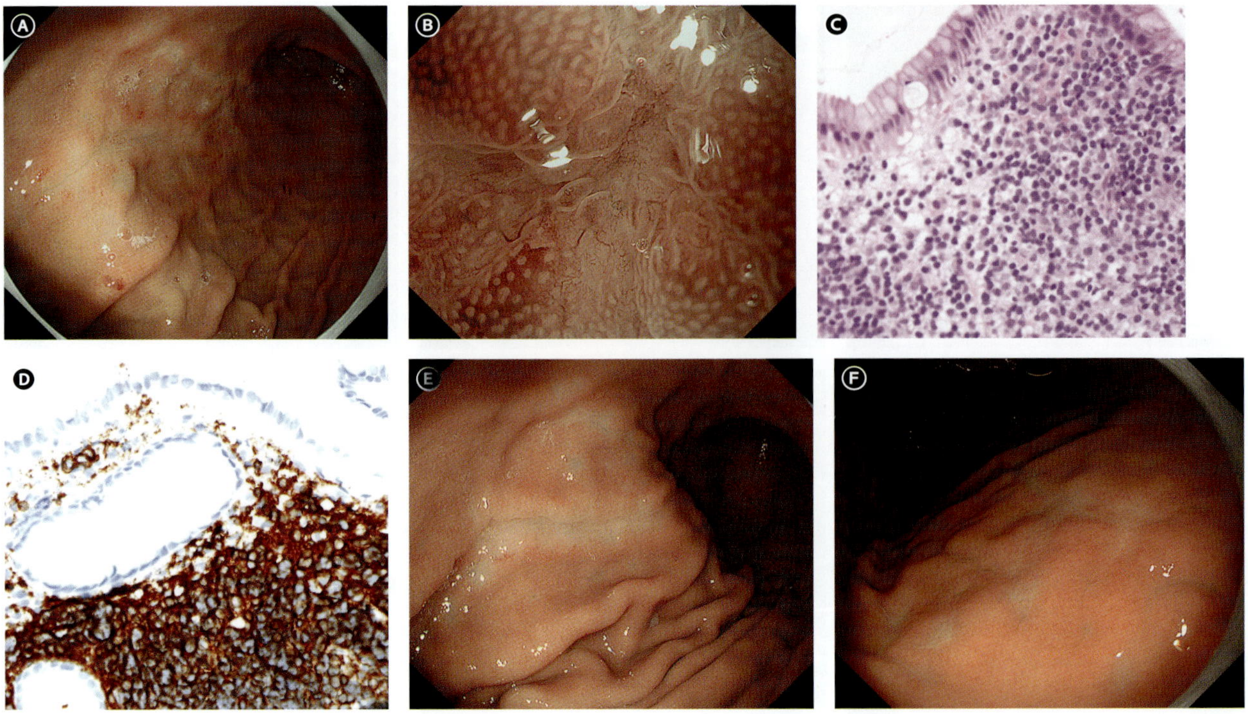

그림 3　MALT 림프종에 대해 *H. pylori* 제균 치료가 효과가 없어 방사선 치료를 시행한 증례

Ⓐ) 백색광 관찰 영상. 위체 하부 전벽에 선상의 탈색 영역이 연속적으로 관찰된다.

Ⓑ) NBI 확대 관찰 영상. Tree like appearance로 표현된다.

Ⓒ) 생검에서 점막고유층 내에 조밀한 림프구의 침윤이 관찰된다(HE 염색, ×400).

Ⓓ) CD20 양성(×400).

Ⓔ) 제균 치료 시행 후. 선상의 탈색 영역이 잔존해 있다. 생검에서는 변화 없음(no change)으로 판단되었다.

Ⓕ) 방사선 치료(30 Gy/20 Fr) 시행 후. 탈색 영역은 약간 축소되었으며, 생검에서도 잔존 병변은 관찰되지 않았다. CR(완전 관해)로 판단.

2) Matsuo T, et al：Low prevalence of Helicobacter pylori-negative gastric cancer among Japanese. Helicobacter, 16：415-419, 2011

3) Shichijo S, et al：Association between gastric cancer and the Kyoto classification of gastritis. J Gastroenterol Hepatol, 32：1581-1586, 2017

4) Takizawa K, et al：A nonrandomized, single-arm confirmatory trial of expanded endoscopic submucosal dissection indication for undifferentiated early gastric cancer：Japan Clinical Oncology Group study(JCOG1009/1010). Gastric Cancer, 24：479-491, 2021

5) Abe S, et al：Incidence and treatment outcomes of metachronous gastric cancer occurring after curative endoscopic submucosal dissection of undifferentiated-type early gastric cancer：Japan Clinical Oncology Group study-post hoc analysis of JCOG1009/1010. Gastric Cancer, 24：1123-1130, 2021

6) 八尾建史, 他：早期胃癌の内視鏡診断ガイドライン. 日本消化器内視鏡学会雑誌, 61：1283-1319, 2019

7) Nonaka K, et al：Is narrow-band imaging useful for histological evaluation of gastric mucosa-associated lymphoid tissue lymphoma after treatment? Dig Endosc, 26：358-364, 2014

H. pylori 감염 관련 위암

빈 도 ★★★
난이도 ★☆☆

3 선암③: 진행성 위암

北川大貴, 七條智聖

질환의 개요

- "진행성 위암"이란 암종이 고유근층 이하까지 침투한 위암으로 정의된다. 또한, 내시경 분류에 따르면 암종의 벽 심달도가 고유근층 이하까지 이르는 것으로 추정되는 병변을 "진행형"으로 간주하며, 그 형태에 따라 1형부터 5형까지 분류하고 있다[1]. 상세한 육안형 분류는 **부록 2 참조**.
- 3형(궤양 침윤형) > 2형(궤양 국한형) > 4형(미만 침윤형) > 1형(종괴형) > 5형(분류 불능형) 순으로 많다[2].

특징적인 소견과 진단

- **1형**: 명확한 융기를 나타낸다. 팽만감이 있고, 요철 불규칙도 보인다(**그림 1**).
- **2형, 3형**: 궤양 형성을 보인다. 궤양 바닥은 요철이 두드러지고 불규칙하다. 궤양 바닥이나 종양의 가장자리에 암이 노출된 소견(백태로 덮여 있지 않고, 발적이 심하며 요철이 불규칙한 부분)이 관찰될 수 있으며, 이 부위에서의 생검이 병리 진단으로 이어진다[3]. 궤양을 둘러싼 주위 융기는 단단하며, 때때로 붕괴되어 있다. 궤양의 가장자리나 주변 점막과의 경계가 비교적 명확한 경우를 2형(**그림 2**), 불명확하면 3형이라 한다(**그림 3**).
- **4형**: 위벽의 신전 불량, 비후, 경화 소견이 관찰된다(**그림 4**). 상피성 변화가 적은 경우가 많으나, 일부에서는 미란이나 궤양이 관찰되기도 한다. 고도로 진행된 경우에는 관강이 협착되어 내시경 통과가 어려워질 수 있다.

감별진단 시 주의할 점

- 어느 육안형이든 악성 림프종이나 전이성 위암과의 감별이 필요하다. 또한 2, 3형에서는 위궤양, 4형에서는 급성 위염, 비후성 위염, 위 매독, 위 유육종증 등과의 감별도 염두에 두어야 한다.
- 다른 질환과의 감별에서는 벽 신전 불량 여부에 주목한다. 진행성 위암에서는 벽 신전 불량이 나타나며(특히 고도로 진행된 4형에서 현저하다), 다른 질환에서는 벽 신전이 비교적 유지되어 있다.
- 진행암에서도 주위에 0-IIc 성분 등, 표재 병변의 돌출이 관찰될 수 있어 범위 진단을 할 때 주의가 필요하다(**그림 3Ⓒ**).
- 생검을 시행할 때는 암이 노출된 부위를 목표로 한다. 백태 부분은 암 조직 자체의 탈락, 괴사이므로 생검으로는 확진에 도달하기 어려운 경우가 많다. 또한, 4형에서는 상피성 변화가 적어 내시경하 생검에 의한 조직학적 진단이 곤란할 수도 있다. 이 경우 EMR, EUS-FNA, 복수 세포진 검사 및 진단 목적의 복강경 검사 등도 고려한다[4,5].
- 외과 수술 시에는 수술 방법을 결정하기 위해 병변 부위와 위식도접합부나 위각, 유문륜과의 위치 관계를 파악할 수 있는 사진을 남기는 것이 중요하다. 위식도접합부에서 병변까지의 거리, 식도 및 십이지장으로의 침윤 여부를 기록한다.

참고문헌

1) 「胃癌取扱い規約　第15版」(日本胃癌学会/編), 金原出版, 2017
2) Kakeji Y, et al : A retrospective 5-year survival analysis of surgically resected gastric cancer cases from the Japanese Gastric

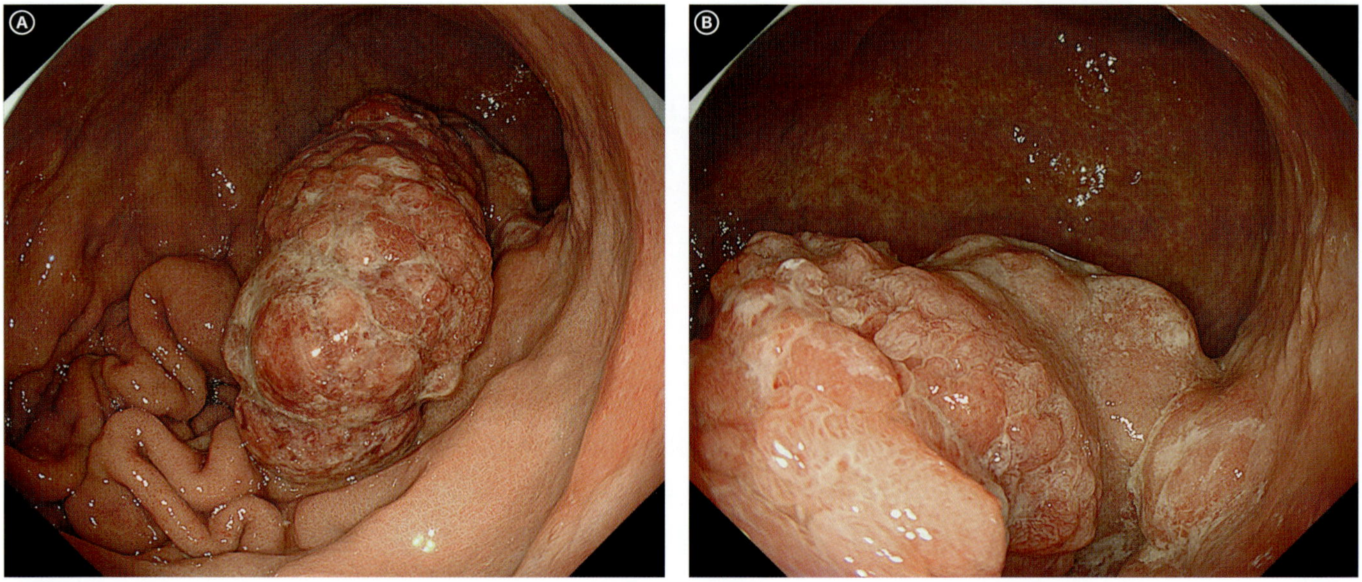

그림 1　1형 진행성 위암

Ⓐ), Ⓑ) 일반 관찰 영상. 위체 하부 대만에 50 mm 크기의 발적을 띠는 융기성 병변이 관찰된다. 팽만감이 있으며, 요철의 불규칙이 두드러진다.
외과 수술이 시행되었고 병리 진단은 L, Gre, Type 1, 95×60 mm, tub2>por, pT2(MP), INFb, Ly1c, V0, pPM0(65 mm), pDM0(75 mm), pN2 (3/38)였다.

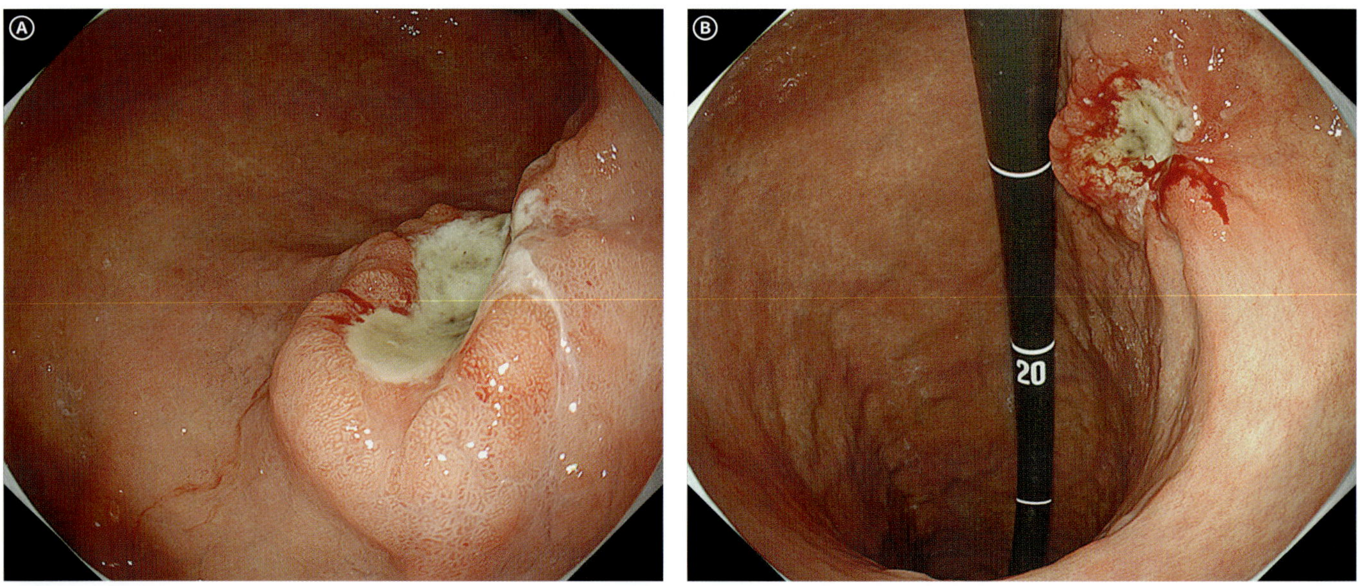

그림 2　2형 진행성 위암

Ⓐ), Ⓑ) 일반 관찰 영상. 위각부 대만 후벽 쪽에 30 mm 크기의 궤양성 병변이 관찰된다. 궤양을 둘러싼 융기된 가장자리와 주위 점막과의 경계는 비교적 명확하다.
외과 수술 방침이 결정되었고, 병리 진단은 L, Less, Type 2, 40×30 mm, muc>tub2>por1>sig, pT2(MP), INFb, Ly0, V1a, pPM0(40 mm), pDM0(85 mm), pN0(0/27)였다.

Cancer Association nationwide registry(2001-2013). Gastric Cancer, 25：1082-1093, 2022

3) 「Dr. 平澤の上部消化管内視鏡診断セミナー　上巻・下巻」(平澤俊明/著, 河内　洋/病理監修), 羊土社, 2022

4) Kawakami Y, et al：Underwater EMR for the diagnosis of diffuse infiltrative gastric cancer. VideoGIE, 8：68-69, 2023

5) Ye Y & Tan S：Endoscopic ultrasound-guided fine-needle aspiration biopsy for diagnosis of gastric linitis plastica with negative malignant endoscopy biopsies. Oncol Lett, 16：4915-4920, 2018

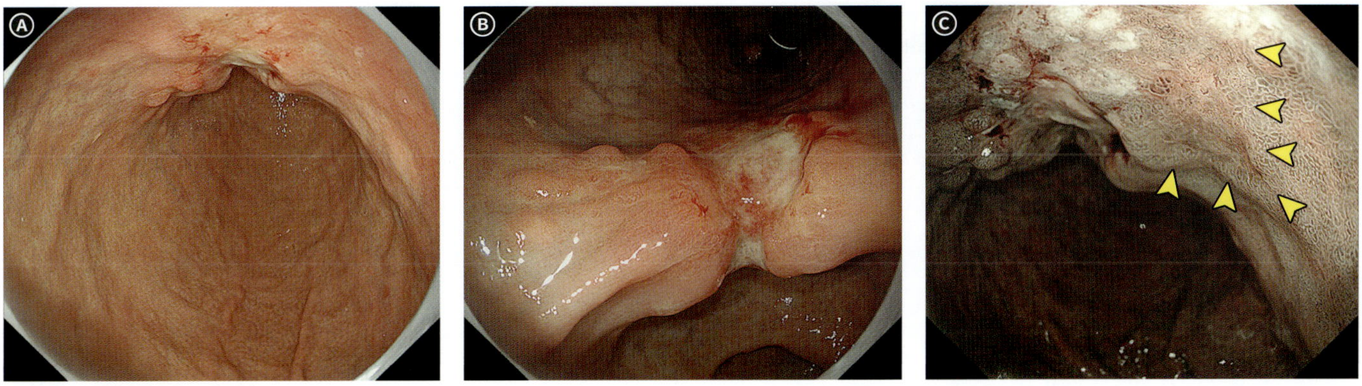

그림 3　3형 진행성 위암

Ⓐ), Ⓑ) 일반 관찰 영상. 위체 하부에서 위각부 소만에 걸쳐 30 mm 크기의 궤양성 병변이 관찰된다. 궤양을 둘러싼 융기된 가장자리와 주위 점막과의 경계는 불명확하다. 또한 궤양 주위의 재생 상피의 분포는 불규칙하다.

Ⓒ) Narrow-band-imaging 저배율 관찰 영상. 궤양 주위로 0-IIc 성분이 돌출되어 있는 것이 관찰된다(▶).
외과 수술 방침이 결정되었고, 병리 검사 결과는 L, Less, Type 3, 35×35 mm, por1>sig>muc>tub2, pT3(SS), INFb, Ly1a, V1a, pPM0(25 mm), pDM0(25 mm), pN3a(7/51)였다.

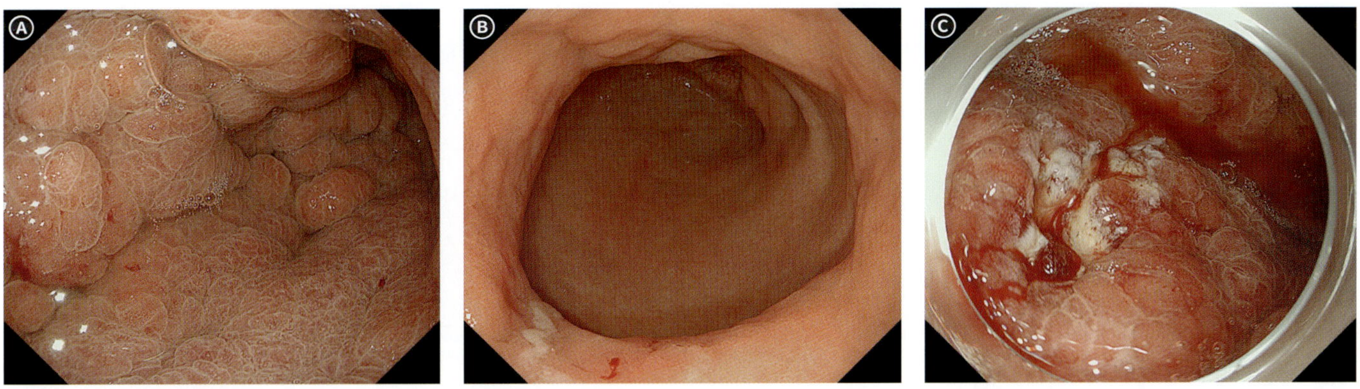

그림 4　4형 진행성 위암

Ⓐ) 일반 관찰 영상. 위 체부에서 위벽의 현저한 비후, 발적, 신전 불량이 관찰된다.

Ⓑ) 일반 관찰 영상. 위 유문 전정부에서는 위벽의 비후나 발적은 관찰되지 않는다.
이 증례는 4형 진행성 위암이 의심되었으나, 여러 차례의 일반 생검에서는 비종양 상피만이 채취되어 확진에 이르지 못하였다.

Ⓒ) Underwater EMR(UEMR) 시행 시. 진단 목적으로 UEMR을 시행하였다. 절제 표본 내에서 저분화형 선암이 확인되어 확진에 이르렀다[4].
이 증례에서는 복막 파종이 확인되어, 화학요법을 치료 방침으로 결정되었다.

H. pylori 감염 관련 위암

빈 도 ★★☆
난이도 ★★☆

4 잔위암

北川大貴, 七條智聖

질환의 개요

- "초회 수술 시의 병변, 절제 범위, 재건법 등에 관계없이, 재발암 가능성을 포함하여 위 절제(위의 일부 이상을 전층 절제) 후의 남아 있는 위에 발생한 것으로 판단되는 위암"으로 정의된다[1].
- 위 절제 후의 잔위암 발생률은 1~3%로 보고되어 있다[2].

특징적인 소견과 진단

- 수술 방법을 충분히 파악한 후 검사를 시행하는 것이 중요하다.
- 비절제단 부위에 발생하는 병변은 일반형 위암과 동일한 방식으로 진단된다. 영역성을 가진 색조 변화, 점막 표면 구조의 변화, 혈관 투시 소실(그림 1), 자발 출혈(그림 2, 3)에 주목하여 관찰을 실시한다.
- 특히 Billroth II법 재건 후에는 문합부 인접 부위에 잔위암이 발생하는 경우가 많다는 점에 유의해야 한다(그림 2). Billroth II법 재건 후에는 담즙이 잔위로 역류하는 경우가 많으며, 전암성 병변인 문합부 용종형 비후성 위염(stomal polypoid hypertrophic gastritis, SPHG)을 유발하기 쉬운 것이 한 가지 원인으로 여겨지고 있다[3].

감별진단 시 주의할 점

- 분문측 위 절제 double tract 재건술이 시행된 증례에서는 식도의 원위측에 삽입된 공장이 문합되어 있다. 잔위에 도달하기 위해서는 이 삽입 공장의 더 원위측으로 내시경을 삽입해야 한다(그림 4).
- 위관(식도 절제 위 거상 재건술 후의 잔위)암에서는 병변이 접선 방향에서 관찰되어 놓치기 쉬우므로 유의한다(그림 3). 위관암의 외과적 수술은 침습도가 높기 때문에 조기 발견이 바람직하다[4].
- 잔위암에 대한 내시경 치료 시에는 병변과 봉합선 및 문합부와의 위치 관계도 중요하다. 일반적으로 잔위의 봉합선은 소만측에 많다. 봉합선상이나 문합부에 위치한 병변의 점막하층에서는 고도의 섬유화가 관찰되며, 내시경 치료의 난이도가 높다(그림 3, 4). 문합부에 위치한 병변에 대한 ESD는 일괄절제율이 낮고, 천공률도 높은 것으로 보고되고 있다[5].

참고문헌

1) 「胃癌取扱い規約　第15版」(日本胃癌学会/編), 金原出版, 2017
2) Shimada H, et al：Does remnant gastric cancer really differ from primary gastric cancer? A systematic review of the literature by the Task Force of Japanese Gastric Cancer Association. Gastric Cancer, 19：339-349, 2016
3) Koga S, et al：Stomal polypoid hypertrophic gastritis：a polypoid gastric lesion at gastroenterostomy site. Cancer, 43：647-657, 1979
4) Inokuchi Y, et al：Feasibility, efficacy, and cautionary note of endoscopic resection for gastric tube cancer after esophagectomy. Surg Endosc, 36：8096-8106, 2022
5) Yabuuchi Y, et al：Short- and long-term outcomes of endoscopic submucosal dissection for early gastric cancer in the remnant stomach after gastrectomy. J Gastroenterol, 54：511-520, 2019

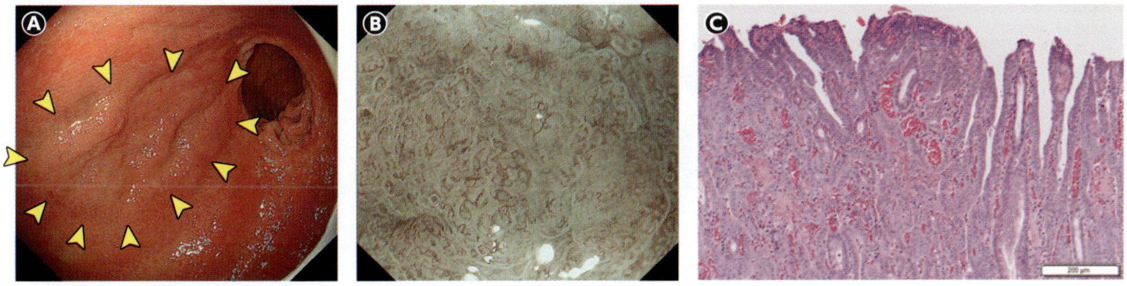

그림 1 잔위암(유문측 위 절제 Billroth I법 재건 후, B-48-O)

Ⓐ) 일반 관찰 영상. 잔위 체부 전벽에서 70 mm 크기의 탈색된 표면 융기성 병변이 관찰된다.

Ⓑ) NBI 고배율 관찰 영상. 표면 융기 부분에 일치하여 미세혈관 구조 및 미세 과립 구조의 불규칙성이 관찰된다. 광범위한 병변이지만 심부 침윤 소견은 보이지 않아 ESD 시행 방침이 결정되었다.

Ⓒ) 병리조직학적 소견. 병변 전체에 불규칙한 형태의 선관이 관찰된다. Type 0-IIa, 80×70 mm, tub2>por2>por1, pT1a(M), pUL0, Ly0, V0, pHM0, pVM0였다. 미분화형 암이 혼재된 부위의 장경은 2 cm 미만으로, 경과 관찰 중이다.

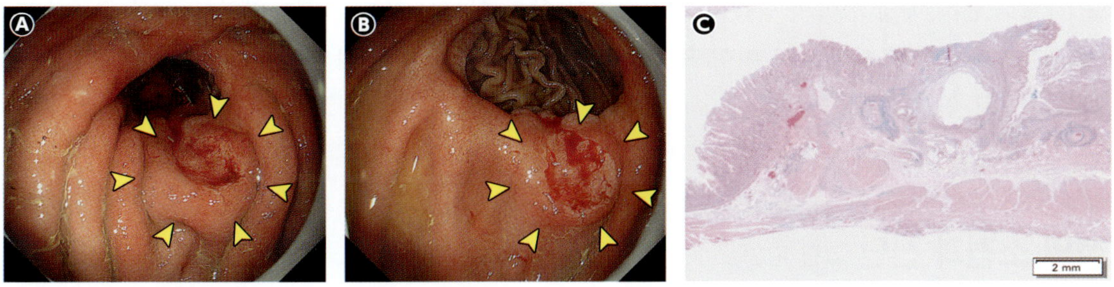

그림 2 잔위암(유문측 위 절제 Billroth II법 재건 후, B-30-O)

Ⓐ) 일반 관찰 영상(탈기 시). 위공장 문합부 근처 잔위 대만 측에 15 mm 크기의 출혈이 잘 되는 두꺼운 함몰성 병변이 관찰된다.

Ⓑ) 일반 관찰 영상(송기 시). 송기 상태에서도 종양 부위에 두께가 남아 있다. SM 심부 침윤으로 판단되어 잔위 아전절제술 시행 방침이 결정되었다.

Ⓒ) 병리조직학적 소견. 병변 전체에 불규칙한 형태의 선관이 관찰되며, 점막하층까지 침윤하고 있다. Type 0-IIc, 15×12 mm, tub2, pT1b2(SM2, 3 mm), INFb, Ly1b, V1a, pPM0(20 mm), pDM0(40 mm).

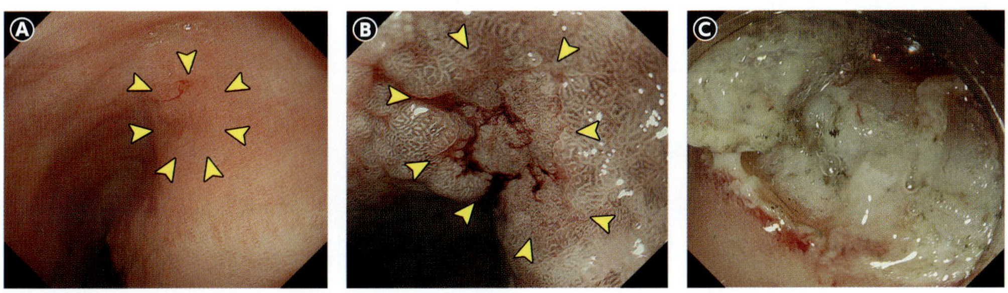

그림 3 위관암(식도 절제 위 거상 재건술 후, M-03-O)

Ⓐ) 일반 관찰 영상. 위관 체부의 소만에서 전벽에 걸쳐 10 mm 크기의 출혈이 잘 되는 함몰성 병변이 관찰된다.

Ⓑ) NBI 저배율 관찰 영상. 함몰 부위에 일치하여 미세혈관 구조 및 미세 과립 구조의 불규칙성이 관찰된다. 점막내암으로 진단되어 ESD를 시행하였다.

Ⓒ) ESD 시행 시. 점막하층에 섬유화가 관찰되었으나, 우발증 없이 일괄절제되었다.
병리 진단은 Type 0-IIc, 10×7 mm, tub1>tub2, pT1a(M), pUL0, Ly0, V0, pHM0, pVM0였다.

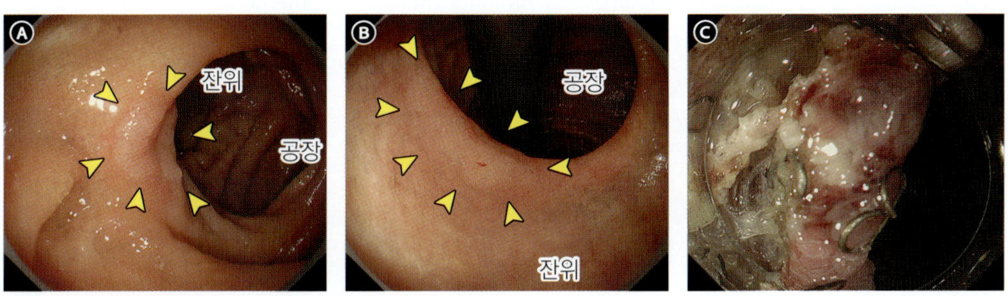

그림 4 잔위암(분문 측 위절제 double tract 재건 후, M-04-AJ)

Ⓐ) 일반 관찰 영상. 위공장 문합부 대만에 10 mm 크기의 탈색된 함몰성 병변이 관찰된다.

Ⓑ) 일반 관찰 영상(잔위에서의 반전 관찰). 병변의 주된 위치는 위측이었다.

Ⓒ) ESD 시행 시. 점막하층에 심한 섬유화, 스테이플러가 관찰되었으나, 우발증 없이 일괄절제되었다.
병리 진단은 Type 0-IIc, 9×5 mm, tub1, pT1a(M), pUL0, Ly0, V0, pHM0, pVM0였다.

H. pylori 감염 관련 위암

5 제균 후 위암

빈 도 ★★☆
난이도 ★★★

小田島慎也

질환의 개요

- *H. pylori* 감염 위염에 대한 *H. pylori* 제균 치료가 보험 적용이 점차 확대되고, 제균 치료 환자의 증가에 따라 *H. pylori* 제균 후 위암의 발견율이 상승하고 있다.
- 제균 치료로 인해 배경 점막의 염증이 호전되면서 암의 인식이 용이해지는 병변이 존재하는 한편, 제균 후 암의 표층부가 비종양성 상피 또는 이형도가 낮은 상피로 덮이게 되어 암의 인식이 어려워지는 병변도 존재한다.
- 후향적 코호트 연구에 따르면 장형(intestinal type) 위암은 제균 치료에 의해 유의미한 억제 효과가 확인된 반면, 미만형(diffuse type) 위암은 유의미한 억제 효과를 보이지 않는다는 결과가 보고되어 있다[2].

특징적인 소견과 진단(그림 1, 2)

- *H. pylori* 감염 환자에서 발생하는 위암과 비교하여 표면 함몰형 위암의 빈도가 더 높다[3].
- 암의 표층부가 비종양성 상피 또는 이형도가 낮은 상피로 덮여 있어, 종양의 인식과 암과 비암의 감별, 범위 진단이 어려운 경우가 있다.
- 암이 표층에 노출되어 있는 경우에는 *H. pylori* 감염 상태에서 발생한 위암과 마찬가지로, 확대내시경을 통해 불규칙한 표면 미세 구조 및 미세혈관을 관찰할 수 있다.

감별진단 시 주의할 점

- 제균 후 위암과 감별이 문제가 되는 병변은 위염이다.
- 앞서 언급한 것처럼 기존의 위암 내시경 소견이 부족한 병변도 존재하며, 확대내시경을 사용하더라도 위염과 감별이 어려운 경우가 많다.
- 제균 후 환자에 대한 상부 소화관 내시경 시에는 위염과 감별이 어려운 위암이 존재할 가능성도 염두에 두고, 신중하게 위 내를 관찰하고, 약간의 이상 소견이라도 생검 등을 검토하는 것이 필요하다.

참고문헌

1) Ito M, et al : Morphological changes in human gastric tumours after eradication therapy of Helicobacter pylori in a short-term follow-up. Aliment Pharmacol Ther, 21 : 559-566, 2005
2) Takenaka R, et al : Helicobacter pylori eradication reduced the incidence of gastric cancer, especially of the intestinal type. Aliment Pharmacol Ther, 25 : 805-812, 2007
3) Yamamoto K, et al : Clinicopathological analysis of early-stage gastric cancers detected after successful eradication of Helicobacter pylori. Helicobacter, 16 : 210-216, 2011

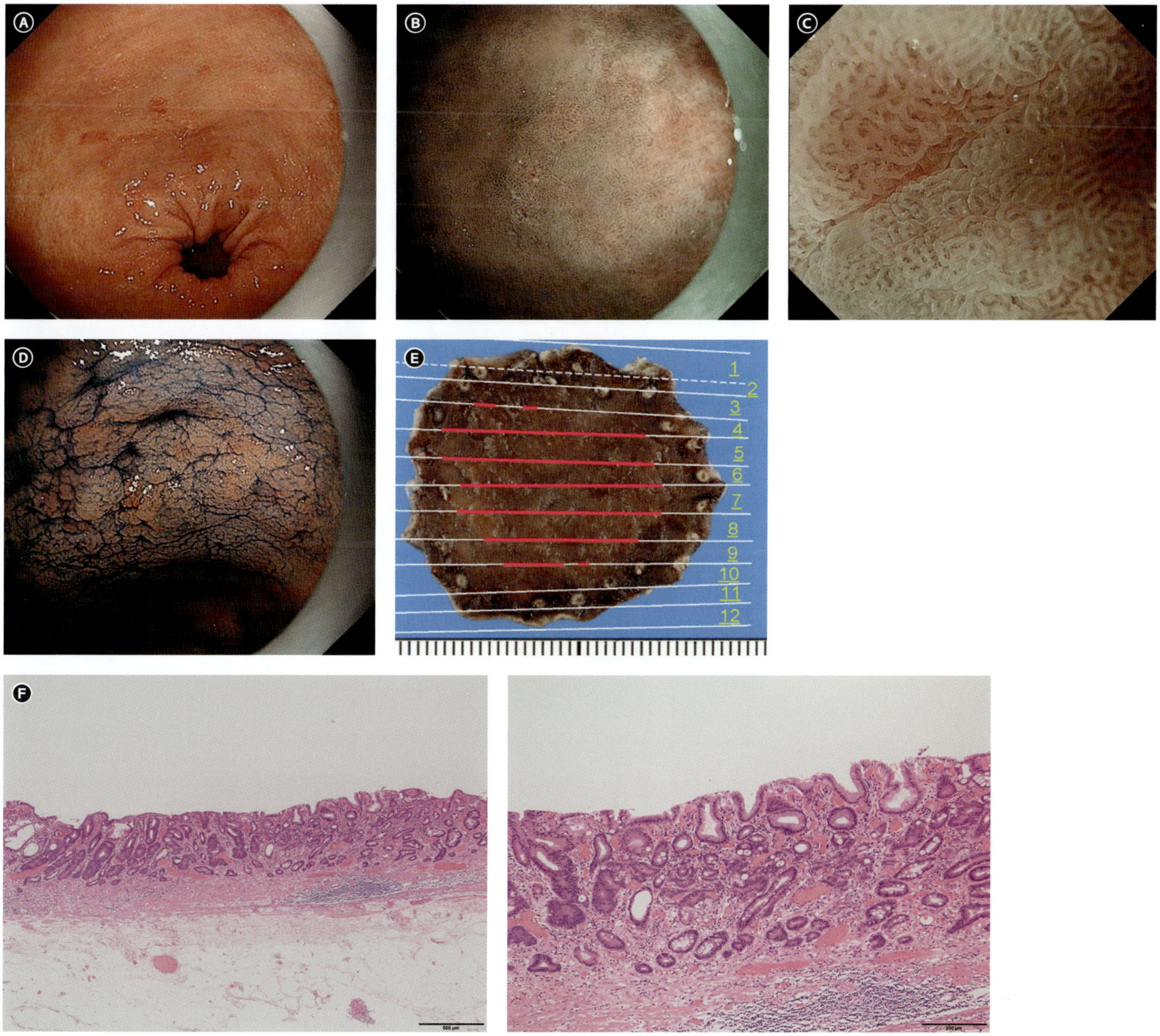

그림 1 제균 후 위암

분화형 위암 L, Less, 18 mm, 0-IIa + IIc, tub2>tub1, pT1a (M)

Ⓐ) 백색광 관찰에서는 이상 소견이 거의 관찰되지 않았다.

Ⓑ) NBI 비확대 관찰에서는 극히 미세한 불규칙한 점막도 관찰되지만 경계는 거의 확인되지 않으며, 명확하게 상피성 종양을 의심할 만한 소견은 관찰되지 않는다.

Ⓒ) NBI 고배율 관찰에서는 일부에 경계(demarcation line)처럼 보이는 부위가 관찰되었으나, 명확하게 종양으로 진단할 수 있는 소견은 얻지 못했다.

Ⓓ) 아세트산 및 인디고카르민을 사용한 색소내시경 관찰에서는 색소를 밀어내는 20 mm 미만의 영역이 확인되었다. 이 영상을 참고하여 주변부 생검을 시행하고 비종양성임을 확인한 단계에서 ESD를 시행하였다.

Ⓔ) ESD로 절제한 검체. 아세트산 및 인디고카르민을 이용한 색소내시경상에서 확인된 범위와 동일한 부위에 암이 관찰되었다.

Ⓕ) 병리 소견.

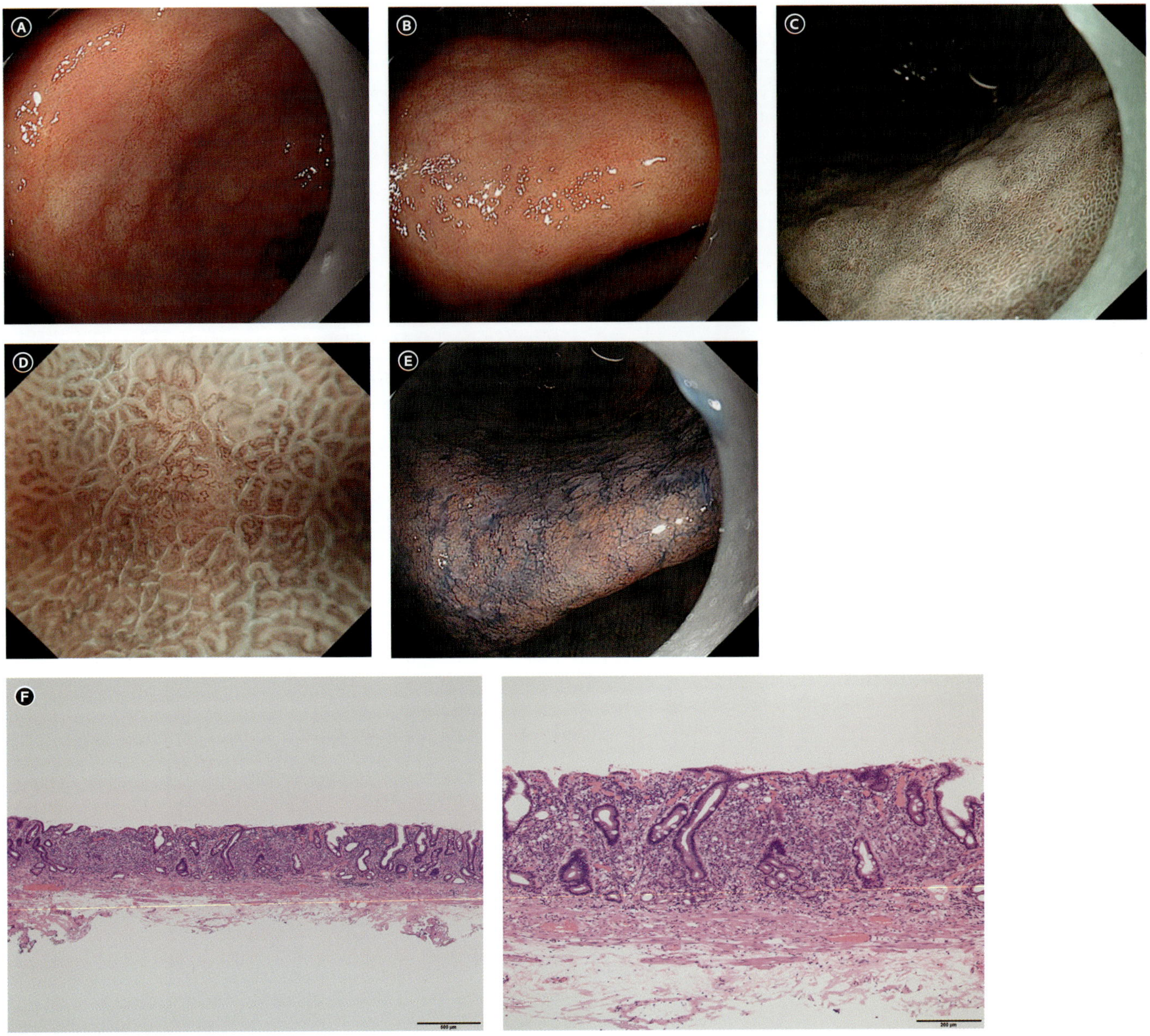

그림 2 제균 후 위암

미분화형 위암 L, Less, 30 mm, 0-IIb, por2>sig, pT1a(M)

Ⓐ) 백색광 관찰에서는 미세한 표면 구조 변화가 관찰되는 영역이 있으나, 상피성 종양을 강하게 의심할 만한 소견은 관찰되지 않았다.

Ⓑ) Ⓐ의 근위측의 백색광 관찰에서는 명확한 이상 소견이 없으며, 상피성 종양을 의심할 만한 소견은 없었다.

Ⓒ) Ⓑ의 NBI 확대(저배율) 관찰에서는 미세한 색조 변화나 구조 변화를 의심할 만한 부위가 있으나, 명확한 상피성 종양을 의심할 만한 소견은 없다.

Ⓓ) Ⓒ의 일부 고배율 영상. 명확한 경계선(demarcation line)은 보이지 않으나, 미세혈관 구조의 불규칙성이 관찰되는 영역이 관찰된다.

Ⓔ) 아세트산 및 인디고카르민을 이용한 색소내시경상에서는 색소를 밀어내는 영역이 관찰되었으며, 그 주위를 생검하여 비종양임을 확인한 후 ESD로 절제를 시행하였다.

Ⓕ) 병리 소견.

H. pylori 미감염 위암

빈 도 ★☆☆
난이도 ★★☆

6 선와 상피형 위암

山本信三

질환의 개요

- 라즈베리 양상 선와 상피형 위암은 선와 상피세포로의 분화를 보이는 위형 형질의 상피성 종양이다.
- 병리조직 소견은 선와 상피와 유사한 종양세포로 구성되며, 면역조직화학염색에서 MUC5AC 강양성으로 위 선와 상피형의 위형 형질을 나타낸다(그림 3).
- 일본에서는 암으로 진단되는 경우가 많으나 비침윤성의 상피내 종양으로, WHO 분류(2019)에서는 foveolar-type gastric adenoma로 분류되어 저악성도 종양으로 간주된다[1].

특징적인 소견과 진단

- *H. pylori* 미감염 위의 위축이 없는 위저선 영역(위체 상부~저부 대만)에 호발한다(그림 1Ⓐ).
- 소위 라즈베리 양상 외관을 보이며, 색조는 선홍색이고, 크기는 수 mm 정도로 비교적 작다. 결절상, 과립 모양, 유두상의 표면 구조를 보인다(그림 1Ⓑ).
- NBI 확대 관찰에서는 경우에 따라 선와(grandular foveola) 가장자리 상피를 반영하는 백색 영역(white zone)이 비박화(thinning)되어, 확장된 와 간부(inter area of foveolar)에서 불규칙하고 미세한 혈관 증식이 관찰되는 사례도 있다(그림 1Ⓒ).

감별진단 시 주의할 점

- 때때로 과형성 용종(그림 2Ⓐ)이나 PPI 복용과 관련된 발적을 띠는 위저선 용종(그림 2Ⓑ)과의 감별이 필요하다.
- 특히 과형성 용종과의 감별에서는 색조, 백색 영역의 두께 차이가 참고가 된다(과형성 용종은 색조가 더 연하고, 선와 상피세포의 풍부한 세포질을 반영하여 백색 영역이 두껍다).
- 감별을 위해 생검을 시행할 경우, 불충분한 절제로 이어지는 사례가 있으므로 주의가 필요하다. 이러한 우려가 있는 경우에는 진단도 겸하여 내시경적 점막 절제술(EMR)에 의한 일괄 절제를 검토하는 것이 바람직하다.

참고문헌

1) Sekine S, et al : Foveolar-type adenoma.「WHO Classification of Tumours, 5th ed, Vol. 1 Digestive System Tumours」(WHO Classification of Tumours Editorial Board), pp79-80, WORLD HEALTH ORGANIZATION, 2019

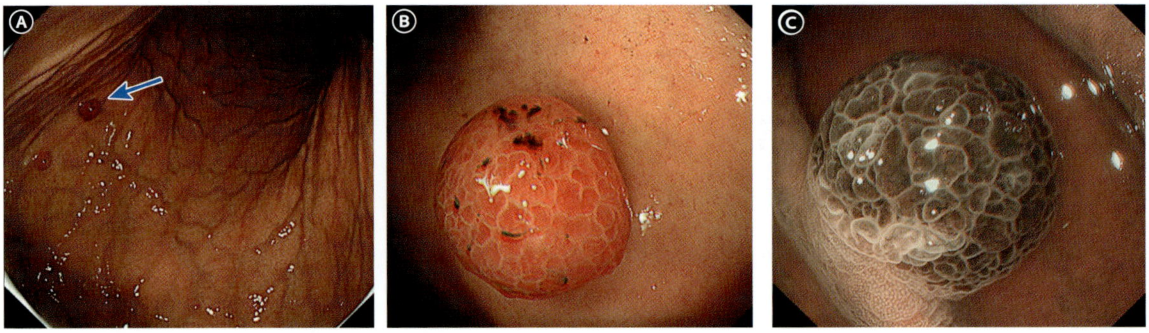

그림 1 라즈베리 양상 선와 상피형 위암. 내시경 소견

Ⓐ) 원거리 관찰. 배경 위점막에서는 위축이 관찰되지 않는다. 위체 중~상부 대만 전벽 쪽에 10 mm 크기의 선홍색을 띠는 Y-III형 용종이 관찰된다(➡).

Ⓑ) 근거리 관찰 · 백색광. 크기가 서로 다른 과립 모양의 표면 구조를 보인다.

Ⓒ) 근거리 관찰 · NBI. 백색 영역의 비후는 없고, 와 간부(interpit area)의 확장이 두드러진다.

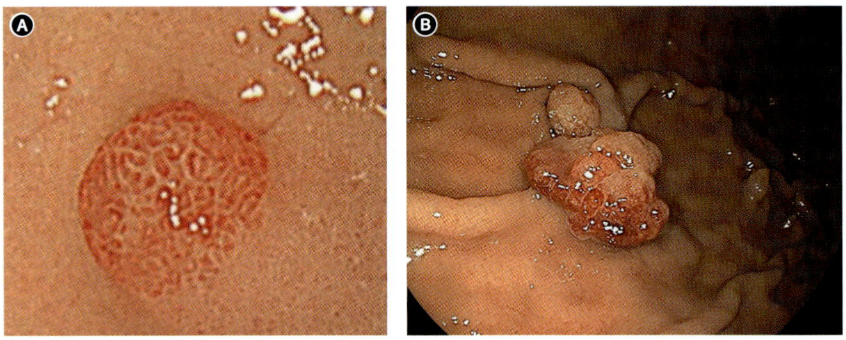

그림 2 감별이 필요한 질환

Ⓐ) 과형성 용종(참고). Ⓑ) 발적을 동반한 위저선 용종(참고).

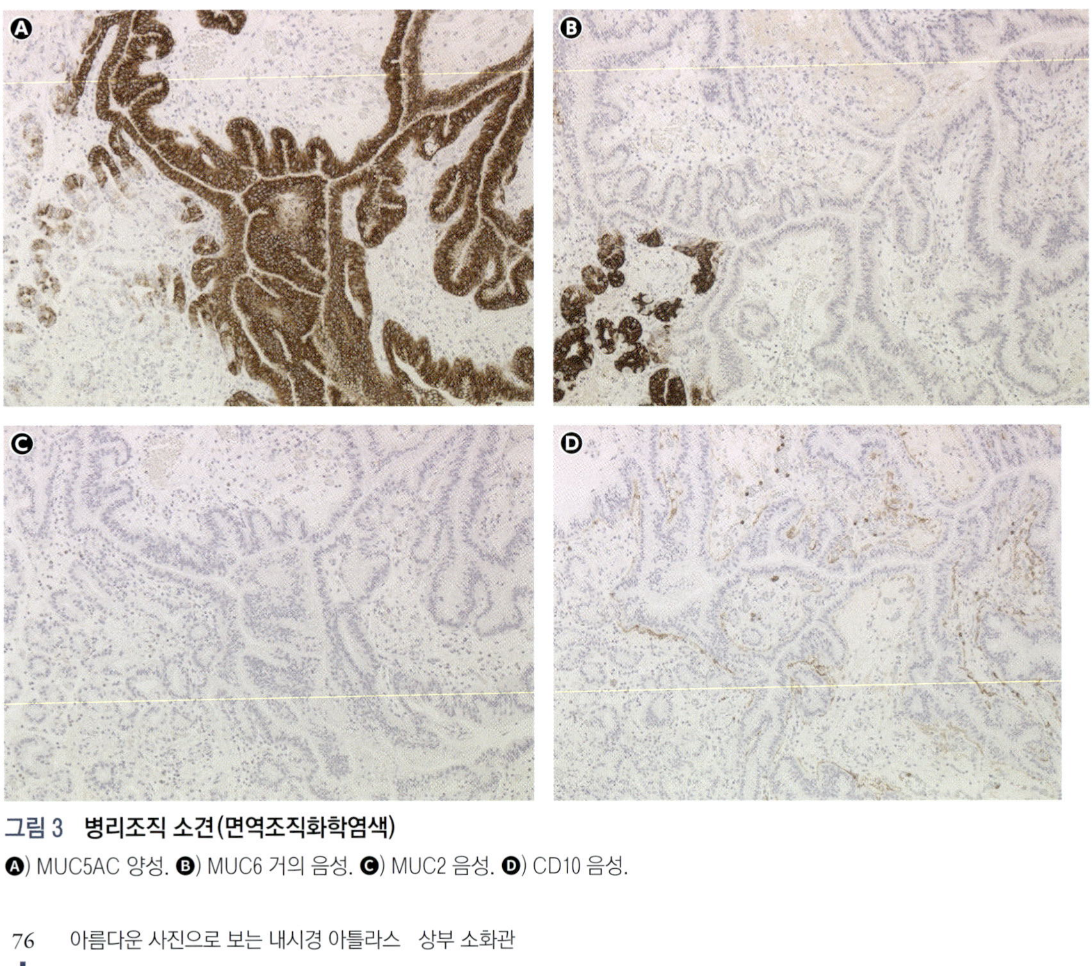

그림 3 병리조직 소견(면역조직화학염색)

Ⓐ) MUC5AC 양성. Ⓑ) MUC6 거의 음성. Ⓒ) MUC2 음성. Ⓓ) CD10 음성.

H. pylori 미감염 위암

7 위저선형 위암

빈 도 ★☆☆
난이도 ★★★

大木大輔, 辻 陽介

질환의 개요

- 2010년 Ueyama 등에 의해 새로운 개념으로서 위저선형 위암(주세포 우위형), gastric adenocarcinoma of fundic gland type(chief cell predominant type)라는 명칭으로 제창된 질환이다.
- 『위암 취급 규약 15판』에서는 "특수형"으로 추가되어 있으며, "위저선 세포(주세포, 경부 점액세포, 벽세포)로의 분화를 보이는 세포가 불규칙한 선관 구조를 형성하며 증식하는 선암이다. 대부분 저악성도의 종양으로 내시경적, 조직학적으로 유암종과의 감별이 필요하다. 면역조직화학염색(pepsinogen I, H^+/K^+-ATPase, MUC6)이 진단에 유용하다"[4)]라고 기술되어 있다.
- 위체 상부~중부의 위저선 영역에 발생하는 경우가 많다.
- 점막 심층에서 발생하여 주로 점막 심층을 중심으로 성장하기 때문에, 병변이 작은 단계에서도 점막하층 침윤을 일으키는 경우가 흔히 발생한다.
- 광의의 위저선형 위암은 병리조직학적으로 협의의 위저선형 위암인 위저선형 선암(그림 1~4)과 선와 상피로의 분화도 보이는 위저선 점막형 위암(그림 5)으로 아분류된다.
- 위저선 점막형 위암은 위저선형 위암 성분에 더해 선와 상피세포나 경부 점액선으로의 분화를 동반하며, 위저선형 위암에 비해 악성도가 더 높을 가능성이 시사되고 있다. 위저선형 위암의 마커 외에 선와 상피세포의 마커인 MUC5AC가 양성으로 나타나는 것이 특징이다.

특징적인 소견과 진단

- 전형적인 예에서 점막하 종양 양상 형태(60%), 탈색을 띠거나 백색 병변(80%), 나뭇가지 모양 구조를 가진 확장 혈관(50%), 병변 주위 점막에 장상피화생 및 위축 점막이 관찰되지 않음(100%/90%)이 있다고 알려져 있다.
- 형태에 관해서는 융기형뿐만 아니라 평탄 · 함몰형도 존재하고, 또한 색조도 발적을 띠는 증례도 관찰된다. Ueyama 등은 백색조 · 융기형(그림 1), 백색조 · 평탄/함몰형(그림 2, 3), 적색조 · 융기형, 적색조 · 평탄/함몰형(그림 4)의 네 가지 유형으로 분류할 것을 제창하고 있다.
- *H. pylori* 미감염의 비위축 점막 위에서 탈색을 띠거나 백색의 SMT 양상 융기성 병변이 관찰될 때는 위저선형 위암을 고려할 필요가 있다.
- NBI 확대 소견에서는 경계선이 불명확하며 선 개구부 확장, 와 간부 확장, 확장된 와 간부에 불규칙성이 적은 미세혈관이 관찰되는 것으로 보고되고 있다.
- 전형적인 4가지 소견이 모두 갖추어진 증례는 내시경 소견만으로도 강하게 의심할 수 있으나, 진단에는 조직 생검과 면역조직화학적 평가가 필요하다.

감별진단 시 주의할 점

- 감별로는 유암종 외에도 위장관기질종양, 평활근종 등의 SMT나 위저선 용종 등이 포함된다.
- 백색 · 평탄/함몰형에서는 마찬가지로 탈색을 띠는 0-IIb 병변을 나타내는 MALT 림프종, 인환세포암 및 저분화 선암 등이 감별 대상에 포함된다.

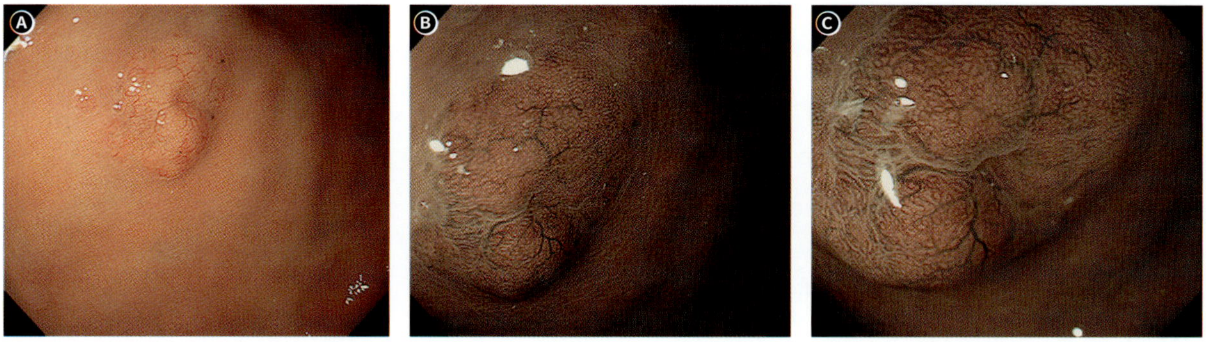

그림 1　위저선형 위암. 백색 융기형

Ⓐ) 백색광. 백색을 띠며 점막하 종양 양상의 융기가 관찰된다. 표면에는 확장된 적색의 나뭇가지 모양 혈관이 관찰된다.

Ⓑ) NBI. 확장된 혈관이 보다 명확하게 인식된다.

Ⓒ) NBI 병용 확대 관찰. 확장된 혈관상 외에 선 개구부의 확장이 관찰된다.

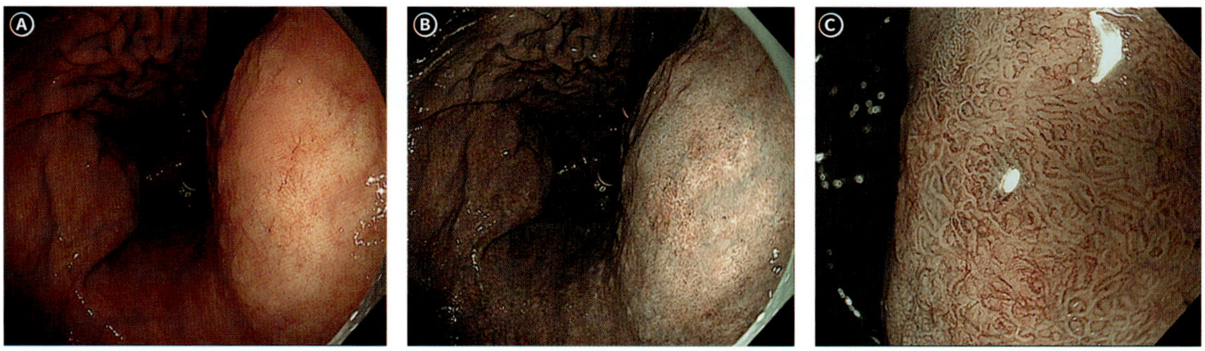

그림 2　위저선형 위암. 백색 · 평탄형

Ⓐ) 백색광. 경계선이 불분명하고 백색의 평탄 병변이 관찰되며, 적색의 혈관이 동반된다.

Ⓑ) NBI. 경계선은 마찬가지로 불명확하다.

Ⓒ) NBI 확대. 선 개구부의 확장과 불규칙성이 적은 미세혈관이 관찰된다.

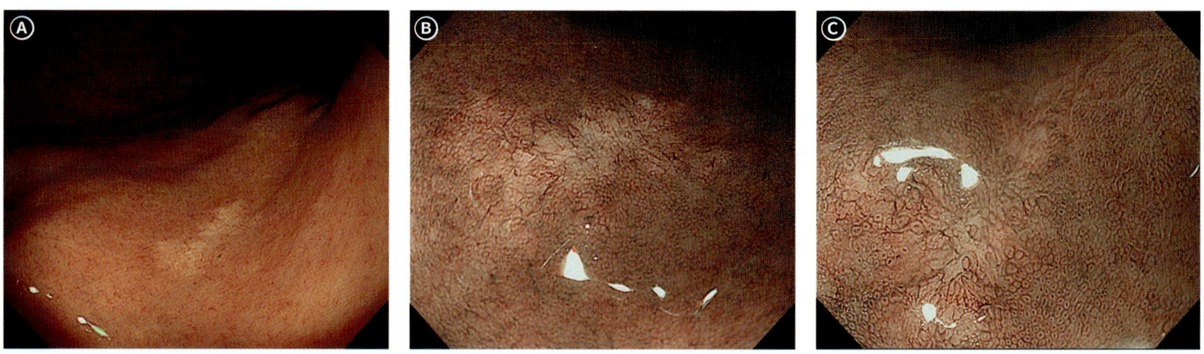

그림 3　위저선형 위암. 탈색 · 평탄형

Ⓐ) 백색광. 탈색된 평탄 병변이 관찰된다. 저분화형 암과의 감별이 필요하였다.

Ⓑ) NBI에서도 마찬가지로 탈색을 띠는 것으로 인식된다.

Ⓒ) NBI 확대 관찰. 불규칙성이 적은 미세혈관이 관찰된다.

참고문헌

1) Ueyama H, et al : Gastric adenocarcinoma of fundic gland type(chief cell predominant type) : proposal for a new entity of gastric adenocarcinoma. Am J Surg Pathol, 34 : 609-619, 2010

2) Ueyama H, et al : Gastric adenocarcinoma of the fundic gland type(chief cell predominant type). Endoscopy, 46 : 153-157, 2014

3) 上山浩也, 他 : 特殊な組織型を呈する早期胃癌ー胃底腺型胃癌. 胃と腸, 53 : 753-767, 2018

4) 「胃癌取扱い規約　第15版」(日本胃癌学会/編), 金原出版, 2017

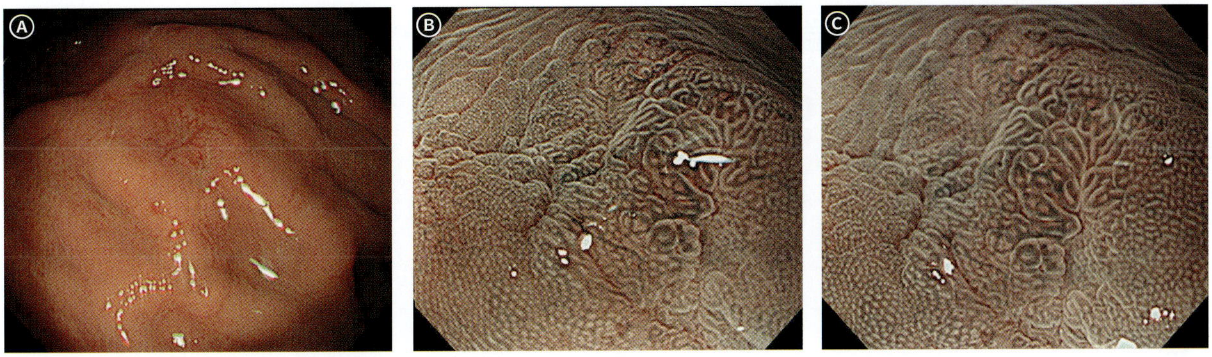

그림 4　위저선형 위암. 적색 · 평탄형

Ⓐ) 백색광. 적색을 띠며 확장된 혈관을 동반한다.
Ⓑ), Ⓒ) NBI 병용 확대에서 와 간부의 확장이 관찰된다.

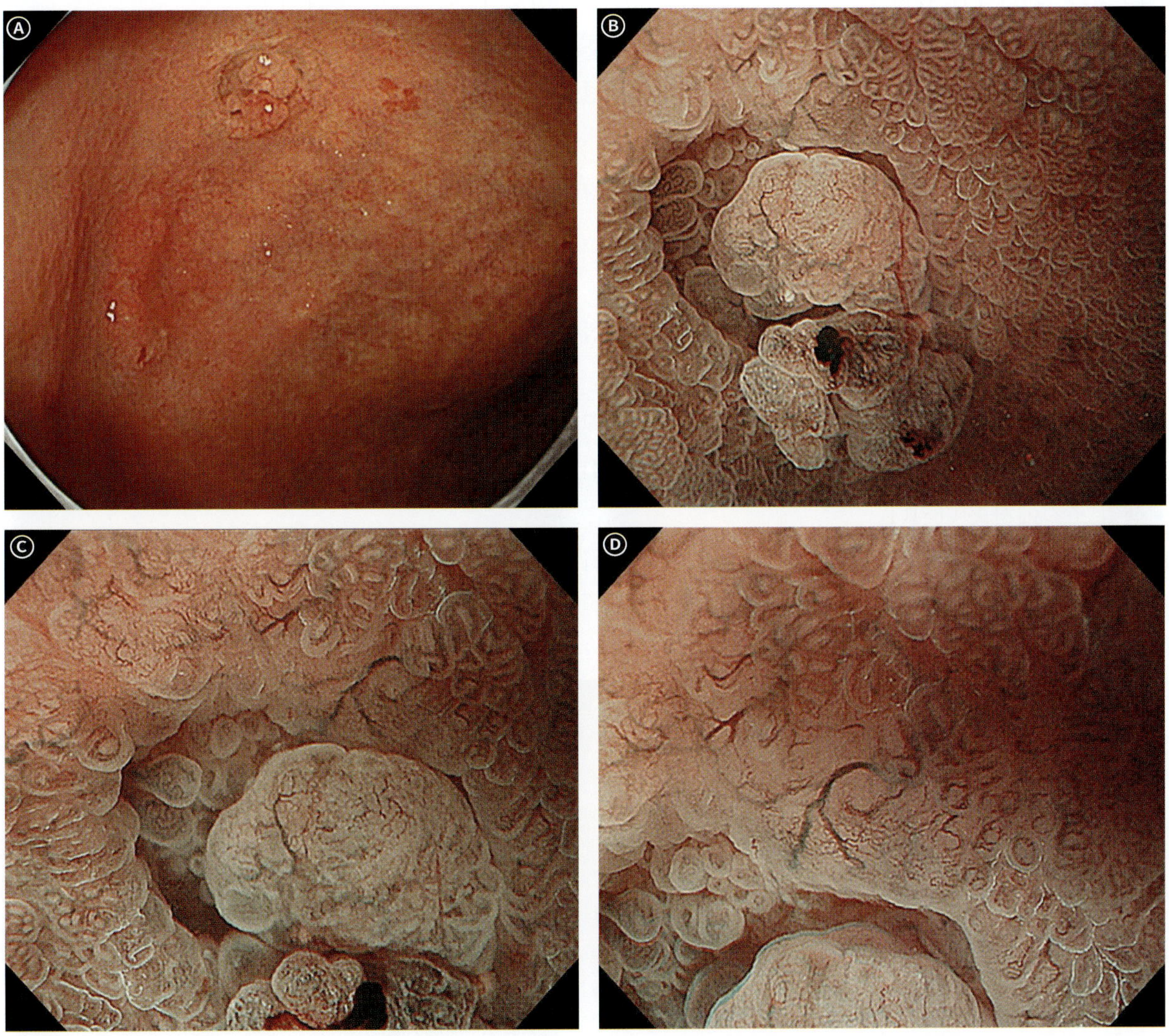

그림 5　위저선 점막형 위암

Ⓐ) 백색광. 게실 양상 함몰 내에 Yamada Ⅲ형 융기 양상 병변이 관찰된다. 병변 왼쪽 아래에 적색을 띠는 조기위암이 동반되어 있었다.
Ⓑ) NBI.
Ⓒ) NBI 병용 확대. 게실 양상의 함몰 주위에도 불규칙한 미세혈관이 관찰된다.
Ⓓ) NBI 병용 확대. 마찬가지로 불규칙한 미세혈관이 관찰된다.
ESD 결과, 최종 병리는 13×11 mm, SM2 1,800 μm, INFb, Ly0(D2-40), V1(EVG)으로 비치유 절제로 판단되어 추가 외과적 절제가 시행되었다.

H. pylori 미감염 위암

8 인환세포암

빈 도 ★☆☆
난이도 ★★★

岡本 真

질환의 개요

- *H. pylori* 미감염 위암은 전체 위암의 약 1%로 보고되고 있다. *H. pylori* 감염자의 감소에 따라 미감염 위암이 상대적으로 증가할 것으로 예상된다.
- *H. pylori* 미감염 위암으로는 선와 상피형 위암, 위저선형 위암, 인환세포암이 대표적이다.
- *H. pylori* 미감염 인환세포암의 특징은 ① 위체 하부에서 전정부에 호발, ② 육안형은 표면 평탄형(0-IIb)이나 표면 함몰형(0-IIc), ③ 색조는 탈색을 띰, ④ 종양 크기가 작은 점막내암이 많음, ⑤ 인환세포암만으로 구성되는 경우 등이 있다.
- *H. pylori* 감염에 의한 인환세포암과 비교하여 진행이 느리고 침윤암으로 발전하기 어려운 것으로 여겨진다.

특징적인 소견과 진단(그림 1~3)

- 위저선과 유문선의 경계 부위인 위체 하부에서 전정부에 호발한다.
- 탈색된 평탄 또는 얕은 함몰성 병변으로 관찰된다.
- NBI 관찰에서는 백색으로 관찰되며, 주변 정상 점막과의 경계가 명확해진다.
- 인디고카르민 도포에서는 경계가 불분명해지며, 병변의 인식이 어려워진다.
- 생검 조직에서 진단된다.

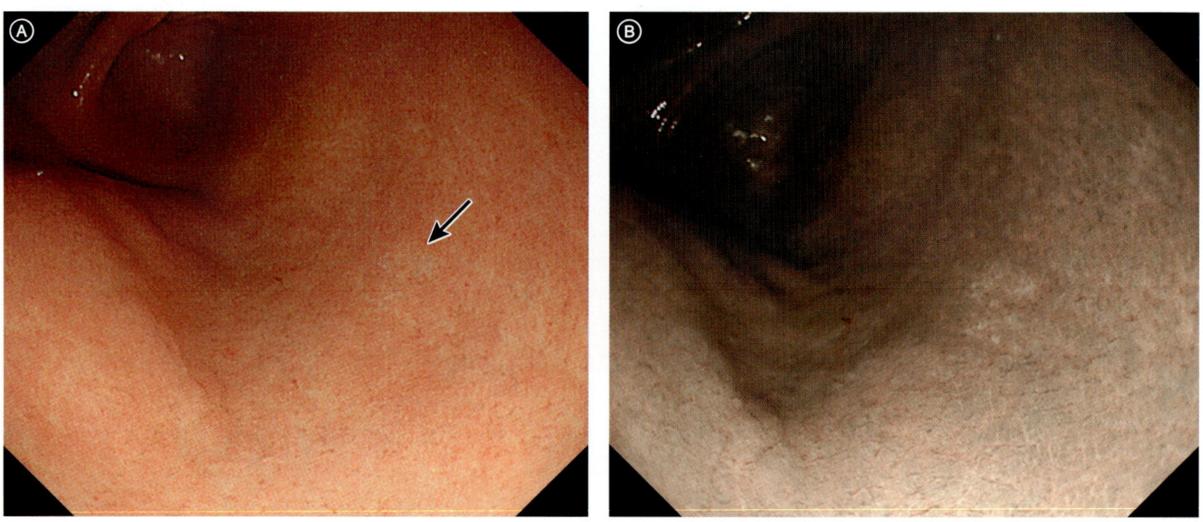

그림 1 40대 여성. *H. pylori* 미감염.
Ⓐ) 전정부 대만에 평탄한 탈색된 영역이 관찰되나, 매우 불분명하다(→).
Ⓑ) NBI 관찰에서는 경계가 명확한 백색 병변으로 인식된다.

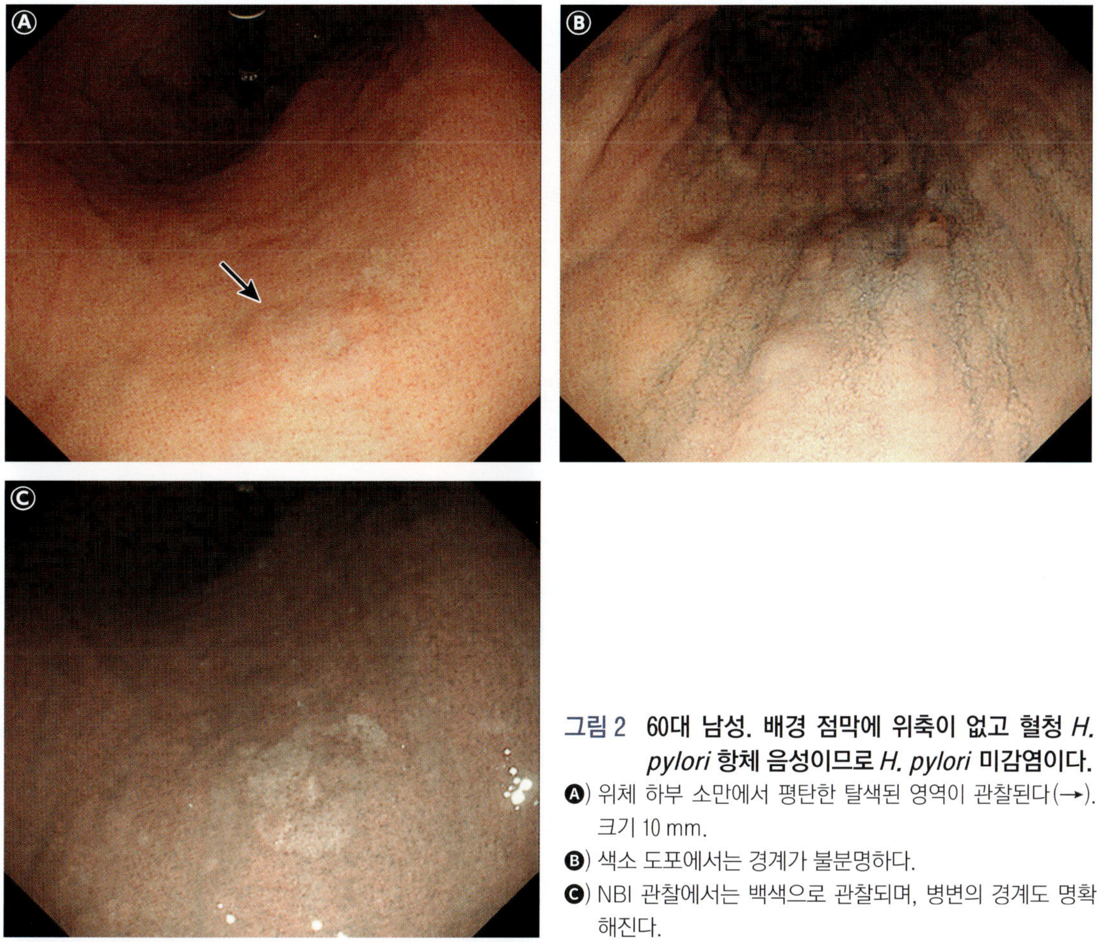

그림 2 **60대 남성. 배경 점막에 위축이 없고 혈청 *H. pylori* 항체 음성이므로 *H. pylori* 미감염이다.**

Ⓐ) 위체 하부 소만에서 평탄한 탈색된 영역이 관찰된다(→). 크기 10 mm.

Ⓑ) 색소 도포에서는 경계가 불분명하다.

Ⓒ) NBI 관찰에서는 백색으로 관찰되며, 병변의 경계도 명확해진다.

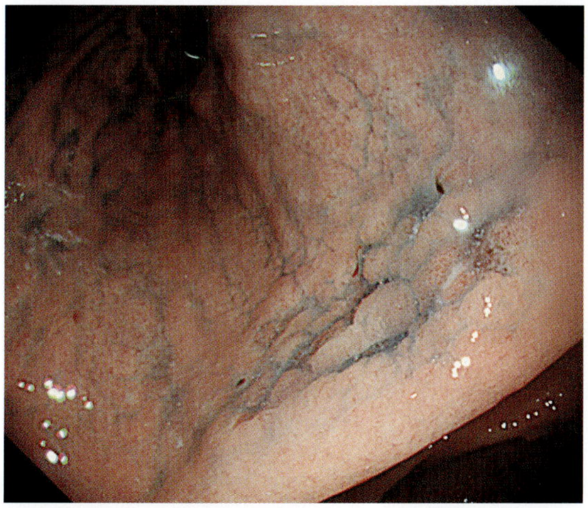

그림 3 **30대 남성. *H. pylori* 미감염.**

위각 상부 소만에 20 mm 크기의 함몰성 병변이 관찰된다.

감별진단 시 주의할 점

- *H. pylori* 미감염에서는 위체 하부에서 전정부에 걸쳐 나타나는 탈색된 영역에 주의를 기울이는 것이 병변을 찾아내고 진단하는 데 유용하다. NBI 관찰에서는 백색이 강조되어 병변을 인식하기 쉬워진다.
- 탈색된 평탄형 또는 함몰형 병변의 감별로는 MALT 림프종이 있다. 인환세포암은 경계가 비교적 뚜렷한 반면, MALT 림프종은 경계가 불분명한 경우가 많다. 또한 MALT 림프종은 종종 다발 병변이 관찰된다.
- 위축을 띠는 정상 점막도 감별 대상이 된다. 이 경우에도 경계는 불명확하다.

빈 도 ★☆☆
난이도 ★★☆

9 신경내분비종양

大河原 敦

질환의 개요

- 신경내분비종양(NET)의 개요에 대해서는 **제1장-9를 참조**.
- 위에서 발생하는 NET는 Rindi 분류에 따라 I형, II형, III형으로 분류된다(**부록 11참조**).

특징적인 소견과 진단

- NET(그림 1~3)는 점막 심층에 있는 내분비세포에서 발생하며 팽창성으로 성장하기 때문에, 상피성 종양임에도 불구하고 정상 점막으로 덮인 표면이 평활한 SMT 양상의 융기성 병변으로 관찰된다. 종양의 크기가 작고 심달도가 얕은 경우에는 림프절전이를 일으킬 가능성이 낮다. 색조는 정상 또는 약간 황색을 띠며, 표면에는 확장된 혈관이 관찰된다. 종양이 커지면 정상부에 함몰이나 궤양 형성을 동반한다.
- NEC(그림 4~8)는 악성도가 매우 높으며 표재 병변에서는 0-IIc형이나 0-IIa+IIc형 등의 함몰성 병변이 많고, 가장자리에 점막하 종양 양상의 융기가 동반되기 쉬우므로, 진행하면 2형이 가장 많이 관찰된다.

감별진단 시 주의할 점

- SMT 양상의 융기성 병변으로서 위암, 점막하 종양(GIST) 등과의 감별이 필요하다. 그 외에 위저선형 위암, 림프구 침윤암, MALT 림프종 등이 있다. NET와 NEC는 완전히 다른 종양이며, 악성도가 매우 높은 NEC는 일반형 위암과도 엄밀한 감별이 필요하다.

참고문헌

1) 「消化器難治癌シリーズIV 神経内分泌腫瘍(NET NEC)」(日本消化器病学会/編), 日本消化器病学会, 2023 https://www.jsge.or.jp/committees/intractable_cancer/pdf/NETNEC.pdf
2) 松枝克典, 他：胃神経内分泌腫瘍(NET)・神経内分泌細胞癌(NEC)の内視鏡診断. 胃と腸, 57：900-911, 2022
3) Rindi G, et al：Three subtypes of gastric argyrophil carcinoid and the gastric neuroendocrine carcinoma：a clinicopathologic study. Gastroenterology, 104：994-1006, 1993
4) Soga J：Gastric carcinoids：a statistical evaluation of 1,094 cases collected from the literature. Surg Today, 27：892-901, 1997

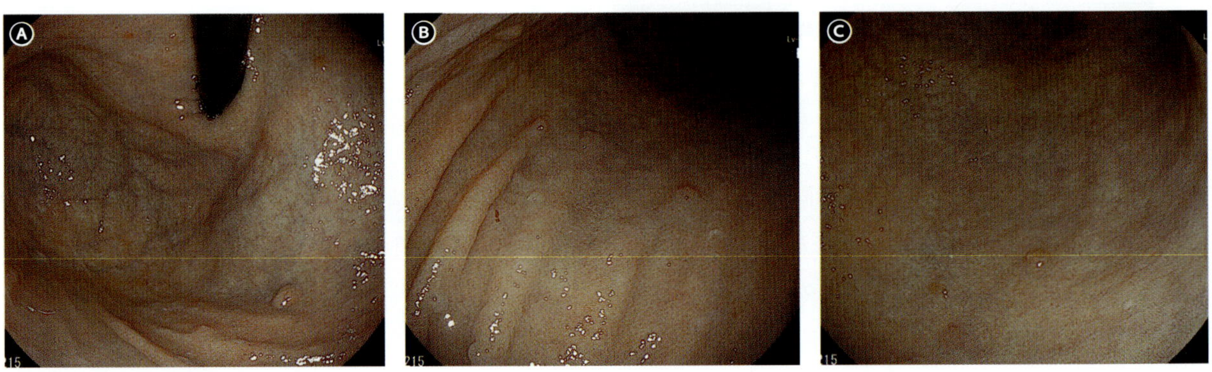

그림 1 증례 ① NET G1 Type 1
Chromogranin A(+), Synaptophysin(+), CD56(+, focal). 핵분열 소견은 관찰되지 않으며(<1/1HPF), Ki-67 양성률은 2% 미만.

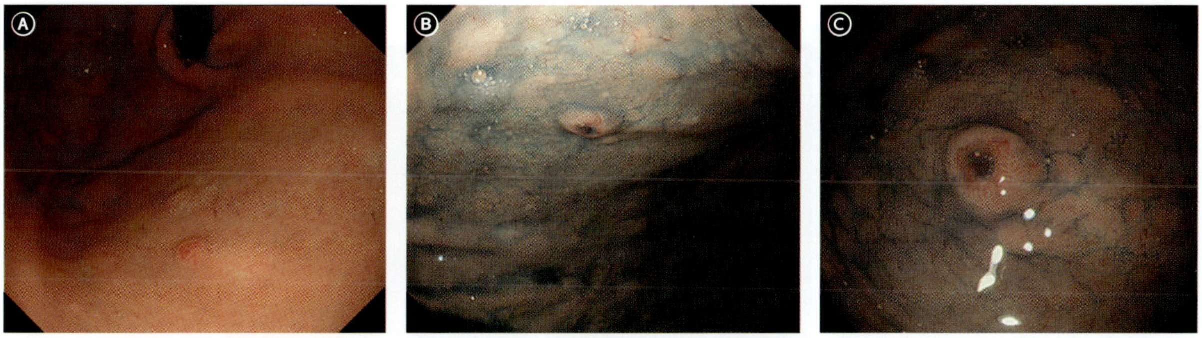

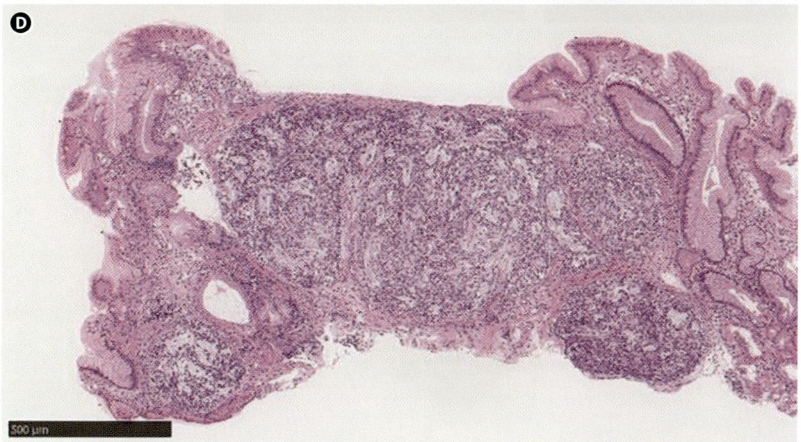

그림 2　증례 ② NET G1

소형의 원형에 가까운 핵을 가진 세포들이 점막 심부에서 점막근판까지 작은 소포 덩어리를 이루며 증식한다. 핵분열상은 거의 관찰되지 않으며, 뚜렷한 괴사도 없다. NET G1, 다발 유암종의 소견.

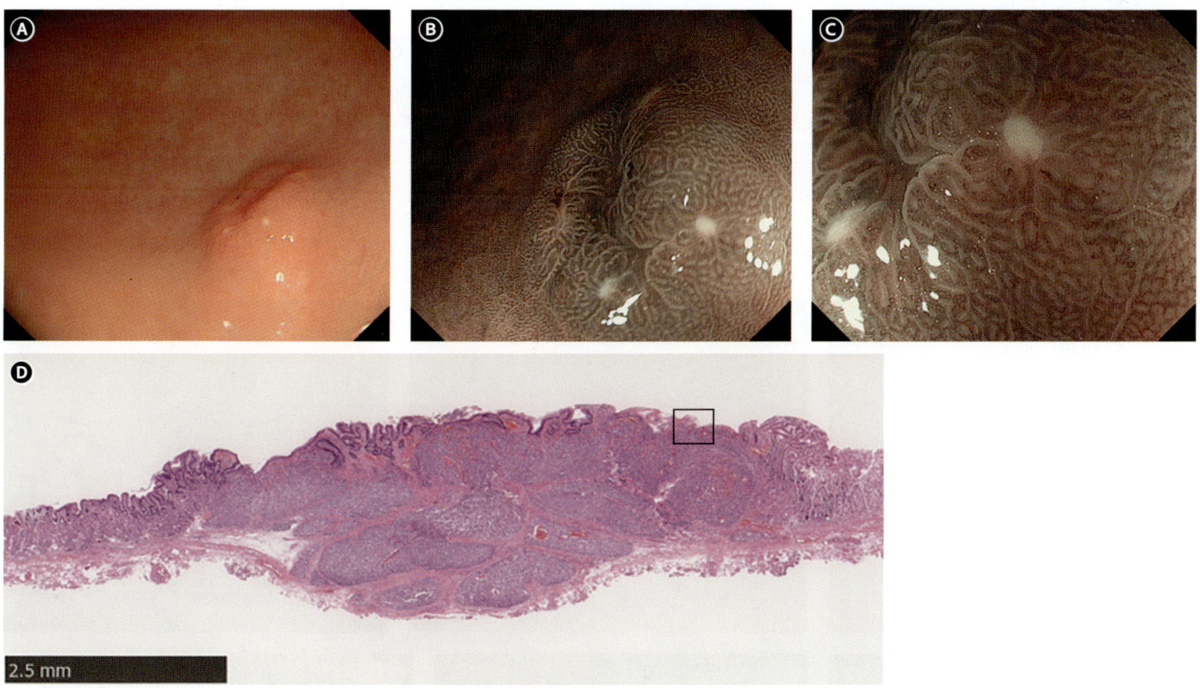

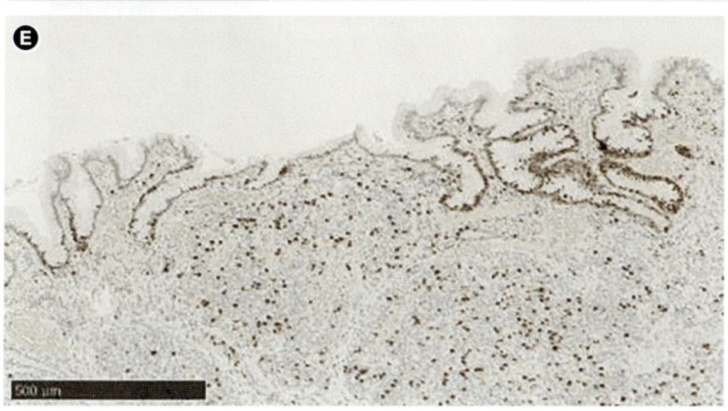

그림 3　증례 ③ NET G2

융기되어 있는 부분의 점막고유층 간질 내 및 그 바로 아래에서 종양이 관찰된다. 소형의 원형에 가까운 핵을 가진 다각형 종양세포가 가느다란 유사 동굴형 혈관을 풍부하게 동반하면서 끈 모양, 소엽상, 충실성으로 치밀하게 증식하고 있다. 핵분열상 수는 3/10HPF, 면역조직화학적으로 이러한 종양세포는 chromogranin A(+), synaptophysin(+), CD56(+, weak), Ki-67(30-9) 양성률 14.4%.

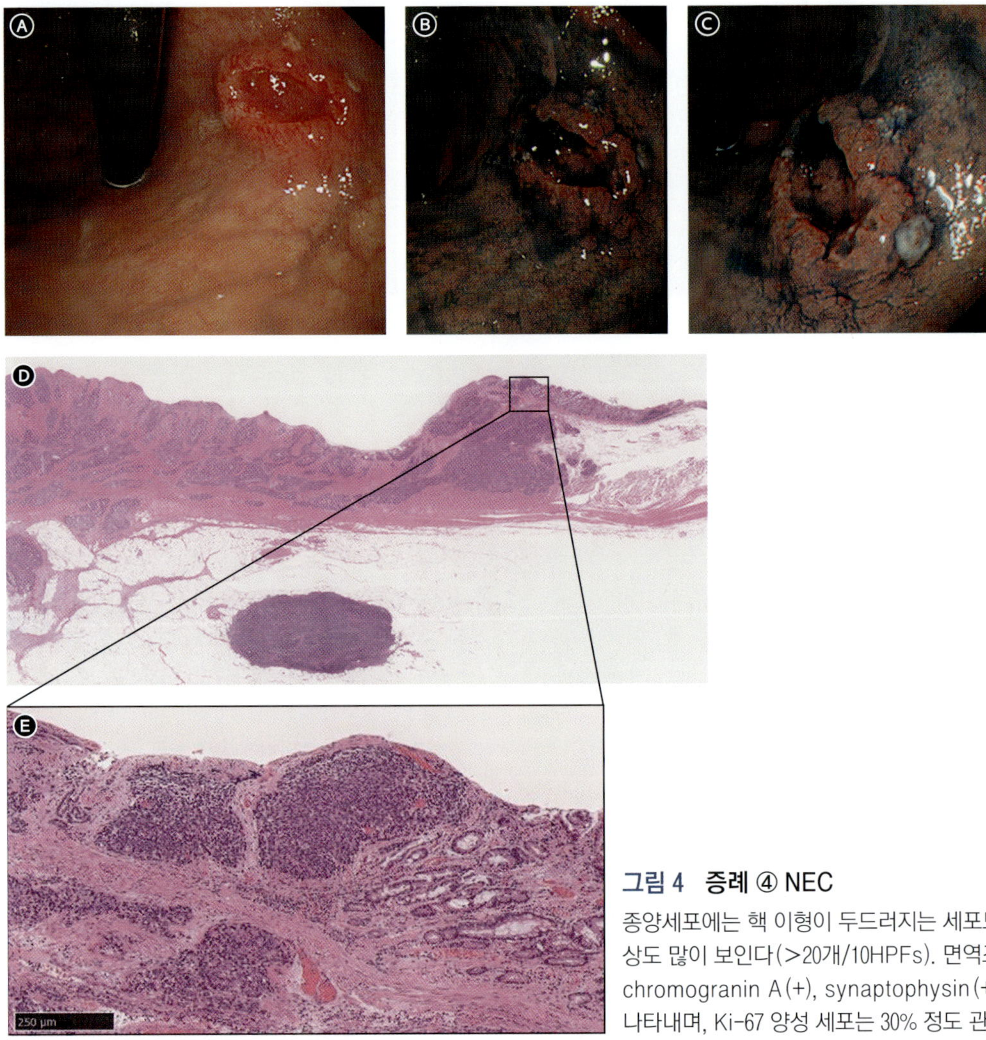

그림 4　증례 ④ NEC

종양세포에는 핵 이형이 두드러지는 세포도 혼재되어 있으며, 핵분열상도 많이 보인다(>20개/10HPFs). 면역조직화학적으로 종양세포는 chromogranin A(+), synaptophysin(+), CD56(+, very focal)을 나타내며, Ki-67 양성 세포는 30% 정도 관찰된다.

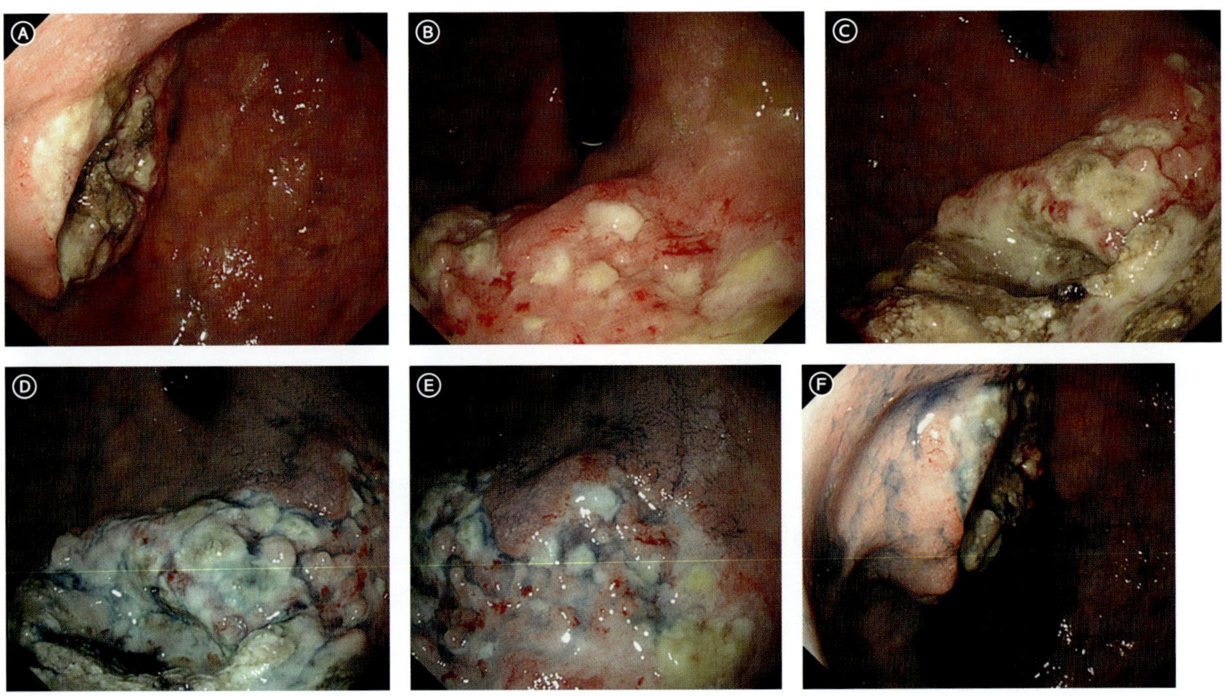

그림 5　증례 ⑤ NEC

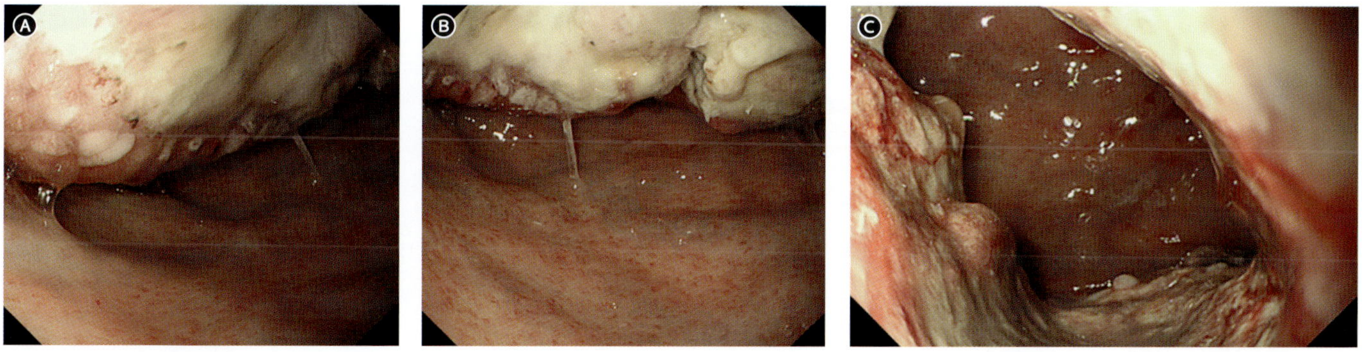

그림 6 증례 ⑥ NEC

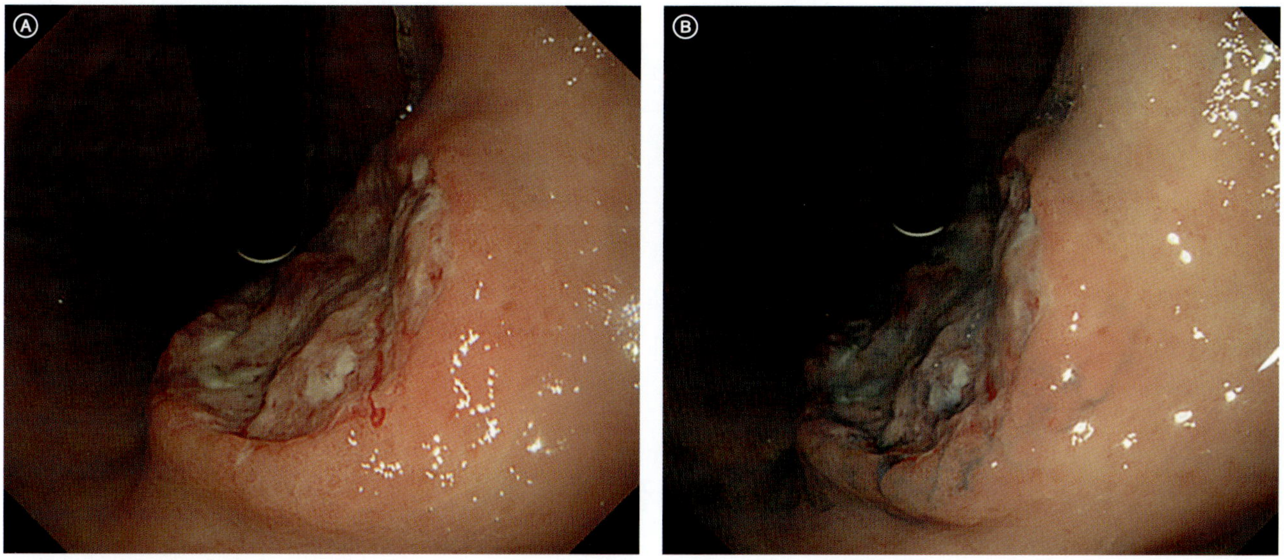

그림 7 증례 ⑦ NEC

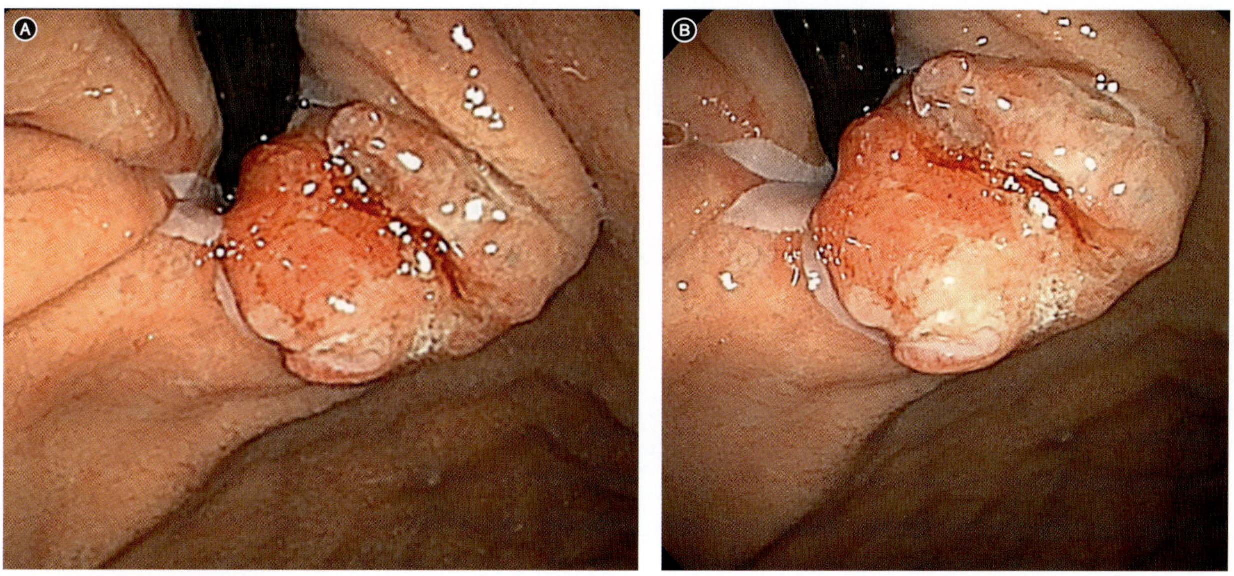

그림 8 증례 ⑧ MiNEN

Mixed adenoneuroendocrine carcinoma.

빈 도 ★☆☆
난이도 ★☆☆

10 악성 흑색종

神宝隆行

질환의 개요

- 악성 흑색종은 신경능 기원 세포로서 멜라닌을 생성하는 멜라닌세포(melanocyte)에서 유래하는 악성 종양이다. 대부분은 피부에 원발하지만, 그 외에도 멜라닌세포가 존재하는 비강, 구강 · 식도 · 위 · 대장 · 항문 등 소화관의 점막이나 눈의 맥락막, 뇌 연막, 척수막에서도 발생할 수 있음이 알려져 있다.
- 조기부터 다수 장기에 혈행성 전이를 일으켜, 고형암 중에서도 가장 예후가 불량한 질환 중 하나였으나, 2010년대 중반 면역관문억제제(immune checkpoint inhibitors)가 등장한 이후로 예후가 극적으로 개선되고 있다.
- 일본에서의 악성 흑색종의 발병률은 인구 10만 명당 1.12명으로, 유럽 및 미국에 비해 낮다.
- 소화관에서 발견되는 악성 흑색종의 압도적 다수는 피부에 원발한 것의 혈행성 전이이며, 소화관 원발 악성 흑색종은 전체 악성 흑색종의 0.1~2.5%로 매우 드물다. 더욱이 그중 다수는 식도와 직장항문부에 발생하며, 위 원발 악성 흑색종(그림 1)은 일본에서 매우 드물다.

특징적인 소견과 진단 · 감별진단 시 주의할 점

- 병변의 주된 위치는 점막층 심층에서 점막하층에 걸쳐 있으며, 종양세포 내의 멜라닌이 전체적으로 흑색을 띤다. 흑색의 정도는 병변에 따라 다소 차이가 있으며, 연한 흑갈색 정도(그림 1Ⓐ)인 경우도 있고, 일부 증례에서는 멜라닌 비생성성(amelanotic)으로 내시경 진단을 어렵게 하는 경우도 있다.
- 종양세포는 기존의 선관 사이를 비집고 자라는 형태로 증식하기 때문에 점막 표면의 형태 변화는 크지 않으며, 미세 병변에서는 선관의 비대 경향이 관찰되는 정도인 경우가 많다. 병변이 커짐에 따라 점막하 종양 양상으로 융기하게 된다.
- 병리학적으로는 멜라닌 색소가 특징적임은 물론이며, 면역조직화학적으로는 HMB-45 및 S-100 양성 소견을 통해 확진할 수 있다.

참고문헌

1) 松島 誠, 他：悪性黒色腫. 胃と腸, 51：374-377, 2016
2) 望月洋介, 他：食道・胃・十二指腸の転移性悪性黒色腫をNBI観察し得た1例. 日本消化器内視鏡学会雑誌, 55：267-274, 2013
3) 平本秀二, 京極方久：皮膚悪性黒色腫の胃十二指腸転移の1例. 日本消化器病学会雑誌, 113：1001-1004, 2016

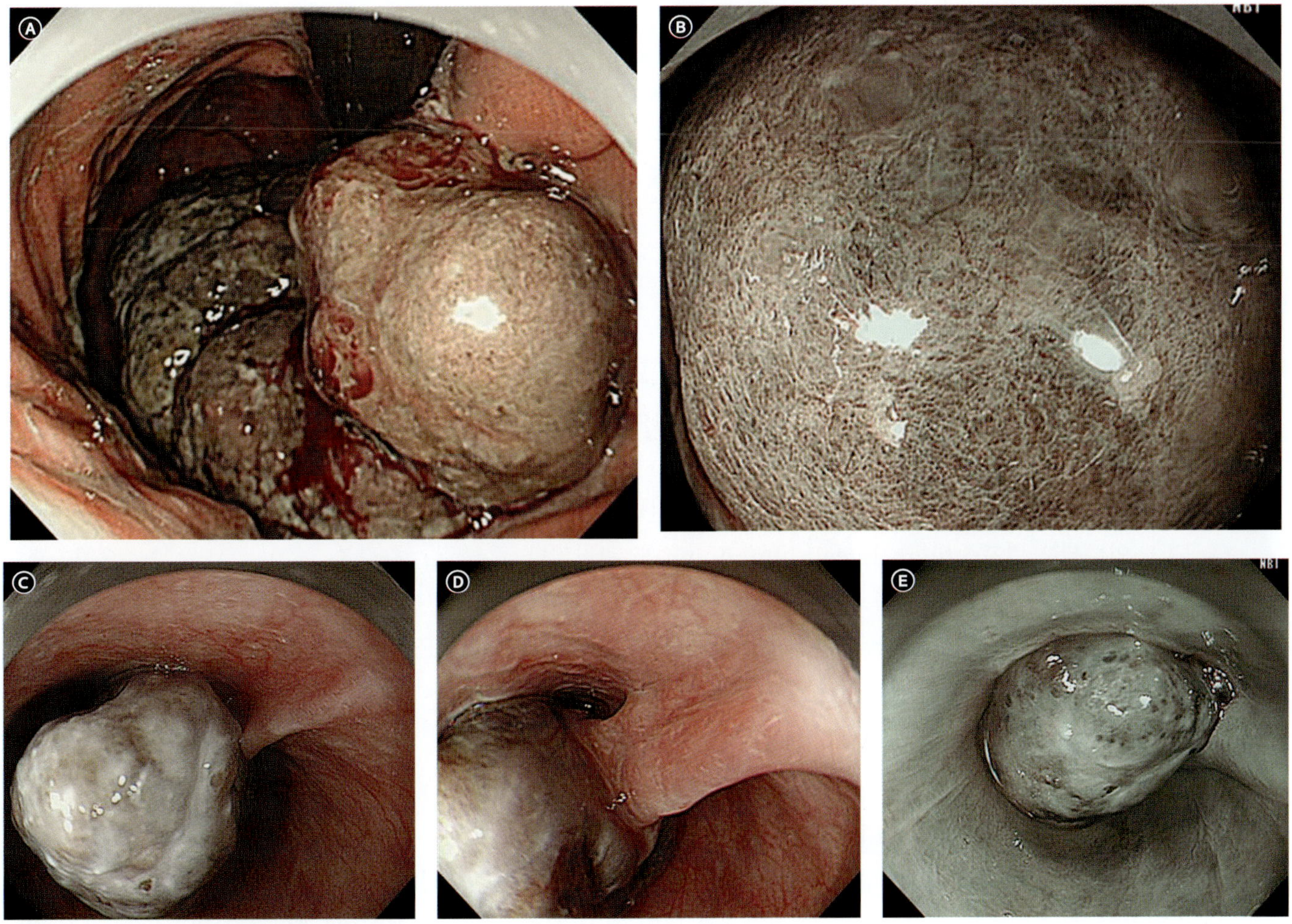

그림 1 위 원발 악성 흑색종의 한 예

본 증례는 하부 식도 악성 흑색종을 합병하고 있었던 것으로 판단되나, 두 병변이 각각 독립적으로 발생한 원발성 종양인지, 한쪽이 다른 쪽의 전이인지는 판단하기 어렵다.

Ⓐ) 위 병변, 백색광, 중간 거리 관찰. 분문 바로 아래에 거대한 0-I 양상 병변이 관찰되며, 병변의 주된 부위는 대체로 연한 흑색을 띠고 있으나, 미묘하게 색조가 다른 세 개의 팽창감이 뚜렷한 융기성 성분이 합쳐진 형태를 보이고 있다.

Ⓑ) 위 병변, NBI, 근접 관찰. 병변 표면은 전체적으로 거의 무구조이다.

Ⓒ) 식도 병변, 백색광, 중간 거리 관찰. 분문 바로 위에 2 cm 크기의 0-Ip형 병변이 관찰되며, 병변의 주된 부위는 위 병변과 마찬가지로 연한 흑색을 띠고 있지만, 두꺼운 백태가 고착되어 있다.

Ⓓ) 식도 병변 기저부, 백색광, 중간 거리 관찰. 병변의 주된 부위와 기저부의 경계는 명확하다.

Ⓔ) 식도 병변, NBI, 중간 거리 관찰.

빈 도 ★★☆
난이도 ★★☆

11 악성 림프종

今野真己

질환의 개요

- 위 악성 림프종은 위 악성 종양의 약 5%로 비교적 드물지만, 림프절외 림프종(extranodal lymphoma) 중에서는 30~40%를 차지하며, 가장 빈도가 많은 질환이다.
- 미만성 거대 B세포 림프종(diffuse large B-cell lymphoma, DLBCL)은 위 원발 악성 림프종의 30~40%를 차지하며, MALT 림프종에 이어 두 번째로 빈도가 높다. 드물게 소포성 림프종(follicular lymphoma, FL), 외투세포 림프종(mantle cell lymphoma)도 관찰된다[1].
- 위 DLBCL의 호발 연령은 50~60세이며, 자각 증상으로는 복통, 빈혈, 흑색변 등이 나타난다[2].
- 위 DLBCL은 새롭게(*de novo*) 발생하는 경우와 MALT 림프종이나 FL 등 저악성도 B세포성 림프종에서 고악성도 변환(high-grade transformation)되어 발생하는 경우가 있다.
- 분류로는 Sano 분류와 Yao 분류가 널리 사용되고 있다[3](표 참조).

특징적인 소견과 진단(그림 1~3)

- 위 DLBCL에서는 융기형, 궤양 붕괴형 등 국한된 종괴 형성형의 빈도가 높다[2].
- 전형적인 예로 병변의 융기부는 정상 점막으로 덮인 점막하 종양 양상을 보이며, 궤양 가장자리는 비교적 정돈된 경우가 많다.
- 때때로 종괴의 정상부가 함몰되어 궤양을 형성하며, 이른바 "귓바퀴 모양의 주위 융기"가 관찰된다[4].

감별진단 시 주의할 점

- 위 MALT 림프종은 경계가 불명확한 함몰을 보이는 경우가 많으며, 다발하는 경우도 있다.
  과립 모양 변화, 조약돌 모양의 점막 소견이 있으며, NBI 확대 관찰에서의 혈관 구조는 확장, 사행이 있으나 혈관의 직경 차이는 적어 tree-like appearance 소견이 관찰된다[5].
- 1형, 2형 진행암, 림프구 침윤암을 포함한 충실형 저분화암 및 점액암 등 점막하 종양 양상의 위암과의 감별이 필요하다.
  - ※ 위 악성 림프종은 궤양 가장자리가 완만하고 융기의 높이가 낮으며, 잠식상이나 주름의 단절 소견이 드문 편이다. 반면, 위암은 잠식상이나 주름의 중단·단절이 비교적 뚜렷하고 높은 빈도로 관찰된다.
  - ※ 위 악성 림프종의 궤양 바닥은 원형 또는 원형에 가까운 모양, 평평한 접시 모양이다. 또한, 두꺼운 백태가 자주 관찰된다. 위암의 궤양 바닥은 요철 불규칙이 두드러진다.
  - ※ 위 악성 림프종은 궤양이 크더라도 부드럽고 신전성이 비교적 유지되지만, 위암은 신전성이 불량하다[2].
- 평활근종, 위장관기질종양은 쿠션 징후 음성으로, 단단한 경도를 지닌 비교적 급격한 가장자리를 나타낸다.
- 그 외 거대세포바이러스(CMV) 감염증에 의한 특발성 궤양도 감별 대상에 포함된다. 환자의 배경(compromised host)을 고려한 추정과 함께, 조직에서 항CMV 항체를 이용한 면역조직화학염색이 최종적인 진단의 결정적 근거가 되는 경우도 있다[6].

표 위 악성 림프종의 육안 분류

Sano 분류	Yao 분류
• 표층 • 침윤 • 융기 • 궤양 • 거대 주름벽	• 표층 확대 • 종양 형성 • 거대 주름벽

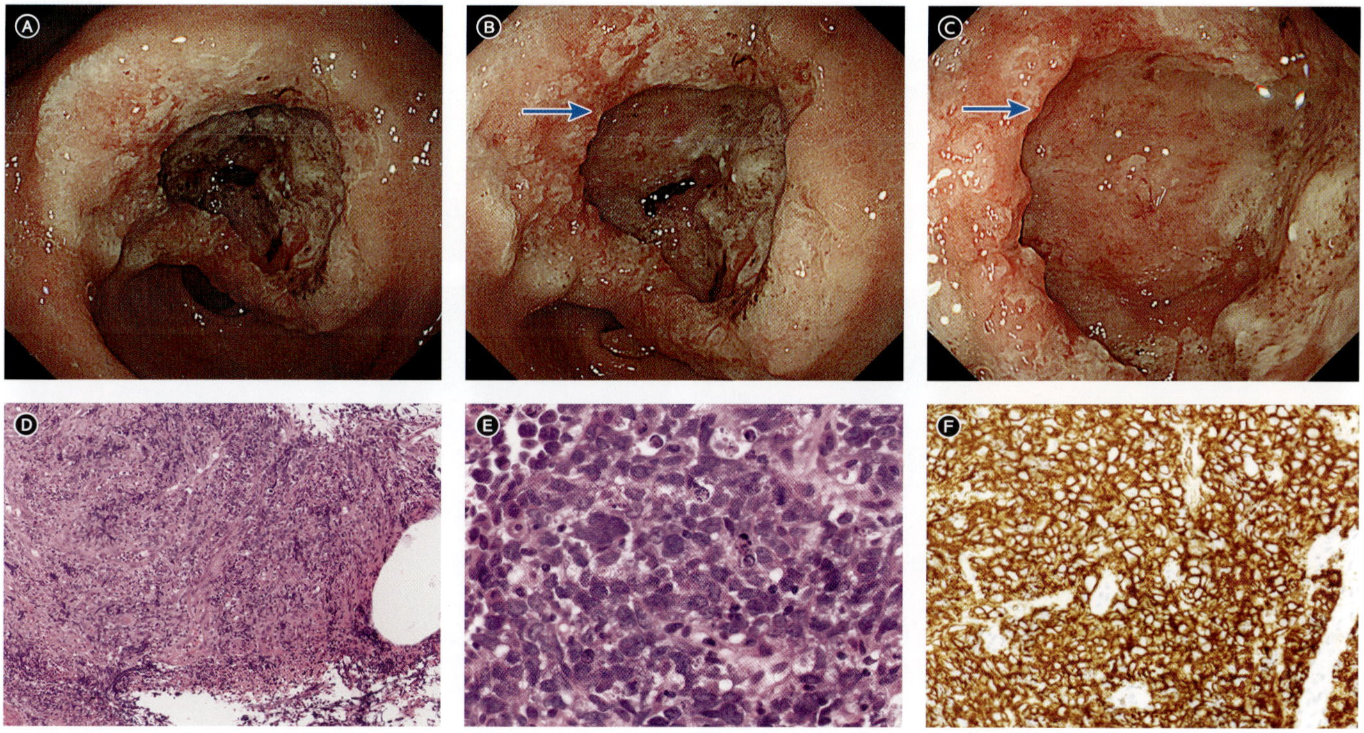

그림 1 DLBCL

Ⓐ) 전정부 소만을 주된 부위로 하는 궤양성 병변이 관찰되었다. Ⓑ) 궤양 가장자리는 완만하고 높이는 낮으며, 명확한 잠식상은 확인되지 않는다(➡). Ⓒ) 궤양 바닥은 비교적 평활하다(➡). Ⓓ) HE 염색(저배율): 육아조직 내에 림프종 세포가 관찰된다. Ⓔ) HE 염색(고배율): 뚜렷한 핵 소체를 가진 대형 비정형 림프구의 미만성 증식을 확인할 수 있다. Ⓕ) CD20 면역조직화학염색.

여러 소견이 혼재되어 진단이 어려운 경우도 있으므로, 최종적으로는 생검이 필수이다. 궤양 가장자리에는 종양 노출부와 비종양성 상피가 얼룩지듯 혼재해 있을 수 있으며, 궤양 바닥의 괴사 물질에서 검체를 채취해도 진단이 나오지 않는 경우가 있다는 점에 유의하여, 필요하고 충분한 생검을 시행하는 것이 중요하다.

참고문헌

1) 門田智裕, 他：びまん性大細胞型B細胞性リンパ腫(DLBCL) の治療と長期経過：胃. 消化器内視鏡, 27：835-844, 2015

2) 山口隼, 他：胃悪性リンパ腫(DLBCL, I型隆起例). 消化器内視鏡, 34：122-123, 2022

3) 中村昌太郎, 飯田三雄：消化管悪性リンパ腫の臨床. 日本消化器病学会雑誌, 98：624-635, 2001

4) 中村昌太郎, 松本主之：耳介様周堤(リンパ腫) (auriculate ulcer mound). 胃と腸, 52：599, 2017

5) Nonaka K, et al：Is narrow-band imaging useful for histological evaluation of gastric mucosa-associated lymphoid tissue lymphoma after treatment? Dig Endosc, 26：358-364, 2014

6) 永田尚義, 他：免疫不全患者におけるサイトメガロウイルスの上部消化管病変—内視鏡像と臨床像の検討. 日本消化器内視鏡学会雑誌, 51：2414-2425, 2009

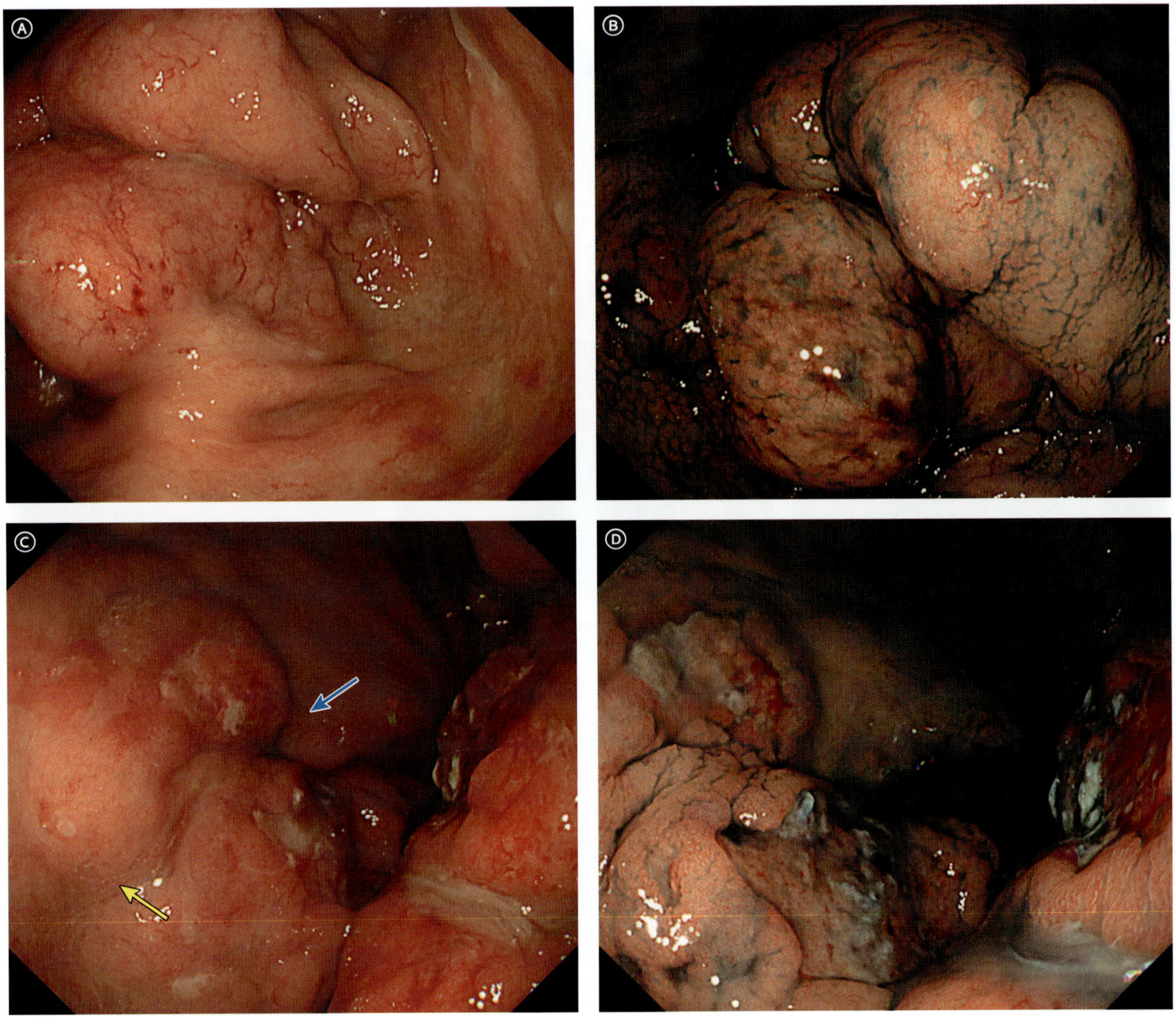

그림 2 MALT 림프종에서 DLBCL로의 고악성 전환 증례

Ⓐ) 위체 상부 후벽, MALT 림프종. Ⓑ) 인디고카르민 도포 소견.
경과 관찰을 계속하던 중, 5개월 후
Ⓒ) DLBCL로의 고악성화 전환. 귓바퀴 모양의 제방 융기(➡), 점막하 종양 양상의 완만한 융기(⇨)가 관찰된다. Ⓓ) 인디고카르민 도포상.

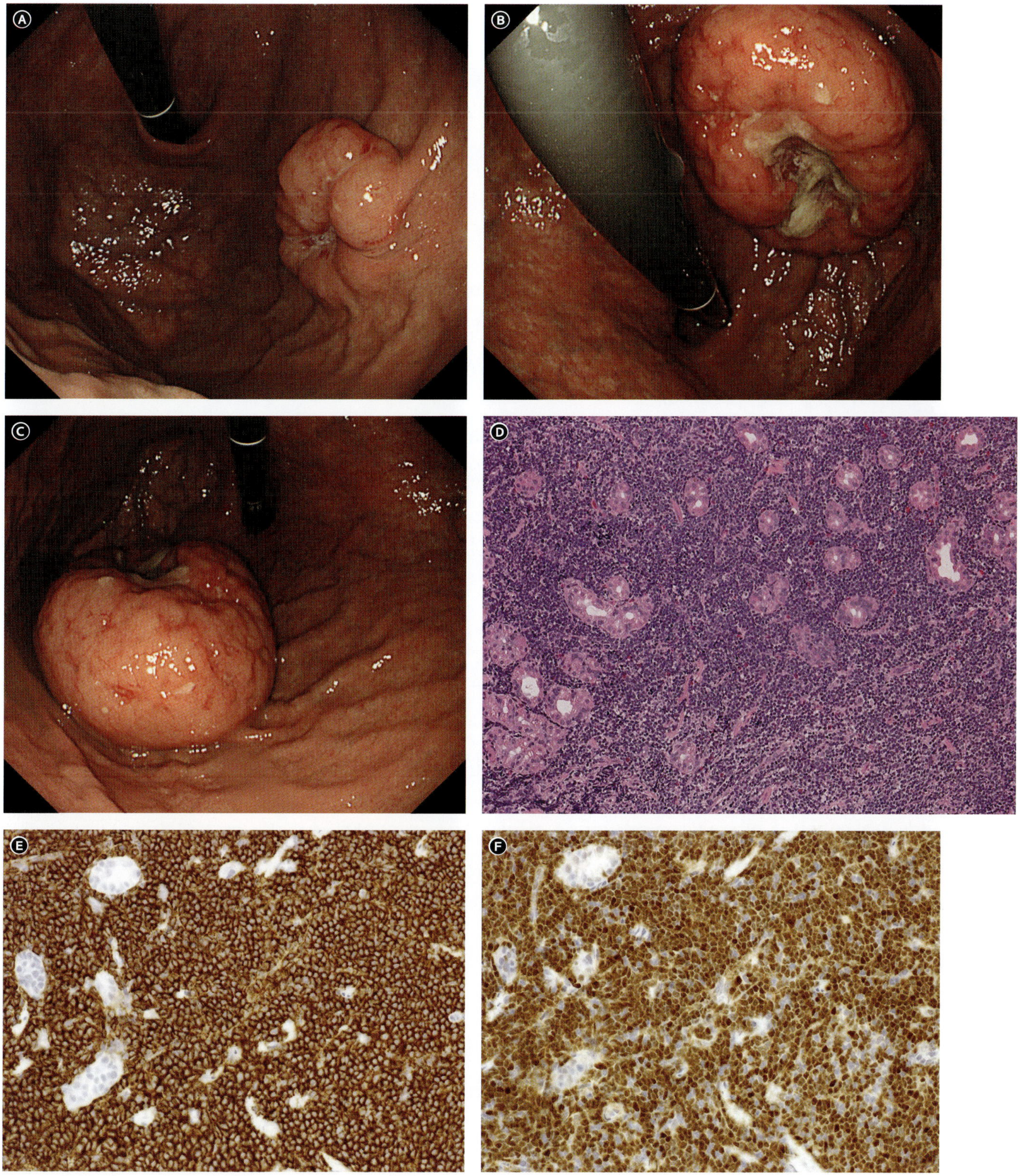

그림 3 외투세포 림프종(Mantle cell lymphoma, MCL)

Ⓐ) 초진 시, 위체 상부 후벽의 외투세포 림프종.
경과 관찰, 3년 후
Ⓑ) 외투세포 림프종 증대. Ⓒ) 소만측에서의 관찰. Ⓓ) HE 염색. Ⓔ) CD20 면역조직화학염색. Ⓕ) CyclinD1 면역조직화학염색. CyclinD1의 과발현이 확인된다.

빈 도 ★★☆
난이도 ★★☆

12 MALT 림프종

片岡陽佑, 豊島 治

질환의 개요

- MALT(mucosa associated lymphoid tissue: 점막 관련 림프 조직) 림프종은 1983년 Isaacson에 의해 제창되었으며[1], 림프절 이외에 발생하는 림프절외 변연부 림프종(extranodal marginal zone lymphoma, EMZL)과 동의어로 저악성도 B세포 림프종으로 분류된다. MALT 림프종의 호발 장기는 위이지만, 소장, 대장, 기관지, 침샘 등에서도 발생한다.
- 위 MALT 림프종은 위 원발 림프종의 약 40%를 차지하며 가장 흔하다. 발생에는 만성 염증이 관여하는 것으로 생각되며, 위 MALT 림프종의 *Helicobacter pylori* 감염률은 80%로 높다[2]. 임상적으로는 무증상이며 림프절 전이 및 골수 전이가 낮은 것이 특징이다.
- 위 MALT 림프종의 대부분은 국한기이며, 경부에서 서혜부에 이르는 CT 등을 사용하여 병기를 결정한다. 병기 분류에는 뒤에 설명하는 Lugano 병기 분류가 주로 사용된다[3].
  - 병기 I: 종양이 소화관에 국한
  - 병기 II1: 종양이 원발 부위에서 복강 내로 진행, 국한성 림프절 침윤
  - 병기 II2: 종양이 원발 부위에서 복강 내로 진행, 원격성 림프절 침윤
  - 병기 IIE: 종양이 장막을 넘어 인접 장기 · 조직으로 침윤
  - 병기 Ⅳ: 림프절 외의 파종성 침윤, 횡격막을 넘는 림프절 침윤을 동반한 소화관 병변
  - (병기 III는 설정되어 있지 않음)
- 치료 방침은 국한기 위 MALT 림프종(그림 1)의 경우 *H. pylori* 양성 예에서는 제균 치료가 권장된다. 제균 치료로 약 70~80%에서 완전관해(CR)가 달성된다[4]. *H. pylori* 음성 예에서는 국소 방사선 치료(24~30 Gy)를 고려한다. 진행기 MALT 림프종에서는 화학요법 또는 신중한 경과 관찰이 치료 선택지가 된다.

특징적인 소견과 진단

- 위 악성 림프종의 육안 분류에는 Sano의 분류(표층형, 궤양형, 융기형, 궤양 붕괴형, 거대 주름형) 등 여러 가지가 존재하지만, 국제적으로 통일된 분류는 없다. 위 MALT 림프종은 다발성 궤양, 탈색 점막, 조약돌 모양(cobblestone appearance) 점막, 주름 비후 등 위염 양상 소견, 조기위암 IIc형 유사 함몰, 점막하 종양 양상 융기 등 다양한 내시경 소견을 나타내는 것으로 보고되고 있다[5]. 특히 IIc형이나 4형 위암과 유사한 경우에는 생검을 통해 위암을 배제하고, 위 MALT 림프종의 다양한 내시경 소견을 파악한 후에 진단을 진행하는 것이 중요하다.
- 또한 NBI 확대 영상에서는 나무의 줄기에서 가지가 갈라지는 듯한 특징적인 이상 혈관상이 관찰되는 경우가 있으며, tree like appearance라고 부른다. 위암에서 관찰되는 불규칙 미세혈관 패턴(irregular micro-vascular pattern, IMVP)과는 달리, 명확한 혈관 직경의 불균일이나 경계선은 동반되지 않는다.
- 아래에 탈색 병변(그림 2, 4), 주름 비후 및 조약돌 모양 병변(그림 3), 융기형 병변(그림 5, 6)의 내시경 소견을 제시한다.

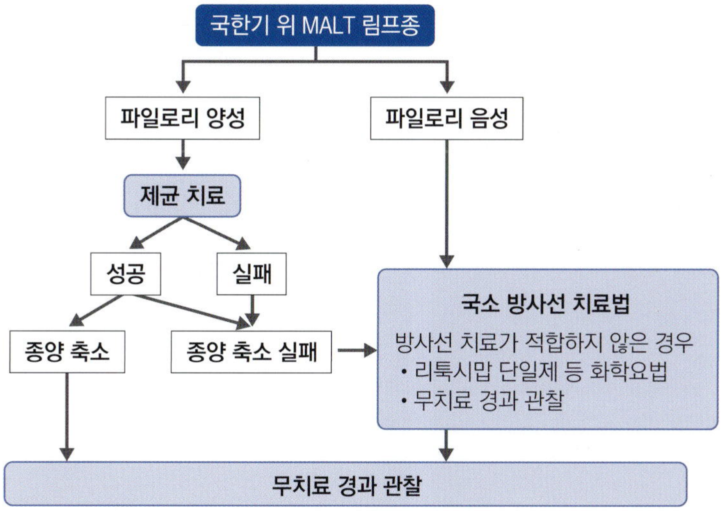

그림 1 국한기 위 MALT 림프종의 치료 알고리즘

문헌 3을 바탕으로 작성

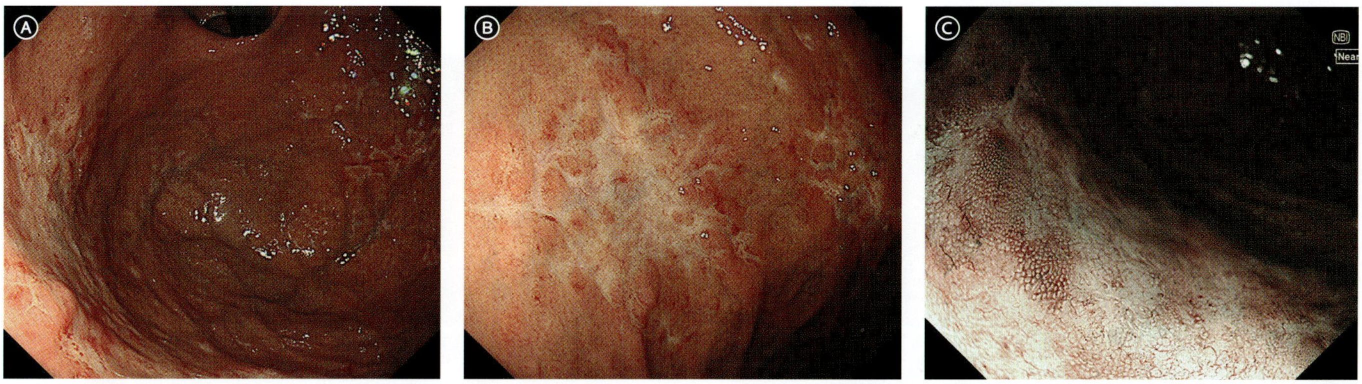

그림 2 탈색된 병변의 예

위체 상부를 중심으로 탈색된 점막이 산재해 있다. 명확한 경계는 동반되지 않으며, NBI에서는 IMVP(불규칙 미세혈관 양상)가 관찰되지 않는다. 증례는 80대 남성으로 헬리코박터 파일로리 음성이며 증상이 없어, 경과 관찰이 선택되었다.

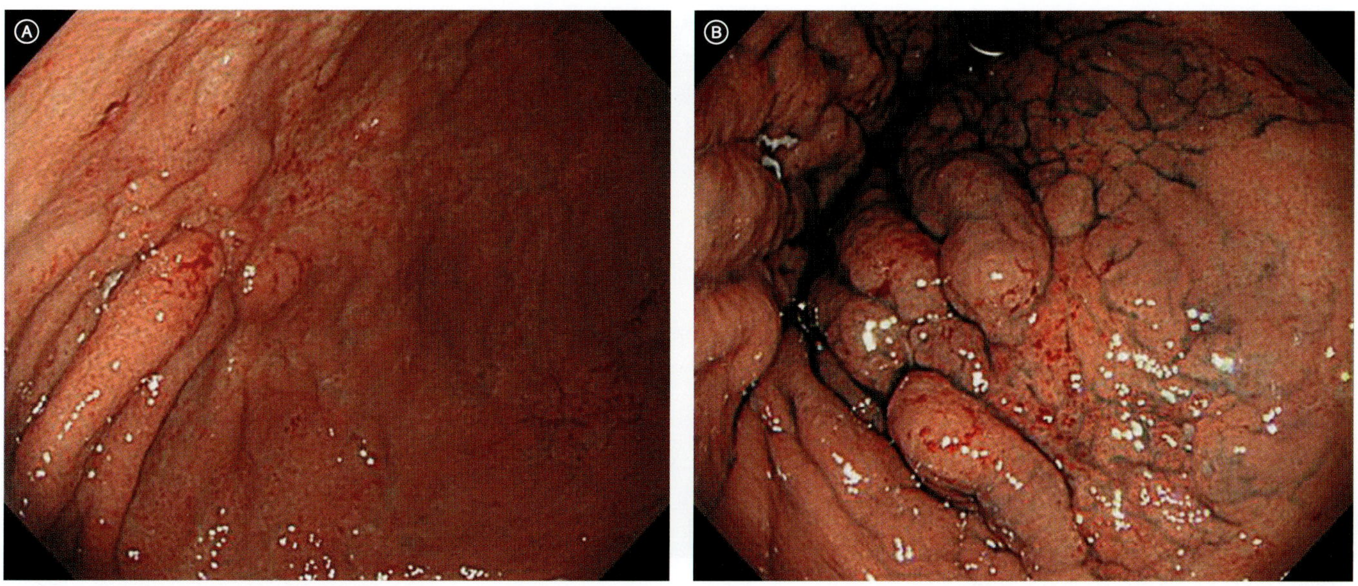

그림 3 주름 비후 및 조약돌 모양 병변의 예

주름의 발적 · 비후 및 조약돌 모양의 점막 변화가 관찰되어 위암 배제 목적의 생검에서 MALT 림프종으로 진단되었다.

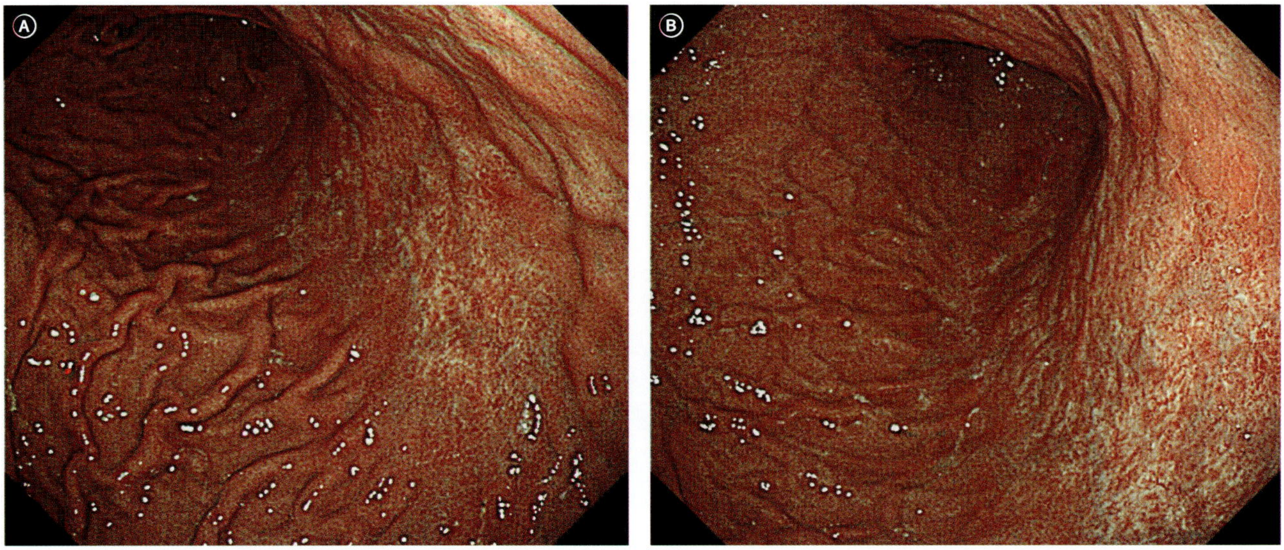

그림 4 위축 점막과 유사한 탈색된 병변

체부 중부 후벽에 광범위한 탈색과 발적이 혼재된 점막이 퍼져 있으며, 위축성 점막과 유사한 소견을 보인다. 림프종, 미분화암의 감별을 위한 생검을 통해 MALT 림프종으로 진단되었다. 1차 제균 치료의 성공으로 종양의 소실이 확인되었다.

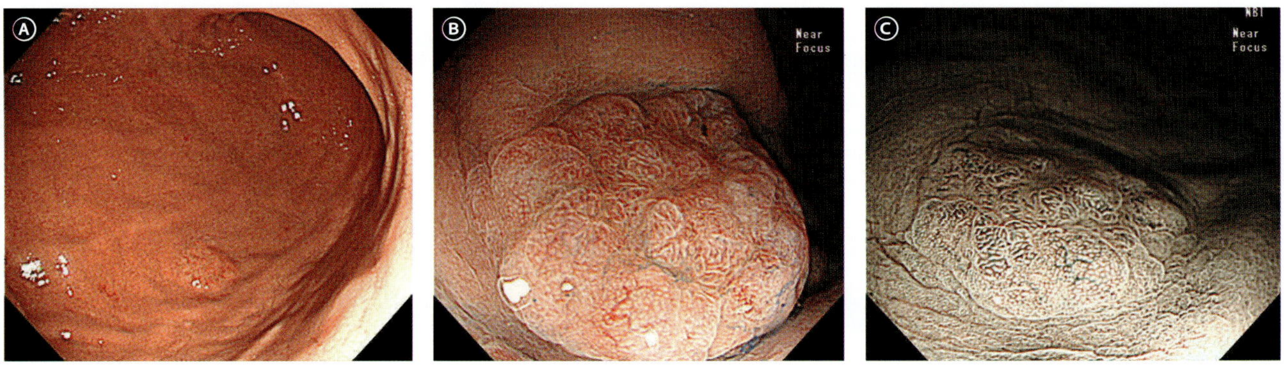

그림 5 조기위암 Ⅱa와 유사한 융기성 병변

위체 하부 대만에서 조기위암 IIa와 유사한 크기 10 mm의 융기성 병변이 관찰되었으나, IIa를 시사하는 IMVP는 확인되지 않았다. 제균 후 발생한 MALT 림프종으로, 국소 방사선 치료에 의해 병변의 소퇴가 이루어졌다.

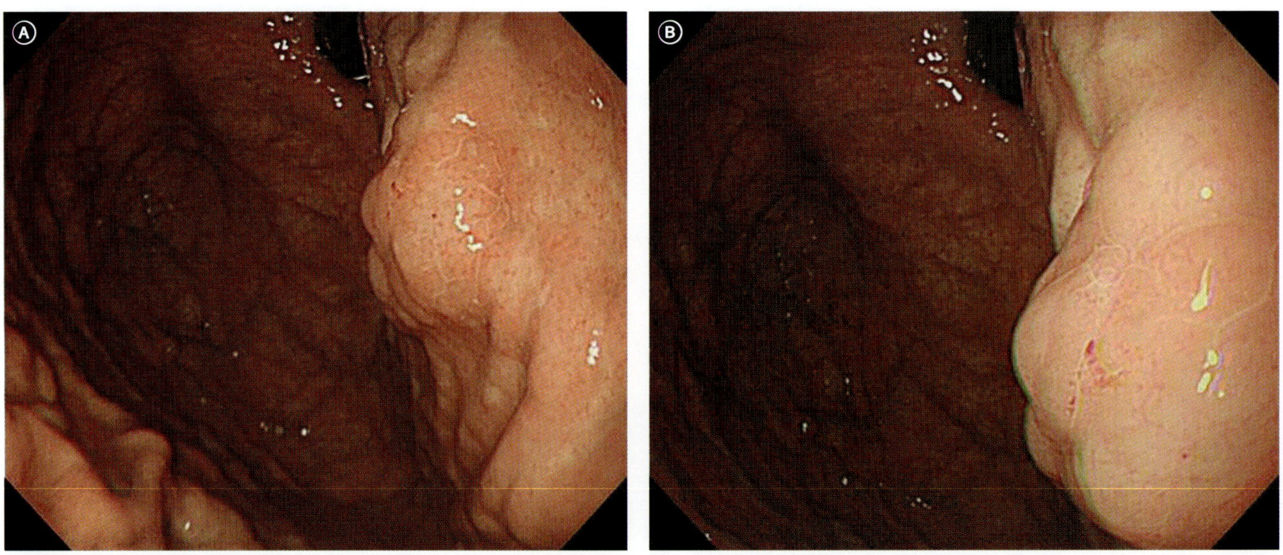

그림 6 점막하 종양 양상의 융기성 병변

위체 상부 전벽에 점막하 종양 양상의 융기성 병변이 관찰된다. 일부 표면에는 과립 모양 변화가 동반되어 있다. 육안 소견으로는 점막하 종양과의 감별이 어려웠으며, 생검을 통해 MALT 림프종으로 진단되었다.

감별진단 시 주의할 점

- 융기형에서는 조기위암 0-I/IIa 및 점막하 종양과의 감별이 필요하다.
- 탈색된 병변은 미분화암과 유사하지만, 위 MALT 림프종에서는 다발하는 경우가 있다. 또한, NBI 관찰에서 나뭇가지처럼 퍼지는 tree like appearance가 특징적인 소견이며, 혈관 직경의 불균일을 동반하는 IMVP나 경계선(demarcation line)이 관찰되지 않는 점이 위암과의 감별점이다.
- 거대 주름형에서는 4형 위암과 유사하므로 특히 주의가 필요하다. 위 MALT 림프종에서는 위벽의 신전성은 유지되나, 내시경 소견으로 감별이 어려워 여러 부위에서 생검을 시행하여 감별하는 것이 중요하다.

참고문헌

1) Isaacson P & Wright DH : Malignant lymphoma of mucosa-associated lymphoid tissue. A distinctive type of B-cell lymphoma. Cancer, 52 : 1410-1416, 1983

2) Asenjo LM & Gisbert JP : Prevalence of Helicobacter pylori infection in gastric MALT lymphoma : a systematic review. Rev Esp Enferm Dig, 99 : 398-404, 2007

3) 「造血器腫瘍診療ガイドライン2023年版　第3版」(日本血液学会/編), pp216-248, 金原出版, 2023

4) Nakamura S, et al : Long-term clinical outcome of gastric MALT lymphoma after eradication of Helicobacter pylori : a multicentre cohort follow-up study of 420 patients in Japan. Gut, 61 : 507-513, 2012

5) 中村昌太郎, 松本主之 : 消化管悪性リンパ腫の診断と治療. 日本消化器内視鏡学会雑誌, 56 : 3599-3606, 2014

빈 도
★☆☆
난이도
★★☆

13 전이성 종양

柿本 光

질환의 개요

- 타 장기 악성 종양에서 위로 혈행성 또는 림프행성으로 전이되어 발생하는 종양이다. 전이 원발 부위로는 폐암, 유방암, 식도암 등이 많지만, 원발 병소가 전이를 일으킬 정도로 진행된 단계에서 발생하는 것이므로 발생 빈도는 매우 낮다.
- 종양이 미란이나 궤양을 형성하는 경우가 있으며, 이 경우 출혈이 발생할 수 있지만 이 전이성 종양 단독으로 증상이 나타나는 경우는 드물다(원발 질환에 의한 증상이 뚜렷하다).
- 내시경 검사에서 우연히 발견되는 경우도 있으나, CT에서 발견된 타 장기 종양의 정밀 평가의 일환으로 시행되는 선별 검사에서 발견되는 경우가 많다.

특징적인 소견과 진단

- 육안적으로는 융기성 미란이나 점막하 종양 양상의 작은 융기를 보이는 경우가 많다(그림 1~3). 융기형 형태이더라도 융기의 중심에 함몰, 미란 또는 궤양이 관찰되는 경우가 있다. 미란 · 궤양은 종양 조직이 노출된 경우가 대부분이므로, 해당 부위를 생검하면 악성 조직을 검출하기 쉽다.
- 한 부위로의 전이가 그대로 크게 되는 경우도 있지만, 여러 개의 전이가 관찰되는 경우도 있다.

감별진단 시 주의할 점

- 위 원발 악성 종양(위암이나 악성 림프종 등) 및 위궤양, 각종 용종, 융기성 미란과의 감별이 필요하다.
- 특히 융기의 중심에 함몰 · 미란을 보이는 경우에는 점막 내부에서 종양 조직이 노출된 것으로, 악성 림프종도 유사한 형태를 나타내므로 생검을 통한 감별이 요구된다.

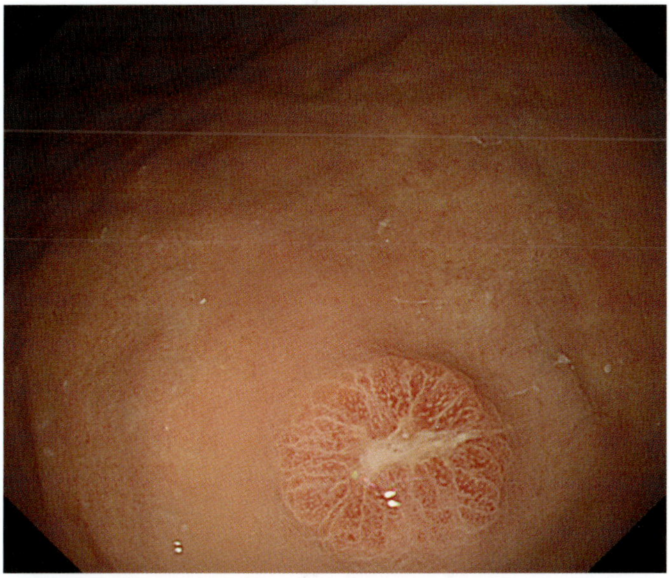

그림 1　식도암으로부터의 전이성 위종양

융기성 미란 양상의 융기로 중심에 미란에 미란을 동반한다. 융기면 전체의 점막면에 발적과 부종성 변화가 있으며, 점막하 종양에 의한 점막면으로의 염증 파급이 관찰된다.

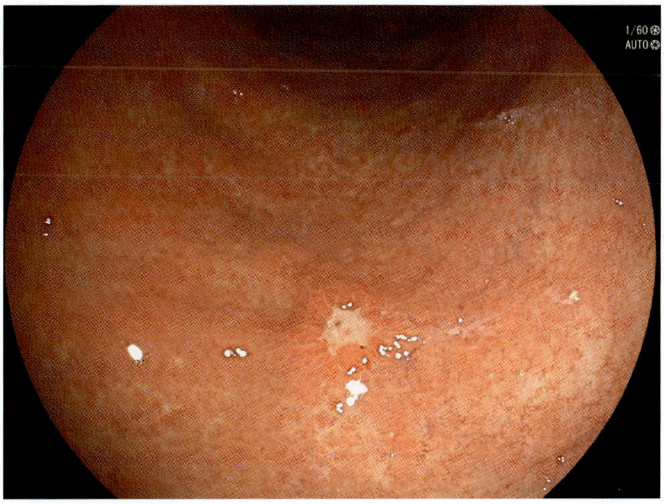

그림 2　췌장암으로부터의 전이성 위종양

주위에 부종상의 높이가 낮은 점막을 동반한 미란.

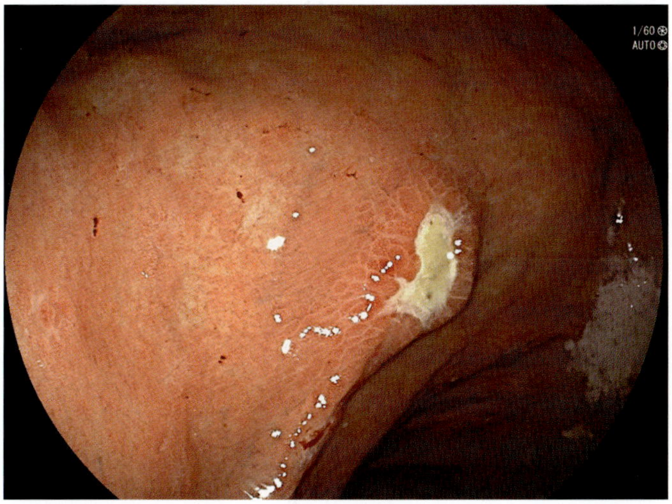

그림 3　췌장암으로부터의 전이성 위종양

점막하 종양 양상의 융기로 교량형 주름(bridging fold)을 동반한다. 궤양은 불규칙한 형태이며, 융기에 비해 궤양의 크기가 큰 점이 점막하 종양과의 감별점이 된다.

빈 도 ★★☆
난이도 ★☆☆

14 위장관기질종양

田代 淳, 新井雅裕

질환의 개요

- 절제가 가능한 종양이라면, 치료의 제1선택은 외과적 절제이다.
- 약 90%에서 *c-kit* 유전자 변이가 관찰된다.
- EUS-FNA를 통해 비교적 병변이 작을 때부터 정확도가 높은 진단이 가능해지고 있다.

특징적인 소견과 진단 (그림 1~5)

- 『GIST 진료 가이드라인 제4판』에 따르면 2 cm 미만으로 악성 소견(궤양 형성, 가장자리 불규칙, 크기 증가 경향)이 없으면 연 1~2회 추적 관찰로 충분하나, 2~5 cm 미만 병변에서는 위장관기질종양(gastrointestinal stromal tumor, GIST)을 의심하여 FNA, 보링 생검/절개 생검을 시행한다.
- 큰 병변에서는 때때로 궤양이나 출혈을 동반하는 경우가 있다.
- 벽외 압박과 같은 소견이라도, 벽외 성장형 GIST 가능성도 있으므로 적극적으로 복부 CT를 고려한다.

감별진단 시 주의할 점

- 평활근종보다 요철을 동반하는 빈도가 다소 높다.
- 시간 경과에 따른 크기의 변화는 진단에 도움이 되는 경우가 있다.
- 측정 겸자 등을 이용해 크기를 측정해 두는 것도 추후 경과 관찰 시 유용하다.
- 가능하다면 조영 CT도 시행하여, 내부 괴사 소견을 확인하는 것이 좋다.
- 벽외 성장형에서는 CT를 통해 크기 평가를 수행할 필요가 있다.

참고문헌

1) 「胃と腸アトラスI 上部消化管 第2版」(八尾恒良/監,「胃と腸」編集委員会/編), 医学書院, 2014
2) 「GIST診療ガイドライン2022年4月改訂 第4版」(日本癌治療学会/編), 金原出版, 2022

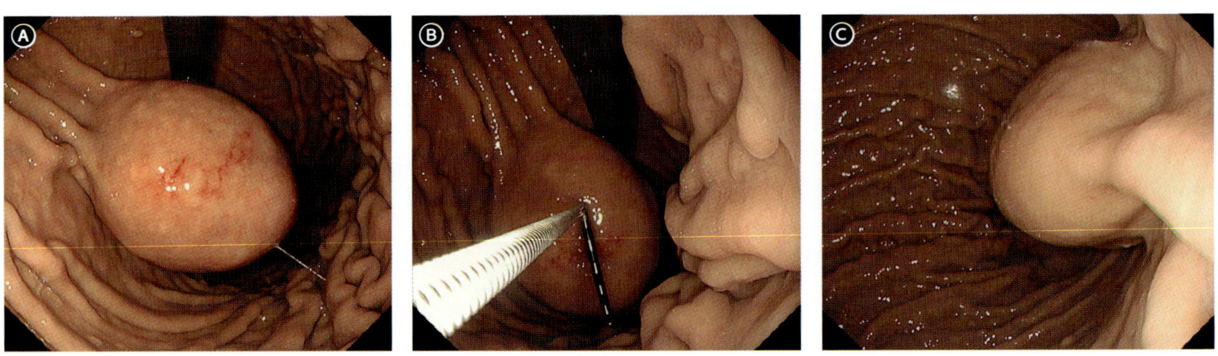

그림 1 84세 남성. GIST 증례
출혈이 발생하여 입원. 크기는 4~5 cm였고 후일 외과 수술을 받았다.

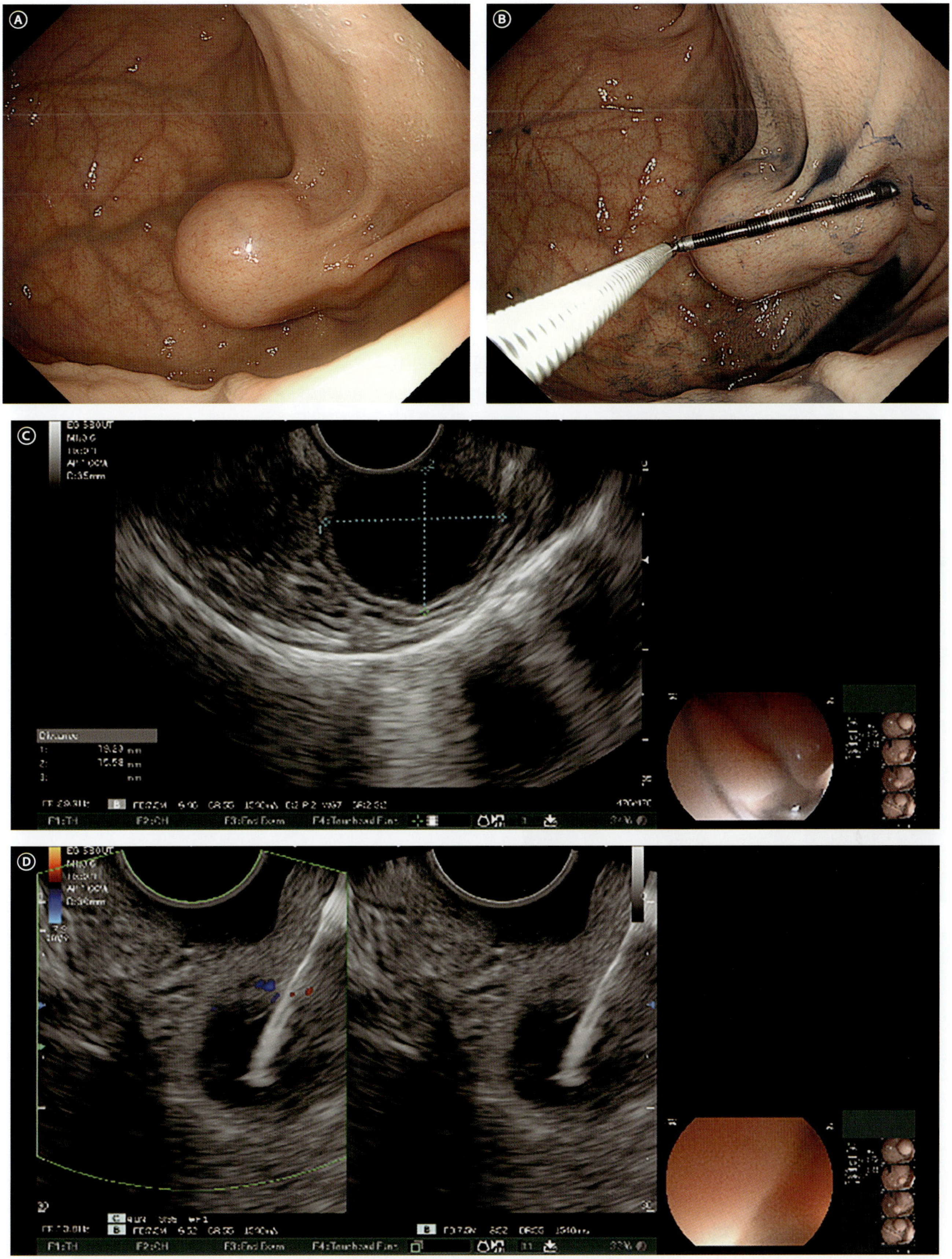

그림 2 57세 여성, GIST 증례

Ⓐ) 위 저부에 쌍봉 형태의 20 mm 크기의 점막하 종양이 관찰된다.

Ⓑ) 인디고카르민을 도포하여 요철 및 주름의 상태를 확인. 측정 겸자를 이용하여 병변의 크기를 객관적으로 계측하고 있다.

Ⓒ, Ⓓ) EUS-FNA를 통해 GIST로 진단되었다.

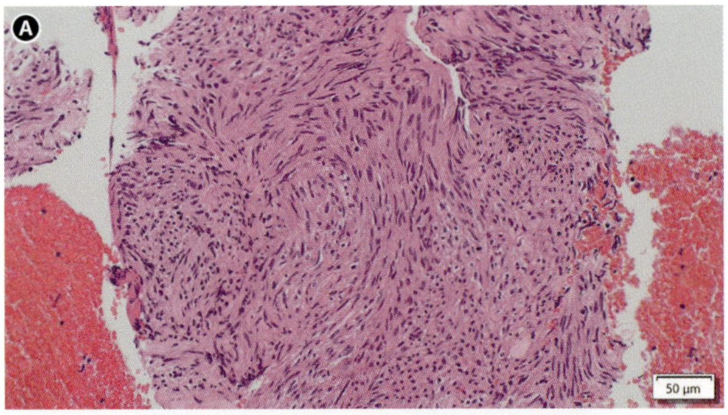

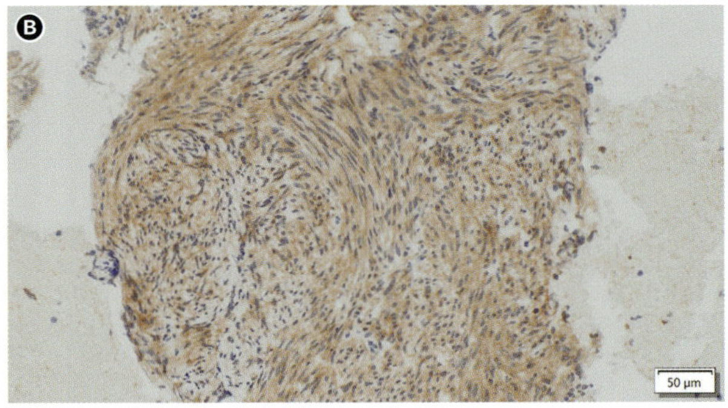

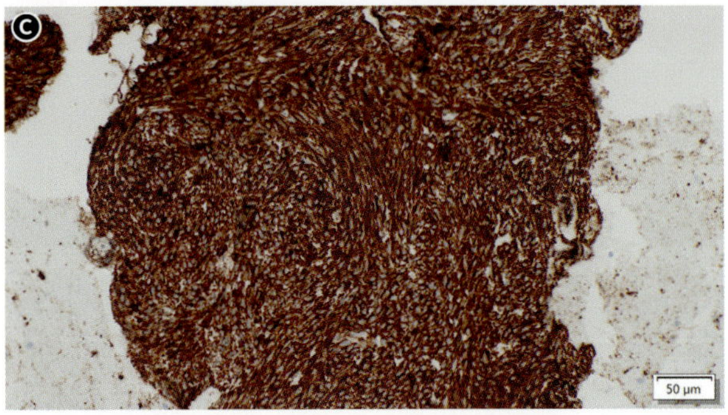

그림 3 병리 표본

Ⓐ) HE 염색: 방추형 종양세포가 끈 모양으로 배열되며 비교적 치밀하게 충실성 증식을 보인다.

Ⓑ) 면역조직화학염색 *c-kit*: *c-kit* 양성.

Ⓒ) 면역조직화학염색 CD34: CD34 양성. 그 외 Desmin(−), S-100(−), Ki67 양성률 3.4%, 핵분열상은 관찰되지 않음.

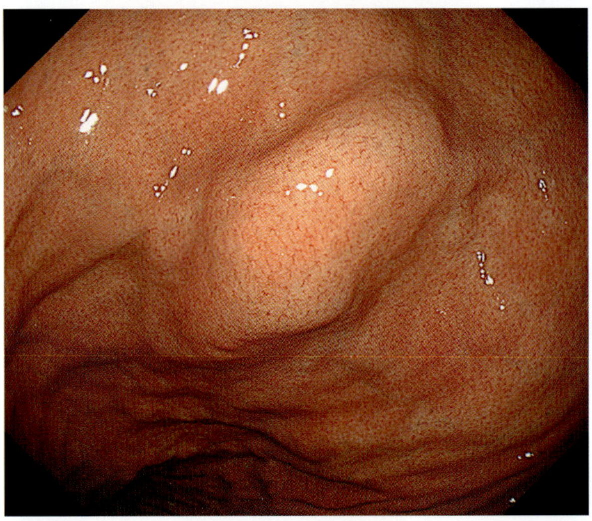

그림 4 68세 남성. GIST가 의심되는 증례

약간 불규칙한 SMT로, GIST가 의심되어 FNA를 검토하였다.

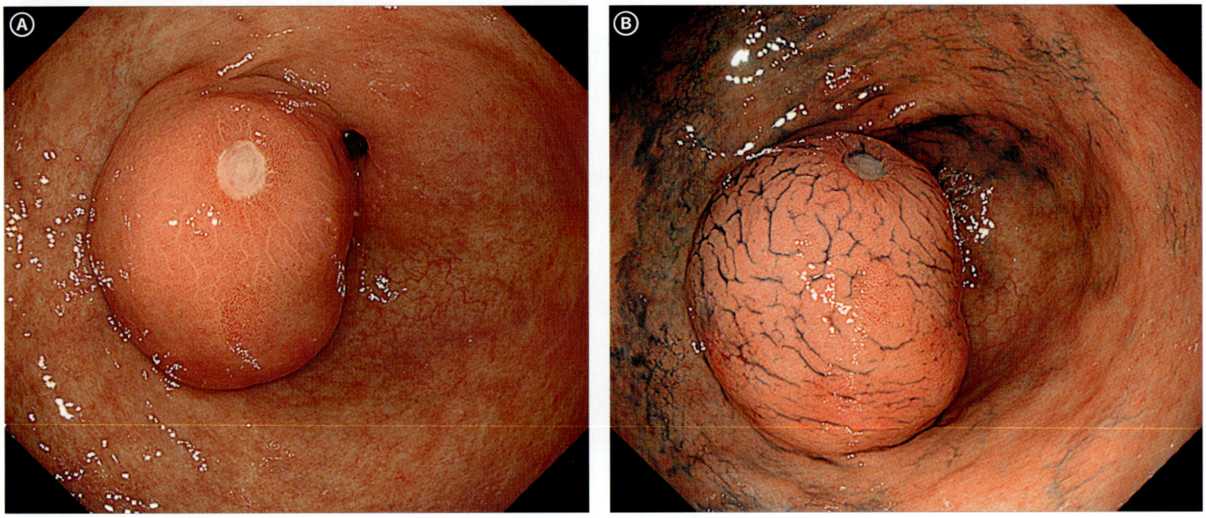

그림 5 75세 남성. GIST가 의심되는 증례

궤양을 동반한 점막하 종양으로 GIST가 의심되나, 환자는 경과 관찰을 희망하였다.

빈 도 ★☆☆
난이도 ★☆☆

15 지방육종

伊藤 峻

질환의 개요

- 지방육종은 악성 연부 종양 중 비교적 빈도가 높지만, 위를 포함한 소화관에 발생하는 경우는 드물다[1].
- 질환 특이적인 증상은 없으며, 일반적인 악성 점막하 종양과 마찬가지로 출혈, 복통, 종괴 촉지 등을 계기로 발견되는 경우가 많다.
- 일본의 조직학적 분류에서는 고분화형(Well differentiated type), 탈분화형(Dedifferentiated type), 점액형(Myxoid type), 원형세포형(Round cell type), 다형형(Pleomorphic type), 혼합형(Mixed type)으로 나뉜다. 분화형은 다시 지방종 양상(Lipoma-like), 경화형(Sclerosing)으로 아분류된다.
- 치료 술식에 관한 일정한 견해는 없고, 위 국소 절제술이 선택되는 경우가 많다.
- 예후는 발생 부위나 조직형에 따라 다르며 고분화형 · 점액형은 일반적으로 예후가 양호한 반면, 탈분화형, 원형세포형, 다형형은 예후가 불량하다.

특징적인 소견과 진단 (그림 1)

- 내시경 소견으로는 점막하 종양 양상의 형태를 나타낸다.
- 영상 진단에서는 조직형에 따라 다양한 소견을 나타낸다. CT에서 지방 조직과 동등한 저흡수 영역은 고분화 성분을, 물과 동등한 농도는 점액 성분을, 조영 증강되는 충실성 성분은 미분화 성분에 해당하는 것으로 간주된다. MRI에서는 지방종이 T1/T2 영상에서 균일한 고신호 영역으로 영상화되는 것과 달리, 대개 불균일한 저신호 영역으로 나타나는 경우가 많다.

감별진단 시 주의할 점

- 육안적으로는 지방종이나 기타 점막하 종양과의 감별이 어려운 경우가 많지만, 일반적인 점막하 종양에 대한 내시경 진료와 마찬가지로 궤양 형성, 가장자리 불규칙, 크기 증가 경향 등의 내시경 소견이 관찰되면 감별진단으로 고려할 필요가 있다.

참고문헌

1) 大橋信治, 他：胃脂肪腫, 胃脂肪肉腫.「別冊日本臨牀　新領域別症候群シリーズ No. 11 消化管症候群(第2版) 上」(浅香正博/編), pp335-340, 日本臨牀社, 2009

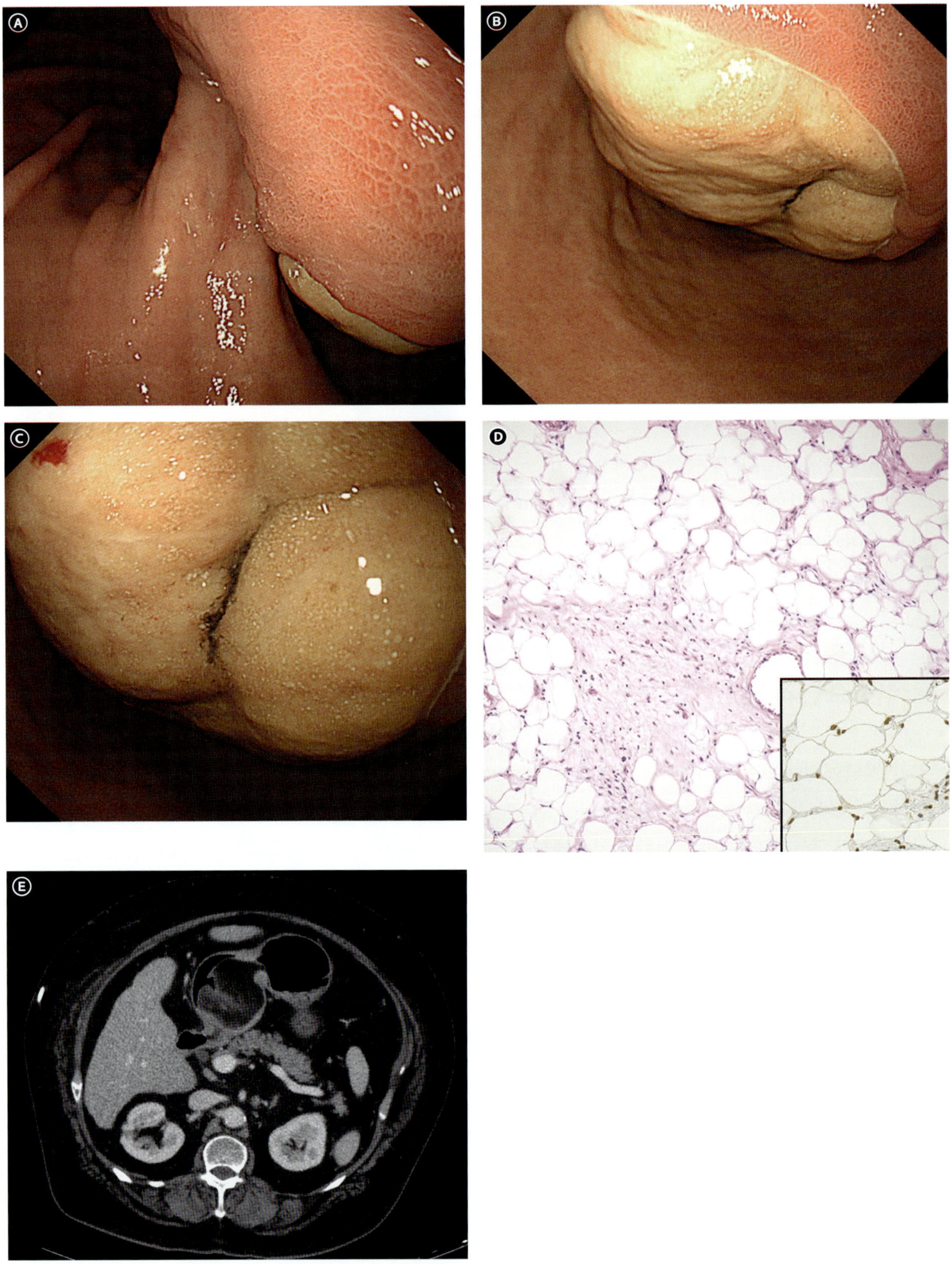

그림 1 70대 여성. 빈혈 정밀 검사를 위해 시행한 상부 소화관 내시경 검사에서 병변이 발견되었다.

Ⓐ) 위 각부~전정부 소만 후벽에 거대한 점막하 종양이 관찰된다.

Ⓑ) 종양의 정상 부위에는 궤양이 형성되어 있다.

Ⓒ) 근접 관찰 시 궤양면에 분엽 양상의 황색 조직이 노출되어 있으며 지방 방울이 관찰된다.

Ⓓ) 병리조직 소견. HE 염색에서는 비교적 균일한 성숙 지방세포 양상이지만 국소적으로 충실 성분을 동반하고, MDM2 면역조직화학염색(오른쪽 아래)에서 양성 소견을 보여 고분화형 지방육종으로 진단되었다.

Ⓔ) 조영 CT에서는 지방과 동일한 농도의 저흡수 종괴가 관찰되며, 내부는 불균일하고 부분적으로 조영 증강 효과를 동반한다.

1 선암(비유두부) ①: 조기암

小田島慎也

질환의 개요

- 비유두부 십이지장 선암의 발생자 수는 2016년에 3,005명이며, 일본 인구를 기준으로 한 조발생률은 인구 100만 명당 연간 23.7명으로 희귀암에 해당한다[1].
- 최근 내시경 기기의 발전과 내시경 검진 도입으로 표재성 십이지장암을 포함한 표재성 비유두부 십이지장 상피성 종양(superficial non-ampullary duodenal epithelial tumor, SNADET)의 진단 기회가 증가하고 있으며[2], 조기 치료의 중요성이 커지고 있다.
- SNADET 또는 십이지장암을 감별할 수 있는 내시경 진단 기준은 아직 확립되지 않은 상태이다. 한편, 생검 진단의 정확도는 SNADET에서 71.6%로 낮고[3], 더 나아가 생검 후 반흔이 내시경 치료에 미치는 영향이 크다는 점을 포함하여 내시경 치료 적응증이 되는 SNADET에 대한 생검은 권장되지 않는 것이 현황이다

특징적인 소견과 진단(그림 1)

- 백색광 관찰에서는 0-IIa형이 가장 많고, 다음으로 함몰형인 0-IIc형이나 0-I형, 0-IIa+IIc형 종양이 많이 관찰된다. 발적을 띠거나 WOS(white opaque substance)를 동반한 백색의 관상, 유두상, 융모상 등 다양한 점막 구조를 나타내는 경우가 있다.
- 십이지장암의 내시경 진단은 아직 확립되지 않았으나, WOS의 소실이나 발적을 띠는 병변, 표면 점막의 불규칙, 종양의 큰 직경 등이 암을 시사하는 소견이다.

감별진단 시 주의할 점

- 십이지장 선암과의 감별이 문제 되는 질환으로는 십이지장 선종, 십이지장 신경내분비종양 등 상피성 종양이나, 이소성 위점막이나 Brunner선 과형성 등 비종양성 병변이 있다.
- 선종과 암의 감별에 확립된 방법은 없으며, 감별이 어려운 증례도 있다.
- 십이지장 신경내분비종양이나 이소성 위점막, Brunner선 과형성 등은 점막 표층 구조, WOS 유무, 점막하 종양 양상의 소견 등을 참고하여 감별할 수 있다.

참고문헌

1) Yoshida M, et al : The incidence of non-ampullary duodenal cancer in Japan : The first analysis of a national cancer registry. J Gastroenterol Hepatol, 36 : 1216-1221, 2021
2) Goda K, et al : Endoscopic diagnosis of superficial non-ampullary duodenal epithelial tumors in Japan : Multicenter case series. Dig Endosc, 26 Suppl 2 : 23-29, 2014
3) Kinoshita S, et al : Accuracy of biopsy for the preoperative diagnosis of superficial nonampullary duodenal adenocarcinoma. Gastrointest Endosc, 86 : 329-332, 2017

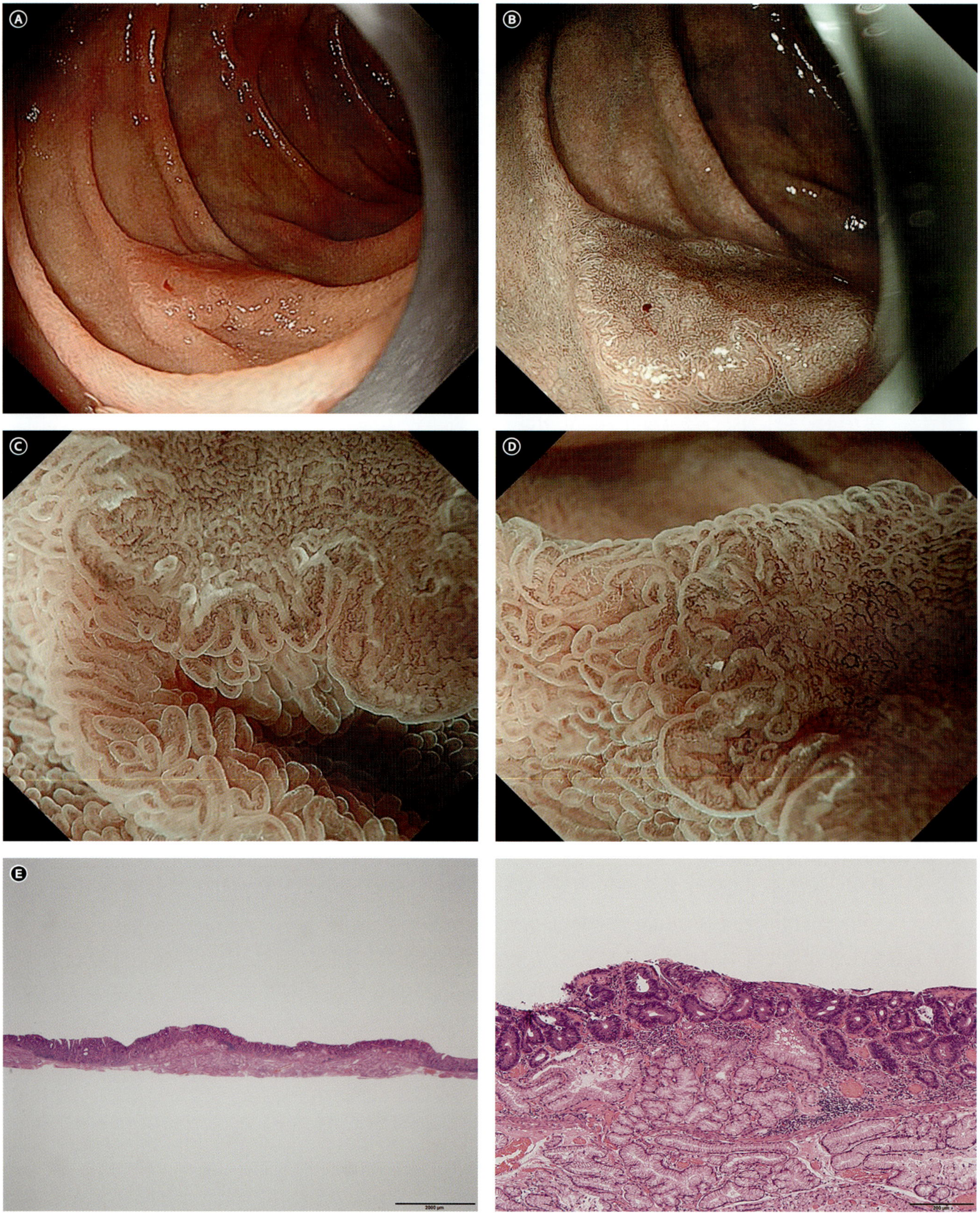

그림 1 십이지장 하행부의 조기 십이지장암

Ⓐ) 십이지장 하행부에 약 15 mm 크기의 발적을 띤 함몰 병변(0-IIc)이 관찰된다.

Ⓑ) NBI 비확대 관찰 영상. 함몰면이 비교적 균일한 성분으로 구성되어 있으며, 가장자리 WOS가 관찰된다.

Ⓒ, Ⓓ) NBI 확대(고배율) 관찰 영상. 병변 경계 부근에 약간의 WOS가 동반되며, 종양 표층에서는 불규칙한 미세혈관 구조가 관찰된다.

Ⓔ) 병리 소견.

2 선암(비유두부) ②: 진행암

빈도 ★☆☆
난이도 ★☆☆

小田島慎也

질환의 개요

- 일본에서 비유두부 십이지장 선암 발생자 수는 2016년 3,005명이며, 일본 인구를 기준으로 한 조발생률은 인구 100만 명당 연간 23.7명으로 희귀암에 해당한다[1].
- 같은 보고에 따르면 일본에서 발견된 비유두부 십이지장 선암 중 진행암은 43.6%였다[1].
- 비유두부 십이지장 진행암의 치료법으로는 주로 외과적 수술과 항암화학요법이 시행되며, 같은 보고의 진행암 환자 중 외과적 수술과 화학요법 시행 비율은 각각 39.3%와 41.5%였다.
- 십이지장암의 근치 수술 후의 보조 화학요법은 현 단계에서는 시행하지 않는 경우가 많다.
- 절제 불가능하거나 재발한 십이지장암에 대한 화학요법으로는 플루오로피리미딘, 옥살리플라틴을 이용한 전신 화학요법이 많이 사용된다.

특징적인 소견과 진단

- 백색광 관찰에서는 궤양 국한형인 2형 진행암이 많이 관찰된다(그림 1Ⓐ).
- 불규칙이 강한 궤양 병변으로 인식되며, 종양이 커짐에 따라 출혈이 잘 일어나거나 협착 · 폐쇄가 발생하는 경우가 있다(그림 1Ⓑ).

감별진단 시 주의할 점

- 십이지장 선암과의 감별이 문제 되는 질환으로는 십이지장궤양, 십이지장 신경내분비종양 등 상피성 종양이 있다.
- 십이지장궤양은 경계가 명확하고 균일한 형태를 갖는 경우가 많으나, 십이지장암은 형태 및 가장자리의 불규칙성이 자주 관찰되며, 출혈이 잘 발생하고 협착을 동반하는 경우도 있다.
- 십이지장 신경내분비종양 등의 악성종양이 진행된 경우에도 궤양이 형성될 수 있어 감별이 어려운 경우가 있다. 진단에는 생검 진단을 한다.

참고문헌

1) Yoshida M, et al : The incidence of non-ampullary duodenal cancer in Japan : The first analysis of a national cancer registry. J Gastroenterol Hepatol, 36 : 1216-1221, 2021

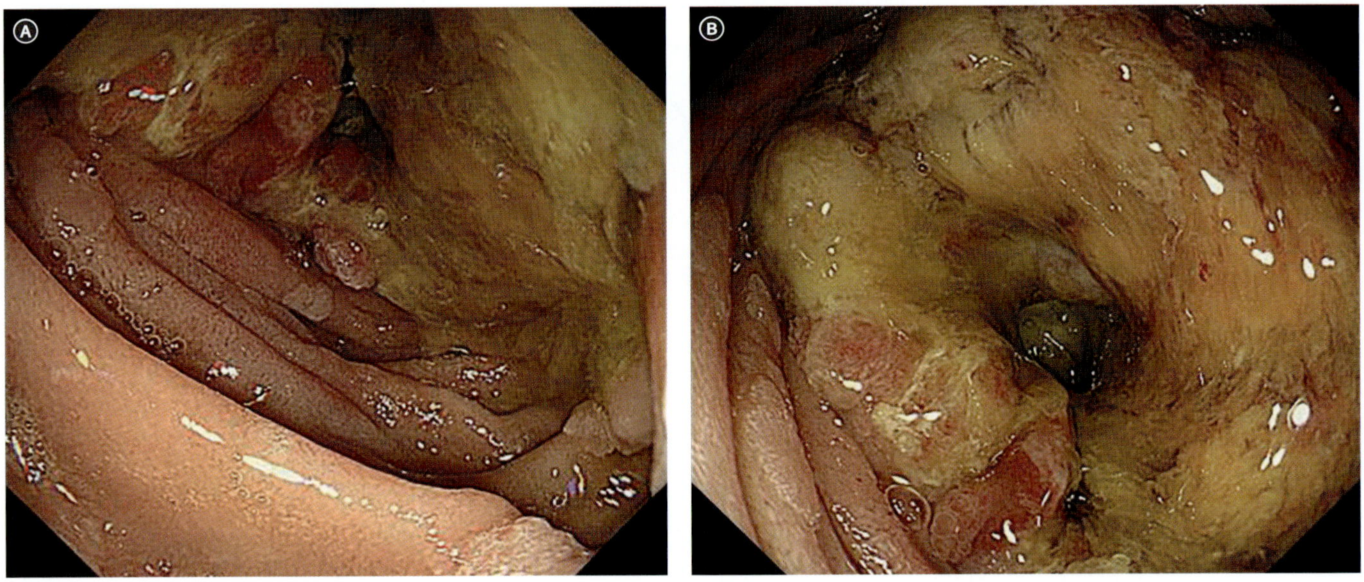

그림 1 십이지장 하행부. 2형 진행암

Ⓐ) 백색광 관찰. 십이지장 하행부에 다량의 점액이 부착된 주변 융기를 동반하는 궤양성 병변이 관찰된다. 융기 성분은 불규칙한 형태로 상피성 종양 양상이다.

Ⓑ) 병변은 전주성이었다. 협착을 일으켜 세경 내시경의 통과가 불가능했다. 생검을 통해 십이지장 진행암으로 진단되었다.

3 유두종양(선종~암)

빈 도 ★☆☆
난이도 ★★☆

保坂祥介, 小野敏嗣

질환의 개요

- 십이지장 유두부는 담관과 췌관의 말단이 십이지장 벽에 합류하여 개구하는 부위를 가리키며, 그 주변은 오디 괄약근으로 둘러싸여 있다. 유두부 종양은 이 부위에 발생한 선종 또는 암을 말한다. 유두부 암은 육안 형태에 따라 종괴형, 궤양형, 혼합형, 기타형으로 분류된다[1]. 치료법으로 전통적으로는 췌두부 십이지장 절제술(pancreatoduodenectomy, PD)이 선택되어 왔으나, 침습이 크기 때문에 최근에는 내시경적 유두 절제술(endoscopic papillectomy, EP)이 널리 시행되고 있다.

특징적인 소견과 진단

- 선종의 점막은 백색에서 갈색을 띠는 경우가 많으며, NBI를 이용하면 정상 점막과 이형 점막의 경계가 명확해져 진단에 도움이 된다[2,3](그림 1ⒶⒷ, 그림 2ⒷⒸⒹ).
- 궤양, 출혈 용이성, 경도 등의 소견이 동반되는 경우에는 선암을 시사할 가능성이 있다[4].
- 내시경 소견만으로는 선종과 선암의 구분이 어려워 생검을 시행하며, 심부에서 이형이 강한 경우가 많으므로 가능한 한 심부에서 채취한다[5].

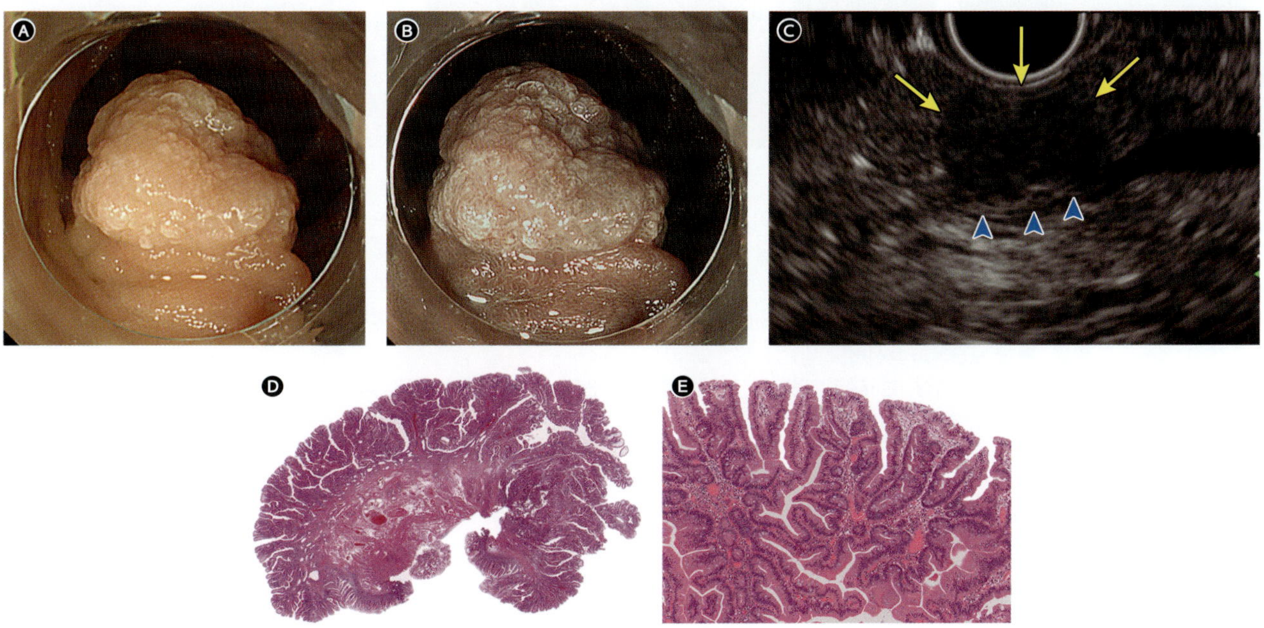

그림 1 80대, 여성

Ⓐ) 일반 관찰 소견. 백색의 융기성 병변이 관찰된다.
Ⓑ) NBI 소견. 정상과 이형성 점막의 경계가 명확해지고, 점막 구조의 흐트러짐이나 이상 혈관은 두드러지지 않는다.
Ⓒ) 병변은 저에코의 종괴상을 보인다(⇨). 십이지장 고유근층은 보존되어 있으며, 오디 괄약근으로의 침윤은 없는 것으로 판단되었다(►). EP 시행 방침으로, 병변을 일괄 절제하였다.
Ⓓ) 병리조직학적 소견(HE 저배율 소견).
Ⓔ) 병리조직학적 소견(확대 소견). 점막층에 경도의 핵 종대를 보이는 장형의 이형 선관이 관찰된다. Tubular adenoma, low grade of the ampulla of Vater.

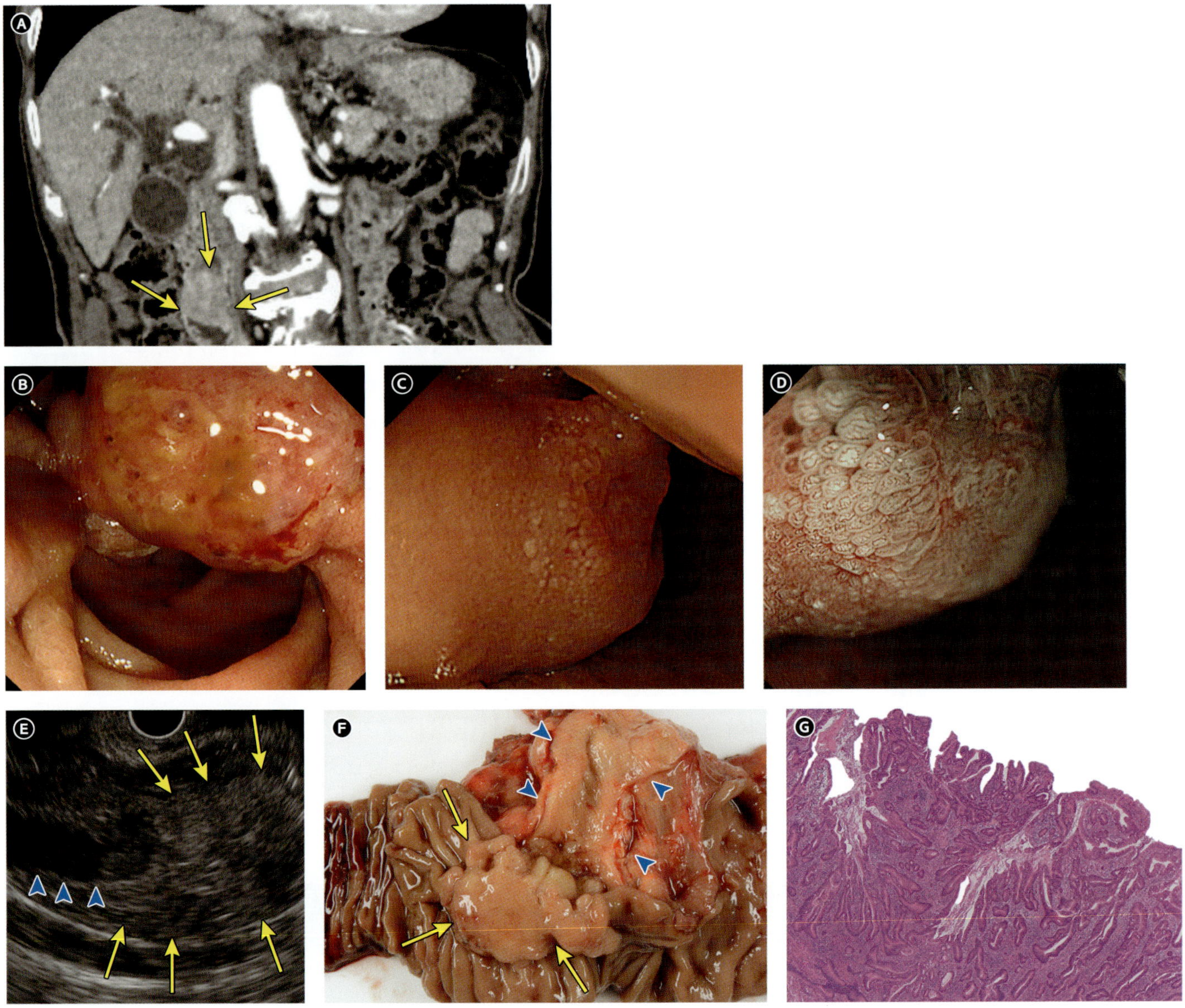

그림 2 80대, 여성

Ⓐ) 관상 단면 CT 영상. 십이지장 내에 경도의 조영 효과를 보이는 종괴가 관찰된다(⇨). 또한, 간측 담관의 확장도 확인된다.

Ⓑ, Ⓒ) 일반적인 관찰 소견. 발적을 띠며, 정상부 일부에 궤양을 동반한다.

Ⓓ) NBI 소견. 점막 구조의 이형과 이상 혈관이 관찰된다.

Ⓔ) 종양(⇨)이 십이지장 고유근층이나 담관(▶)으로의 침윤한 것이 확인된다. 담관 내에도 일부 병변이 함입되어 있다.

Ⓕ) 수술 생검. ⇨는 주 병변, ▶는 담관으로 표시된다.

Ⓖ) 병리조직학적 소견(확대도): 사행, 확장, 불규칙한 문합을 보이는 종양 선관의 증식과 핵은 종대, 극성의 소실, 가성 중층화를 동반한다(loss of polarity, pseudostratification). Adenocarcinoma(well > mod), pT3a, pPV0, pA0, INFb, Ly0(D2-40), V0(EVG), Pn0, pN1, cM0, pHM0, pPM0, pEM0, pR0, pStage IIIA였다.

감별진단 시 주의할 점

- 종양의 담관 및 췌관 침범 여부에 따라 치료 방침이 달라진다. 일반적으로 침범이 있는 경우에는 PD, 침범이 없고 선종인 경우에는 EP가 선택되지만, 암에 대한 EP의 명확한 합의는 아직 이루어지지 않았다[5].
- 십이지장 유두부암은 유두부 점막 내에 국한된 T1a와 오디괄약근에 도달한 T1b로 구분된다. T1a 병변의 경우 림프절전이가 거의 관찰되지 않으나[6,7], T1b암에서는 림프절 전이율이 높아지는 것으로 보고되어[8,9] 오디괄약근 침윤 여부 평가가 매우 중요하다. 수술 전 초음파내시경 검사(endoscopic ultrasound, EUS) 및 관강내

초음파 검사(intraductal ultrasonography, IDUS)를 시행함으로써 오디괄약근 침윤 여부 평가에 도움이 된다(그림 1Ⓒ, 그림 2Ⓔ).

- 생검 결과가 선종이라 하더라도 심부에 고이형도 암이 존재할 가능성이 지적되고 있으므로, 치료 방침에 대해서는 신중한 판단이 요구된다[5].

참고문헌

1) 「臨床・病理　胆道癌取扱い規約　第7版」(日本肝胆膵外科学会/編), pp23-25, 金原出版, 2021
2) Park JS, et al：Usefulness of white-light imaging-guided narrow-band imaging for the differential diagnosis of small ampullary lesions. Gastrointest Endosc, 82：94-101, 2015
3) Uchiyama Y, et al：New approach to diagnosing ampullary tumors by magnifying endoscopy combined with a narrow-band imaging system. J Gastroenterol, 41：483-490, 2006
4) Baillie J：Endoscopic ampullectomy. Am J Gastroenterol, 100：2379-2381, 2005
5) 糸井隆夫, 他：内視鏡的乳頭切除術(endoscopic papillectomy：EP) 診療ガイドライン. 日本消化器内視鏡学会雑誌, 63：451-480, 2021
6) 長池幸樹, 他：十二指腸乳頭部癌切除例の臨床病理学的検討. 胆道, 23：74-79, 2009
7) 大坪　出, 他：早期乳頭部癌の臨床的特徴と治療. 胆と膵, 33：249-254, 2012
8) Amini A, et al：Is local resection adequate for T1 stage ampullary cancer? HPB(Oxford), 17：66-71, 2015
9) Lee H, et al：Transduodenal Ampullectomy for the Treatment of Early-Stage Ampulla of Vater Cancer. World J Surg, 40：967-973, 2016

빈 도 ★☆☆
난이도 ★★☆

4 신경내분비종양

小島健太郎

질환의 개요

- 과거에는 유암종(carcinoid)이라 불리던 종양으로, 일본 내 소화관 신경내분비종양(neuroendocrine tumor) 중 십이지장은 직장, 위에 이어 세 번째로 호발하는 부위이다.
- 십이지장 신경내분비종양은 점막 심층의 내분비세포에서 발생하는 종양으로, 팽창성으로 성장하여 점막하 종양 양상의 형태를 보인다.
- 내시경 절제의 적응증이 되는 신경내분비종양은 크기가 10 mm 이하이고, 심달도가 점막하층까지에 국한된 비유두부 병변이다. 유두부 병변이나 크기가 20 mm를 초과하는 병변, 림프절 전이가 동반된 병변에 대해서는 외과적 수술이 선택된다. 크기가 10~20 mm인 병변은 외과적 수술 또는 내시경 절제가 선택되나, 표준화되어 있지 않다[1].
- 내시경 절제 방법으로 일반적인 EMR은 심부 절단면 양성률이 높아, 깊은 절단면의 여유 확보를 위해 EMR-C(cap법)나 EMR-L(결찰법), ESD에 의한 절제가 권장된다.

특징적인 소견과 진단 (그림 1)

- 반구형의 점막하 종양 양상 융기성 병변으로 인식되며, 병변의 색조는 주로 황색을 띠지만, 정상 색조나 발적을 띠는 경우도 있고, 정상부에 미세혈관이 관찰되기도 한다.
- 큰 병변에서는 종양의 팽창성 성장으로 인해 정상 부위에 얕은 함몰이 생긴다. 더 진행하여 심부 침윤한 병변에서는 2~3형 진행암 형태를 보인다.

감별진단 시 주의할 점

- 감별 질환으로는 Brunner선 과형성, 이소성 위 점막, 이소성 췌장, 위장관기질종양, 악성 림프종, 전이성 종양 등 점막하 종양 양상을 보이는 병변들이 있다. Brunner선 과형성, 이소성 위 점막, 전이성 종양 등은 일반적으로 다발성인 경우가 많아 신경내분비종양과 감별된다.

참고문헌

1) Delle Fave G, et al : ENETS Consensus Guidelines for the management of patients with gastroduodenal neoplasms. Neuroendocrinology, 95 : 74-87, 2012

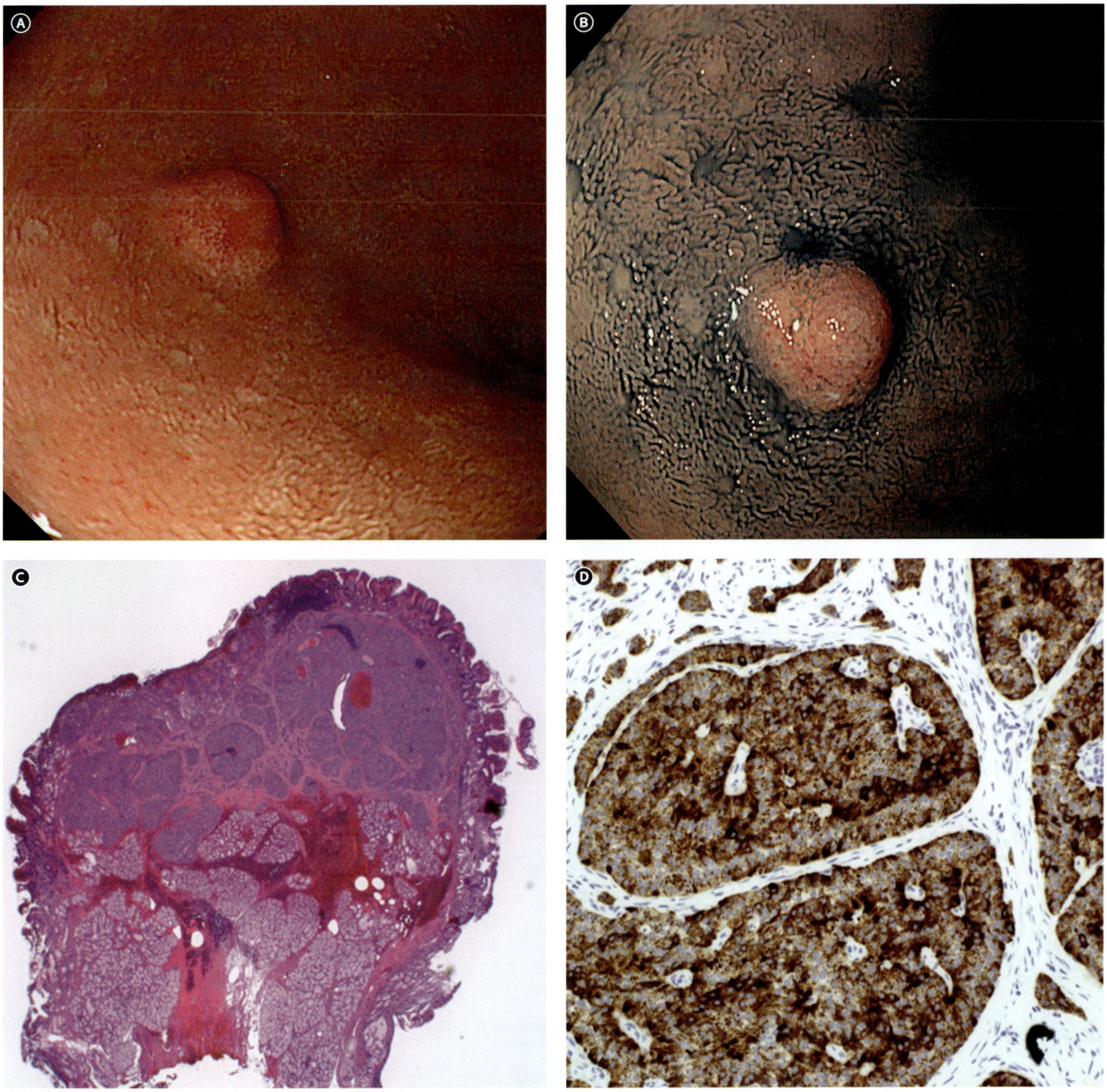

그림 1 십이지장 구부 신경내분비종양(G1)의 내시경 소견과 병리 소견

Ⓐ) 백색광: 십이지장 구부 전벽에 5 mm 크기의 경도 발적을 띠는 점막하 종양 양상의 융기성 병변이 관찰된다.

Ⓑ) 인디고카르민 도포 소견: 병변의 정상은 경도 발적을 보이지만, 가장자리는 황색을 띠고 있다.

Ⓒ) EMR-L 병리 표본(HE 염색, ×2): 거의 원형에 가까운 핵과 호산구 과립 모양의 세포질을 가진 종양세포가 소엽상 또는 체상 구조를 이루며 점막 고유층에서 점막하층으로 침윤하고 있다.

Ⓓ) EMR-L 병리 표본(Chromogranin A 염색, ×20): 신경내분비 마커인 Chromogranin A에 양성 반응을 보인다.

빈 도 ★★☆
난이도 ★★☆

5 악성 림프종

石橋 嶺, 辻 陽介

질환의 개요

- 소화관 악성 림프종의 발생 부위는 위가 가장 많으며, 다음으로 소장(20~30%), 대장(10~20%) 순이고 식도에서는 드물다. 발생 부위 빈도는 지역에 따라 차이가 있으며, 중동 및 지중해 연안 지역에서는 소장에서의 발생이 75%를 차지한다[1].
- 십이지장에서는 소포성 림프종의 빈도가 DLBCL보다 높다[1].
- 표준 치료는 확립되어 있지 않으며, 진행이 완만하여 무치료 경과 관찰로 진행되는 경우도 있으므로 의료기관에 따라 수술, 화학요법, 방사선 치료가 시행되기도 한다[1].

특징적인 소견과 진단(그림 1~4)

- 악성 림프종의 내시경 소견은 발적, 미란, 융기, 함몰, 조약돌 모양 점막 등 다양하며, 조직 진단 및 면역조직화학염색이 필요하다[2~4].
- 내시경 소견으로는 위 악성 림프종의 Yao 분류나 Sano 분류를 기반으로 표현되는 경우가 많다(제2장-11 참조)[3,4].

감별진단 시 주의할 점

- 표층형에서는 얕은 함몰성 변화를 보이므로 십이지장암과의 감별이 필요하다. 악성 림프종의 경우 함몰 가장자리에 불규칙성이 없고, 병변의 경계가 불명확한 경우가 많다.
- 궤양형이나 궤양 붕괴형의 경우에는 진행 십이지장암과의 감별이 필요하다. 악성 림프종의 경우 궤양 주위의 융기 가장자리는 매끄럽고, 전형적인 소견으로는 귓바퀴 양상으로 표현된다. 전체적으로 부드럽고 진행이 양호하다. 악성 림프종의 경우 잠식상이 관찰되지 않는 경우가 많다.

참고문헌

1) 中村信彦：消化管リンパ腫. 日本臨牀, 81：434-438, 2023
2) 岡田裕之, 吉野　正：上部消化管の悪性リンパ腫.「専門医のための消化器病学　第2版」(小俣政男, 千葉　勉/監, 下瀬川徹, 他/編), pp143-147, 医学書院, 2013
3) 八尾恒良, 他：胃悪性リンパ腫の集計成績. 胃と腸, 15：905-908, 1980
4) 中村昌太郎, 松本主之：八尾らの分類(「胃と腸」誌胃悪性リンパ腫編集小委員会分類) [Classification of Yao et al.]. 胃と腸, 54：768-769, 2019

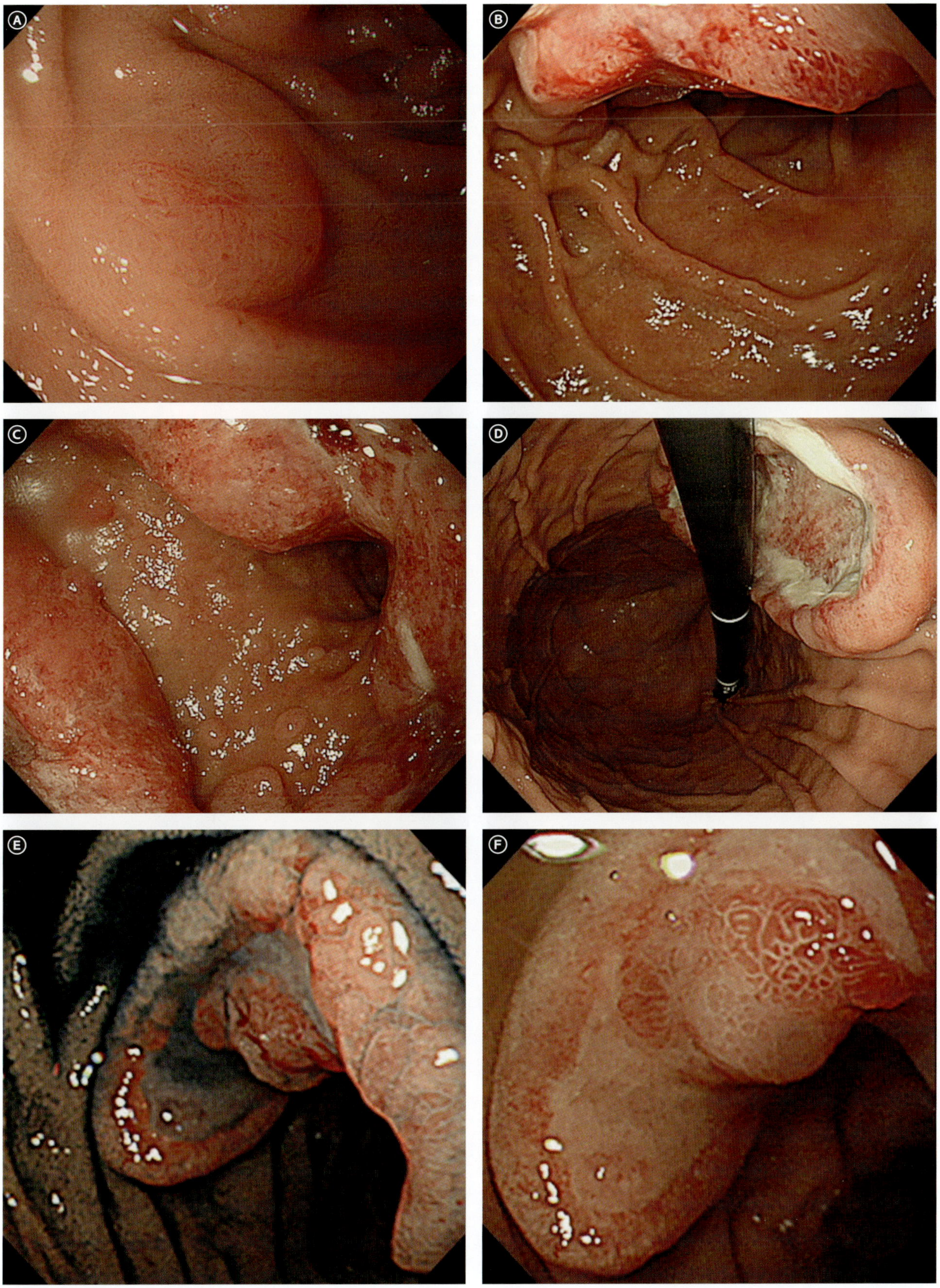

그림 1 DLBCL

Ⓐ) 76세 여성. 약간의 발적을 띠는 미란 양상의 융기성 변화가 관찰된다. 미란과의 감별이 어려웠으나, DLBCL로 진단되었다.

Ⓑ) 73세 여성. 십이지장 하행부에 발적을 띠는 융기성 병변이 관찰된다.

Ⓒ, Ⓓ) 75세 남성. 십이지장 구부에 전주성의 융기성 병변이 관찰되었으며, 위에서는 귓바퀴 모양의 병변이 관찰된다.

Ⓔ, Ⓕ) 77세 남성. 십이지장 하행부에 중앙에 궤양을 동반한 귓바퀴 모양의 융기성 병변이 관찰된다.

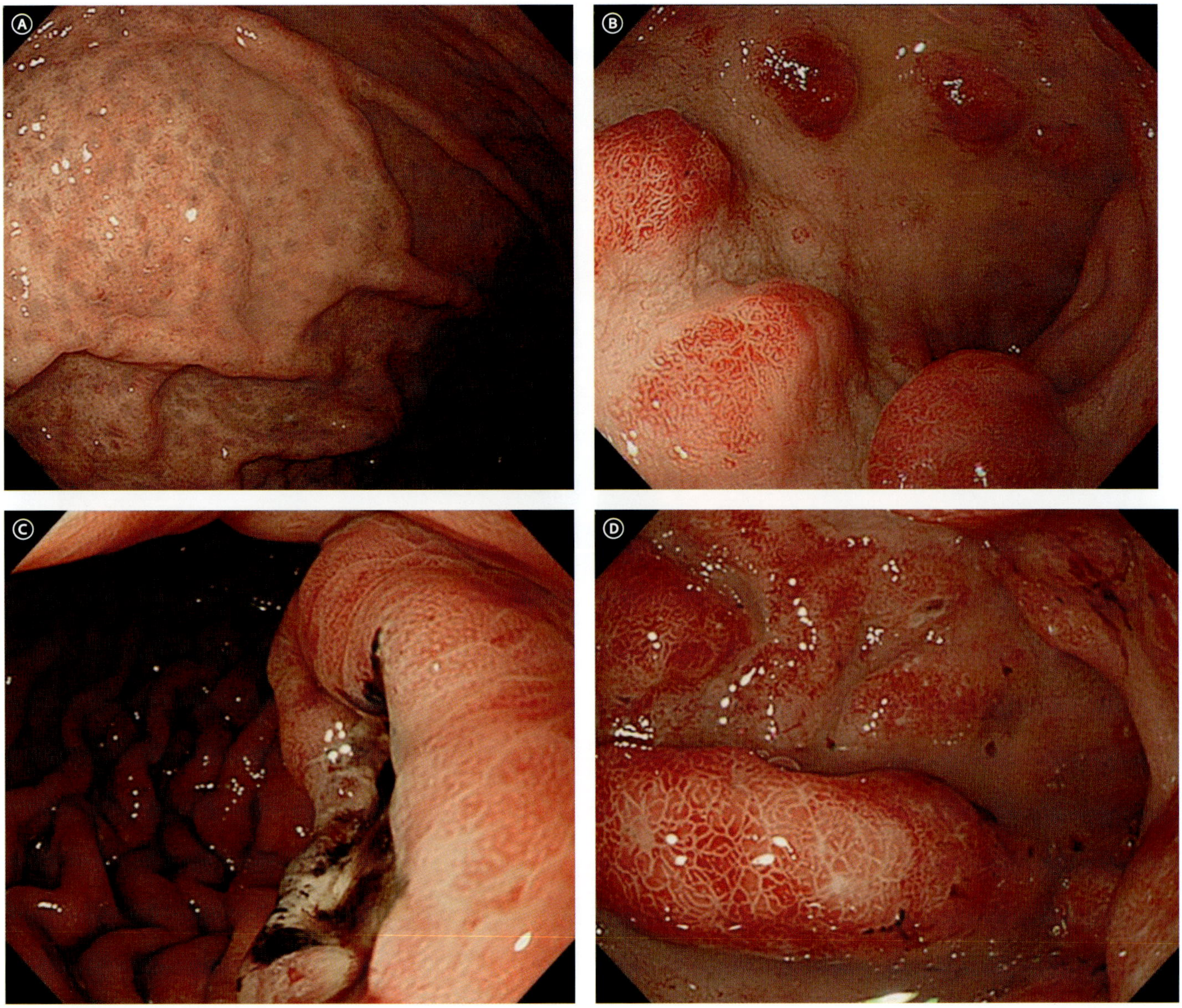

그림 2 57세 남성. 외투세포 림프종

A) (진단 시) 위체 상부 대만에 림프 소포 양상의 작은 융기가 다발하고 있다.
B) (진단 시) 십이지장 구부에 표면이 평활하고 완만한 발적을 보이는 융기가 산재해 있다.
C) (악화 시) 위체 대만의 주름 위에 궤양이 형성되어 있다.
D) (악화 시) 십이지장 구부의 융기가 커졌으며, 융기 위에 미란이 산재해 있다.

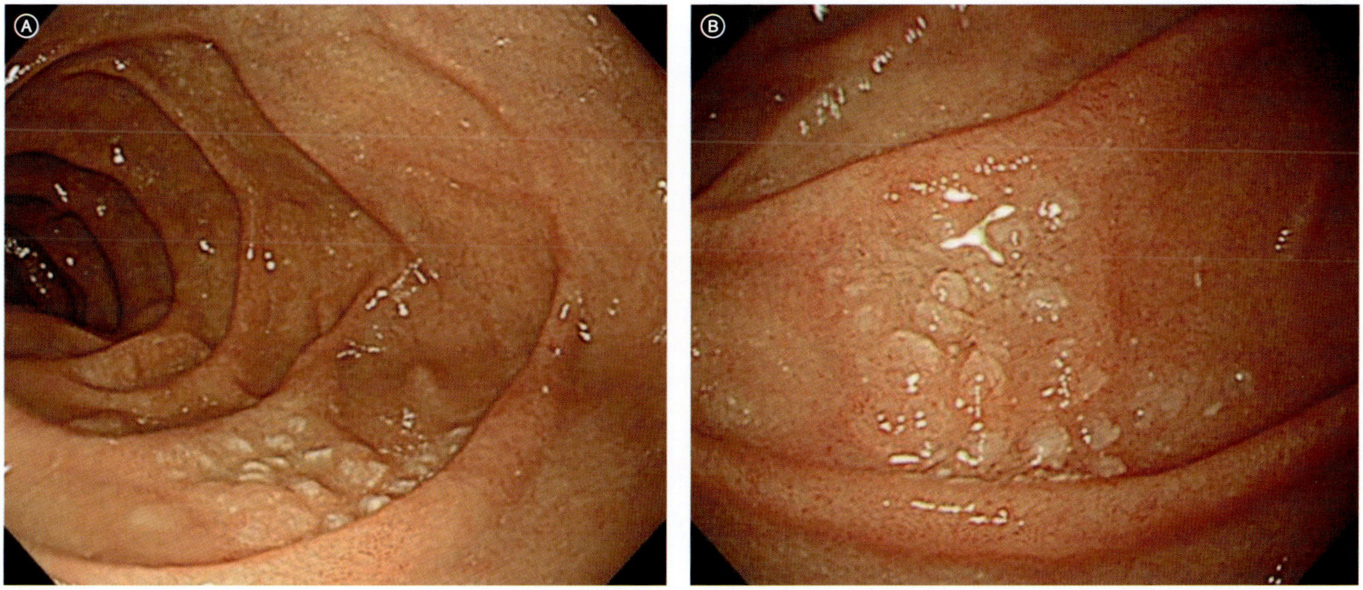

그림 3 52세 남성. 소포성 림프종

Ⓐ, Ⓑ) 십이지장 하행각에 백색의 작은 소포들이 군집되어 있으며, 유사한 소견이 여러 부위에서 관찰된다.

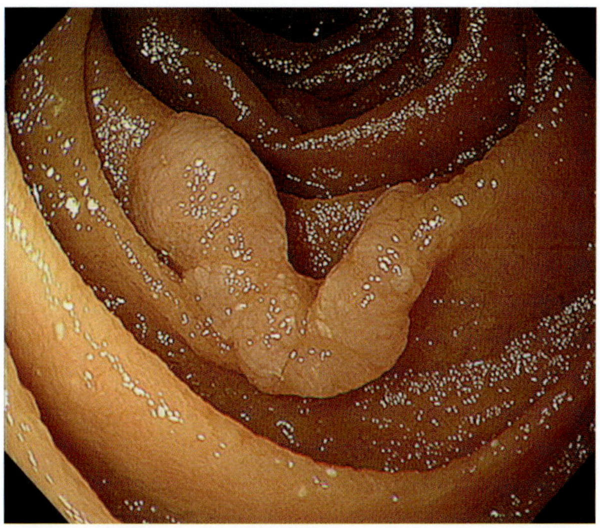

그림 4 71세 남성. MALT 림프종

십이지장 수평부에 15 mm 크기의 백색 융기성 병변이 관찰된다.

빈 도 ★★☆
난이도 ★★☆

6 위장관기질종양

石橋 嶺, 辻 陽介

질환의 개요

- 일반적인 위장관기질종양(GIST)에 대해서는 **제1장-14 참조.**
- 소화관 GIST 중 위에서 발생하는 경우가 60~70%를 차지한다. 다음으로 소장 20~30%, 대장 5%이고, 식도에서는 거의 관찰되지 않는다[1].
- 최근에는 2~5 cm 크기라면 저침습 치료로 간주되는 십이지장 복강경 내시경 협동 수술(duodenal laparoscopic and endoscopic cooperative surgery, D-LECS)이 선택되는 경우도 있다[2].

특징적인 소견과 진단(그림 1~3)

- 내시경 소견이나 진단에 대해서는 **제1장-14 참조.**

감별진단 시 주의할 점

- GIST는 점막하 종양의 일종으로, 병변의 부위에 따라 발생빈도가 다르다는 점을 인식할 필요가 있다. 대부분 위에서 발생하지만, 식도에서 발생하는 경우는 드물다[1].
- EUS 소견에서는 제4층을 주된 부위로 하는 경우가 많으나, 제2, 3층인 경우도 있다. 내부에 저에코 영역이 관찰되는 경우가 많아, 불균일한 내부 에코로 나타나는 경우가 많다. 제4층을 주된 부위로 하는 저에코 종괴로는 평활근종, 신경초종, 평활근육종 등이 감별 대상에 포함된다. 최종적으로는 EUS-FNA의 병리 진단을 바탕으로 판단하게 된다[3].

참고문헌

1) 杉山敏郎：消化管間質腫瘍(GIST) [胃].「専門医のための消化器病学　第2版」(小俣政男, 千葉　勉/監, 下瀬川徹, 他/編), pp147-149, 医学書院, 2013
2) 鷲尾真理愛, 他：十二指腸腫瘍に対するD-LECS. 手術, 77：1393-1401, 2023
3) 「消化管EUSパーフェクトガイド」(藤城光弘/編), 日本医事新報社, 2017

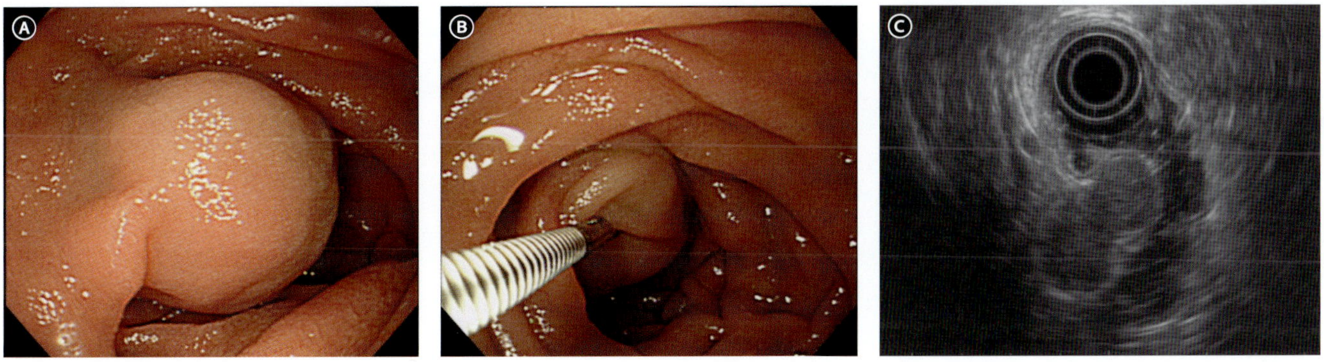

그림 1 36세 남성. GIST

Ⓐ, Ⓑ) 백색광 관찰 소견. 십이지장 하행부에 15 mm 크기의 비종양성 점막으로 덮여 있으며, 표면이 매끄럽고 급경사로 솟아오른 정상 색조의 융기성 병변이 관찰된다. 표면에는 함몰(delle)은 관찰되지 않고, cushion sign은 음성이다.

Ⓒ) EUS. 내부 에코에서는 점상 고에코를 포함한 불균일한 저에코 종괴가 관찰되며, 제2층은 유지되어 있으나 제4층과의 연속성은 명확하지 않다.

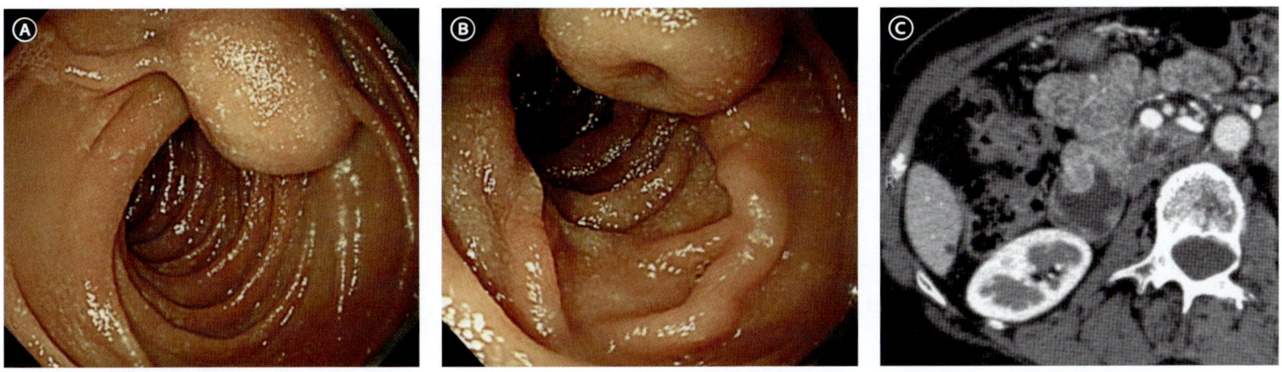

그림 2 62세 여성. GIST

Ⓐ) 백색광 관찰 소견. 십이지장 하행각의 유두 반대측에서 20 mm 크기의 비종양성 점막으로 덮인 경사가 급한 융기성 병변이 관찰된다.

Ⓑ) 백색광 관찰 소견: 함몰(delle)이 관찰된다.

Ⓒ) CT. 조기 조영 증강이 관찰되며, 내부 조영이 다소 불균일한 장관벽 내에서 벽 외로 돌출된 종괴가 확인된다.

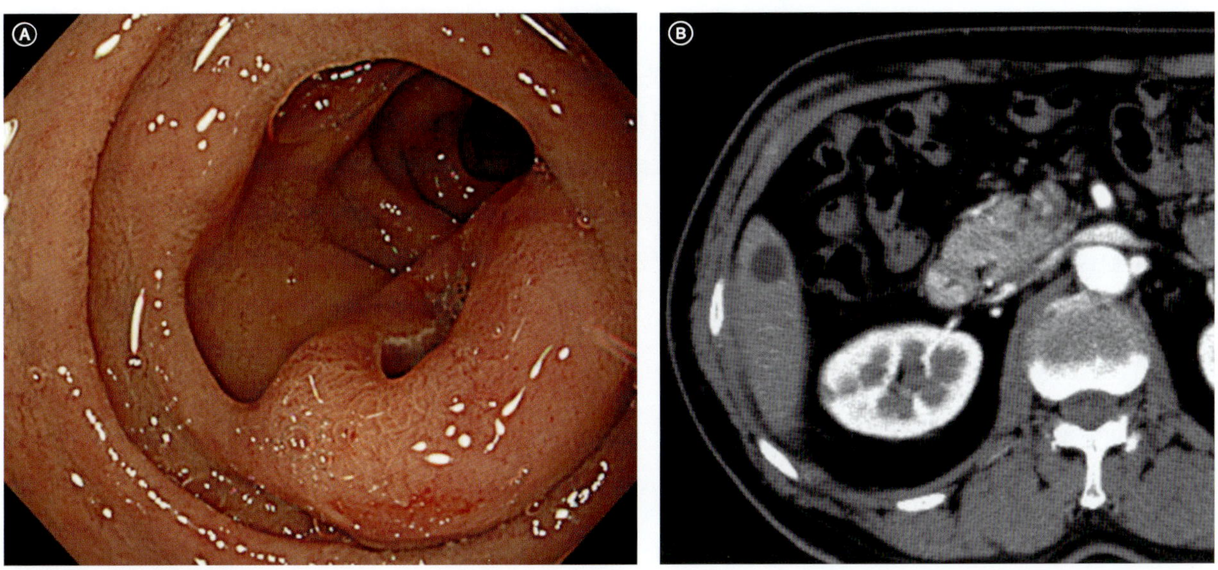

그림 3 58세 남성. GIST

Ⓐ) 백색광 관찰 소견. 십이지장 하행부의 유두 반대측에 25 mm 크기의 비종양성 점막으로 덮인 경사가 급한 융기성 병변이 관찰되며, 정상부에는 궤양이 동반되어 있다.

Ⓑ) CT. 십이지장 하행부에 조기 조영 증강을 보이는 융기성 병변이 확인된다.

빈 도 ★★★
난이도 ★☆☆

1 유두종

加藤知爾

질환의 개요

- 식도 유두종은 조직학적으로 식도 편평상피의 유두상 증식으로 이루어진 양성 종양이며, 악성화되는 경우는 극히 드물다.
- 남성, 중 · 장년층에 많으며, 식도 하부에 호발한다. 대부분 10 mm 미만으로, 발견 빈도는 0.07~ 0.44% 정도로 보고되고 있다[1~3].
- 역류성 식도염과의 합병이 흔하며, 만성적인 위산 역류와의 관련성이 고려되고 있다.

특징적인 소견과 진단 (그림 1, 2)

- 백색 또는 투명감을 동반한 백색, 발적을 띠는 작은 융기성 병변으로 인식된다.
- 표면 구조는 종양에 따라 과립 모양, 포도송이 모양, 솔방울 모양, 뽕나무 열매 모양, 말미잘 모양 등의 융기가 집합된 구조[4,5]를 보이며, 비교적 변화가 풍부하고 균일하지 않다.
- 요오드 염색에서는 불염색을 보이지 않고, 희미한 염색 양상을 보이는 경우가 많다.
- NBI 확대 관찰에서는 IPCL (intra-epithelial papillary capillary loop)의 불규칙성이 없는 연장, 확장, 사행이 관찰된다.

감별진단 시 주의할 점

- 백색이나 연한 발적을 띠는 작은 융기 병변에서는 감별진단이 필요하다.
- 식도암(편평상피암)은 백탁도가 강하며, 유두종에 특징적인 구조를 나타내지 않는다. NBI 확대 관찰에서는 IPCL의 혈관 직경 불균일, 형태 불균일 등의 불규칙 소견과 요오드 염색에서 불염 소견이 관찰된다.
- 위식도접합부암(선암)은 위식도접합부에 발적을 띠는 유두종과 감별이 필요하며, 표면 점막의 불규칙이나 NBI에서 관찰되는 불규칙한 혈관 소견 등을 통해 감별한다.
- 글리코겐 아칸토시스(glycogenic acanthosis) 등의 과형성 점막과는 백탁 정도[4], 세로로 주행하는 미세한 표면 패턴[5] 이나 NBI 관찰에서 IPCL이 인식되지 않는 점 등을 통해 감별한다.

참고문헌

1) 有馬美和子, 他：食道乳頭腫の2切除例. 胃と腸, 43：305-309, 2008
2) Kawaura Y：Squamous cell papilloma of the esophagus：report of 17 cases and review of the literature. Esophagus, 2：161-164, 2005
3) 五味博子, 他：食道乳頭腫.「別冊日本臨牀 新領域別症候群シリーズ No. 11 消化管症候群(第2版) 上」(浅香正博/編), pp119-121, 日本臨牀社, 2009
4) 山口達也, 他：食道乳頭腫. 消化器内視鏡, 26：1552-1553, 2014
5) 小澤俊文, 他：食道乳頭腫. 胃と腸, 55：260-262, 2020

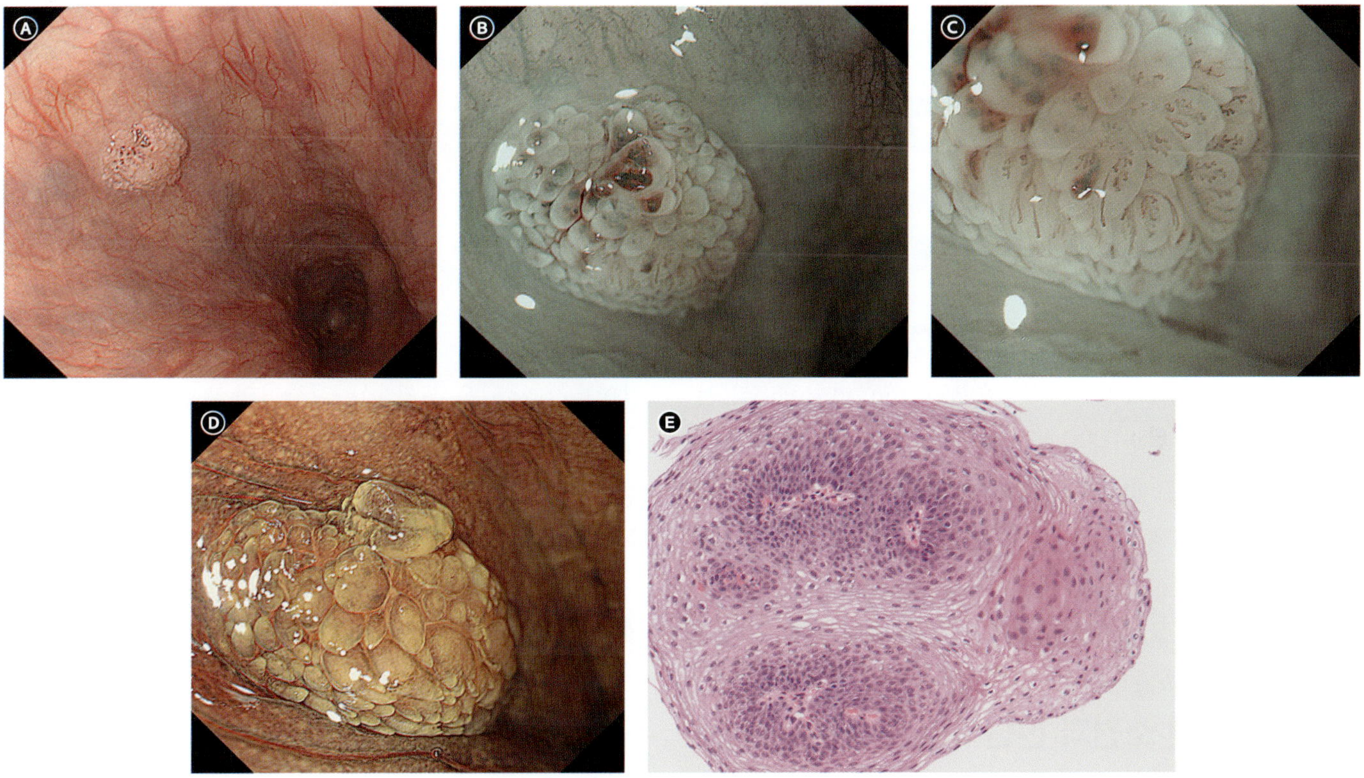

그림 1　60대 남성

Ⓐ) 백색광 관찰 소견. 흉부 중부 식도에 약 5 mm 크기의 백색의 뽕나무 열매 모양의 융기 병변이 관찰된다.
Ⓑ) NBI 확대 관찰 소견. 표면 구조가 명확해지고, 내부에 IPCL이 인지된다.
Ⓒ) NBI 확대 관찰 소견. IPCL의 신장과 확장은 보이지만, 혈관 직경의 불균일이나 형태의 불규칙성은 보이지 않는다.
Ⓓ) 요오드 염색 소견. 병변은 옅게 염색된다.
Ⓔ) 병리조직학적 소견(HE 염색 저배율 소견). 간질과 유두상 중층 편평상피의 증식을 확인할 수 있다.

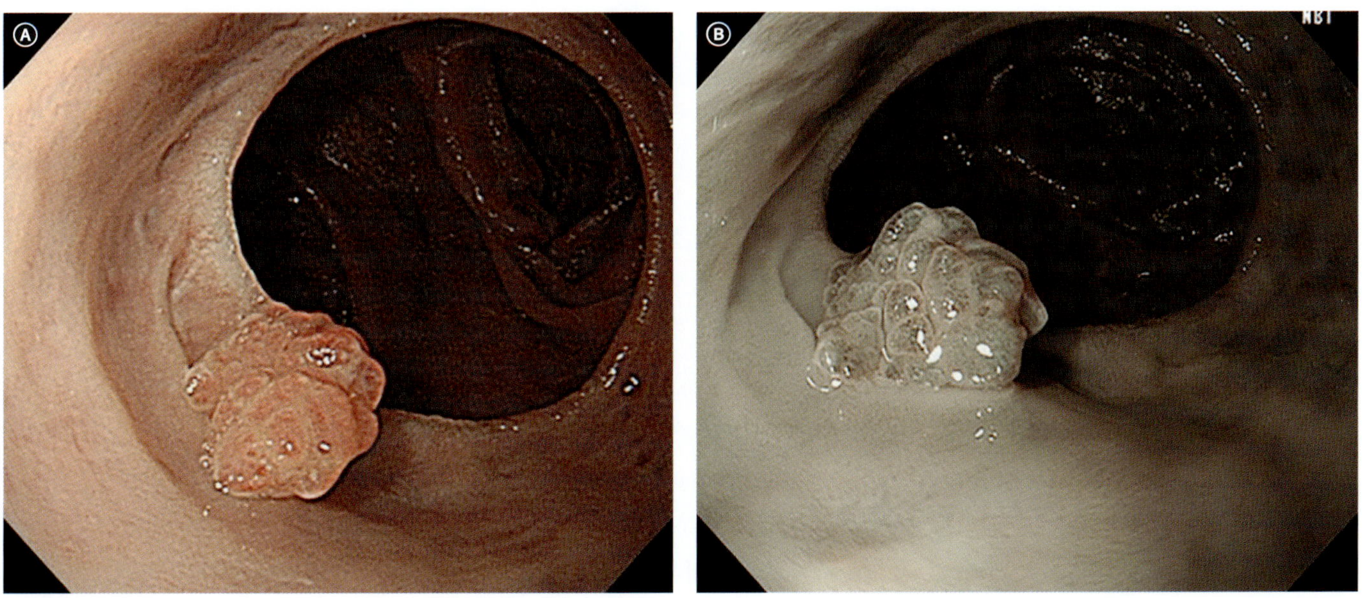

그림 2　80대 남성

Ⓐ) 백색광 관찰 소견. 위 전적출술 후, 식도 공장 문합부에서 약 10 mm 크기의 발적을 띠는 솔방울 모양의 융기성 병변이 관찰된다.
Ⓑ) NBI 관찰 소견. 구조가 명확하게 드러나며, 확장된 IPCL이 관찰된다.

빈 도 ★★★
난이도 ★☆☆

2 글리코겐 아칸토시스

森 仁志, 七條智聖

질환의 개요

- 글리코겐 아칸토시스(glycogenic acanthosis)는 당원(glycogen)을 포함한 편평상피의 과형성이다.
- 상부 소화관 내시경 검사의 3.5~15%에서 발견되며, 병변은 주로 중부 식도에 주로 위치한다. 나이가 들수록 증가하는 것으로 추정된다[1].
- 대개 무증상으로 치료가 필요하지 않으나, 다발 시에는 **Cowden 증후군 합병 여부**를 고려할 필요가 있다[2]. Cowden 증후군은 피부 · 점막, 소화관, 유방, 갑상선, 중추신경, 비뇨생식기 등에서 양성 과오종성 병변이 다발하는 상염색체 우성 유전 질환으로, PTEN 유전자와의 관련성이 시사되고 있다.

특징적인 소견과 진단

- 일반 내시경에서는 백색의 반투명한 둥근 형태 또는 평판상 융기를 보이며, 크기는 2~10 mm로 다발하는 경우가 많다[3](그림 1Ⓐ).
- 근접 관찰 시 표면에 백색의 미세 과립이 관찰된다. NBI(narrow band imaging) 확대 관찰에서는 내부에 가느다란 선상의 혈관이 규칙적으로 배열되어 있다(그림 1Ⓑ).
- 요오드 염색에서는 경계가 뚜렷한 갈색의 진한 염색상을 나타내며, 내부에 점상의 불염 부위가 관찰된다(그림 1Ⓒ). 요오드 염색이 되는 것은 점막 상피의 표층 및 유극세포층 내에 축적된 글리코겐이 요오드와 화학 반응을 일으키기 때문이며, 유극세포가 증식하는 글리코겐 아칸토시스는 진하게 염색된다.
- 병리조직 소견에서는 밝고 풍부한 세포질을 가진 유극세포의 증식이 동반된 점막 상피의 비후성 변화를 관찰할 수 있다(그림 1Ⓓ).

감별진단 시 주의할 점

- 각화 상피는 백색의 편평 융기를 나타내므로, **각화 상피를 동반한 표재형 식도암**과의 감별에 주의가 필요하다. 식도암의 경우 형태적으로 표면이 불규칙하며, 요오드 염색에서는 불염~연한 염색 소견을 보인다. 백색 융기만이 아니라, **주변에 암이 의심되는 소견이 없는지** 관찰하는 것이 중요하다.
- 식도 유두종도 백색 융기로 관찰되나, 뽕나무 열매 모양이나 말미잘 형태를 보이는 경우가 많고, 방사상 또는 차축 모양으로 다소 확장된 혈관이 관찰되어 비교적 감별이 용이하다. 요오드 염색에서 정상 염색~연한 염색을 보이는 점도 감별에 유용하다.
- **식도 epidermization**은 식도 편평상피 표면에 두꺼운 각화층이 관찰되는 질환으로, 백색 편평 융기를 보이나 **요오드 염색에서 불염~연한 염색**으로 되는 것이 감별점이 된다.

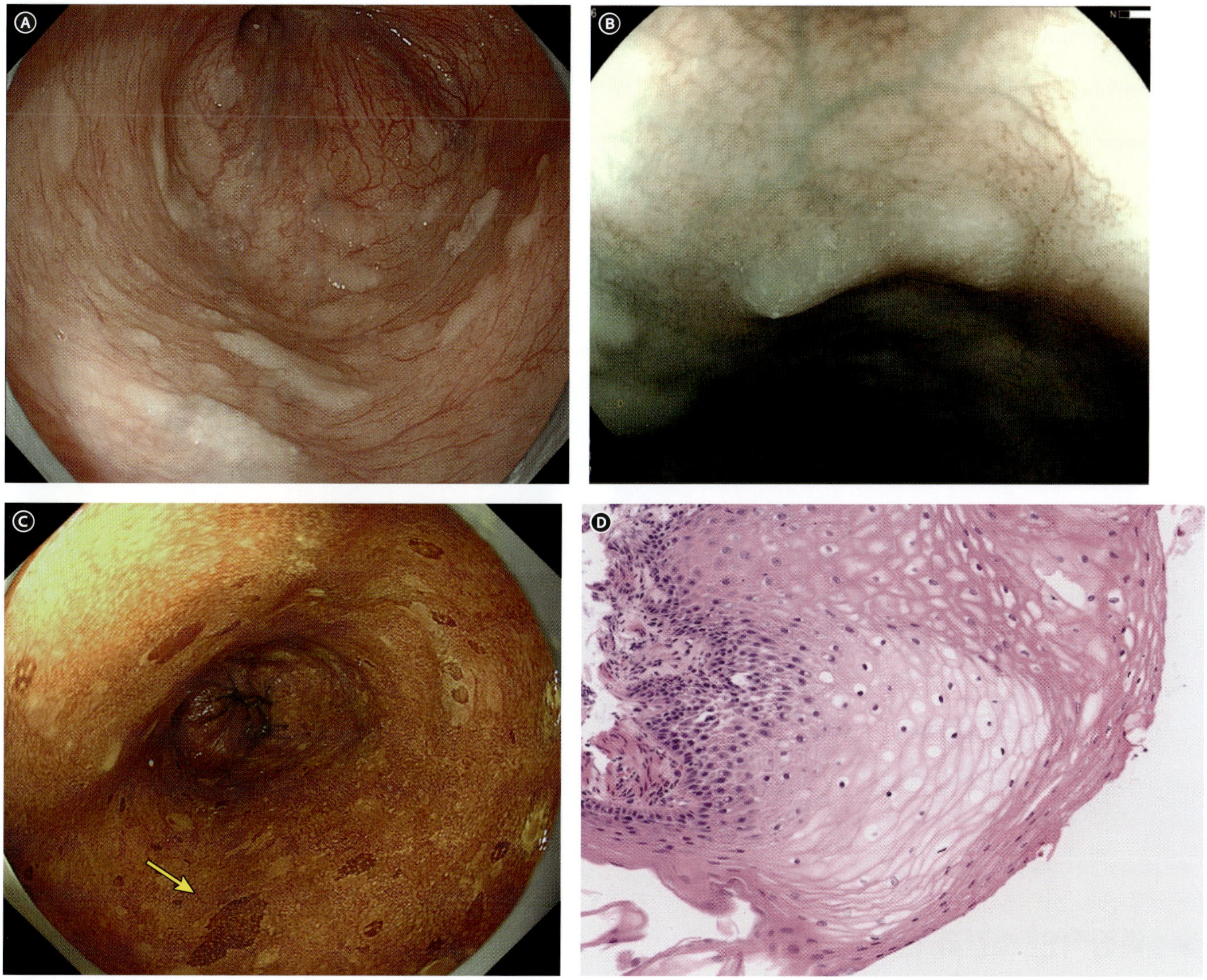

그림 1　글리코겐 아칸토시스의 내시경 소견, 병리조직 소견

Ⓐ) 백색광 관찰
Ⓑ) NBI 확대 관찰 소견
Ⓒ) 요오드 염색 소견
Ⓓ) 병리조직 소견(HE 염색 저배율 소견)

참고문헌

1) 「食道病変内視鏡アトラス」(「消化器内視鏡」編集委員会/編, 小原勝敏, 他/編集代表), 東京医学社, 2018
2) Kay PS, et al：Diffuse esophageal glycogenic acanthosis：an endoscopic marker of Cowden's disease. Am J Gastroenterol, 92：1038-1040, 1997
3) 入口陽介, 小田丈二：glycogenic acanthosis. 胃と腸, 47：676, 2012

빈도 ★☆☆
난이도 ★☆☆

3 이소성 피지선

和田友則

질환의 개요

- 피지선은 땀샘 및 유선과 함께 피부샘의 일종으로, 모낭 상부나 표피, 점막에 개구하며 피지를 생성하는 외분비샘으로서 손바닥과 발바닥을 제외한 전신에 분포한다. 이소성 피지선은 외배엽계 유래로 구강, 입술에서 황색 과립으로 관찰되지만, 내배엽 유래의 식도 점막에서도 드물게 관찰된다.
- 식도 이소성 피지선의 유래에 대해서는 선천적으로 외배엽 조직이 잘못 유입되었다는 설과, 성인 이후의 후천적 화생성 변화라는 설이 있으며, 아직 명확한 결론이 내려지지 않았다.
- 식도 이소성 피지선은 1962년 De La Pava 등이 부검 예 200 증례를 병리학적으로 조사하여 그중 4예(2%)에서 현미경적으로 피지선을 확인한 데서 시작되었다. 내시경 검사에 의한 식도 피지선 진단은 Ramakrishnan 등의 보고가 최초 사례이다. 일본에서는 Fujiki 등이 최초로 보고하였으며, 이후로 여러 보고 사례가 간헐적으로 나타나고 있다.
- 중부 식도에 호발하며 남성에서 많고, 크기는 5 mm 이하인 다발 예가 많다. 대부분 무증상이며 악성화 사례는 보고된 바 없으며, 특별한 치료가 필요 없이 경과 관찰만으로 충분하다.
- 발생 빈도는 약 0.1%로 비교적 드문 편이었으나, 내시경 검사 보급과 기기, 진단 기술의 발전에 따라 그 특징적인 내시경 소견이 점차 알려지고 있어 검사 시 가끔 접하게 되는 병태가 되어가고 있다.

특징적인 소견과 진단

- 내시경 소견에서는 다발하는 황백색의 작은 편평 융기 또는 과립 모양의 작은 융기가 집합한 영상으로 관찰된다(그림 1Ⓐ~Ⓒ). 조약돌 모양이나 꽃잎 모양의 양상을 보이며(샘방 부분), 그 중심부나 정상부에 가시 모양의 백색 작은 돌기(피지선 도관 개구부)가 관찰된다.
- 요오드 염색에서는 피복 상피의 비박화(thinning) 영향으로 희미한 염색 소견을 나타낸다.
- NBI(narrow band imaging) 관찰에서는 작은 융기에 혈관 증식이 없어 배경 점막보다 백색으로 관찰된다(그림 1Ⓓ). NBI 병용 확대 관찰에서는 백색 돌기 주위를 둘러싸듯이 가로 방향으로 주행하며, 이형이 동반되지 않은 미세혈관이 관찰된다.
- 병리조직 소견에서는 점막고유층 내에 밝은 호산성 세포 집단이 편평상피에 접하거나 섬처럼 존재하며, 식도 내강으로 개구하는 도관이 확인된다.

감별진단 시 주의할 점

- 감별진단으로는 유사한 색조 및 형태로 인해 황색종, 글리코겐 아칸토시스, 칸디다증, 유두종 등이 포함된다.
- 식도 황색종은 이소성 피지선보다 발생빈도가 더욱 낮아 매우 드물다. 내시경적으로는 미세한 황백색 반점이 집합된 5 mm 이하 영역으로 관찰된다는 점에서 이소성 피지선과 유사하지만, 백색의 가시 모양 돌기(도관 개구부)가 없고, 단발성인 경우가 많다는 점이 감별점이다.

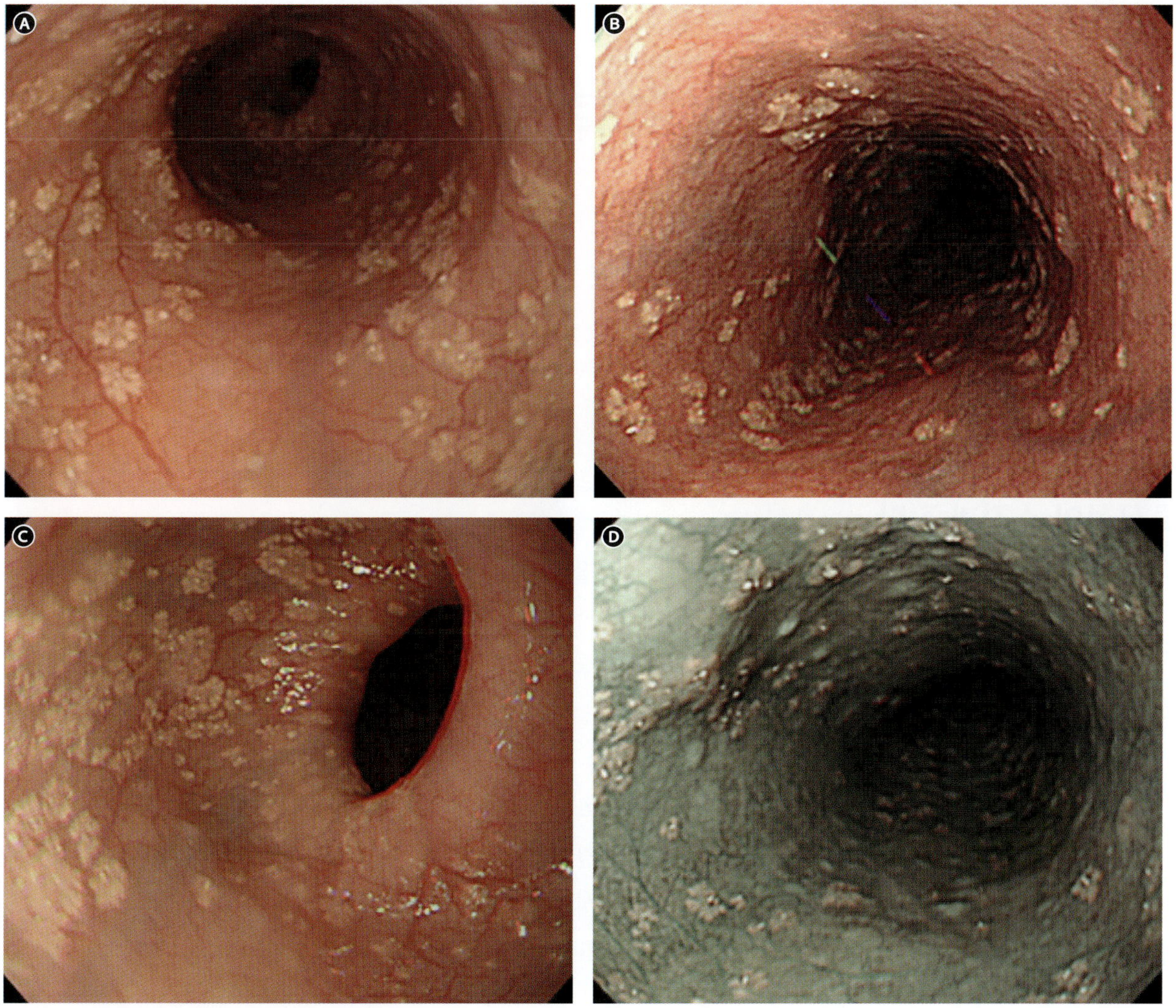

그림 1 60대 남성, 무증상, 건진 내시경 소견
Ⓐ~Ⓒ) 백색광 관찰. Ⓓ) NBI 관찰.
광택을 띠는 작고 황백색의 과립이 집합된 양상의 융기가 다발성으로 관찰되며, 중심부에는 뿔 모양의 백색 작은 돌기를 동반하고 있다.

- 글리코겐 아칸토시스는 당원을 포함하는 편평상피의 과형성이다. 상부 소화관 내시경 검사 시 약 10% 전후의 빈도로 관찰된다. 다발하는 반투명한 백색의 평판상 작은 융기로, 표면에 미세 과립이 관찰된다(**제4장-2 참조**).
- 식도 칸디다증은 곰팡이의 일종으로 구강 내 및 소화관에 상재하는 진균인 칸디다균이 식도에서 증식한 상태를 말한다. 다발하는 백태 형태의 부착물이 관찰되며, 세척 시 일부는 벗겨진다
- 식도 유두종은 상피성 식도 양성 종양으로, 내시경 검사 중 우연히 발견되는 경우가 많다. 내강으로 돌출하는 용종형 융기성 병변이며, 색조는 유백색이며 투명감이 있다. 솔방울형, 뽕나무 열매형, 말미잘 형태 등의 형태 변이가 관찰된다(**제4장-1 참조**).
- 모두 과립 모양의 작은 융기가 집합된 황백색의 작은 편평 융기가 다발하는 양상을 보여 이소성 피지선과의 감별이 용이하다.

참고문헌

1) DE LA PAVA S & PICKREN JW : Ectopic sebaceous glands in the esophagus. Arch Pathol, 73 : 397-399, 1962
2) Ramakrishnan T & Brinker JE : Ectopic sebaceous glands in the esophagus. Gastrointest Endosc, 24 : 293-294, 1978
3) 藤木茂篤, 他 : 食道皮脂腺の1例. Gastroenterol Endosc, 6 : 1684, 1986
4) 島田英雄, 幕内博康 : 食道皮脂腺(esophageal sebaceous gland). 胃と腸, 47 : 674-675, 2012

빈 도 ★★☆
난이도 ★☆☆

4 염증성 용종(역류성)

岩田琢磨, 中込　良

질환의 개요

- 위산 역류와 관련하여 발생하는 양성 융기성 병변이다.
- 조직학적으로는 용종의 발생 기원에 따라 편평상피 유래와 선와상피 유래로 크게 구분된다.

특징적인 소견과 진단 (그림 1)

- 위식도접합부(0시에서 2시 방향)에 호발하는 발적을 띠는 무경성 융기성 병변으로, 단발성인 경우가 많다.
- 병변의 근위측에 연속하는 미란이나 궤양을 동반하는 경우가 많다.

감별진단 시 주의할 점

- 바렛식도 선암(그림 2) 및 위 분문부암과 같은 악성 종양과의 감별이 중요하나, 병리학적으로 염증세포 침윤에 동반하여 비정형 세포가 관찰될 수 있어 악성 종양의 배제 진단이 어려운 경우가 있다.
- 염증이 심한 경우에는 위산 분비 억제제를 2~4주간 복용함으로써 염증성 용종이 축소 · 소실되는 경우가 있으므로, 위산 분비 억제제 복용 후 내시경 검사를 재시행하는 것이 바람직하다.
- 악성 종양과의 감별이 어려운 경우에는 내시경적 절제라는 선택지도 고려할 수 있다.

참고문헌

1) 「消化器内視鏡 Vol. 35増刊号 食道疾患アトラス」(「消化器内視鏡」編集委員会/編), 東京医学社, 2023
2) 「胃食道逆流症(GERD) 診療ガイドライン2021 改訂 第3版」(日本消化器病学会/編), 南江堂, 2021
3) 平澤　大, 他：食道の非腫瘍性ポリープの内視鏡所見. 胃と腸, 56：799-808, 2021
4) 「胃と腸 Vol. 56 No. 6 上部消化管非腫瘍性ポリープの内視鏡所見と病理所見」(二村　聡/編), 医学書院, 2021

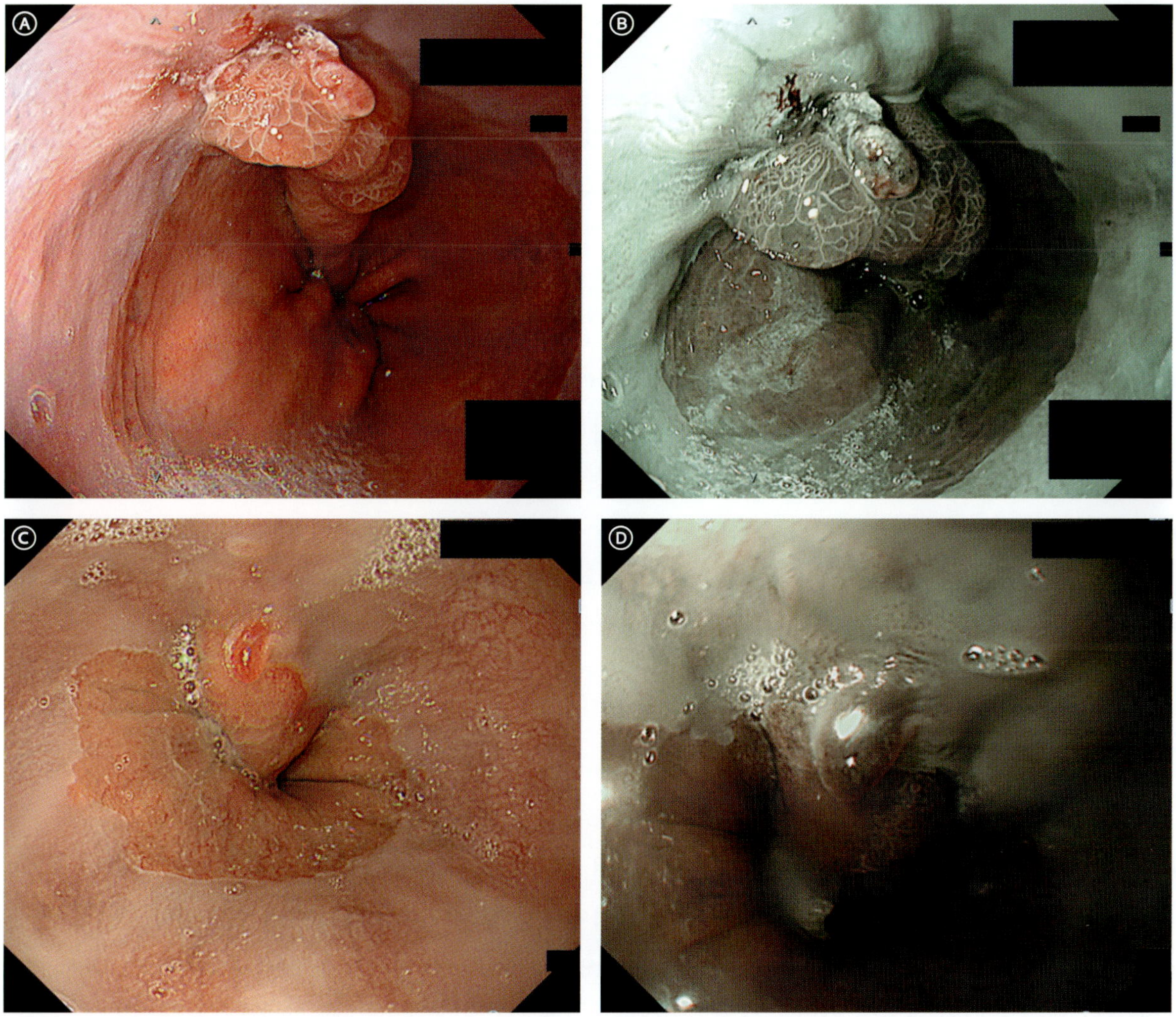

그림 1 식도 염증성 용종의 내시경 소견

Ⓐ) 백색광 관찰 소견.
위식도접합부 0시 방향에서 발적을 띠는 염증성 용종(선와상피형)이 관찰된다. 또한 근위측에는 역류성 식도염이 동반되어 있다.

Ⓑ) NBI 관찰 소견.
점막면에서는 크기가 서로 다른 pit pattern의 확대 소견이 관찰된다.

Ⓒ) 백색광 관찰 소견.
PPI 복용 3개월 후 EGD 재검사. 염증성 용종은 현저히 축소되었고, 근위측에 보였던 역류성 식도염 소견은 소실되었다.

Ⓓ) NBI 관찰 소견.
축소된 용종에서는 pit pattern이 명확히 관찰되지 않는다.

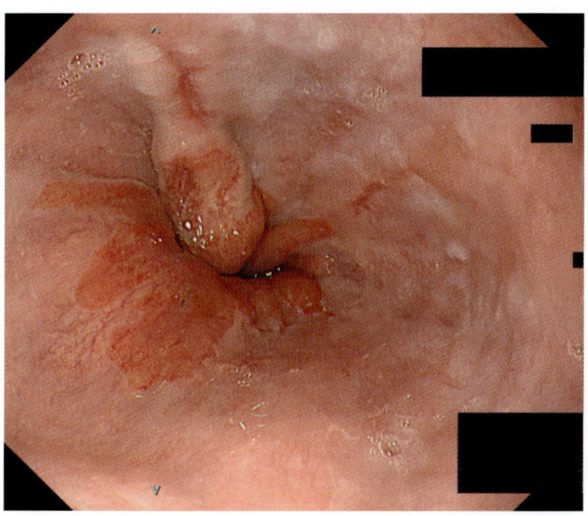

그림 2 감별 질환: 식도 선암의 내시경 소견

앞서 서술한 증례와 마찬가지로, 위식도접합부 0시 방향에서 발적을 띠는 융기성 병변이 관찰되었으며, 근위측에는 세로 방향의 미란이 확인되었다. 병리학적 진단은 식도 선암이었다.

빈 도 ★★☆
난이도 ★☆☆

5 점막하 종양(비악성)

神宝隆行

질환의 개요

- 식도에 발생하는 점막하 종양으로는 악성인 경우 평활근육종 및 악성 림프종, 양성인 평활근종, 과립세포종, 지방종, 낭종 등이 있으나 실제로는 양성 종양이 압도적으로 많고, 그중에서도 특히 **평활근종**(그림 1, 2)이 가장 흔하다.
- 대부분의 경우 무증상이며 내시경 검사나 CT 검사 등에서 우연히 발견된다. 병변이 큰 경우에는 식도 내강 협착에 의한 통과 장애가 발생할 수 있으며, 이 경우 외과적 수술이 고려될 수 있다.
- 평활근종은 점막근판 유래인 경우와 고유근층 유래인 경우가 있다.

특징적인 소견과 진단

- 전형적인 점막하 종양의 형태를 보이는 경우가 많으며, 완만하게 융기된 형태를 이루고 정상 점막으로 완전히 덮인 융기성 병변을 나타낸다. 융기 정상부에 미란이나 궤양이 형성되는 경우는 드물다.
- 평활근종이나 과립세포종은 탄력 있고 단단한 반면, 지방종이나 낭종은 부드러워 겸자로 압박할 때 병변이 눌려 변형되는 “쿠션 징후”가 전자에서는 음성, 후자에서는 양성으로 나타나 감별이 가능하다. 또한, 지방종은 황색, 낭종은 투명감을 띠는 색조이기 때문에 감별이 용이하지만, 평활근종과 과립세포종은 모두 정상 색조에서 약간 백색을 띠어 감별이 어려운 경우가 있다(과립세포종에 대해서는 **제4장-8도 참조**할 것).
- EUS로 관찰하면 평활근종은 제2층 심층~제3층 천층(점막근판 유래의 경우) 또는 제4층(고유근층 유래의 경우)에 주로 위치하며 경계가 뚜렷하고, 가장자리가 정돈되어 있으며, 내부는 비교적 균일한 저에코를 나타낸다(그림 2)(드물게 석회화로 인한 고에코가 혼재하기도 한다). 다만 GIST도 유사한 소견을 보이는 경우가 많아, 이 소견만으로 감별하는 것은 종종 어렵다. 지방종은 내부가 균일한 고에코를 나타내고, 낭종은 내부가 균일한 무에코를 나타내며(기관지원성 낭종 등에서는 점액을 반영하여 균일한 저에코를 나타내는 경우가 있음), 이로 인해 비교적 쉽게 감별할 수 있다.
- 일반적인 생검만으로 병리 진단에 이르기 어려운 경우가 많으나, 보링 생검으로 진단할 수 있는 경우도 있다(그림 1에 제시된 증례는 보링 생검을 통해 평활근종으로 진단되었다). 이것으로도 진단이 어려운 경우에는 EUS-FNA나 ESD에 준하여 점막 절개를 시행한 후, 점막하층 이하 조직을 생검하는 등의 병리 진단 방법이 있다.

감별진단 시 주의할 점

- 앞서 언급했듯이 일반 내시경 소견만으로 확진을 내리기 어려운 경우가 많아 EUS나 보링 생검을 추가할 필요가 있는 경우가 적지 않다. 내시경 외의 영상 검사 방법으로는 CT(가능하면 조영)가 유용하다고 볼 수 있다.

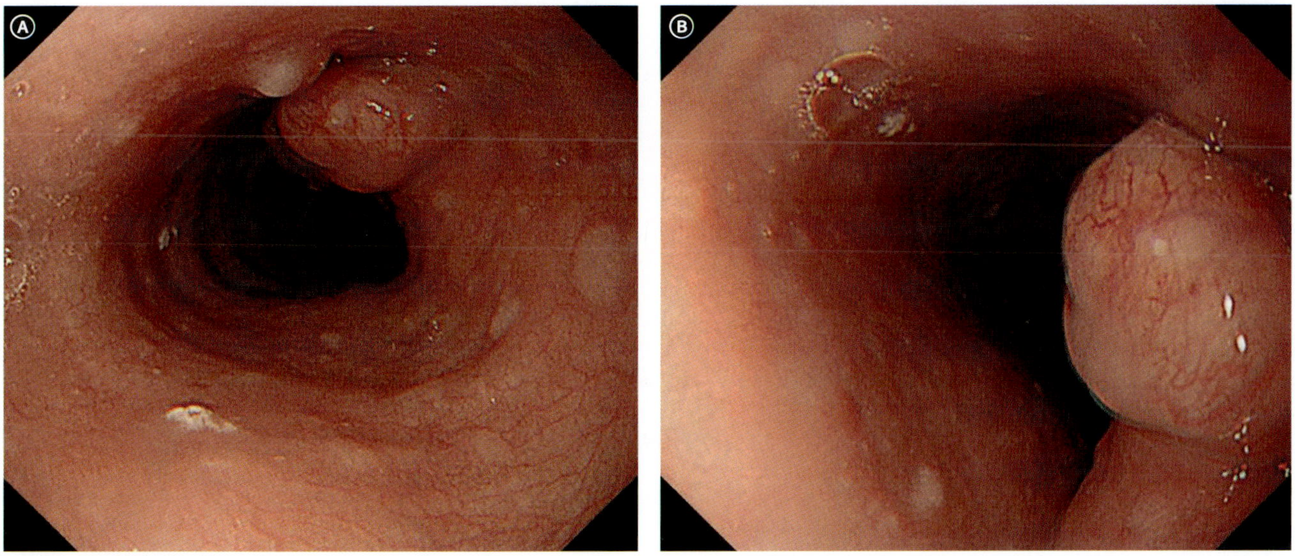

그림 1　식도 평활근종의 한 예

Ⓐ) 백색광, 원거리 관찰.
Ⓑ) 백색광, 약간 근거리 관찰.
이 증례는 보링 생검을 통해 평활근종으로 확진되었다.

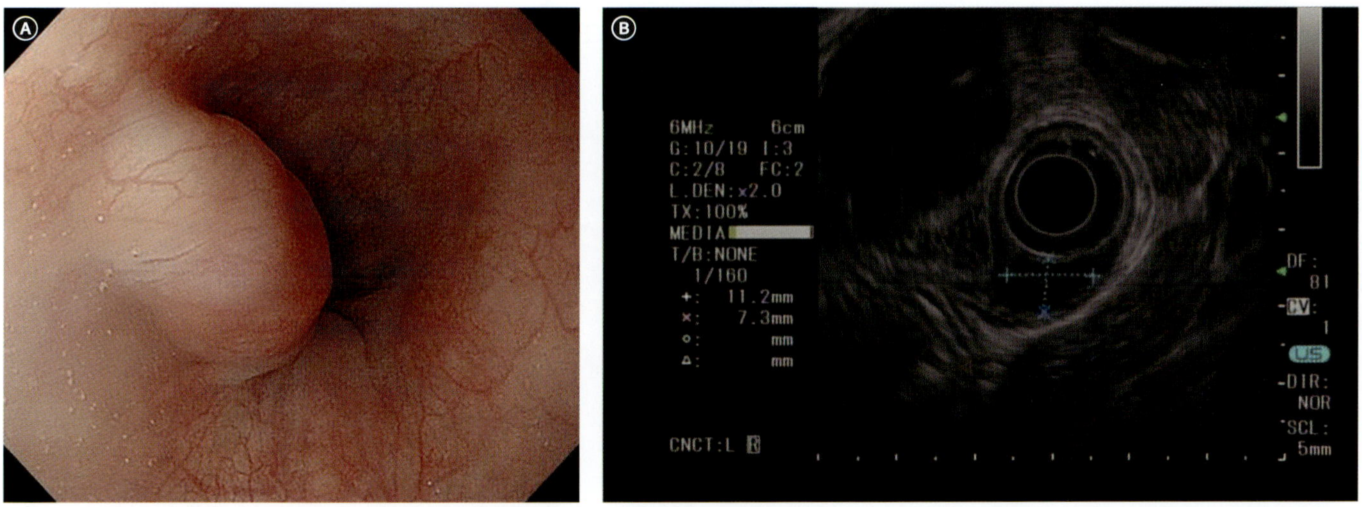

그림 2　식도 평활근종이 의심된 또 다른 예. 위식도접합부 인접 부위에 발생한 병변

Ⓐ) 백색광.
Ⓑ) EUS(전용 기기 사용; 풍선 압박법): 식도 제3층과 연속된 병변으로, 경계가 뚜렷하고 가장자리가 매끈하며 내부가 비교적 균일한 저에코를 보이는 장경 11 mm의 병변이 관찰된다. 색 도플러 검사에서는 뚜렷한 혈류는 확인되지 않았다. 식도 평활근종(점막근판 기원)이 가장 강하게 의심되었다.

참고문헌

1) 島田英雄, 他：食道でみられる粘膜下腫瘍. 臨牀消化器内科, 33：1533-1540, 2018
2) 吉田成人, 田中信治：消化管粘膜下腫瘍に対するEUS診断. 日本消化器内視鏡学会雑誌, 63：264-278, 2021

빈 도 ★☆☆
난이도 ★☆☆

6 낭종

小野敏嗣

질환의 개요

- 식도에 발생하는 낭종성 병변으로, 선천성 낭종과 후천성 낭종으로 나뉜다.
- 선천성 낭종에는 기관지 유래 낭종과 중복 낭종이 있으며, 발생학적 이상 분화에 의해 발생하는 것으로 추정된다.
- 후천성 낭종에는 식도 저류 낭종이 있다.
- 식도 양성 종양 중에서도 발생빈도는 매우 드물며, 식도 양성 종양 전체의 약 3.4% 정도를 차지하는 것으로 알려져 있다.

특징적인 소견과 진단

- 투광성을 동반한 정상 색조의 점막하 종양 형태를 보인다(그림 1, 2Ⓐ, 3Ⓐ).
- 매우 부드러워 겸자 등으로 누르면 쉽게 변형된다.
- NBI 관찰에서는 투광성 등의 점막하층 정보가 소실되어 오히려 다른 점막하 종양과의 감별이 어려워진다(그림 2Ⓑ, 3Ⓑ).
- 초음파내시경에서는 내부에 무에코상을 관찰할 수 있으며, 액체 저류가 확인된다(그림 2Ⓒ, 3Ⓒ).

감별진단 시 주의할 점

- 평활근종 등 다른 점막하 종양과의 감별이 문제 되지만, 색조 및 겸자 등의 촉진을 통해 부드러움을 확인하면 감별이 가능하다.
- 고립성 정맥 확장(제4장-7 참조)도 감별진단에 포함되지만, 색조가 다소 청색을 띠어 낭종과는 다르며 초음파내시경에서 혈류가 확인되면 감별이 가능하다.
- 앞서 언급한 점을 고려하여, 불필요한 생검 등은 자제하는 것이 바람직하다.

참고문헌

1) Suzuki H & Nagayo T : Primary tumors of the esophagus other than squamous cell carcinoma--histologic classification and statistics in the surgical and autopsied materials in Japan. Int Adv Surg Oncol, 3 : 73-109, 1980
2) Arbona JL, et al : Congenital esophageal cysts : case report and review of literature. Am J Gastroenterol, 79 : 177-182, 1984
3) 吉田成人, 田中信治 : 消化管粘膜下腫瘍に対するEUS診断. 日本消化器内視鏡学会雑誌, 63 : 264-278, 2021

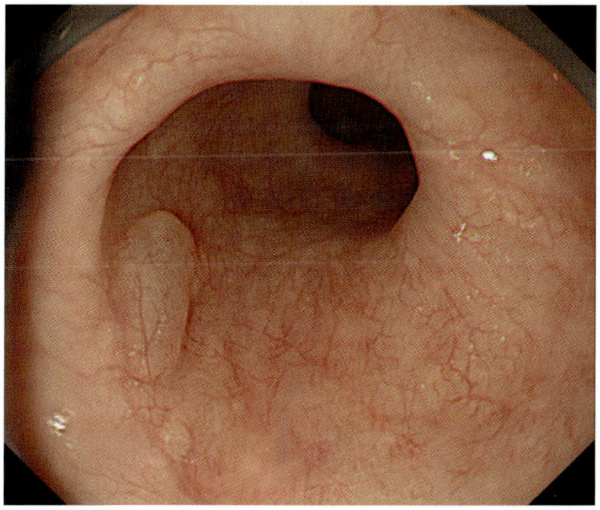

그림 1　60대 남성

중부 식도에서 투광성을 동반한 점막하 종양 양상 융기성 병변이 관찰된다. 저류 낭종으로 추정되는 해당 병변의 표면 점막에는 명백한 이상이 동반되지 않는다.

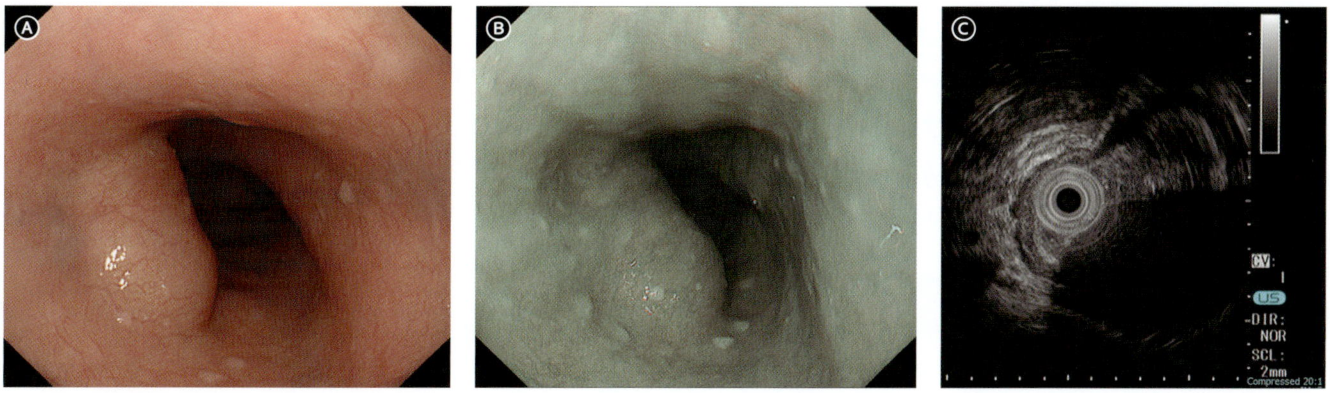

그림 2　50대 남성

Ⓐ) 중부 식도에 정상 색조를 띠는 점막하 종양 양상의 융기성 병변이 관찰된다. 기관지원성 낭종으로 추정되는 병변의 표면 점막에는 명백한 이상이 동반되지 않는다.

Ⓑ) NBI 관찰에서는 특별히 주목할 만한 소견은 관찰되지 않는다.

Ⓒ) 초음파내시경에서는 해당 병변 부위에 일치하는 무에코 영역이 확인된다.

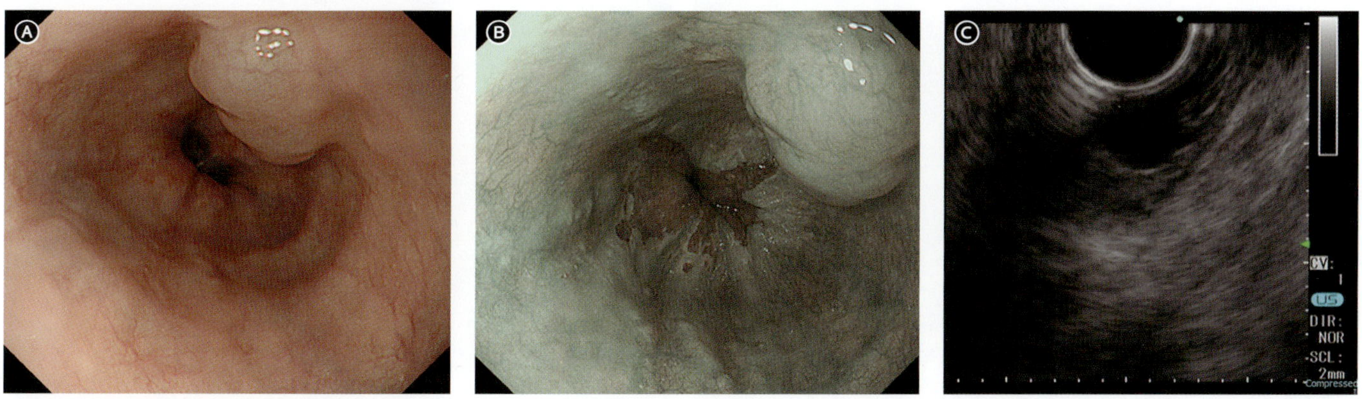

그림 3　60대 남성

Ⓐ) 하부 식도에서 투광성을 동반한 점막하 종양 양상의 융기성 병변이 관찰된다. 저류 낭종으로 추정되는 병변의 표면 점막에는 명백한 이상이 동반되지 않는다.

Ⓑ) NBI 관찰에서는 특별히 주목할 만한 소견은 관찰되지 않는다.

Ⓒ) 초음파내시경에서는 해당 병변 부위에 일치하여 제2층에서 제3층을 주된 위치로 하는 무에코 영역이 관찰된다.

빈 도 ★★☆
난이도 ★☆☆

7 고립성 정맥확장

神宝隆行

질환의 개요

- 『소화기 내시경 용어집』[1]에서는 "식도의 상 · 중부에 관찰되는 고립성 청색 작은 융기로, 국한성으로 확장된 점막하 정맥 외에 식도선의 저류 낭종 등이 있다. 문맥압 항진증과의 관련성은 부정적이다."라고 정의하고 있다. Solitary venous dilatation으로 표기하며, 고립성 정맥류라고 불리기도 하지만, 앞서 서술한 것처럼 문맥압 항진증 하에서 임상적으로 문제가 되는 식도정맥류와 구별하기 위해 고립성 정맥확장이라는 명칭이 채택되어 있다.
- 단발인 경우도 있고 다발인 경우도 있다. 흉부 중부 식도에 가장 호발하며, 식도정맥류처럼 위식도접합부부터 연속적으로 관찰되는 경우는 없다.
- 파열 및 출혈 위험, 악성화 위험 모두 낮은 것으로 여겨지며, 원칙적으로 치료가 필요하지 않은 병변으로 간주된다.

특징적인 소견과 진단

- 정상 섬막으로 덮인 점막하 종양 유사 양상을 나타낸다(그림 1). 가스 제거 시 변형되며, 겸자로 압박하면 들어갈 정도로 부드럽다(쿠션 징후 양성). 유사하게 부드러운 점막하 종양으로는 낭종과 지방종이 있으나, 청색에서 암자색에 이르는 색조가 특징적이어서 감별이 용이하다.

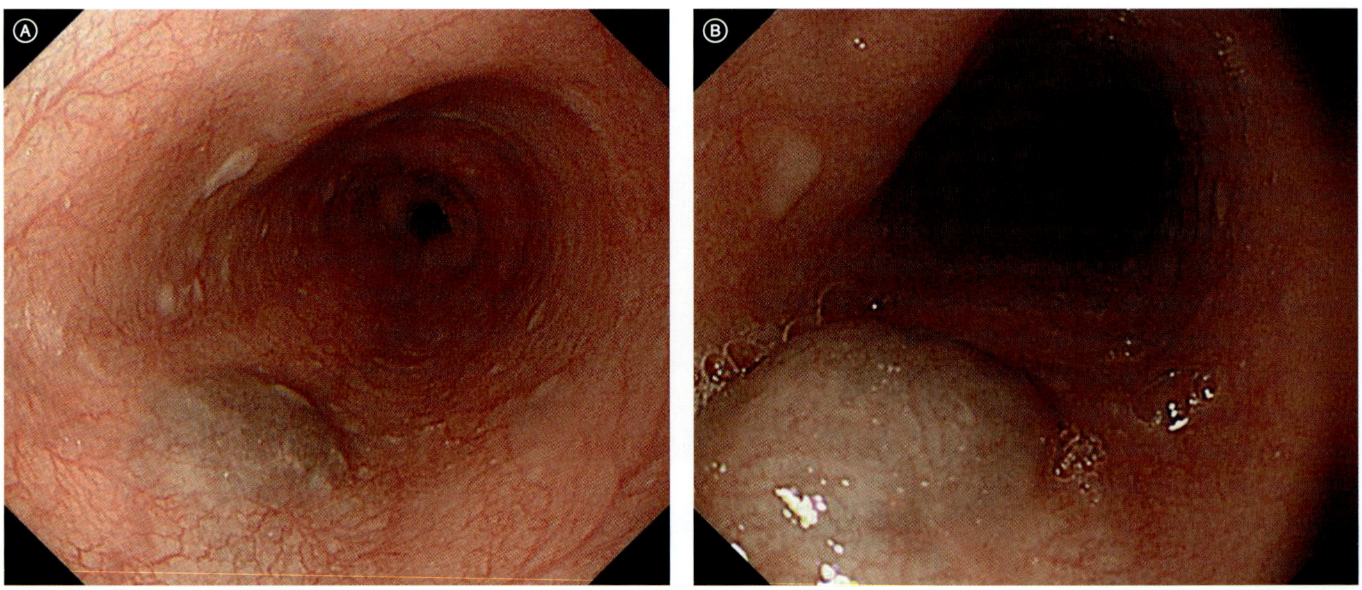

그림 1 식도 고립성 정맥확장의 한 예
Ⓐ) 백색광, 원거리 관찰.
Ⓑ) 백색광, 약간 근거리 관찰.

감별진단 시 주의할 점

- 앞서 언급한 바와 같이 문맥압 항진증을 배경으로 발생하는 식도정맥류와는 내시경 소견뿐만 아니라 임상적 의미도 전혀 다르므로, 내시경 소견 기록 시 등에서도 혼동을 일으키지 않도록 주의하는 것이 바람직하다.

참고문헌

1) 「消化器内視鏡用語集　第5版」(日本消化器内視鏡学会用語委員会/編), 日本消化器内視鏡学会, 2023
https://www.jges.net/wp-content/uploads/2023/02/yougosyu5.pdf
2) 有吉隆佑, 梅垣英次：孤立性静脈拡張(solitary venous dilatation). 胃と腸, 52：546, 2017

빈 도 ★☆☆
난이도 ★★☆

8 과립세포종

片岡陽佑, 和田友則

질환의 개요

- 과립세포종은 1926년 Abrikossoff 등이 처음 보고한 양성 종양으로, 현재는 슈반세포(Schwann cell) 유래 종양으로 알려져 있다[1]. 발생 부위는 피부나 혀 등 다양하며, 소화관에서는 식도에 많이 발생한다. 대부분 무증상이지만, 크기가 큰 경우에는 삼킴곤란이나 흉통을 유발할 수 있다.
- 대부분 양성 종양이므로 생검을 통한 경과 관찰이 가능하다는 보고도 있으나, 확립된 치료 방침은 없다[2]. 드물게 악성화 보고도 있어[3], 최근에는 ESD에 의한 절제 보고가 증가하고 있다[4].

특징적인 소견과 진단

- 황백색을 띠며 NBI에서는 표면 구조의 변화가 관찰되지 않고 점막하 종양 양상의 융기성 병변을 나타낸다(그림 1, 2). 중심부가 함몰된 큰어금니 양상의 형태를 보이는 경우가 많다.
- EUS에서는 점막고유층에서 점막하층을 주된 위치로 하는 등~저에코 종괴로 영상화되며(그림 1Ⓑ), 드물게 고유근층까지 침범하는 경우도 있다.
- 병리조직 소견에서는 점막고유층에서 점막하층을 중심으로 호산성 과립을 가진 세포체로 구성된 종양세포의 증식이 관찰된다(그림 3Ⓐ, Ⓑ). 또한, 면역조직화학염색에서 S-100은 양성을 나타낸다(그림 3Ⓒ).
  병리학적 악성도는 Funburg-Smith 등의 기준에 따라 ① N/C 비, ② 핵 분열상 증가, ③ 큰 핵소체를 가진 소포상 핵, ④ 핵의 다형성, ⑤ 종양 괴사 소견, ⑥ 방추형 종양세포 중 3가지 항목에 해당하는 경우를 악성으로 판정한다.

감별진단 시 주의할 점

- 황백색의 색조 및 큰어금니 모양의 특징적인 내시경 소견을 바탕으로, 평활근종 등 다른 점막하 종양과 감별한다.
- 생검을 통한 조직학적 진단이 가능한 경우가 많다. 또한 병변의 크기와 위치에 대해서는 EUS 정밀 검사의 추가를 고려한다.

참고문헌

1) Abrikossoff A : Über Myome ausgehend von der quergestreiften willkürlichen Muskulatur. Virchows Arch Pathol Anat, 260 : 215-233, 1926
2) Voskuil JH, et al : Occurrence of esophageal granular cell tumors in the Netherlands between 1998 and 1994. Dig Dis Sci, 46 : 1610-1614, 2001
3) Ohmori T, et al : Malignant granular cell tumor of the esophagus. A case report with Light and electron microscopic, histochemical, and immunohistochemical study. Acta Pathol Jpn, 37 : 775-783, 1987
4) 岡本 豊, 他 : ESDで切除しえた食道顆粒細胞腫の1例. 日本消化器内視鏡学会雑誌, 52 : 1857-1865, 2010

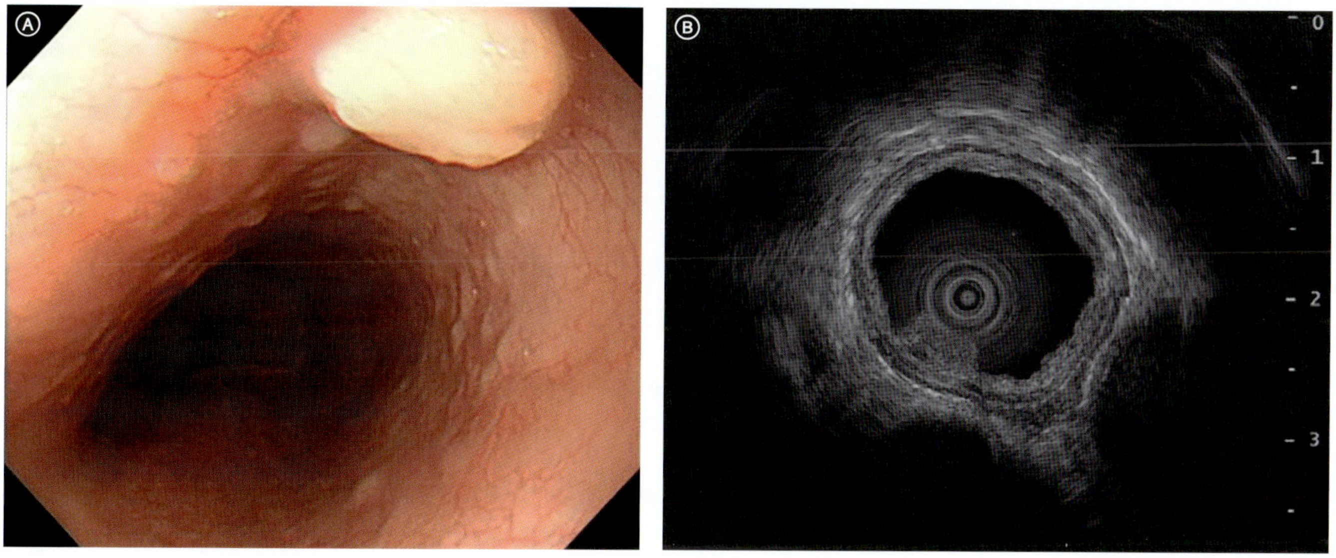

그림 1 식도 과립세포종 증례 ①

Ⓐ) 흉부 하부 식도에 7 mm 크기의 황백색 융기성 병변이 관찰된다.

Ⓑ) EUS(20 MHz 탐촉자)에서는 병변이 점막하층을 주된 위치로 하며, 내부 에코는 균일한 종괴로 나타나며, 고유근층까지는 도달하지 않은 상태이다.

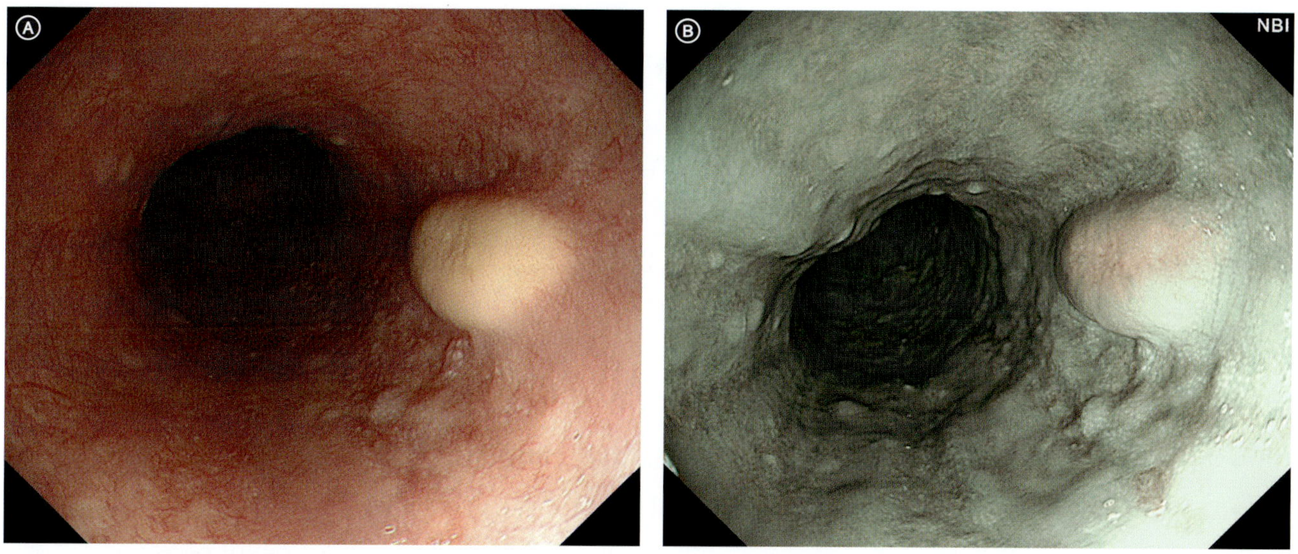

그림 2 식도 과립세포종 증례 ②

흉부 중부 식도에서 10 mm 크기의 황백색 융기 병변이 관찰되며, 중심부에 약간의 함몰이 있어 과립세포종의 전형적인 소견을 보인다. ESD를 통해 일괄절제하였다.

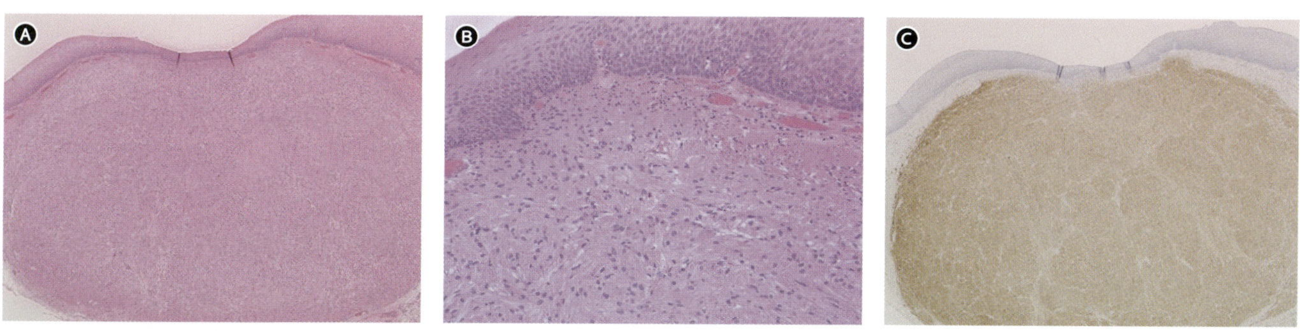

그림 3 식도 과립세포종의 병리조직 소견

Ⓐ, Ⓑ) HE 염색에서는 점막고유층에 호산성 과립을 포함한 종양세포의 증식이 관찰된다.

Ⓒ) S-100 염색에서는 종양 전체가 양성 반응을 나타낸다.

빈도 ★★☆
난이도 ★★☆

9 편평상피내 종양

小田島慎也

질환의 개요

- 편평상피내 종양의 정의는 상피의 구조 및 세포 이형성에 근거하여 종양으로 판정되는 상피내 병변 중 암을 제외한 것이다[1].
- 편평상피내 종양은 암으로 진행하지 않은 저이형도(low-grade atypia)의 종양이므로, 모두가 절제 적응증은 아니다. 그러나 내시경 진단에서 암이나 염증과의 감별이 어려운 병변이 있어, 진단 및 치료 방침에 혼란이 생기는 경우가 있다.

특징적인 소견과 진단

- 백색광 영상에서는 정상 색조 또는 약간 발적을 띠는 평탄한 병변이 많다. NBI에서는 영역성이 있는 옅은 갈색 영역으로 인식되는 경우가 많다(그림 1ⒶⒷ, 2Ⓐ).
- 확대내시경 소견으로는 일본식도학회 분류의 IPCL 4징후(확장, 사행, 혈관 직경 불균일, 형태 불균일)가 모두 나타나지 않는 type A를 보이는 경우가 많지만(그림 1Ⓒ), IPCL의 이형성도 거의 관찰되지 않는 병변도 존재한다[2].
- 요오드 염색 시에는 연한 염색을 보이는 경우가 많으며, pink color sign은 음성인 경우가 많다(그림 1Ⓓ, 2Ⓒ).

감별진단 시 주의할 점

- 편평상피내 종양과 감별이 문제가 되는 병변은 식도 편평상피암이다.
- 명확한 편평상피암은 확대내시경 소견에서 일본식도학회 분류 type B1 이상이 나타나는 경우가 많아 감별이 용이하다. 그러나 일부 type A 증례에서도 편평상피암이 관찰되는 경우가 있어, 감별이 어려운 병변도 존재한다.

참고문헌

1) 「食道癌取扱い規約　第12版」(日本食道学会/編), 金原出版, 2022
2) 竹内　学, 他：食道上皮内腫瘍の内視鏡的検討ーESD切除例をもとに. 胃と腸, 57：263-272, 2022

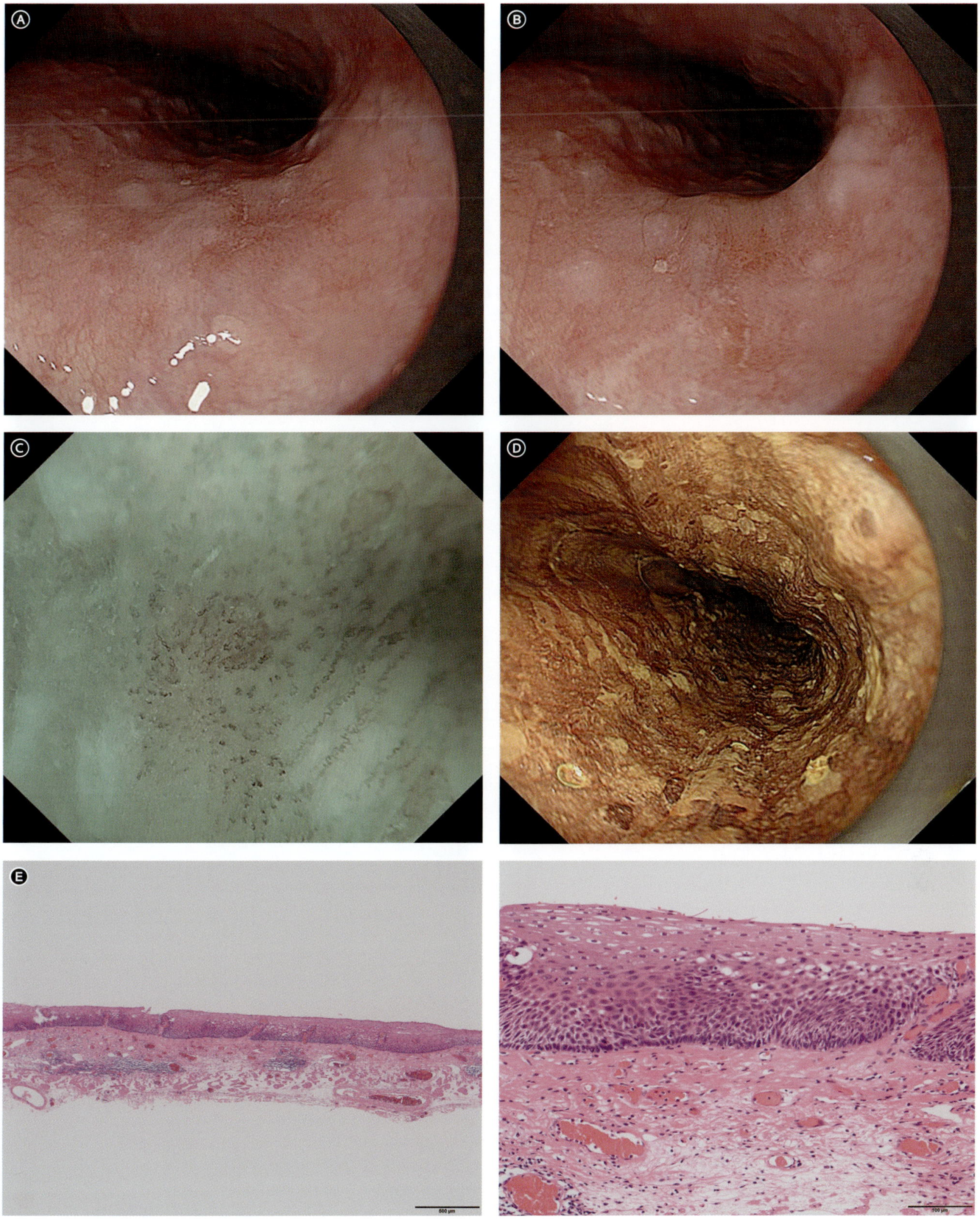

그림 1　식도 편평상피내 종양 증례

Ⓐ) 백색광 관찰 소견. Mt 영역 후벽에서 미세한 발적과 함몰된 면이 관찰된다.

Ⓑ) Ⓐ의 원위측 방향의 백색광 관찰 소견. 미세한 발적 부위를 인지할 수 있다.

Ⓒ) Ⓑ에서 보인 발적 부위의 NBI 확대 관찰 소견. 아주 옅은 갈색 영역 내부에 경도의 이형을 보이는 IPCL이 관찰되며, 일본식도학회 분류 type A로 진단된다.

Ⓓ) Ⓑ 부위의 요오드 염색 후 색소내시경 영상. 해당 부위는 작은 면적의 옅은 착색 영역으로 인식된다.

Ⓔ) 병리 소견.

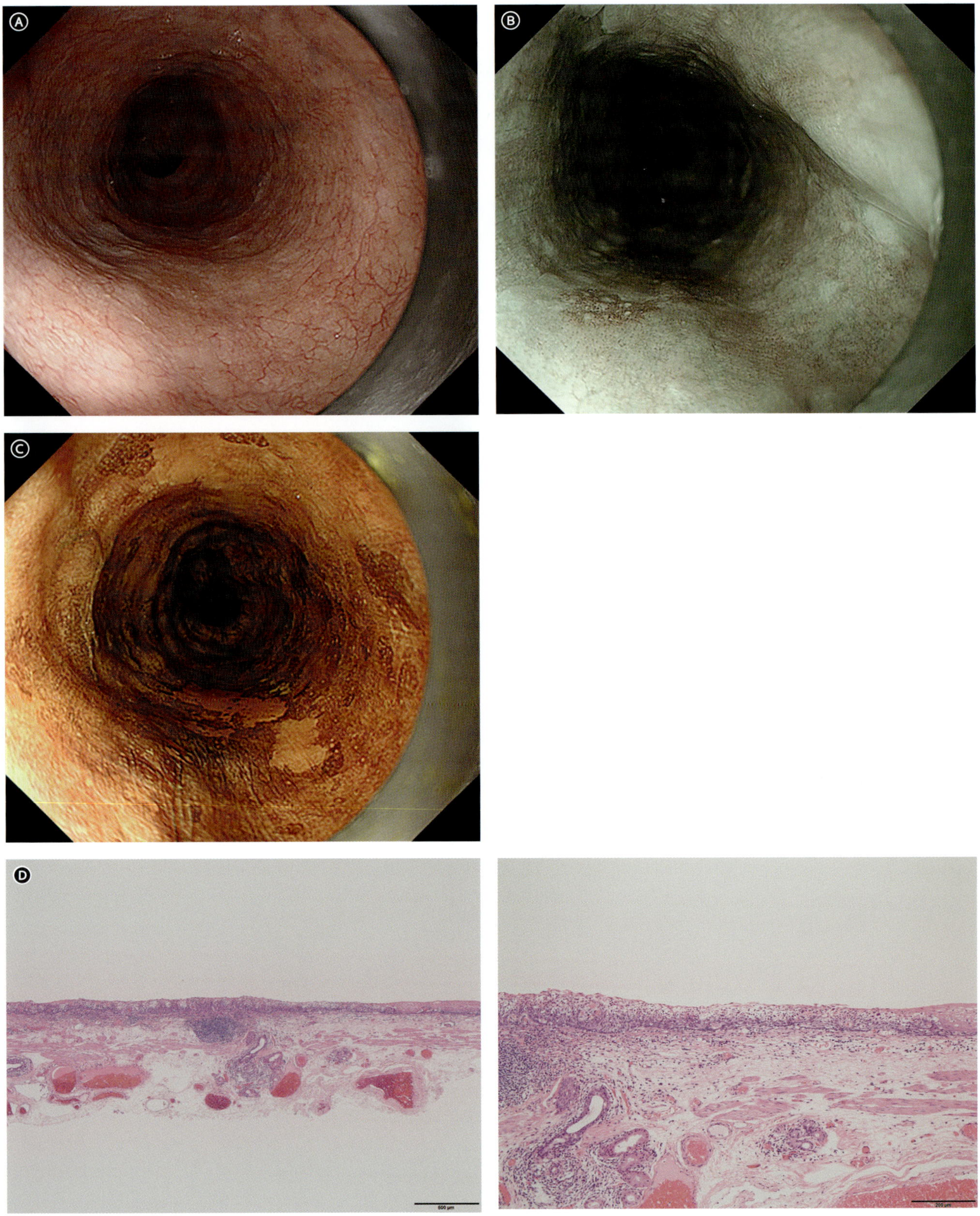

그림 2 식도 SCC(pT1a-EP)에 인접한 식도 편평상피내 종양

Ⓐ) Mt 영역 후벽 측에 경도의 발적을 띠는 불규칙 상피가 관찰된다. 그 근위측에 나뭇가지 모양의 혈관망이 명확하게 관찰되며, 종양을 의심할 만한 소견은 보이지 않는다.

Ⓑ) NBI 관찰에서는 불규칙 점막이 갈색 영역으로 인지되며, IPCL 이형도 약간 관찰된다. 그 근위측에는 명확한 갈색 영역은 관찰되지 않는다.

Ⓒ) 불규칙 점막은 요오드 염색에서 뚜렷한 불염색 점막으로 관찰된다. 병변의 원위측에 요오드 불염색 영역이 확인되며, 그 근위측의 백색광 및 NBI 관찰에서는 병변이 확인되지 않았던 부위에서도 요오드 엷은 착색 영역이 관찰된다.

Ⓓ) 병리 소견.

빈도 ★★★
난이도 ★☆☆

1 위저선 용종

大河原 敦

질환의 개요

- 위저선 용종(fundic gland polyp, FGP)은 *Helicobacter pylori (H. pylori)* 음성인 위저선 영역에서 흔히 관찰되는 빈도가 높은 용종이다. 5 mm 정도의 표면이 매끄러운 작은 용종으로, 다발성으로 나타나는 경우가 흔하다. 색조는 주변 점막과 동일한 색조~약간 발적을 띠는 경우가 있다. *H. pylori* 감염률이 감소함에 따라, 앞으로 FGP의 발생이 증가할 것으로 예상된다. 또한, **프로톤 펌프 억제제(PPI) 장기 복용이 FGP의 발생 및 증대**를 유발할 수 있다.

특징적인 소견과 진단 (그림 1~3)

- 표면이 매끄러운 Yamada II형 또는 III형 용종으로 위 체부에 다발한다.
- 위저선 영역에 관찰되며, 주위와 동일한 색조를 띠고 표면은 평탄하다.
- 배경 점막은 위축이나 장상피화생 등 만성 위염의 변화가 적다.

감별진단 시 주의할 점

- 병변의 표면 성상(결절형 또는 과립 모양), 색조(발적 또는 탈색), 배경 점막과 표면의 형태 및 색조 차이 등을 통해 종양성 병변인지 비종양성 병변인지 판별한다. 크기가 2 cm 미만이고 탈색을 띠는 경우에는 선종일 가능성이 높으며, 발적이 심한 경우에는 선와상피형 과형성 용종, 배경 점막과 동일한 색조일 경우 위저선 용종으로 진단한다.

참고문헌

1) 藤本　愛, 他：胃底腺ポリープ. 消化器内視鏡, 34：48-49, 2022
2) 入口陽介, 他：胃の非腫瘍性ポリープの内視鏡所見. 胃と腸, 56：817-827, 2021
3) 赤松泰次, 他：隆起を呈する胃病変の鑑別診断のポイント. 消化器内視鏡, 34：40-44, 2022

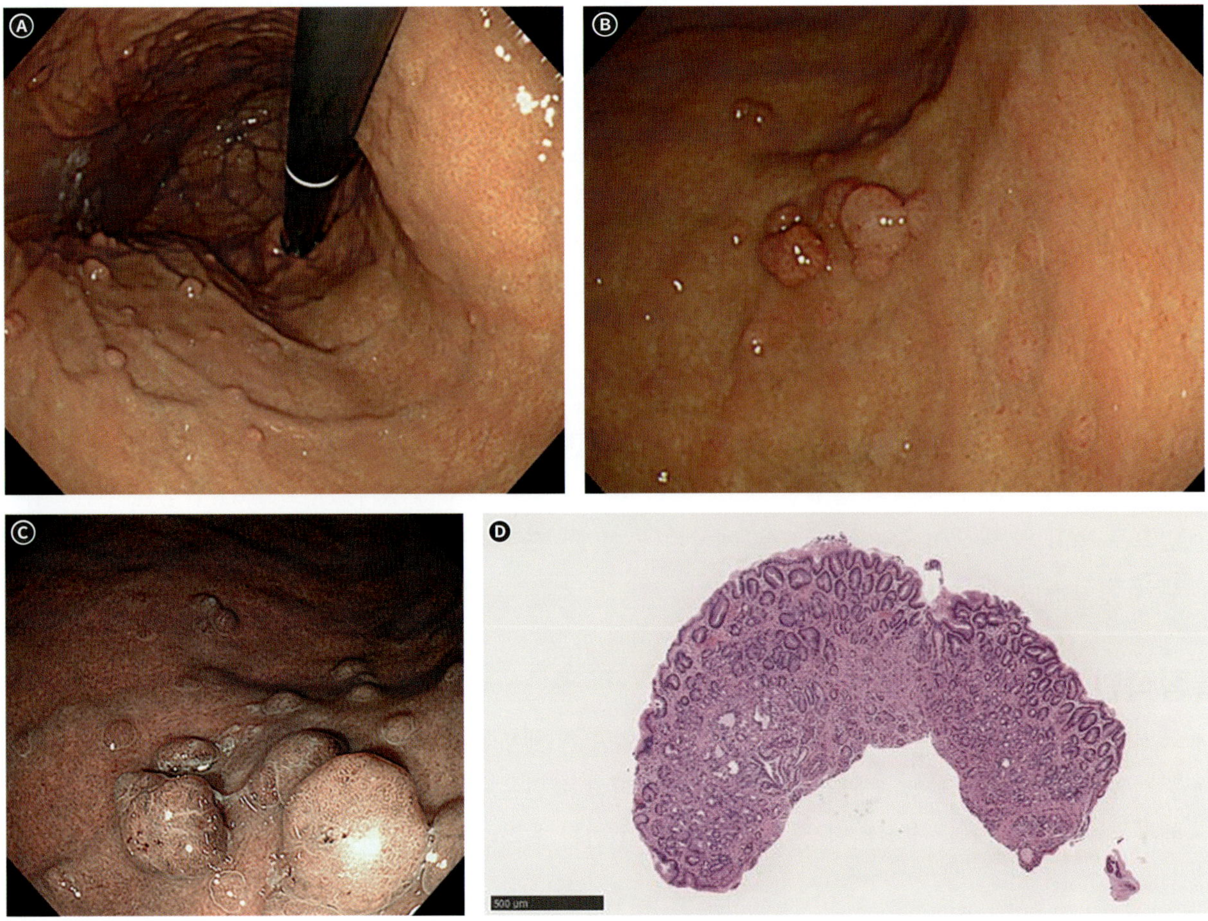

그림 1 증례 ①

간질에 경도의 만성 염증세포 침윤을 동반한 위저선 조직에서, 작은 낭종 모양으로 확장된 구조를 포함한 위저선의 과형성이 관찰된다.

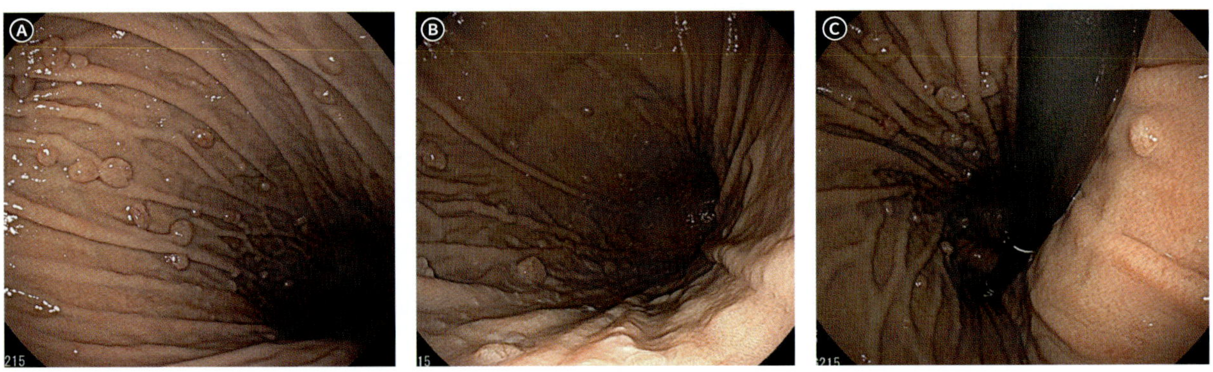

그림 2 증례 ②

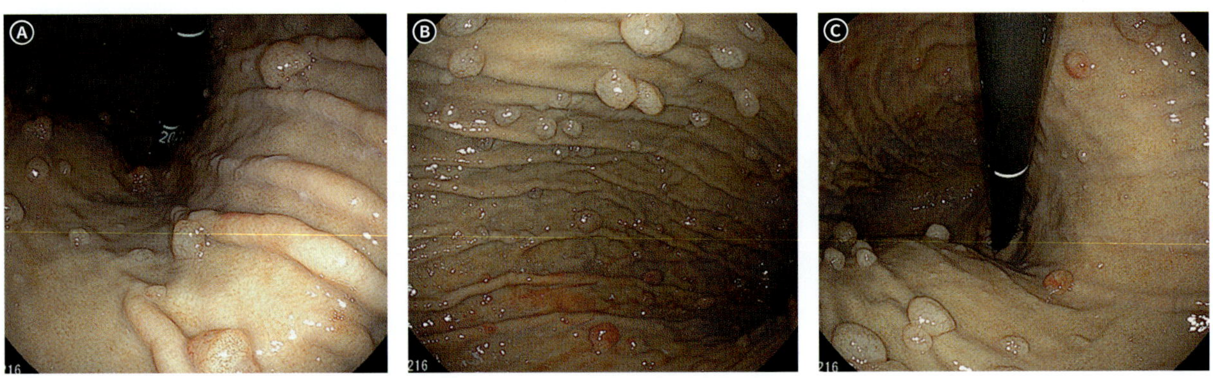

그림 3 증례 ③

빈 도 ★★★
난이도 ★☆☆

2 과형성 용종

今野真己

질환의 개요

- 위에 발생하는 상피 유래의 양성 비종양성 융기 병변이다[1]. *H. pylori* 감염과 관련이 많고, 선와상피의 과형성에 의해 발생한다. *H. pylori* 제균 치료에 의해 병변이 축소되거나 소실되기도 한다. 드물게 암으로 진행하는 경우가 알려져 있으며, 과거 보고에 따르면 크기가 10 mm 이상의 용종에서 암 발생률이 1.9%로 보고되었다[2].

특징적인 소견과 진단(그림 1, 2)

- 위체 하부에서 전정부에 호발하며 배경 점막은 *H. pylori* 감염과 관련된 위축성 위염인 경우가 많다.
- 육안형은 발적을 띠며 백태를 동반하는 경우가 많고, 분엽상 또는 다결절상을 나타낸다.
- Yamada 분류가 주로 사용되며, 싹 모양부터 유경성 병변까지 다양한 형태를 나타낸다.
- NBI 확대 관찰에서는 보통 표면 점막 무늬가 확대되어 있으며, 미세혈관의 확장이 관찰된다. 그 형태는 균일하며 규칙성이 유지되어 있다.

감별진단 시 주의할 점

- 감별해야 할 소견 중 가장 빈도가 높은 것은 위저선 용종이다(**제5장-1 참조**). 위저선 용종은 위축이 없는 위저선 영역의 대만에서 발생한다. 대부분 경계가 명확한 5 mm 이하의 작고 표면이 매끄러운 무경성 용종이며, 주변 점막과 동일한 색조를 띠고 드물게 발적을 보인다[1,3].
- 악성 종양으로는 아유경성의 조기위암이 있다. 조기위암 중 유두상 선암이나 분화형 선암 중 아유경성을 나타내는 경우가 있다. 용종 융기 내에 결절상의 요철 불규칙, 함몰성 궤양 형성 등이 있으면 암을 의심한다. 라즈베리형 선와상피형 위암(foveolar-type gastric adenoma with raspberry-like appearance, FGA-RA)과의 감별은 주로 색조, 구조, 경계선, 백색 영역의 네 가지 항목에 주목한다(표 1)[4].
- 비교적 드문 질환으로 연소성 용종이 있다. 낭종상으로 확장된 이형이 적은 선관의 증식과 간질의 부종 및 염증성 확장으로 이루어진 용종으로, 대부분 연소성 용종증후군에 동반되는 것으로 알려져 있다. 고립성 연소성 용종은 발생빈도가 낮고 생검으로 감별이 어려워, 최종적으로 병변의 절제가 필요할 수 있다[5].
- 드문 감별 대상 용종으로 염증성 섬유양 용종이 있다(**제5장-3 참조**). 아유경성의 점막하 종양 양상 융기를 나타내며, 정상부에 미란이나 궤양을 동반한다[6].

참고문헌

1) 入口陽介, 他：胃腫瘍性病変の内視鏡診断―胃ポリープ/腫瘍様病変の診断. 胃と腸, 55：603-611, 2020
2) Ahn JY, et al：Neoplasms arising in large gastric hyperplastic polyps：endoscopic and pathologic features. Gastrointest Endosc, 80：1005-13.e2, 2014
3) 山道信毅：胃底腺ポリープの臨床的特徴とその意義. 週刊日本医事新報, 4931：28-32, 2018
4) 柴垣広太郎, 他：「ラズベリー様」腺窩上皮型胃腫瘍の臨床・病理学的特徴. 日本消化器内視鏡学会雑誌, 64：1533-1540, 2022
5) 小田島慎也：早期胃癌(0-I, 分化型腺癌). 消化器内視鏡, 34：66-67, 2022
6) 入口陽介, 他：胃の非腫瘍性ポリープの内視鏡所見. 胃と腸, 56：817-827, 2021
7) Nishiyama Y, et al：Gastric inflammatory fibroid polyp treated with Helicobacter pylori eradication therapy. Intern Med, 42：263-267, 2003

표 1　과형성 용종과 FGA-RA의 감별 포인트

	백색광	NBI 확대 소견		
	색조	구조	경계선	백색 영역※
과형성 용종	약간 옅은 붉은색 주위 점막과 같은 색조	관상 구조	부분적으로 불명확해질 수 있음	비후되어 있음
FGA-RA	선명한 붉은색	뇌회전/유두 양상	양성	얇거나 불명확해짐

※ 백색 영역: NBI 확대내시경에서 관찰되는 점막의 구조를 형성하는 희끄무레한 테두리를 의미

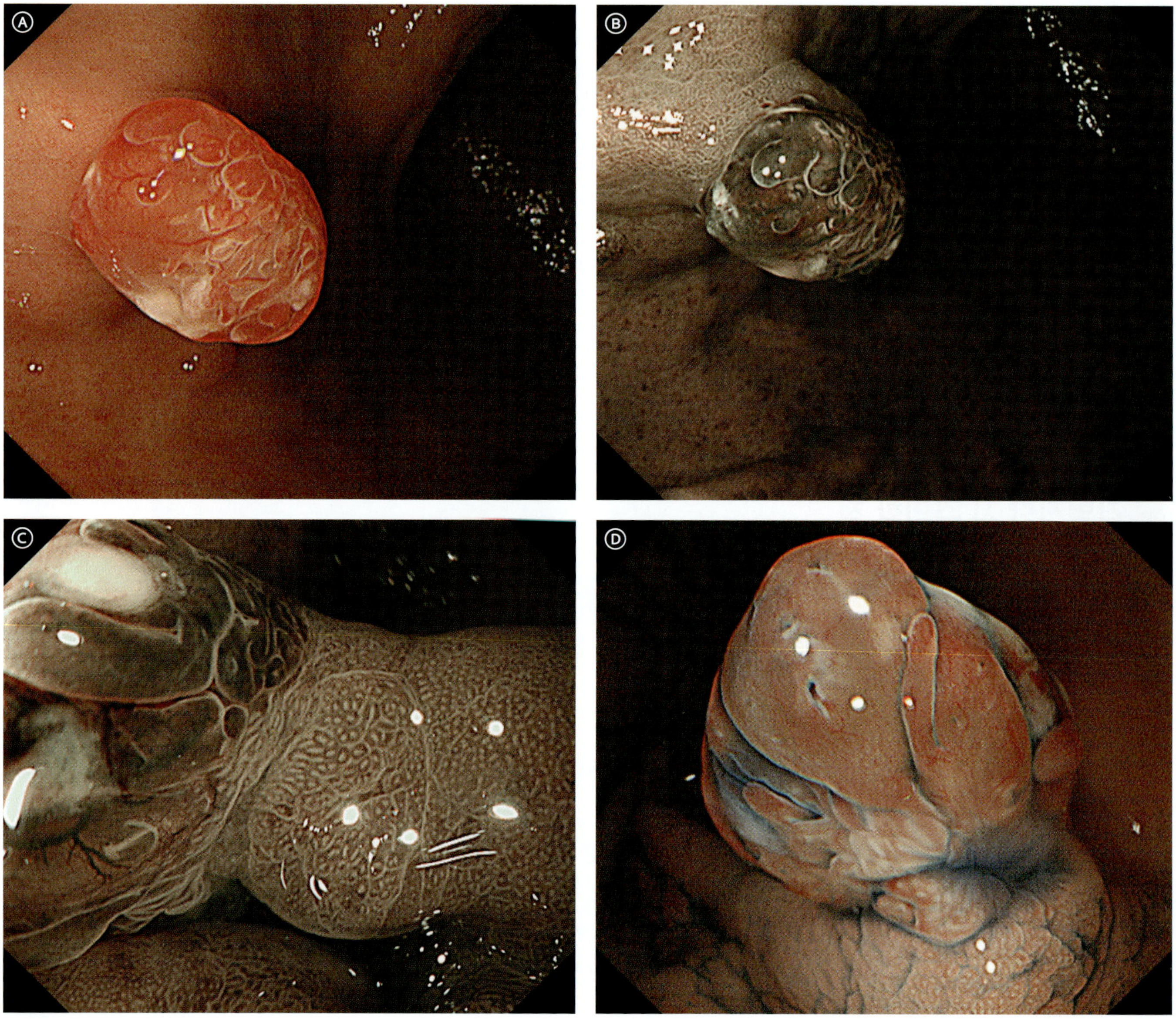

그림 1　위체 하부 전벽의 Y-Ⅲ형 용종

Ⓐ) 근접 관찰
Ⓑ) NBI에 의한 관찰
Ⓒ) 정상 상피와 용종의 경계 부위, 주변 점막과의 경계가 불분명하게 나타난다.
Ⓓ) 인디고카르민 도포

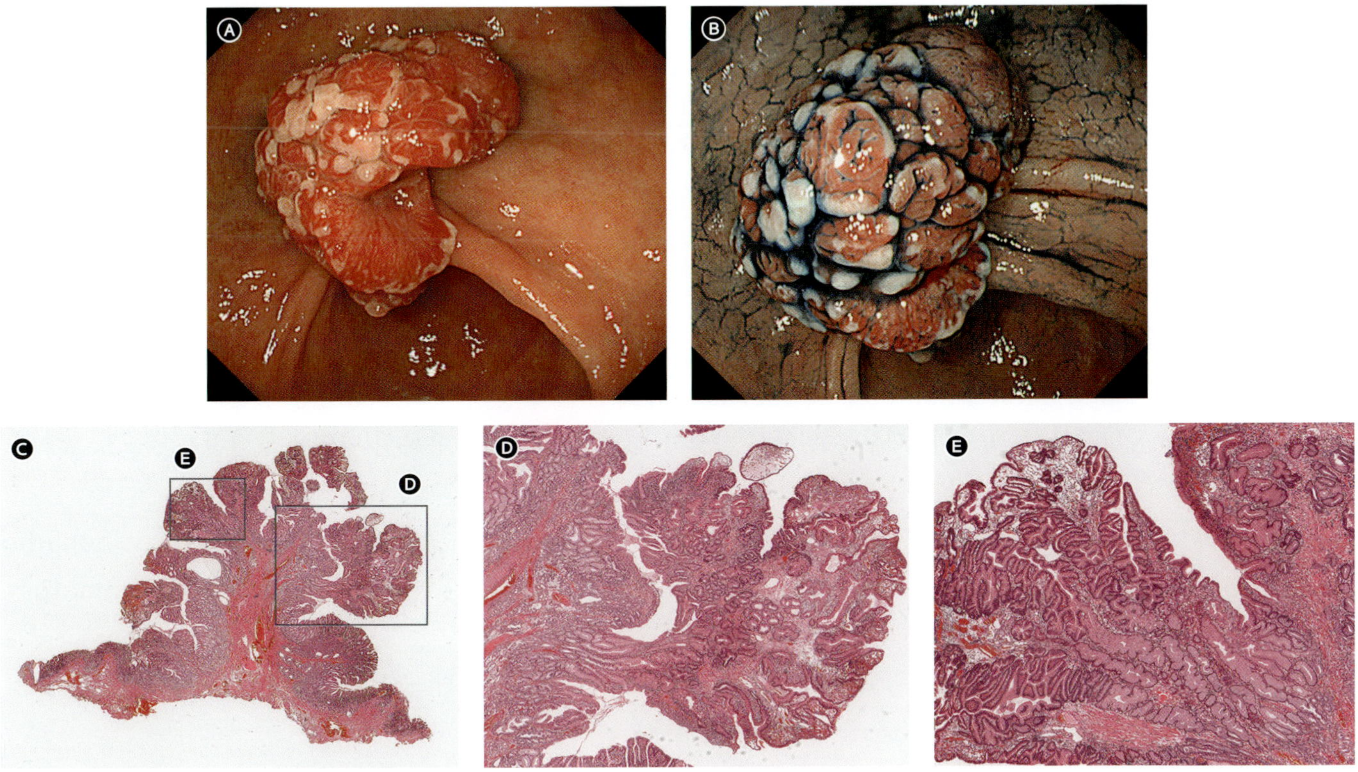

그림 2 조기위암 ESD 후 반흔에 발생한 과형성 용종

Ⓐ) 백색광
Ⓑ) 인디고카르민 도포
Ⓒ) 저배율 소견
Ⓓ) 저배율 관찰
Ⓔ) 고배율 관찰
선와상피가 연장되고 비대해져, 과형성 상피로 덮여 있다. 간질에는 염증세포의 침윤이 관찰된다.
PAS 양성 점액(위형 점액)

빈 도 ★★☆
난이도 ★★★

3 염증성 섬유양 용종

大木大輔, 辻 陽介

질환의 개요

- 염증성 섬유양 용종(inflammatory fibroid polyp, IFP)은 드문 양성의 비종양성 병변으로 소화관의 어느 부위에서든 발생할 수 있으나, 대부분 위에서 발생하며(약 67%), 특히 유문선 영역에 호발하는 것으로 알려져 있다. 그 다음으로 소장에서 많이 발생한다(약 21%).
- 1949년 Venek에 의해 "호산구 침윤을 동반한 점막하 육아종(submucosal granuloma with eosinophilic infiltration)"으로 보고되었고, 1953년 Helwig와 Ranier에 의해 "염증성 섬유양 용종(inflammatory fibroid polyp)"이라는 명칭이 붙여졌다.
- 병리조직학적으로는 호산구를 주로 하는 다양한 염증 세포 침윤과 혈관 증식을 동반한 방추형 섬유아세포의 증식이 특징이며, 주로 점막하층을 중심으로 발생한다.
- 증상으로는 복통, 구역 및 구토와 같은 비특이적인 증상이 있을 수 있으며, 일부에서는 소화관 출혈이나 장폐색의 원인이 되는 경우도 보고되어 있다.
- 발생 기전은 아직 명확하지 않으나, 국소 감염, 알레르기 반응, 자가면역 과정 등 여러 가설이 제기되어 있다. 발생 기전이 불명확하여 양성 종양으로 간주되지만, 악성화 위험에 대해서는 아직 논의가 진행 중인 상황이다.

특징적인 소견과 진단(그림 1)

- 일반 백색광 관찰에서는 점막하 종양 양상의 형태를 보이며, 아유경성 형태로 관찰되는 경우가 많다. 또한 정상부에 미란이나 궤양을 동반하는 경우가 많으며, 비전형적인 예에서는 미란이나 궤양이 관찰되지 않고 표면이 정상 점막으로 덮여 있어, 감별이 어렵다.
- EUS에서는 주로 제2~3층을 병변의 중심으로 하는 경계가 불분명한 저에코 종괴로 인식되며, 제4층은 보존되어 있는 소견을 보인다.
- 정상부에 발생한 미란 부위에서의 생검으로는 진단이 어려운 경우가 많다. 진단적 치료 목적으로 내시경적 절제가 시행되거나 병변이 큰 경우에는 외과적 절제를 통해 얻어진 검체에서 최종 진단이 이루어지는 경우가 많다. 소화관 출혈이나 장폐색 등이 원인이 되어 병변이 절제되는 경우도 보고된 바 있다.

감별진단 시 주의할 점

- 앞서 서술한 바와 같이 위, 특히 유문선 영역에 발생하는 경우가 많기 때문에, 해당 부위에 발생하는 점막하 종양과의 감별이 필요하다. 특히 이소성 췌장(aberrant pancreas, heterotropic pancreas)과의 감별이 중요하다. 이소성 췌장은 일반 백색광 관찰에서 정상부에 함몰을 동반하는 것이 특징이며, EUS에서는 병변의 주된 위치가 제3~4층에 해당한다. 또한, 정상부에 미란을 동반하지 않는 IFP의 경우에는 GIST나 평활근종 등과의 감별도 고려해야 한다.
- 그림 1의 증례는 점막하 종양 유사 형태에 미란이 동반되어 있었으며, 해당 부위에 대해 NBI 확대 관찰을 시행

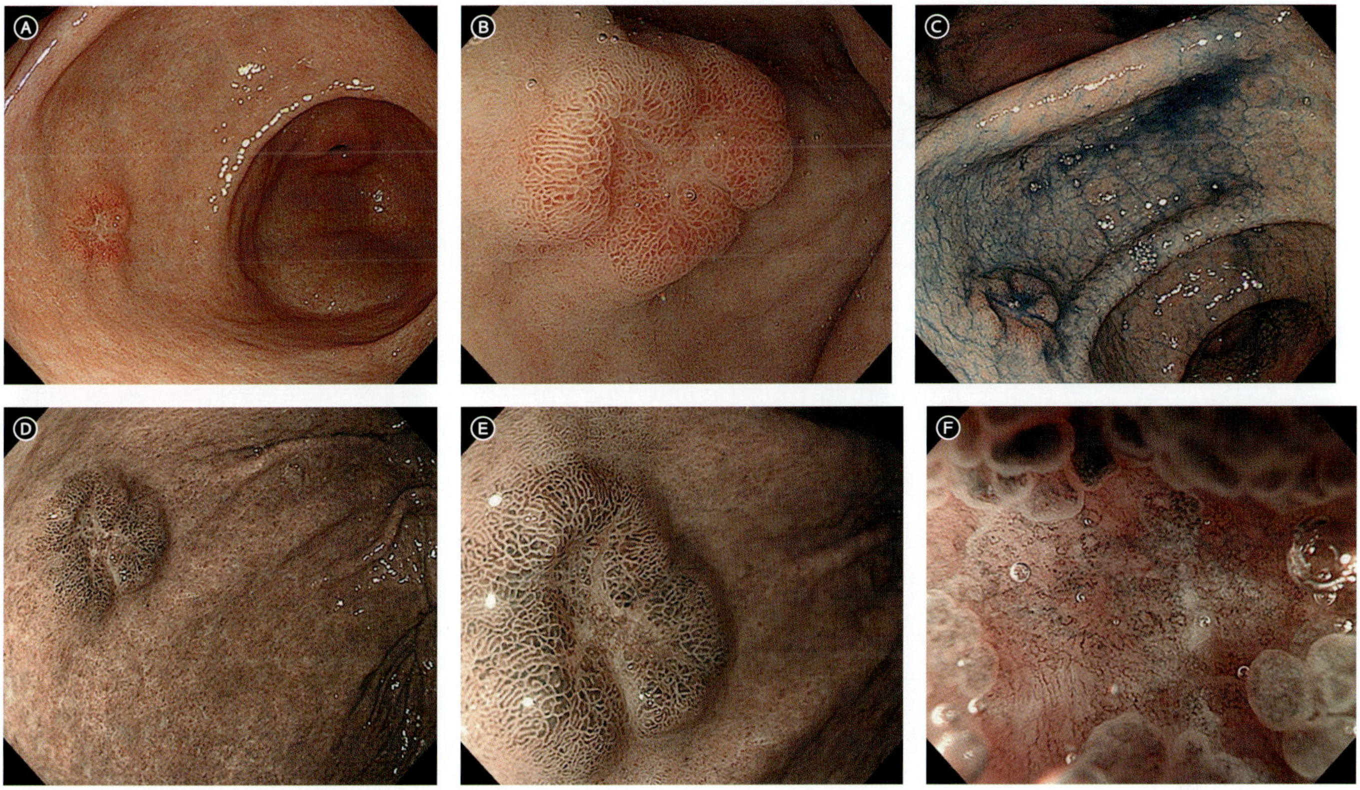

그림 1 조기위암과의 감별이 필요했던 IFP의 한 예

Ⓐ) 백색광, 중간 거리 관찰. 10 mm 크기의 발적을 띠는 점막하 종양 양상의 정상부에 함몰이 관찰된다. 공기 주입 시 병변이 신전되는 양상을 보인다.
Ⓑ) 백색광, 근거리 관찰. 탈기 침수하.
Ⓒ) 인디고카르민 도포 소견. 함몰면이 강조되어 보인다.
Ⓓ) NBI, 중간 거리 관찰.
Ⓔ) NBI, 근거리 관찰. 중심부 함몰에 일치하여 미세혈관 구조가 관찰된다.
Ⓕ) 확대 NBI. 함몰부의 확대도. IMVP 양상의 미세혈관 구조가 관찰된다.

한 결과, MVP 양상의 미세혈관이 확인되어 조기 위암을 배제할 수 없는 상황이었다. 이에 따라 진단적 치료 목적으로 ESD를 시행하였고, 최종 병리 진단에서 IFP로 진단되었다.

- 병리조직학적으로는 방추체 세포의 증식이 관찰되며, 위장관기질종양이나 평활근종이 감별진단에 포함된다. 면역조직화학염색에서 CD34(방추세포 마커) 양성, CD117(위장관기질종양 마커) 음성, S100(평활근종 마커) 음성인 경우, IFP를 보다 우선적으로 고려할 수 있다.

참고문헌

1) Nagao S, et al：Inflammatory fibroid polyp mimicking an early gastric cancer. Gastrointest Endosc, 92：217-218, 2020
2) Garmpis N, et al：Inflammatory Fibroid Polyp of the Gastrointestinal Tract：A Systematic Review for a Benign Tumor. In Vivo, 35：81-93, 2021
3) 石橋英樹, 他：非腫瘍性疾患：IFP(inflammatory fibroid polyp). 胃と腸, 50：818-820, 2015

빈 도 ★☆☆
난이도 ★★★

4 과오종성 반전 용종

大木大輔, 辻 陽介

질환의 개요

- 위의 과오종성 반전 용종(hamartomatous inverted polyp)은 상피가 내반성으로 증식함으로써 발생하는 드문 융기성 병변이다.
- 주로 점막하층을 중심으로, 이소성으로 증식한 양성의 위 점막선이 낭종상으로 확장되어 형성된다고 추정되지만, 정확한 발생 기전은 아직 명확히 밝혀지지 않았다.
- 8년에 걸친 경과 중 위선암이 발생한 증례 보고[2]도 있으며, 따라서 악성화 위험이 있는 병변으로 간주된다.

특징적인 소견과 진단

- 표면이 정상 점막으로 덮인 SMT 양상의 융기성 병변으로 인식되는 경우가 많다. 음와의 개구부로 추정되는 함몰을 동반하며, 그 주변에는 분지된 확장 혈관이 관찰되는 경우도 있다. 병변의 직경이 커지면, 그 무게에 의한 견인으로 인해 유경성 형태를 띠게 된다는 보고도 있다.
- EUS에서는 제3층에 주로 위치하며 낭종성 영역을 동반하는 불균일한 종양으로 인식된다. 제4층은 보존되는 것으로 알려져 있다.
- 내시경 소견만으로 확진을 내리기 어렵고, 개구부에서 시행한 조직 생검으로도 진단에 도달하지 못하는 경우가 많다. 따라서, EMR이나 ESD 등의 내시경적 일괄 절제를 통해 진단이 이루어지는 경우가 있다.

감별진단 시 주의할 점

- 그림 1의 증례는 타 병원에서 시행한 생검에서 Group 3, 위형 선종 의심으로 평가되어 본원으로 의뢰된 사례이다. NBI 관찰에서는 개구부 주변에 확장된 혈관상이 관찰되었고, NBI 확대 관찰에서는 불규칙한 미세혈관 구조로 인지되었다. 같은 부위에서 시행한 생검에서는 Group 4가 확인되었으며, 진단적 치료 목적으로 ESD가 시행되었고, 최종적으로 gastric inverted polyp(위 내반성 용종)으로 진단되었다. 절제된 검체에서는 개구부 근처의 상피에서 이형이 관찰되었으나, 암으로 진단할 정도의 소견은 아니었다.
- 점막하층을 주로 침범하는 병변 중 이소성 위선(gastric heterotopia)도 있으며, 이 또한 SMT 양상의 융기 병변으로 나타나기 때문에 감별이 필요한 경우가 있다(그림 2). 이소성 위선은 원래는 점막고유층에 존재해야 하는 위선 조직이 점막하에서 관찰되는 병변이다. 이는 만성 염증에 의한 손상과 재생 과정에서 점막근판의 구조가 파괴되고, 그 부위로부터 점막하로 침윤된 결과로 생각되고 있다.
- 이소성 위선 위에 선암이 발생한 증례들도 다수 보고되어 있으며, 이로 인해 이소성 위선 또한 악성화 위험이 있는 병변으로 간주된다.

참고문헌

1) Ohtsu T, et al : Gastric hamartomatous inverted polyp : Report of three cases with a review of the endoscopic and clinicopathological features. DEN Open, 3 : e198, 2023

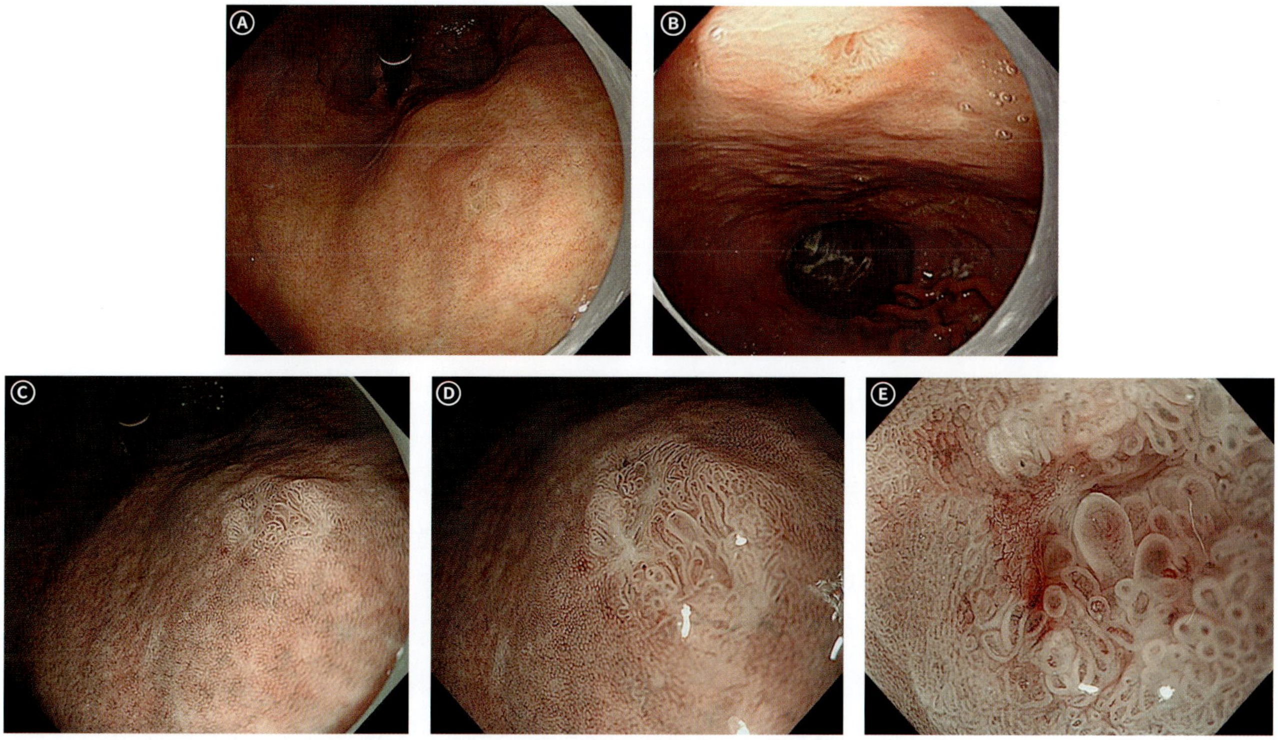

그림 1 위형 선종 의심으로 의뢰되었으나 절제 결과 과오종성 반전 용종으로 진단된 예

Ⓐ) WLI 중간 거리 관찰. 약 10 mm 미만 크기의 SMT 양상 융기성 병변으로 인식되며, 개구부를 동반하고 있다.
Ⓑ) WLI 근거리 관찰. 개구부 주변의 점막은 발적을 띠는 융모 유사 조직으로 관찰된다.
Ⓒ) NBI 중간 거리 관찰. 개구부 주변은 융모 유사 조직으로 나타나며, 그 외 주변 부위는 정상 점막과 유사한 구조를 보인다.
Ⓓ) NBI 근거리 관찰. 중간 거리 관찰에서와 동일한 소견.
Ⓔ) NBI 확대. 융모 조직 사이에 불규칙한 미세혈관 구조가 관찰된다.

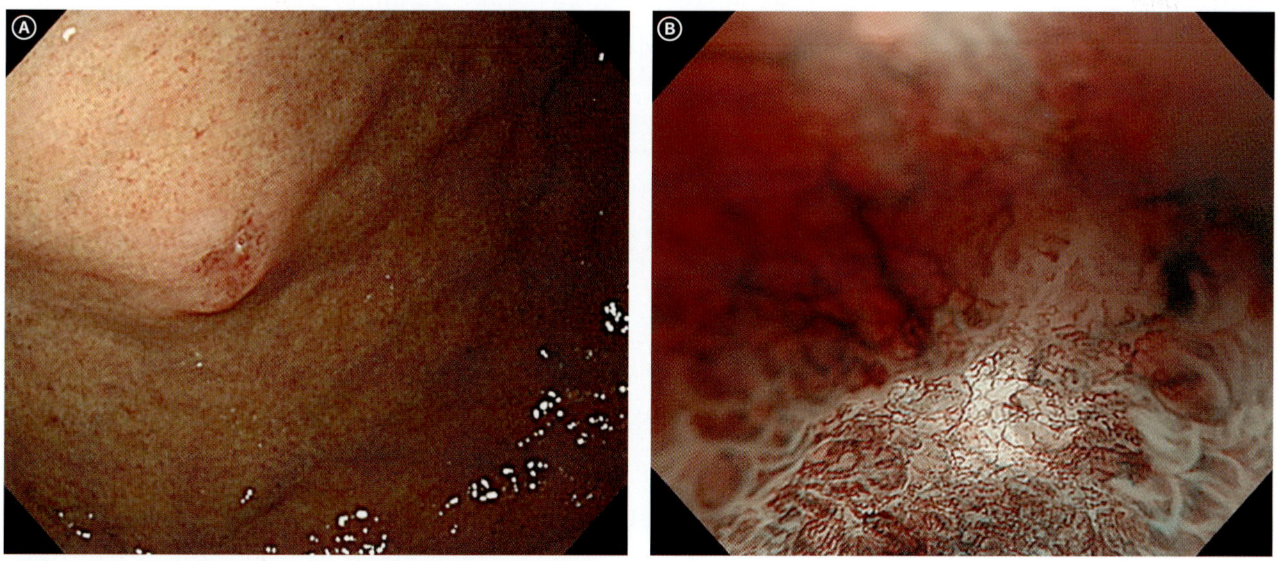

그림 2 감별 질환: 점막하 이소성 위선 위에 발생한 위선암

Ⓐ) 백색광. 저부에 점막하 종양 양상의 융기가 관찰되며, 정상부에 함몰 미란이 동반되어 있다.
Ⓑ) 함몰 미란 부위의 NBI 확대 관찰. 불규칙한 미세혈관 구조가 관찰된다.

2) Okamura T, et al : Gastric adenocarcinoma arising from hamartomatous inverted polyp during 8-year follow-up. DEN Open, 2 : e16, 2022
3) Kim JY, et al : Gastric Inverted Polyps-Distinctive Subepithelial Lesions of the Stomach : Clinicopathologic Analysis of 12 Cases With an Emphasis on Neoplastic Potential. Am J Surg Pathol, 45 : 680-689, 2021

빈 도 ★★☆
난이도 ★★☆

5 위 선종

森 仁志, 七條智聖

질환의 개요

- 위 선종은 『위암 취급 규약』[1]에 따라 "경계가 뚜렷한 양성 상피성 종양으로, 관상 구조를 주로 하는 상피내 비침윤성 종양"으로 정의된다. 조직학적으로는 장형 선종과 위형 선종으로 분류된다. 장형이 95%로 빈도가 높다.
- 장형 선종의 대부분은 **전정부를 중심**으로 한 *H. pylori* (*Helicobacter pylori*) 감염에 따른 위축성 위염을 배경으로 발생한다. 반면, 고립성 위형 선종은 대부분 **위체 상부~중부에 호발**한다.
- 무증상인 경우가 많지만 생검만으로는 병변의 전체적인 형태와 성격을 파악하기 어렵고, 내시경 소견상 암의 가능성을 배제할 수 없는 경우, 진단과 치료를 겸한 내시경적 절제술이 하나의 선택지가 될 수 있다. 선종 중에서도 위형 형질을 가진 병변, 종양의 직경이 큰 경우, 발적을 띠거나 함몰을 동반하는 병변은 암이 병발할 위험이 있는 것으로 알려져 있어, 내시경적 일괄 절제를 시행하고 병리조직학적 검토를 수행하는 것이 바람직하다.

특징적인 소견과 진단

장형 선종

- **장형 선종**은 일반적으로 내시경 영상에서 백색~탈색을 띠며 경계가 뚜렷한 편평 융기 형태로 관찰되는 경우가 많지만, 일부에서는 함몰형 선종도 존재한다. 종양의 직경은 대체로 20 mm를 넘지 않는 수준이다[2] (그림 1Ⓐ).
- NBI (narrow band imaging) 확대내시경 영상에서는 미세혈관 구조와 표면 구조 모두의 **형태가 대체로 균일하며 배열도 규칙적**인 특징을 보인다 (그림 1Ⓑ, Ⓓ).
- 병리조직학적으로는 종양의 표면은 평탄하며, 점막 상부에 비교적 균일한 관상 선관이 밀집하여 증식하고 있다. 점막 하부에서는 종양 또는 기존의 비종양 선관이 종종 낭종처럼 팽창해 있기 때문에, 이러한 병리 구조는 2층 구조로 불린다 (그림 1Ⓔ). 또한, 장형의 점액 형질을 나타내는 MUC2나 CD10에 양성 반응을 보인다.

위형 선종

- **위형 선종**은 일반적으로 내시경 소견상 융기형 병변이 많은데, 그 형태에 따라 다음과 같이 분류된다. ① 높이가 높은 융모상 융기, ② 비교적 표면이 평탄하며 잘록한 모양을 동반하는 융기, ③ 중앙에 함몰을 동반하는 낮은 융기, ④ 결절이 집합된 양상의 외관을 보이는 병변 등이다[3] (그림 2Ⓐ~Ⓒ).
- 병리조직학적으로는 ground-glass appearance (불투명 유리모양 소견)라 표현되는 거품처럼 보이는 약간 산호성인 세포질과 원형의 핵을 가진 세포로 구성되어 있으며, 크기가 다양한 선관들이 좁은 간질을 사이에 두고 밀집하여 증식하고 있다. 면역조직화학염색에서는 MUC6의 발현이 광범위하게 관찰된다[4] (그림 2Ⓓ).

감별진단 시 주의할 점

- 장상피화생은 위 체부에서 전정부에 걸쳐 퍼져 있는 백색의 다발성 소융기로 인식되며, NBI 관찰에서 light blue crest (LBC)를 진단 지표로 삼을 경우, 민감도 89%, 특이도 93%로 진단이 가능하다고 보고되어 있다[5].

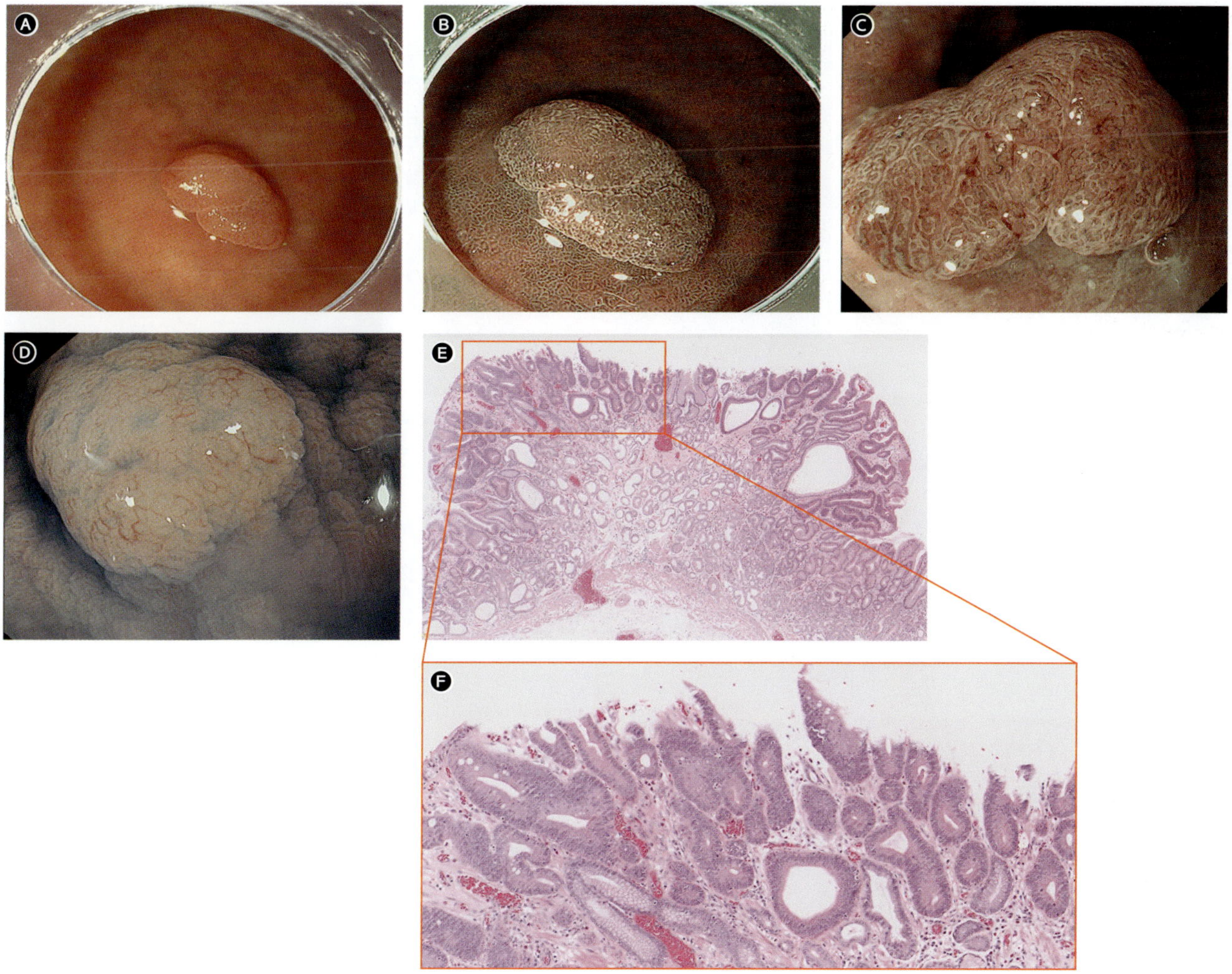

그림 1 장형 선종

Ⓐ) 백색광 관찰, Ⓑ) NBI 관찰, Ⓒ) NBI 확대 관찰, Ⓓ) 인디고카르민 도포 소견, Ⓔ) 병리조직 소견(HE 염색 저배율 소견). Ⓕ) 붉은색 테두리 영역의 확대 영상.

- Parietal cell hyperplasia/protrusion(벽세포 과형성/돌출)은 PPI 투여 중인 환자의 위 체부를 중심으로 관찰되는 단발성 또는 다발성의 용종이나 융기성 병변이나 조약돌 모양 점막에서 채취한 생검 조직에서 자주 확인되는 조직 소견이다. 아울러 이들 세포의 세포질이 팽창하여 선강 쪽으로 돌출된 상태를 의미한다[6].
- 장형 분화형 암의 육안 소견은 암의 심달도 등에 따라 융기성 병변에서 함몰성 병변까지 다양하게 나타난다. 선종과의 감별이 문제가 되는 조기 분화형 암의 경우에는 경계가 다소 불분명하고 형태가 불규칙하며, 발적을 띠는 평탄형 또는 얕게 함몰된 병변이 흔히 관찰되지만, 평탄하게 융기된 병변도 적지 않다.

참고문헌

1) 「胃癌取扱い規約 第15版」(日本胃癌学会/編), 金原出版, 2017
2) 藤原美奈子：胃：腸型の腺腫・分化型癌. 胃と腸, 55：399-403, 2020
3) 九嶋亮治, 他：胃型腺腫の臨床病理学的特徴—内視鏡像, 組織発生, 遺伝子変異と癌化. 胃と腸, 49：1838-1849, 2014
4) 「WHO Classification of Tumours, 5th ed, Vol. 1 Digestive System Tumours」(WHO Classification of Tumours Editorial Board), WORLD HEALTH ORGANIZATION, 2019
5) Uedo N, et al：A new method of diagnosing gastric intestinal metaplasia：narrow-band imaging with magnifying endoscopy. Endoscopy, 38：819-824, 2006
6) 二村 聡：parietal cell hyperplasia/protrusion. 胃と腸, 57：729, 2022
7) Vieth M, et al：Pyloric gland adenoma：a clinico-pathological analysis of 90 cases. Virchows Arch, 442：317-321, 2003

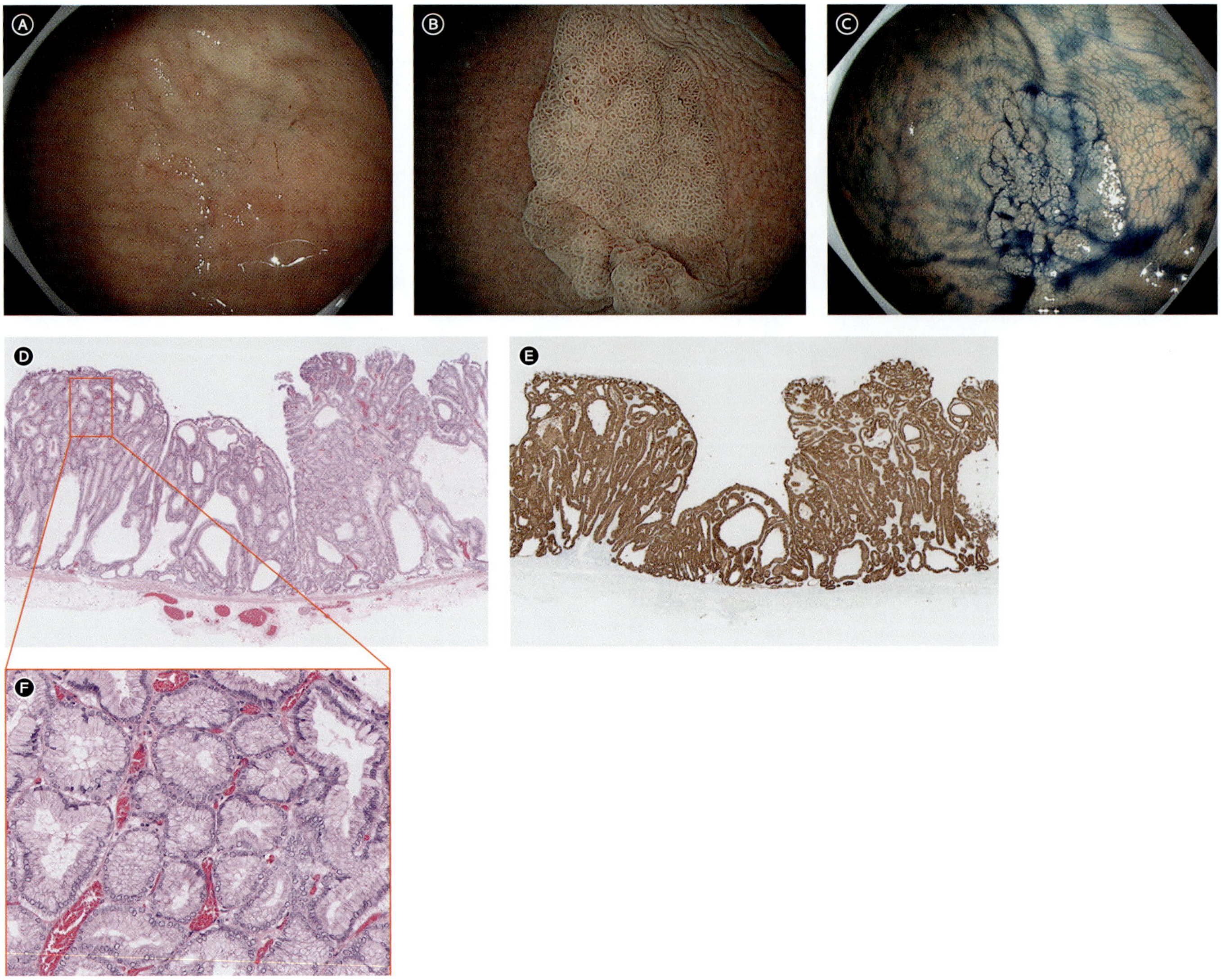

그림 2 위형 선종

Ⓐ) 백색광 관찰, Ⓑ) NBI 확대 관찰, Ⓒ) 인디고카르민 도포 소견, Ⓓ) 병리조직 소견(HE 염색 저배율 소견), Ⓔ) 병리조직 소견(면역조직염색 MUC6), Ⓕ) 붉은 테두리 영역의 확대 영상.

빈 도 ★★★
난이도 ★★☆

6 점막하 종양(비악성)

山本信三

질환의 개요

- 점막하 종양은 일본의 『소화기 내시경 용어집 제5판』[1]에 따라 "점막보다 심부에 존재하는 벽내 병변으로 인해 점막이 융기되어 형성된 융기 병변의 총칭"으로 정의된다.
- 병변의 전체 또는 대부분이 주변 점막과 유사한 정상 점막으로 덮여 있으며, 병변이 커질수록 점막이 융기되어 위 내강 쪽으로 반구형 또는 구형의 완만한 융기를 형성한다.
- 상피성 종양이라 하더라도 표면 점막이 비종양 상피로 덮인 점막하 종양 양상의 융기를 포함하면, 원인 질환은 대체로 양성 비상피성/상피성 종괴, 악성 비상피성/상피성 종양으로 분류할 수 있다.
- 양성 비상피성 종괴로는 지방종, 평활근종, 섬유종, 신경성 종양, 림프관종, 혈관종 등이 있으며, 양성 상피성 종괴로는 낭종, 이소성 췌장, 염증성 종괴로는 기생충성 육아종이나 염증성 섬유양 용종 등이 있다.

특징적인 소견과 진단

- 주변 점막에서 융기로의 이행은 비교적 완만하게 이어지며, 경우에 따라 bridging fold(가교상 주름)를 동반하기도 한다.

감별진단 시 주의할 점

- 병변의 감별에는 크기, 형태, 윤곽, 색조, 경도, 가동성, 표면의 함몰이나 궤양 유무, 점유 부위, 개수 등의 내시경 소견이 참고가 된다.
- 병변의 주 병소가 점막보다 깊은 벽내에 위치하는 경우가 많기 때문에 일반적인 내시경 관찰만으로는 진단이 어려운 경우가 많으며, 정확한 감별진단을 위해서는 초음파내시경(EUS)이 유용하다. EUS를 통해 병변의 주 병소 위치, 내부 에코 강도, 에코 패턴, 크기 등을 확인함으로써, 원인 질환의 후보를 어느 정도로 좁히는 것이 가능하다(그림 1, 2).
- 궤양이나 표면 함몰을 동반하는 경우에는 종양성 병변일 가능성도 고려해야 한다. 종양성 병변과의 감별이 필요한 경우에는 초음파내시경 유도하 세침흡인세포검사(EUS-FNA)나 점막 절개 직시하 생검법 등을 통해 조직을 채취하는 방안을 검토한다.
- 때로는 벽외성 종괴와 감별이 필요할 수 있는데, 공기량이나 체위 변환, 호흡에 따른 병변의 이동이 참고가 된다.
- 이하에서는 대표적인 몇 가지 병변에 대해 설명한다.

지방종

- 성숙한 지방세포로 구성된 병변으로, 위의 전정부에 호발하며 황색을 띠는 경우가 많다. 점막하층에 존재하며, EUS 영상에서는 제3층을 주 병소로 하는 경계가 뚜렷하고 내부가 균일한 고에코 병변으로 나타난다. 종양이 커지면 심부 감쇠 현상이 동반되기도 한다(그림 3Ⓒ). 종양은 연조직성으로 부드럽고, 생검 겸자로 누르면 함몰되는 양상을 보인다(쿠션 징후 양성, 그림 3Ⓑ). EUS만으로 진단이 가능한 대표적인 예 중 하나이다.

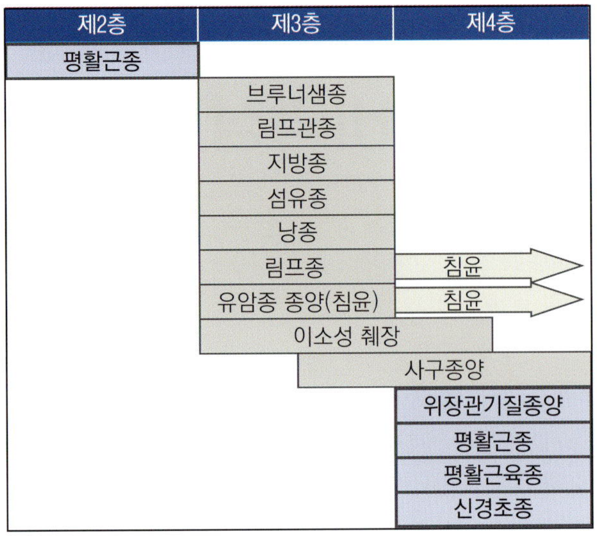

그림 1 EUS: 주요 점막하 종양의 주 존재 층

문헌 2를 참고하여 작성.

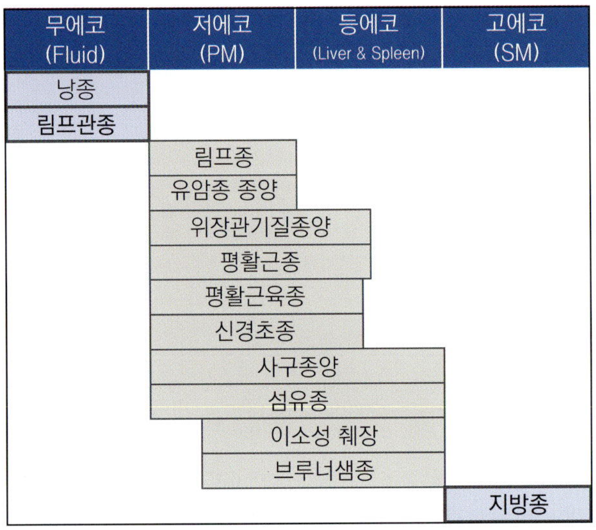

그림 2 EUS: 주요 점막하 종양의 에코 레벨

문헌 2를 참고하여 작성.

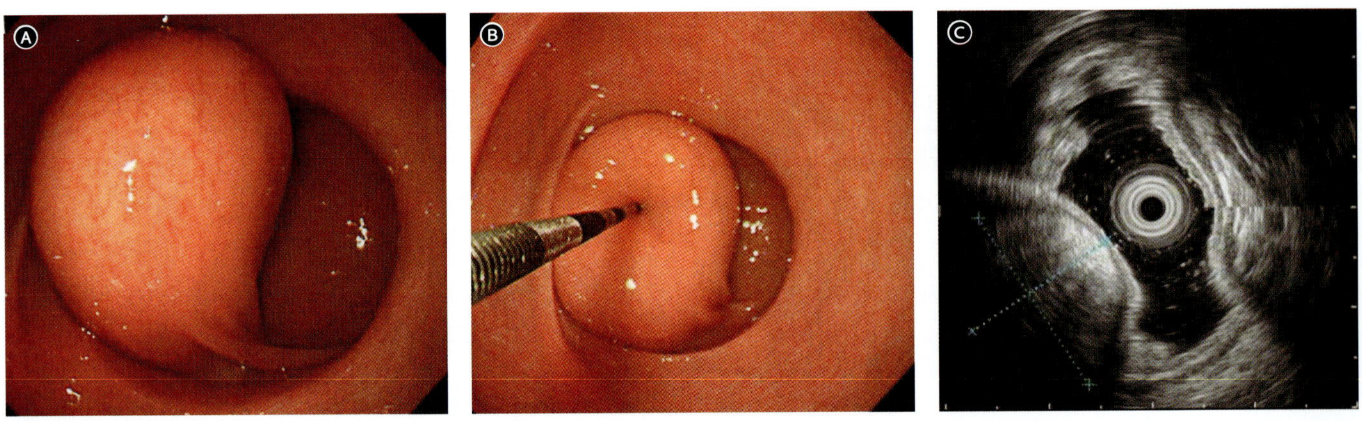

그림 3 지방종

Ⓐ) 내시경 소견. 전정부 대만에 35 mm 크기의 점막하 종양 병변이 관찰된다.
Ⓑ) 내시경 소견. 병변은 연조직성으로 부드러우며, 생검 겸자로 누르면 함몰된다(쿠션 징후 양성).
Ⓒ) EUS 소견. 제3층을 주 병소로 하며, 내부는 고에코를 나타내고 심부 감쇠 현상을 동반한다.

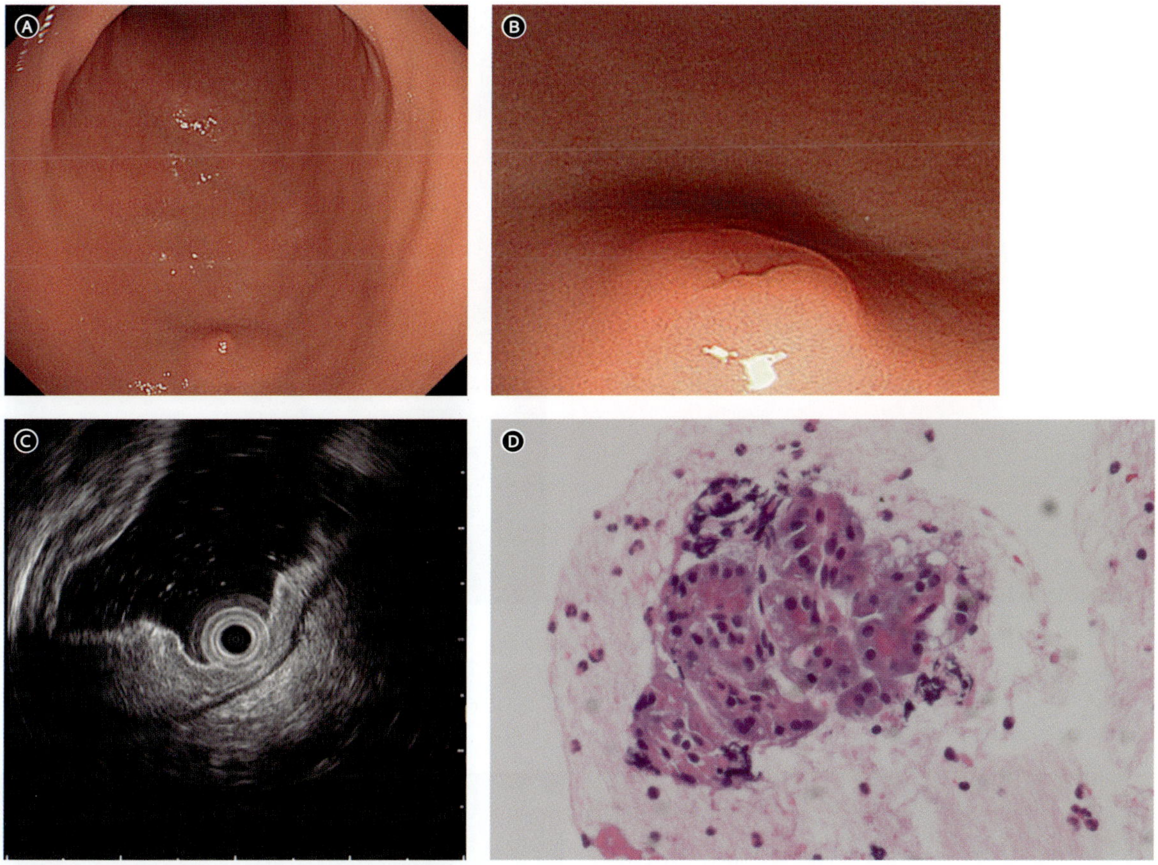

그림 4 이소성 췌장

A) 내시경 소견(원거리 관찰). 위체 하부 대만에 15 mm 크기의 점막하 종양 병변이 확인된다. **B**) 내시경 소견(근거리 관찰). 병변 정상부에 개구부처럼 보이는 함몰이 관찰된다. **C**) EUS 소견. 제3층을 주로 침범하고 있으며, 내부는 등에코를 나타낸다. **D**) 병리 조직 소견(HE 염색). 소규모의 췌장 선방 조직 집합이 확인된다.

이소성 췌장

- 본래 췌장과 연속성이 없으며, 다른 장기 내에 존재하는 췌장 조직을 말한다. 위에서는 일부를 제외하고 대부분 전정부 대만에 발생한다. 특징적인 내시경 소견으로 육안적으로 융기 정상부에 도관의 개구부에 해당하는 함몰이 동반된 경우가 있다(그림 4**B**). EUS 영상에서는 제3층을 주 병소로 하는 저~등에코 수준의 종괴로 영상화되며, 병변 내부에 췌장 실질에서 관찰되는 점상 고에코나 도관이 확장된 낭종상 에코가 관찰되기도 한다(그림 4**C**). 또한, 제4층의 비후를 동반하는 경우도 있다.

낭종

- 점막하층에 낭종을 형성한 병변이다. 내시경 소견상 부드럽고(쿠션 징후 양성), 투광성이 관찰되기도 한다. EUS상에서는 제3층에 경계가 명확하고, 내부 에코가 균일한 무에코 병변으로 영상화된다(그림 5**A**, **B**).

평활근종

- 양성 간엽계 종양이다. 전 소화관에 발생하지만, 위에서는 약 60~80%가 위체 상부에 국한된다. 점막근판 또는 고유근층에서 유래하는 병변이 있으며, EUS상에서 점막근판 유래 병변은 제2층 깊은 부위에서 제3층 얕은 부위에, 고유근층 유래 병변은 제4층에 주 병소를 두고 경계가 명확하며 내부 에코가 비교적 균일한 저에코 병변으로 영상화된다(그림 6**B**). 다만, EUS상만으로는 GIST나 신경초종 등의 다른 소화관 간엽계 종양과의 감별이 어렵다. 확진을 위해서는 조직학적으로 Desmin 양성, *c-kit* 음성, CD34 음성임을 확인할 필요가 있다.

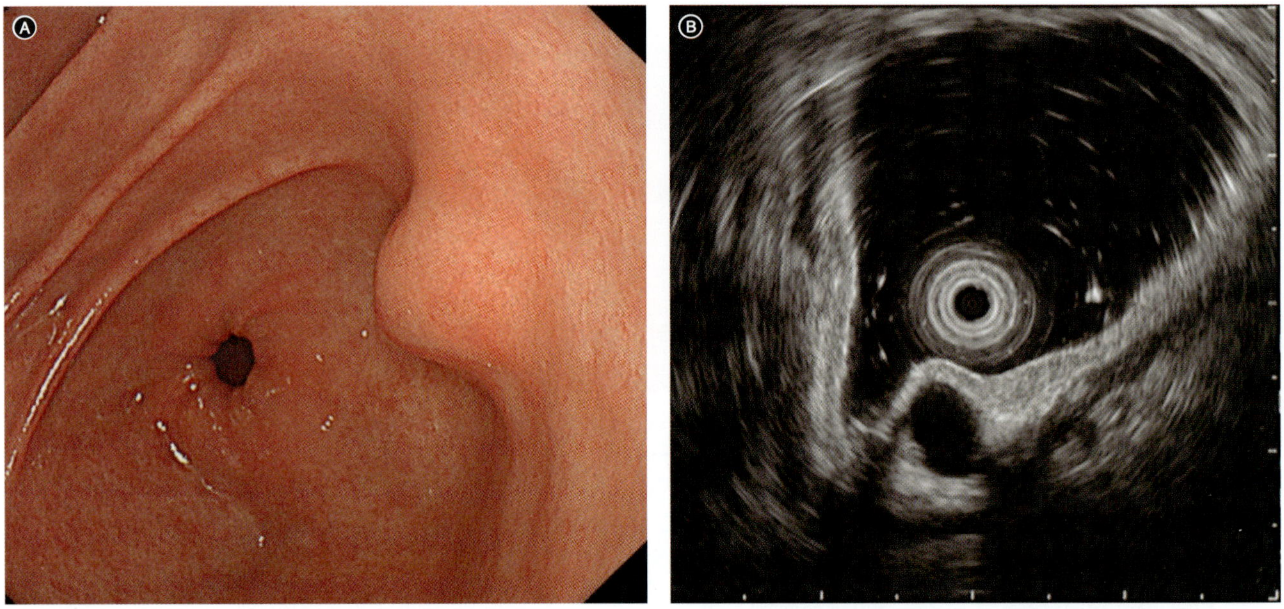

그림 5 낭종

Ⓐ) 내시경 소견. 전정부 후벽에 10 mm 크기의 점막하 종양 병변이 관찰된다.

Ⓑ) EUS 소견. 제3층에 병변의 중심이 위치하며, 내부는 균일한 무에코를 나타내고, 일부에서는 음향 음영(acoustic shadow)을 동반한다.

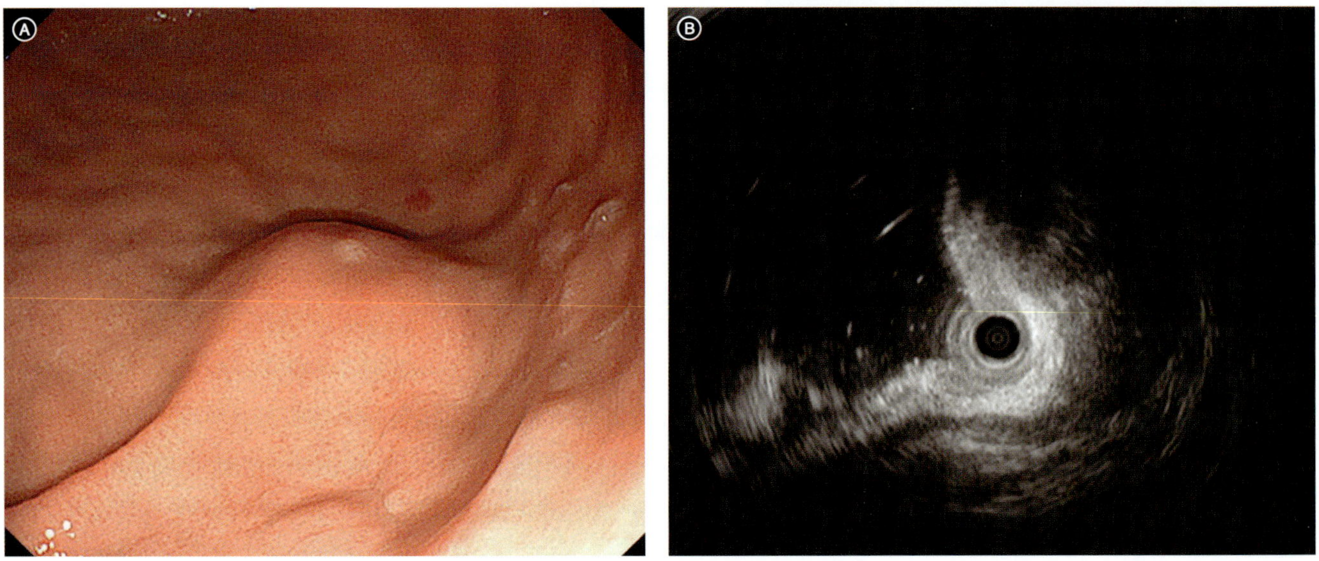

그림 6 평활근종

Ⓐ) 내시경 소견. 위체 하부의 대만에서 25 mm 크기의 점막하 종양 병변이 관찰된다.

Ⓑ) EUS 소견. 다소 불명확하나 제4층에 병변의 중심이 위치하며, 내부는 저에코를 보인다.

EUS-FNA에서 방추형 세포가 관찰되었으며, αSMA 양성, Desmin 양성, *C-Kit* 음성, CD34 음성, S100 음성, Ki-67<1%인 소견을 바탕으로 평활근종으로 진단하였다.

혈관종

- 형태학적 특징에 따라 해면상 혈관종, 모세혈관종, 혼합형으로 분류된다. 이 가운데 발생 빈도가 높은 해면상 혈관종은 조직학적으로 한 층의 편평한 내피세포로 덮인 해면상으로 확장된 혈관 구조를 특징으로 한다. 병변의 크기가 큰 경우에는 용종 형태나 분엽형의 외관을 보이며, 혈관성 병변이라는 점을 반영하듯 때때로 표면에 발적이나 암적색 반점이 관찰되기도 한다(그림 7Ⓐ, Ⓑ).

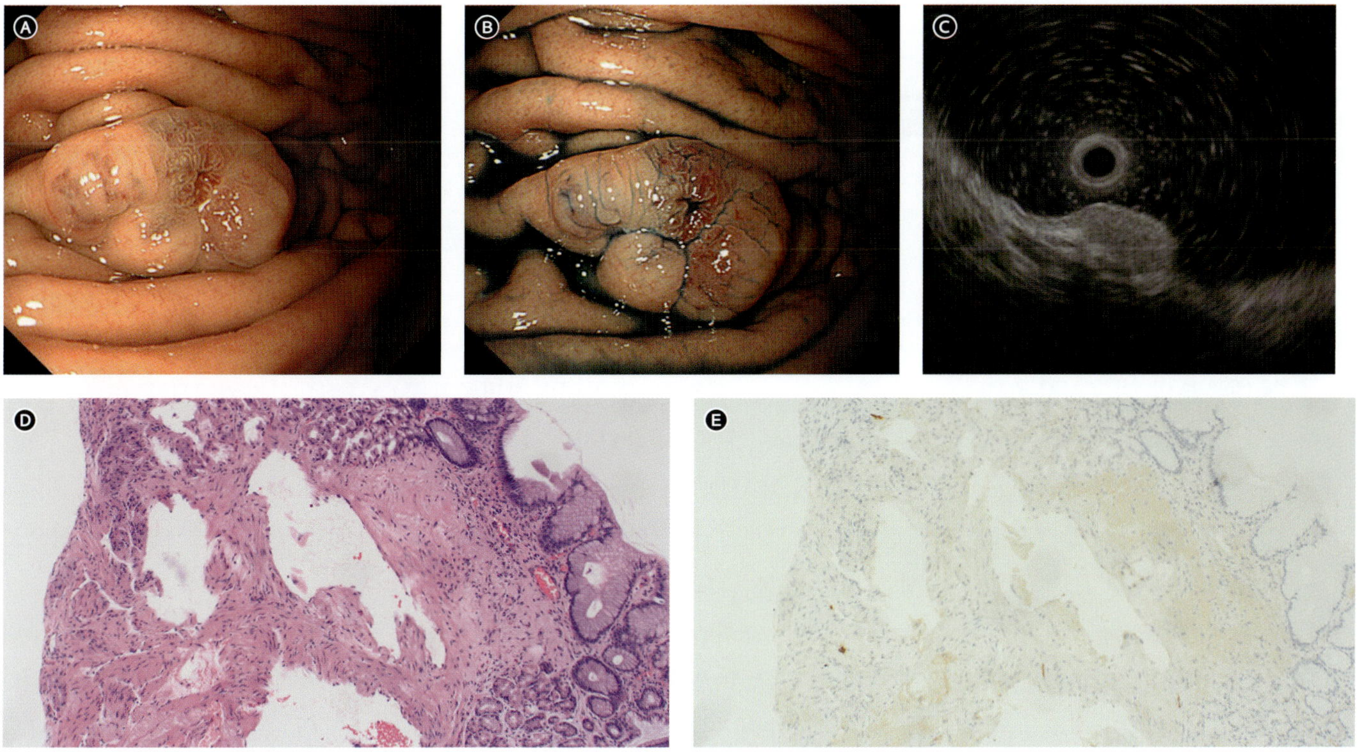

그림 7 혈관종

Ⓐ) 내시경 소견. 위 체부의 대만에 20 mm 크기의 점막하 종양 양상의 병변이 관찰된다.
Ⓑ) 내시경 소견(인디고카르민 도포).
Ⓒ) EUS 영상. 병변은 제2~3층을 주 병소로 하며, 내부는 전반적으로 등에코를 보이나 일부에는 확장된 저에코 및 고에코 부위가 혼재되어 있다.
Ⓓ) 병리조직 소견(HE 염색). 확장된 혈관 구조가 확인된다.
Ⓔ) 병리조직 소견(D2-40). 양성 소견은 관찰되지 않았으며, 혈관성 병변으로 판단된다.

- 주로 점막고유층, 점막하층에 존재하며 EUS 영상에서는 제2~3층에서 불균일한 등~고에코를 나타낸다(그림 7Ⓒ). 일부에는 확장된 저에코 영역이 관찰되며, 파워 도플러에서는 혈류 신호가 검출되는 경우도 있다. 또한, 석회화를 동반하는 경우에는 음향 음영을 동반하는 고에코가 관찰된다.

참고문헌

1) 「消化器内視鏡用語集　第5版」(日本消化器内視鏡学会用語委員会/編), p99, 日本消化器内視鏡学会, 2023
https://www.jges.net/wp-content/uploads/2023/02/yougosyu5.pdf
2) 木田光広　他：上部消化管粘膜下腫瘍のEUS診断. 胃と腸, 47：503-514, 2012

빈 도 ★☆☆
난이도 ★☆☆

7 카포시육종

竜野稜子, 横井千寿

질환의 개요

- 대부분의 카포시육종(Kaposi's sarcoma, KS)은 후천면역결핍증후군(AIDS) 환자가 HHV-8(human herpes virus-8)에 감염됨으로써 발병하며, HIV 비감염자에서의 발생은 극히 드물다.
- 중요한 역학적 특징으로 AIDS 관련형 KS(AIDS-KS)는 대부분 남성 간의 동성 간 성 접촉(men who have sex with men, MSM)과 관련이 있으므로, 남성 환자에게서 KS가 의심되는 소견이 관찰될 경우 역으로 MSM 여부나 HIV 감염 가능성을 의심해 볼 필요가 있다.
- 피부(80%)가 호발 부위이며 그 외에 구강, 소화관(40%), 폐(10%), 간(6%), 림프절에서도 발생하며, 인두부터 항문에 이르기까지 전 소화관에 걸쳐 발생할 수 있다. 이 가운데 특히 위와 십이지장에서의 발생 빈도가 높다.
- 소화관 KS의 대부분은 무증상이지만, 경우에 따라 종양 출혈, 소화관 천공, 종양의 증대에 의한 소화관 폐쇄 등의 합병증을 초래할 수 있어 긴급 대응이 요구되는 경우도 있다.
- KS 발생의 위험인자로는 CD4 수치가 낮은 경우(<100 cells/μL), HIV-RNA 수치가 높은 경우(≧10,000 copies/mL), 항HIV 약제의 복용력이 없는 환자, MSM인 경우 등이 보고되어 있다.

특징적인 소견과 진단

- 전형적인 경우는 "다발하는 선명한 붉은 융기성 병변"이 특징이며, 임상 진단이 가능하다(그림 1).
- KS의 내시경 소견은 다양하다.
  - 초기 병변은 모세혈관 확장 양상의 평탄한 발적 또는 붉은빛을 띤 혈액이 고여 돌출된 모양의 병변 등이다. 전형적인 경우만큼 선명한 발적을 띠지 않을 수 있으므로 주의가 필요하다(그림 2).
  - 진행함에 따라 강한 발적을 띠는 비늘 모양 또는 조약돌 모양의 표면 양상을 나타내며, 전형적인 경우에는 점막하 종양 양상 종괴를 형성하게 된다. 함몰이나 비교적 큰 궤양이 동반되는 경우도 있다.
- 확진은 생검을 통해 이루어지며 KS의 병리학적 특징은 혈관 내피세포의 증식이며, 울타리 모양으로 증식하는 방추형 세포가 관찰된다(그림 3Ⓐ).
- 진단이 불확실한 경우에는 림프관 내피세포 마커인 D2-40 염색이나 혈관 내피세포 마커인 CD31이나 CD34 염색, 마우스 단클론항체를 이용한 HHV-8LANA-1 염색(LANA-1은 HHV-8의 잠복감염 단백질) 등이 확진에 유용하다(그림 3Ⓑ).

감별진단 시 주의할 점

- 모세혈관확장증, 과형성 용종, 위암, 악성 림프종, 점막하 종양 등이 감별진단에 포함된다.
- 구강 내에도 호발하며, 내시경 삽입 시 구강 내 관찰로 지적되는 경우가 많지만, 특히 구개부나 잇몸에 호발하므로 육안적 시진도 중요하다.
- 궤양을 동반한 병변의 경우 CD4 수치가 낮은 환자에서는 거대세포바이러스 감염의 병합 가능성을 고려해야 하며, 생검은 궤양 부위와 비궤양 부위 양쪽 모두에서 시행하는 것이 바람직하다.

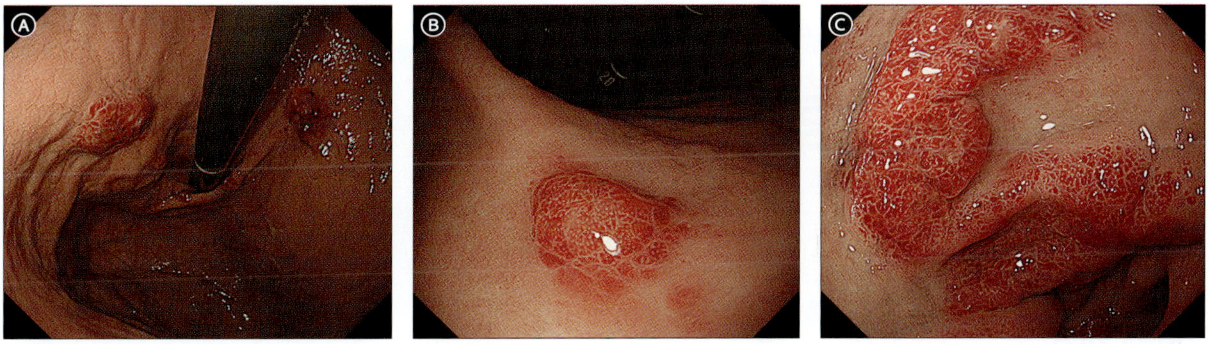

그림 1 전형적인 위 카포시육종

A, **B**) 다발하는 선명한 발적 융기. **C**) 십이지장에도 다발

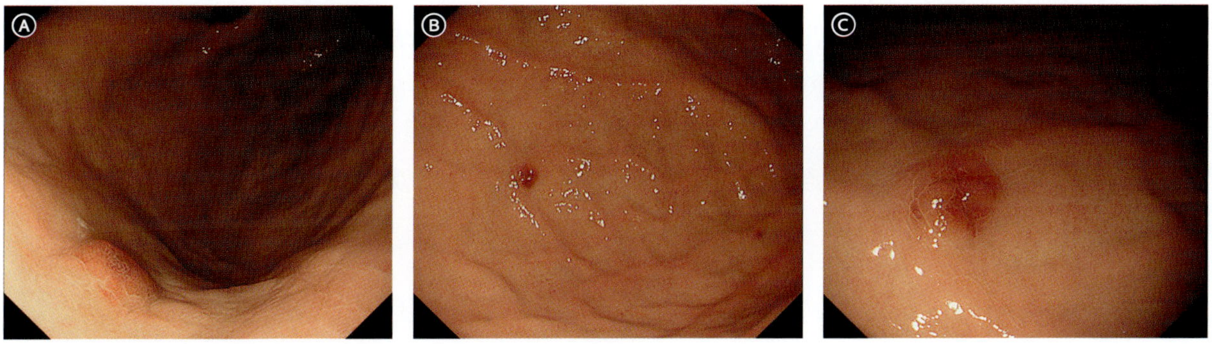

그림 2 선명한 발적을 나타내지 않는 초기 소견의 위 카포시육종

과형성 용종 등과 감별이 필요하다.

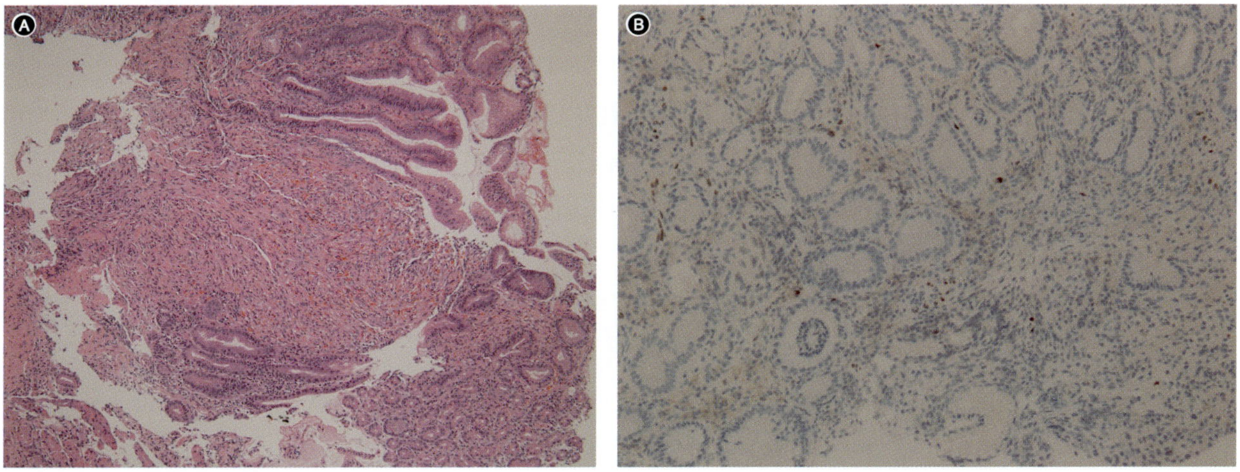

그림 3 위 카포시육종의 병리 소견

A) HE 염색, **B**) HHV-8 염색 양성

- 병변의 주된 위치가 점막 심층에서 점막하에 걸쳐 있으므로, 조직 검체 채취 시 샘플링 오류에 주의하여 여러 개의 생검을 채취해야 한다.
- 또한 "육아조직의 일부"나 "악성 소견 없음"으로 오진되는 경우가 종종 있으므로, 카포시육종이 의심된다는 내용을 병리 진단 의뢰서에 명확히 기재하는 것도 매우 중요하다.

참고문헌

1) 平成31 年度　厚生労働科学研究　エイズ対策研究事業「エイズ患者におけるカポジ肉腫関連ヘルペスウイルスが原因となる疾患の発症機構の解明と予防および治療法に関する研究」班：AIDS に合併するカポジ肉腫等のHHV-8 関連疾患における診断と治療の手引き　第3 版. 2019
http://hhv-8.umin.jp/doc/pdf/HHV8_tebiki_3.pdf

빈도 ★☆☆
난이도 ★★☆

8 위 사구종양

山中将弘, 秋山純一

질환의 개요

- 사구종양은 사지 말단의 피하, 손발톱 밑의 동정맥 문합부에 존재하여 체온 및 혈류 조절에 관여하는 것으로 알려진 토리소체(glomus body)를 기원으로 발생하는 간엽계 종양이다. **신경, 혈관, 평활근으로 구성된다**[1].
- 대부분은 사지 말단에 발생하지만, 식도, 위, 소장 등 소화관에도 발생할 수 있다.
- 위 사구종양(gastric glomus tumor)은 위 간엽계 종양의 1% 정도로, 비교적 드문 질환이다.
- 기본적으로는 양성 종양이지만, 악성 증례도 보고된 바 있다. 해외에서는 크기 5 cm 이상일 경우 악성을 시사한다는 문헌도 있으나[2], 이보다 작은 경우에도 악성 예가 보고되어 있다. 현재로서는 치료 적응증에 대해 엄밀한 기준은 확립되어 있지 않다.

특징적인 소견과 진단

- 위 점막하 종양으로 인식되며, L 영역에 호발한다(그림 1).
- 혈관이 풍부한 종양이기 때문에 역동적 CT에서는 동맥상에서 강하게 조영되고, 문맥이나 비장과 마찬가지로 강하게 지속되는 조영 증강 패턴을 보인다[3](그림 2).
- EUS에서는 제3~4층 유래의 내부 에코가 불균일한 종괴로 인식된다(그림 3). 내부 에코가 불균일한 이유로는 혈관이 풍부한 종양이기 때문에 출혈이나 혈전 부위가 고에코로, 유리화된 부위는 저에코로 영상화되기 때문이라고 추정된다.
- 조직학적으로는 세포 경계가 뚜렷하고 원형에 가까운 핵, 호산성에서 담청색의 세포질을 가진 원형 세포로 구성되어 있다는 점이 특징이다.
- 면역조직화학염색에서는 토리소체의 평활근세포에 의해 αSMA 양성을 보이는 것이 특징적이다(그림 4). 상피 성분의 마커인 AE1/AE3, GIST의 마커인 CD34와 DOG1은 일반적으로 음성을 나타내며, NET 마커인 CD56 · synaptophysin · chromograninA도 원칙적으로 음성을 나타내지만, synaptophysin에 대해서는 일부 위 사구종양에서 양성 반응을 나타내는 경우가 있다[4].

감별진단 시 주의할 점

- 위 점막하 종양으로 관찰되므로 GIST, 이소성 췌장, 평활근종, 신경원성 종양, 신경내분비종양, 점막하 종양 양상으로 성장한 암 등과의 감별이 필요하다.
- 최근에는 EUS-FNA의 보급으로 수술 전 진단율이 향상되고 있으나, 이 종양은 혈류가 풍부하여 출혈 위험이 있으며(그림 5), 채취한 조직량이 적은 경우 다수의 면역조직화학염색을 시행하기 어려울 수 있다. 또한, 조직 형태가 개별 세포가 소형이고 이형도가 낮으며 비교적 균일하기 때문에, 면역조직화학염색에서 synaptophysin 양성을 나타내는 경우가 있어 신경내분비종양과의 감별에 주의가 필요하다[5].

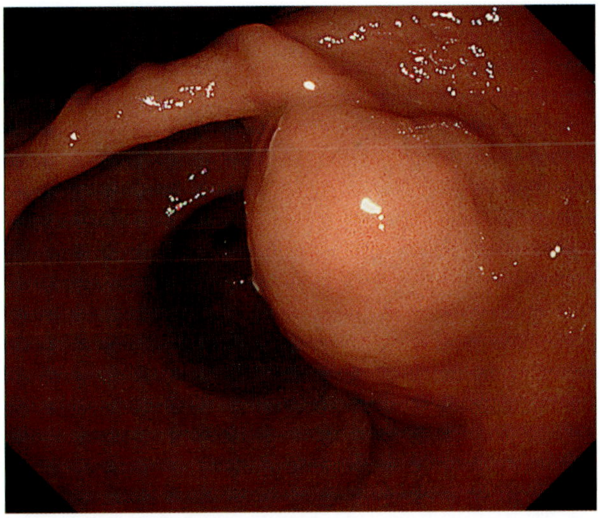

그림 1 위 사구종양의 내시경 소견

전정부 후벽, 25 mm 크기의 완만하게 솟아오른 점막하 종양으로 관찰된다.

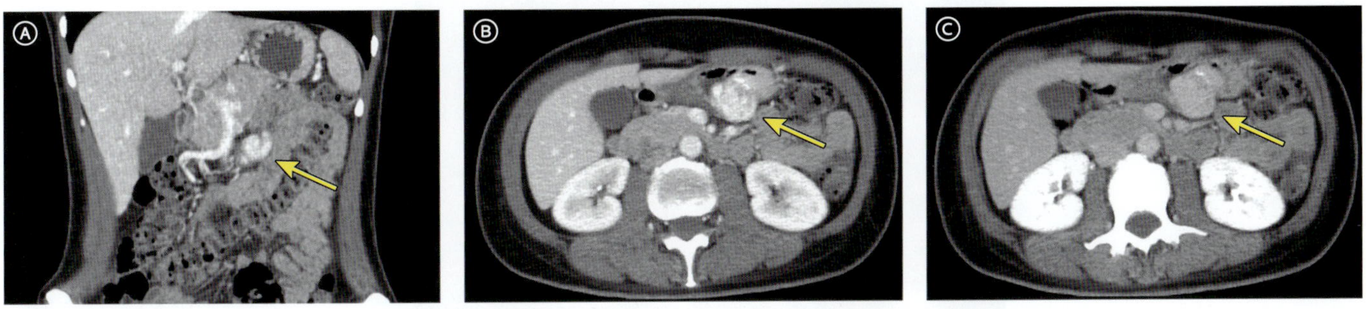

그림 2 위 사구종양의 조영 CT

Ⓐ) 문맥상 관상 단면, Ⓑ) 문맥상 축상 단면, Ⓒ) 후기상 축상 단면
종양은 문맥이나 비장과 마찬가지로 강하게 조영되며, 후기상까지 조영 효과가 지속된다.

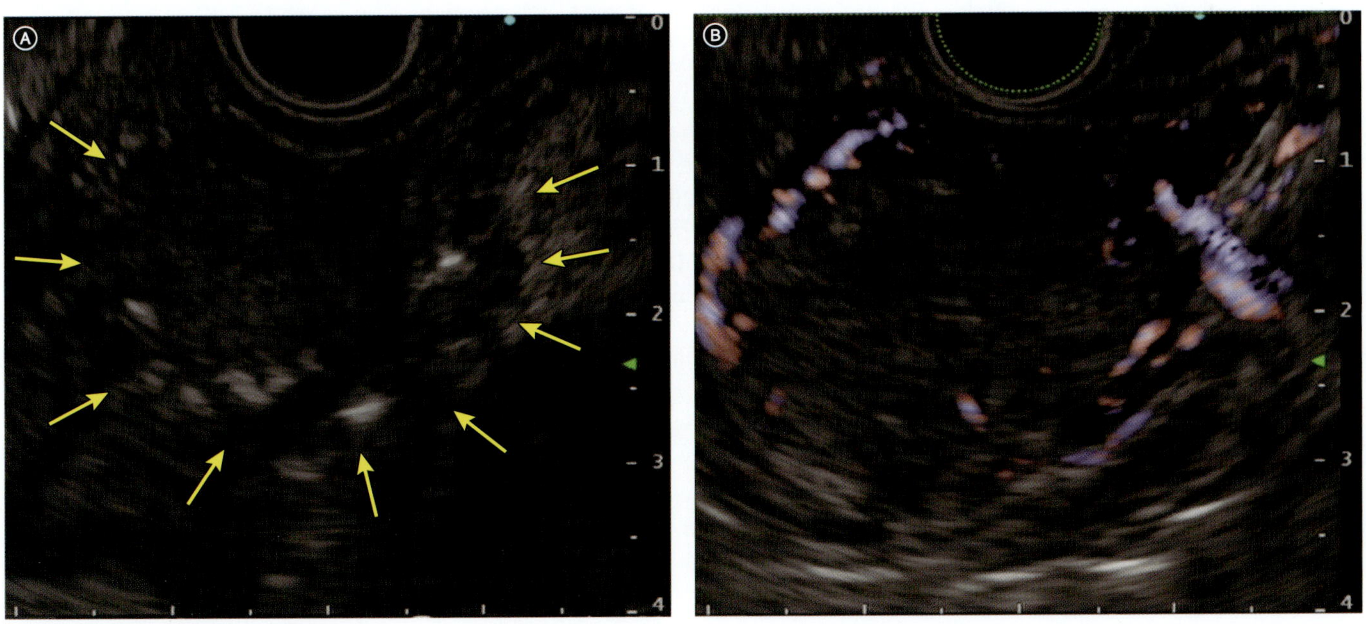

그림 3 위 사구종양의 EUS 소견

Ⓐ) 제4층 유래, 경계가 뚜렷하고 내부 에코가 불균일한 종괴.
Ⓑ) 도플러법에서는 풍부한 혈류가 확인된다.

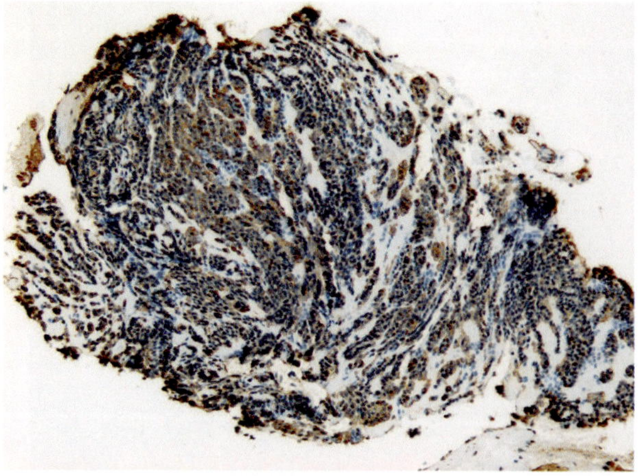

그림 4　병리 소견. αSMA 염색 ×10

면역조직화학염색에서 αSMA 염색 양성을 나타내는 것이 특징이다.

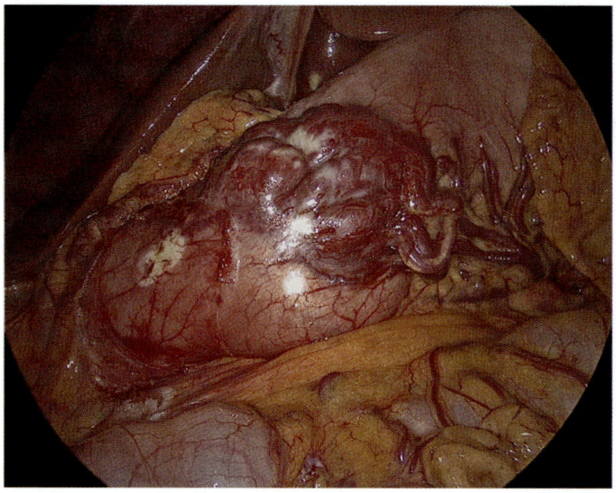

그림 5　위 사구종양의 수술 중 복강경 사진

장막 측에 융기된 혈관이 존재하며, 혈류가 풍부한 종양임을 알 수 있다.

참고문헌

1) 中條恵一郎, 他：腹腔鏡・内視鏡合同胃局所切除術にて切除した胃glomus腫瘍の1例. 日本消化器病学会雑誌, 113：1557-1563, 2016
2) Papke DJ Jr, et al：Gastroesophageal Glomus Tumors：Clinicopathologic and Molecular Genetic Analysis of 26 Cases With a Proposal for Malignancy Criteria. Am J Surg Pathol, 46：1436-1446, 2022
3) 尾﨑　裕, 他：胃粘膜下腫瘍のCT/MRI診断. 胃と腸, 52：1291-1299, 2017
4) Miettinen M, et al：Gastrointestinal glomus tumors：a clinicopathologic, immunohistochemical, and molecular genetic study of 32 cases. Am J Surg Pathol, 26：301-311, 2002
5) 石川英樹, 他：術前にneuroendocrine tumorが疑われた胃glomus腫瘍の1例. 日本臨床外科学会雑誌, 75：946-951, 2014

빈 도 ★★☆
난이도 ★☆☆

1 림프관종

片岡陽佑, 和田友則

질환의 개요

- 십이지장 림프관종은 림프관의 증식을 나타내는 비종양성 융기성 병변이다. 발생 부위는 하행부가 가장 많으며 수평부, 구부, 공장이나 회장에도 발생한다[1].
- 병적 의의는 미미하여, 원칙적으로 치료를 필요로 하지 않는다. 드물게 증대된 림프관종이 소화관 출혈을 일으켜 절제가 필요했던 보고도 있다[2].

특징적인 소견과 진단

- 하행부에 위치하여 완만한 작은 융기를 나타내고, 표면에 황백색 과립 모양 변화가 관찰된다. NBI에서 표면 패턴은 정돈되어 있다(그림 1, 2Ⓐ, Ⓑ).
- 병리조직 소견은 점막고유층에서 하층에 걸쳐 림프관의 확장이나 림프액의 저류가 관찰된다(그림 2Ⓒ, Ⓓ).

감별진단 시 주의할 점

- 림프관종은 완만한 융기를 나타내면서 표면에 황백색 과립 모양 변화를 동반하는 특징적인 소견에 의해 내시경 진단이 비교적 용이하다.
- 십이지장에서 백색을 띠는 감별 질환으로는 선종이나 소포성 림프종 등이 있다.
- 융기가 두드러져 점막하 종양과의 감별이 필요한 경우에는 생검으로 확장된 림프관을 확인함으로써 진단이 가능하다.

참고문헌

1) 光永眞人, 他：十二指腸リンパ管腫の4例. Progress of Digestive Endoscopy, 61：94-95, 2002
2) Tan B, et al：Jejunal cavernous lymphangioma manifested as gastrointestinal bleeding with hypogammaglobulinemia in adult：A case report and literature review. World J Clin Cases, 8：140-148, 2020

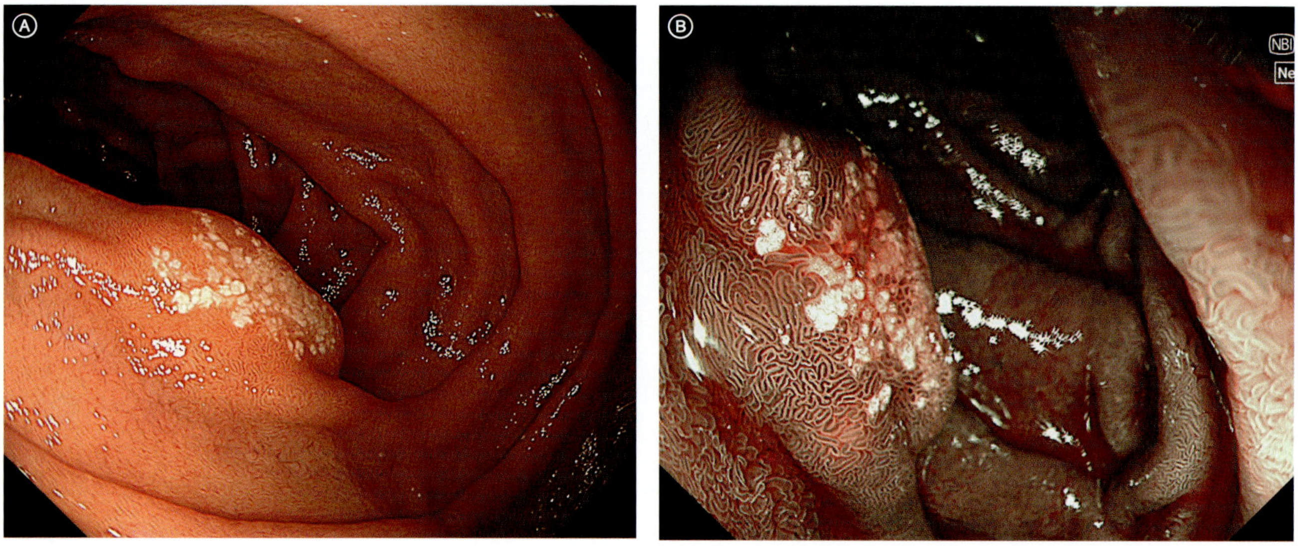

그림 1　십이지장 림프관종 증례 ①

하십이지장각에 위치하고, 표면에 황백색 과립 모양 변화가 동반된 완만한 융기를 보이고 NBI에서의 표면 구조가 정돈되어 있다.

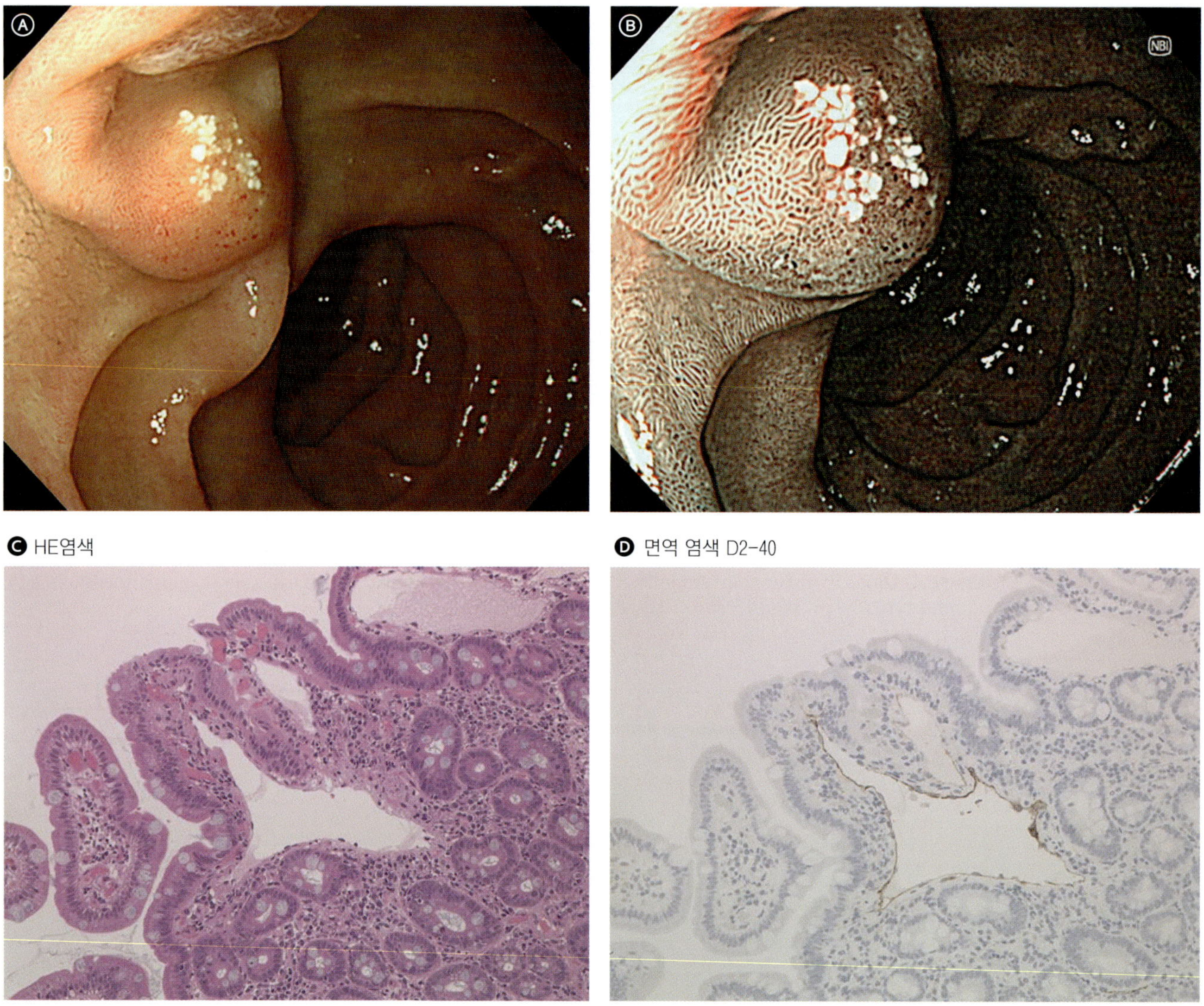

그림 2　십이지장 림프관종 증례 ②

주유두 근방에 위치하며, 표면에 특징적인 황백색 과립 모양 변화가 관찰된다. 해당 부위에서의 생검으로 림프관의 확장 및 림프액의 저류가 확인된다. D2-40에서는 림프관 내피가 염색되었다.

빈 도 ★★★
난이도 ★☆☆

2 Brunner선 과형성

大河原 敦

질환의 개요

- 십이지장에는 Brunner선(Brunner gland)이라 불리는 점액선이 발달해 있으며, 구부에 가장 많고 하행각의 바터 유두 주변까지 존재한다.
- Brunner선은 점막하조직 내에 주로 존재하지만, 점막고유층 내 심부에도 소수 존재한다. 이 Brunner선이 국소적으로 과잉 증식한 것이 Brunner선 과형성이다.

특징적인 소견과 진단 (그림 1~4)

- 십이지장 구부에 호발하며, 유두부까지 관찰된다.
- 색조는 정상 색조~연한 발적을 띠고 있다.
- 무경성 또는 유경성, 선개구형과 비개구형이 있다.
- 비개구형은 점막하 종양 양상의 융기가 전형적인 소견이다.
- 작은 크기의 병변은 반구형의 점막하 융기를 나타내는 경우가 많고, 크기가 큰 병변은 아유경성 또는 유경성이 되며 정상부에 미란을 동반한다.

감별진단 시 주의할 점

- 십이지장에서 관찰되는 SMT 양상의 융기 병변은 대부분 양성 질환이며, Brunner선 과형성 이외에도 낭종, 이소성 위점막, 림프관종 등이 감별진단에 포함된다. 치료가 필요한 질환은 드물지만 상피성 종양, 신경내분비 종양(NET), 점막하 종양(GIST), 악성 림프종, 전이성 종괴 등이 있다.
- 병변의 색조, 형태, 크기, 겸자 압박에 의한 쿠션 징후, 초음파내시경 등의 소견을 종합하여 감별한다.

참고문헌

1) 鳥谷洋右, 他：Brunner腺過形成. 臨牀消化器内科, 37：959-963, 2022
2) 九嶋亮治：Brunner腺：十二指腸の腫瘍様病変と腫瘍発生における役割. 胃と腸, 56：1617-1626, 2021
3) 角嶋直美, 他：十二指腸でみられる粘膜下腫瘍. 臨牀消化器内科, 33：1549-1554, 2018

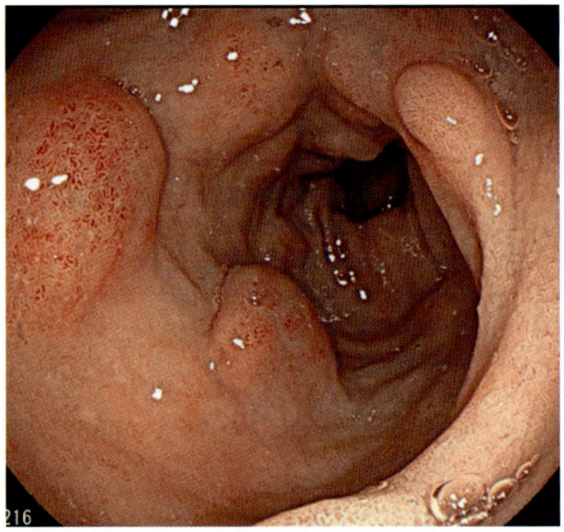

그림 1 증례 ①

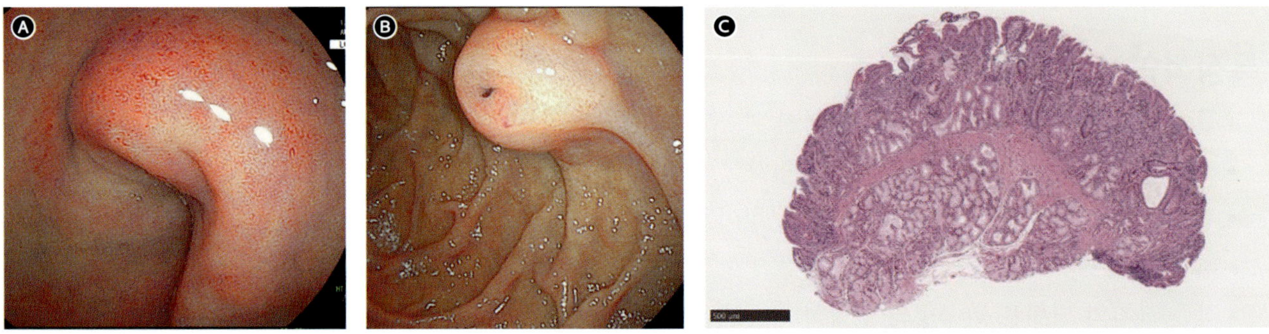

그림 2 증례 ②

미란, 위 선와상피 화생, 고도 염증이 관찰된다. Brunner선의 경도 과형성이 관찰된다.

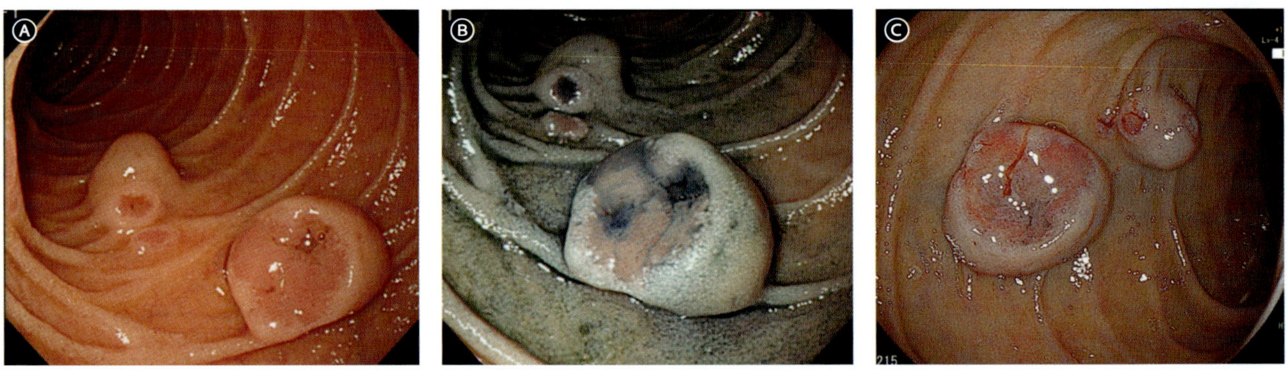

그림 3 증례 ③

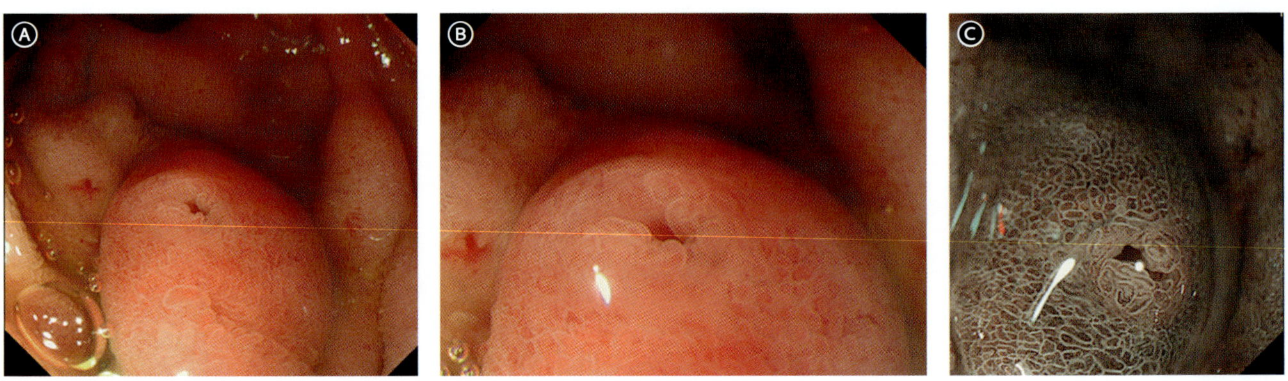

그림 4 증례 ④

빈 도 ★★☆
난이도 ★★☆

3 이소성 위점막

岡本 真

질환의 개요

- 이소성 위점막(heterotopic gastric mucosa)은 위저선 점막으로 구성되며, 표층은 위 선와상피로 덮여 있다. 십이지장 구부에서 자주 관찰된다.
- 기존에는 선천적인 것으로 추정하였으나, 최근에는 위 선와상피 화생(metaplasia)에서 연속적으로 발생하는 화생성 변화의 한 형태일 가능성이 제기되고 있다[1].
- 조직학적으로는 위저선 점막으로 구성되며, 표층은 위 선와상피로 덮여 있다.
- 작은 과립 모양 융기들이 모여 있는 양상이나, 단발성 결절성 융기로 관찰된다.
- 남성, *H. pylori*에 감염되지 않은 경우, PPI 복용자에게 많다.
- 드물게 암으로 진행된 보고가 있다.

특징적인 소견과 진단

- 십이지장 구부에 과립 모양의 작은 융기가 집합된 형태(그림 1) 또는 단발성 결절 모양 융기(그림 2)로 관찰된다.
- 특히 작은 과립 모양의 융기가 집합된 소견이 관찰될 경우, 이소성 위점막을 의심한다.
- 표층은 주변 융모 구조와 달리 위 선와상피와 유사한 패턴을 나타낸다.

감별진단 시 주의할 점

- 십이지장의 융기성 병변 중 종양성 병변으로는 선종(특히 위형 선종, **제6장-4 참조**)이 있다.
- 종양 양상의 융기성 병변으로는 이소성 위점막 외에도 위상피화생, Brunner선 과형성(**제6장-2 참조**) 등의 빈도가 높다.
- 위상피화생은 궤양 등 염증에 의해 발생하는 후천적 변화로, 십이지장 구부에 흔하다. 조직학적으로는 위저선을 결손하고 위형 피복 상피만으로 구성된다. 형태적으로는 미란을 동반한 융기나 과립이 흩어져 있는 융기 형태로 관찰된다.
- Brunner선 과형성은 점막하 종양 양상 융기 형태로 구부에 잘 발생한다.
- 위형 선종, 위상피화생, Brunner선 과형성 모두 이소성 위점막과 마찬가지로 표층에서 위선와상피 유사 패턴을 보인다.

참고문헌

1) Hashimoto T, et al : Frequent presence of gastric-type epithelial cells in the duodenal bulb : an immunohistochemical study. Pathol Int, 64 : 631-633, 2014

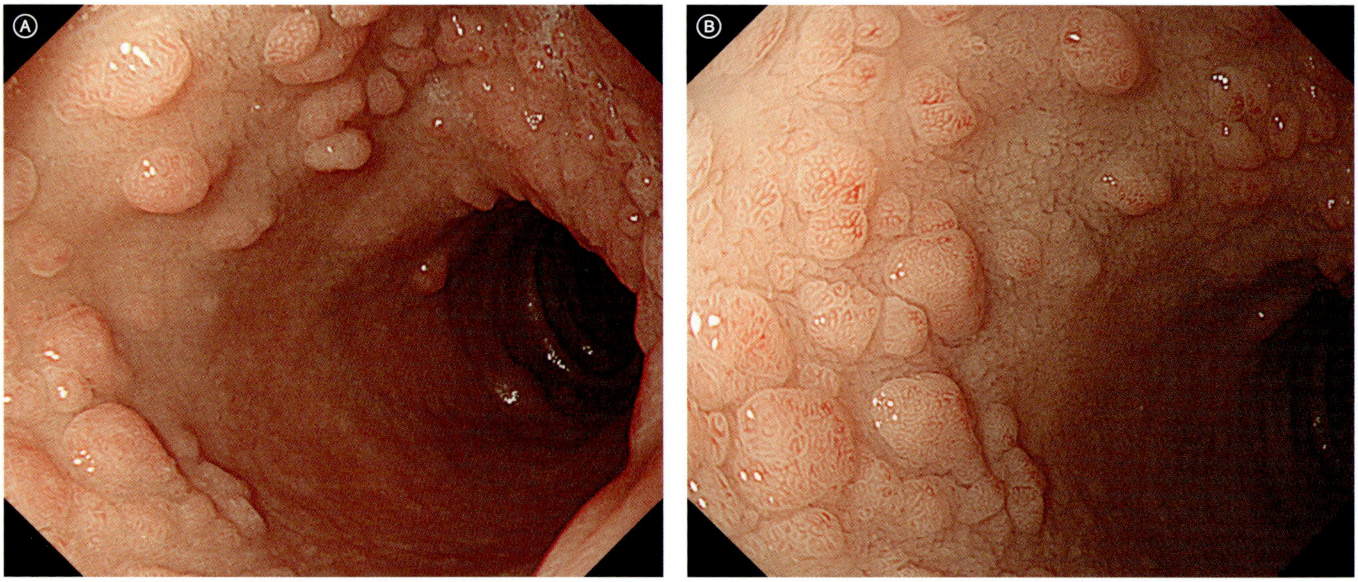

그림 1 70대 남성. *H. pylori* 미감염, 10년 이상 전부터 PPI 복용

Ⓐ) 십이지장 구부의 전벽~상벽~후벽에 걸쳐 주변과 동일한 색조를 띠는 작은 융기들이 집합해 있다.

Ⓑ) 근접 관찰 시 작은 융기 표면에 위 선와상피 양상의 무늬가 관찰된다. 생검 결과 위 선와상피와 위저선으로 구성된 이소성 위점막으로 확인되었다.

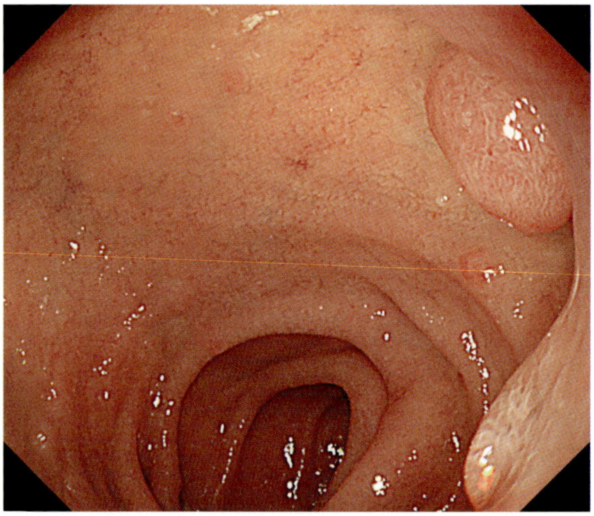

그림 2 60대 남성. *H. pylori* 미감염

십이지장 구부 후벽에서 결절형 융기 2개가 확인된다. 표면은 위 선와상피 양상의 무늬가 관찰된다. 생검에서 이소성 위점막으로 진단되었다.

빈도 ★☆☆
난이도 ★★☆

4 선종

岡本 真

질환의 개요

- 십이지장 선종은 십이지장에서 발생하는 상피성 양성 종양이다. 선종과 조기 암을 합쳐 **표재성 비유두부 십이지장 상피성 종양**(superficial non-ampullary duodenal epithelial tumor, SNADET)이라 부른다.
- 십이지장 구부와 하행각에 호발한다.
- 육안형은 평탄 융기형이나 융기형이 많다.
- 십이지장 선종은 대장 선종과 마찬가지로 adenoma-carcinoma sequence가 가정되고 있다.
- 내시경상으로 암과의 감별이 어려운 경우가 많으며, 생검만으로는 확진이 불가능한 사례도 있어서, 내시경 치료의 적응증이 되는 경우가 많다.
- 세포 형태에 따라 장형 형질을 주로 하는 장형 종양과 위형 형질을 주로 하는 위형 종양으로 나뉘며, 빈도는 장형이 더 많다.

특징적인 소견과 진단(그림 1~3)

- 장형 선종은 편평 융기형의 형태를 보이며, 백색화를 동반하는 경우가 많다. 십이지장 전체에 발생할 수 있으나, 하행각에 호발한다.
- 위형 선종은 융기형의 형태를 보이며, 구부에 호발한다.

감별진단 시 주의할 점

- 장형 선종은 국소적인 백색화에 주의하는 것이 조기 발견 및 진단에 유용하다.
- 위형 선종은 백색화를 동반하는 경우가 적다. 표층에서 위 선와상피 양상이 관찰되는 경우가 있고, 위선와 상피를 동반하는 종양 양상 병변(이소성 위점막, 위 상피화생, Brunner선 과형성 등)과의 감별이 문제된다.
- 선종과 암의 감별 소견으로는 함몰을 동반한 병변, 발적을 동반한 병변, 불균일한 요철을 동반한 병변, 종양 크기가 큰 병변 등이 있으며, 이러한 경우 암 가능성을 고려한다.
- 생검으로 인해 점막하층에 섬유화가 발생하여 내시경적 절제가 어려워질 수 있으므로, 생검은 최소한으로 제한한다.

참고문헌

1) 「十二指腸癌診療ガイドライン2021年版」(十二指腸癌診療ガイドライン作成委員会/編), 金原出版, 2021

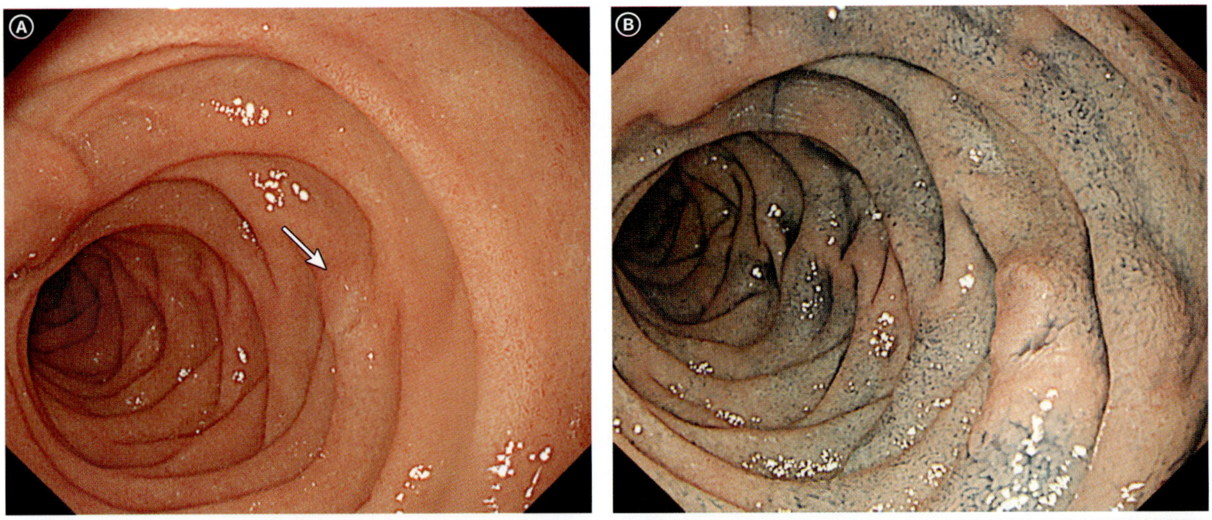

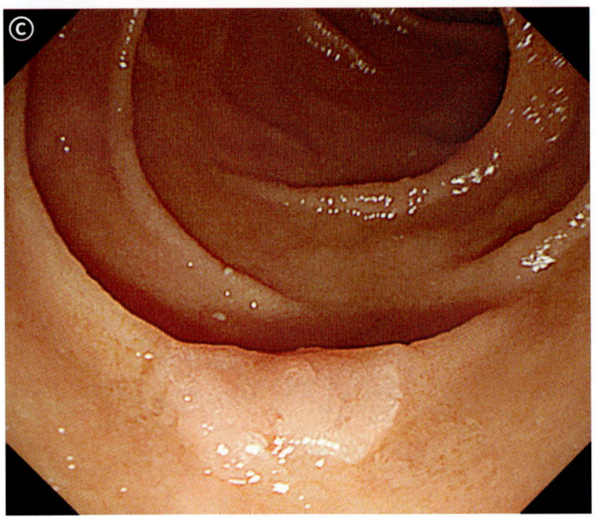

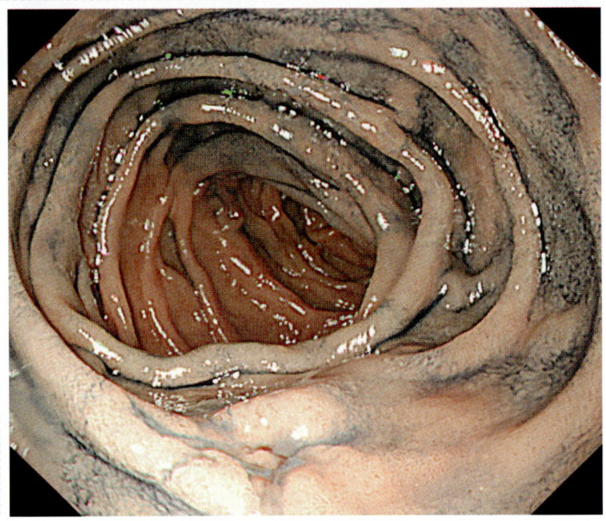

그림 1　60대 남성

Ⓐ) 십이지장 하행각, 영상 중앙의 백색 부분(⇒)에 주목.

Ⓑ) 색소를 도포하고 근접 관찰하면, IIa 양상의 병변으로 인식된다.

Ⓒ) 동일 병변의 후일 내시경 소견. 백색화가 보다 뚜렷하게 관찰되었다.

그림 2　70대 여성

하행각의 IIa+IIc 양상 병변. 불규칙한 함몰을 동반하고 있어 조기암이 의심되었으나, 절제된 병리조직은 선종으로 확인되었다.

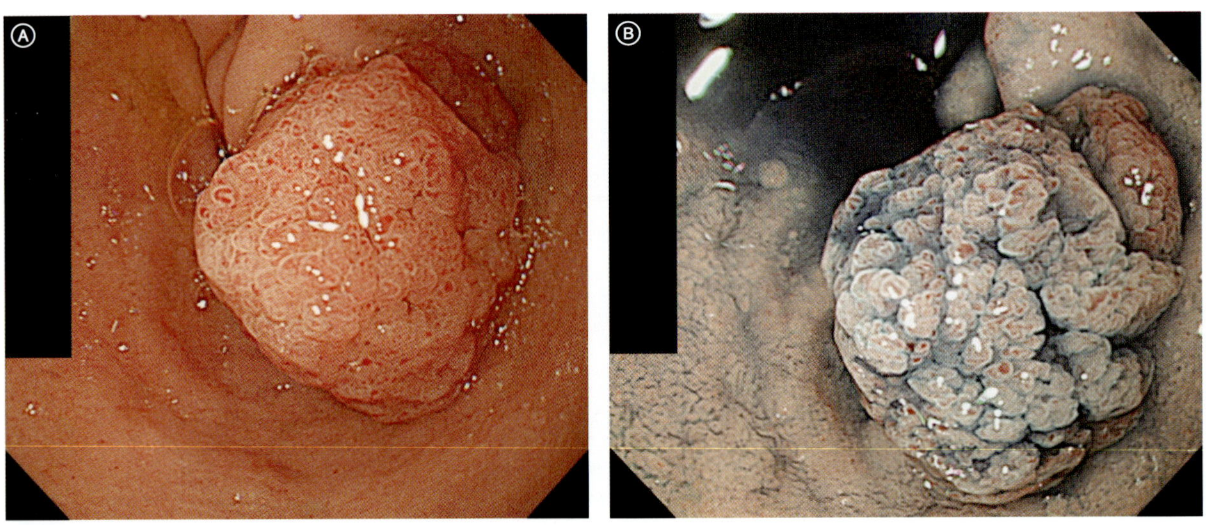

그림 3　50대 남성

Ⓐ) 십이지장 구부, 아유경성 병변.

Ⓑ) 색소 도포 소견. 표층은 선와상피 양상의 무늬를 보인다.

빈 도 ★★★
난이도 ★☆☆

5 낭종

柿本 光

질환의 개요

- 십이지장 점막하에 풍선 모양으로 확장된 점막하 종양 양상의 융기이다. 십이지장 내의 어느 부위에서도 관찰될 수 있다.
  - 낭종 내부는 대부분 액체로 차 있다.
  - 종양은 아니지만 점막하 종양의 한 형태로 간주되거나, 낭종으로 표현되기도 한다.
  - 기본적으로는 무증상이며, 통과 장애 등의 증상을 유발하는 경우는 극히 드물다. Brunner선을 기원으로 하는 낭종(Brunner선 낭종)이 내강을 차지할 정도로 거대화한 경우에는 통과 장애를 일으킨 사례가 보고된 바 있다.

특징적인 소견과 진단

- 전형적인 점막하 종양의 형태를 보이는 경우가 많으며, 완만하게 융기되어 정상 점막에 완전히 덮인 융기성 병변의 형태를 나타낸다.
- 백색광 관찰에서는 해당 병변의 점막면에 낭종 내부의 내용물이 반사되어 청흑색의 광택(투광성)을 띠는 경우가 많다(그림 1).
- 낭종 내부는 일반적으로 액체로 이루어져 있어, 융기는 부드럽고 겸자로 압박하면 병변이 함몰하는 형태로 변형되어 "쿠션 징후"가 양성으로 나타난다. 강하게 압박하면 점막면이 파열되어 낭종 내부의 액체가 유출될 수 있다.
- 기본적으로는 육안 소견만으로 진단이 가능한 경우가 많아, 생검이나 EUS를 통한 진단이 필요하지 않은 경우가 많다.

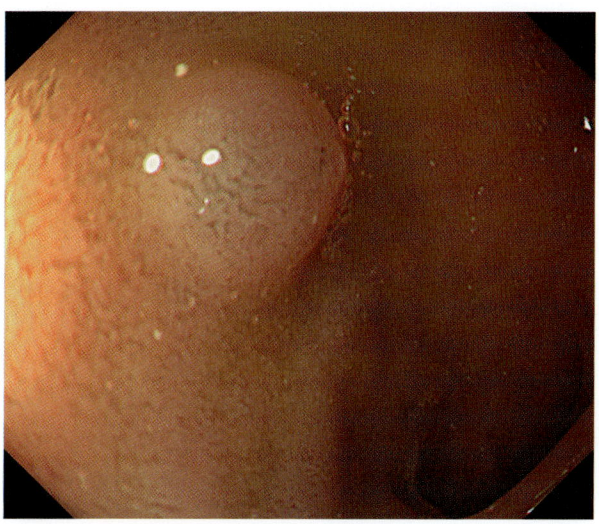

그림 1 십이지장 구부의 십이지장 낭종
정면에서는 약간 청흑색의 광택이 관찰된다.

감별진단 시 주의할 점

- 낭종 내의 내용물을 반영한 광택이 없을 경우, 점막하 종양 양상 융기를 보이는 병변(점막하 종양, 유암종, 악성 림프종)과의 감별이 필요하다.
- 단순 낭종인 경우 점막면의 변화가 적으므로, 점막면의 변화나 주위 점막과의 차이도 감별에 도움이 된다.

참고문헌

1) 「消化管内視鏡診断テキストI 食道・胃・十二指腸 第4版」(小池和彦/監, 藤城光弘/編), p290, 文光堂, 2017

1 크론크하이트-캐나다증후군

大隅 瞬, 小野敏嗣

질환의 개요

- 크론크하이트-캐나다증후군(Cronkhite-Canada syndrome, CCS)은 소화관(특히 위 · 대장)에서 다수의 비종양성 용종이 발생하는 비유전성 질환이다.
- 피부 증상(탈모 · 손발톱 위축 · 피부 색소침착)을 동반하는 것이 특징이며, 소화 흡수 장애 및 단백 소실성 위장병증이 높은 비율로 함께 나타난다(그림 1).
- 원인은 불명확하지만, 강한 스트레스 이후에 발병하는 경우가 있다.
- 치료로는 경구 코르티코스테로이드 요법이 효과적이다.
- 단백 소실로 인해 저영양 상태를 동반하는 경우가 많아 중심정맥영양을 병용한다.
- 임상 증상의 호전과 용종의 퇴축을 포함한 치료 효과는 일반적으로 12개월 이내에 명확해진다.
- 지속적인 용종의 퇴축(내시경적 관해)은 암 위험의 감소와 함께 예후의 현저한 개선과 연관된다.
- 점막 병변의 활동성을 평가하고, 선종 및 기타 전암성 점막 병변을 절제하기 위해 연 1회의 대장내시경 감시 검사가 권장된다[1].

특징적인 소견과 진단

- 전형적인 내시경 소견은 위, 십이지장, 대장 점막을 덮는 광범위한 충혈과 부종을 배경으로 한 다발성 용종 또는 결절성 변화이다[2].
- 위 용종은 "붉은 캐비어 모양"으로 표현되며, 인접한 용종 사이에 점막이 개재하지 않고, 반구형 · 부종성 · 홍반성의 작은 용종이 조밀하게 분포하는 것이 특징이다.
- 결장에서는 다발성의 중간 크기 용종이 관찰되며, 표면은 발적을 띠고 개구부는 백색을 띠는 선상 구조이며, 평탄한 점막이 개재되어 있다[3].
- CCS에서 관찰되는 용종은 비종양성(과오종)으로 분류된다.
- 간질에서는 부종성 변화, 모세혈관 확장, 염증세포 침윤(호산구, 호중구, 림프구, 형질세포) 등의 소견이 관찰된다[4].

감별진단 시 주의할 점

- 감별 질환으로는 포이츠-제거스 증후군(**제7장-3 참조**), Cowden 증후군/PTEN 과오종 증후군(**제7장-5 참조**), 결절성 경화증, 염증성 용종증, Serrated polyposis 증후군, 유전성 혼합 용종증 증후군 등의 등의 젊은 연령층에서 발생하는 용종증 증후군을 고려해야 한다.
- 모든 질환에서 전 소화관에 연소성 용종이 관찰된다. 용종은 병리학적으로 과오종이라는 특징이 공통적이므로 각 질환의 진단 기준을 숙지하는 것이 필요하다.
- Total biopsy에 의한 조직 비교가 진단에 도움이 되는 경우가 있다.

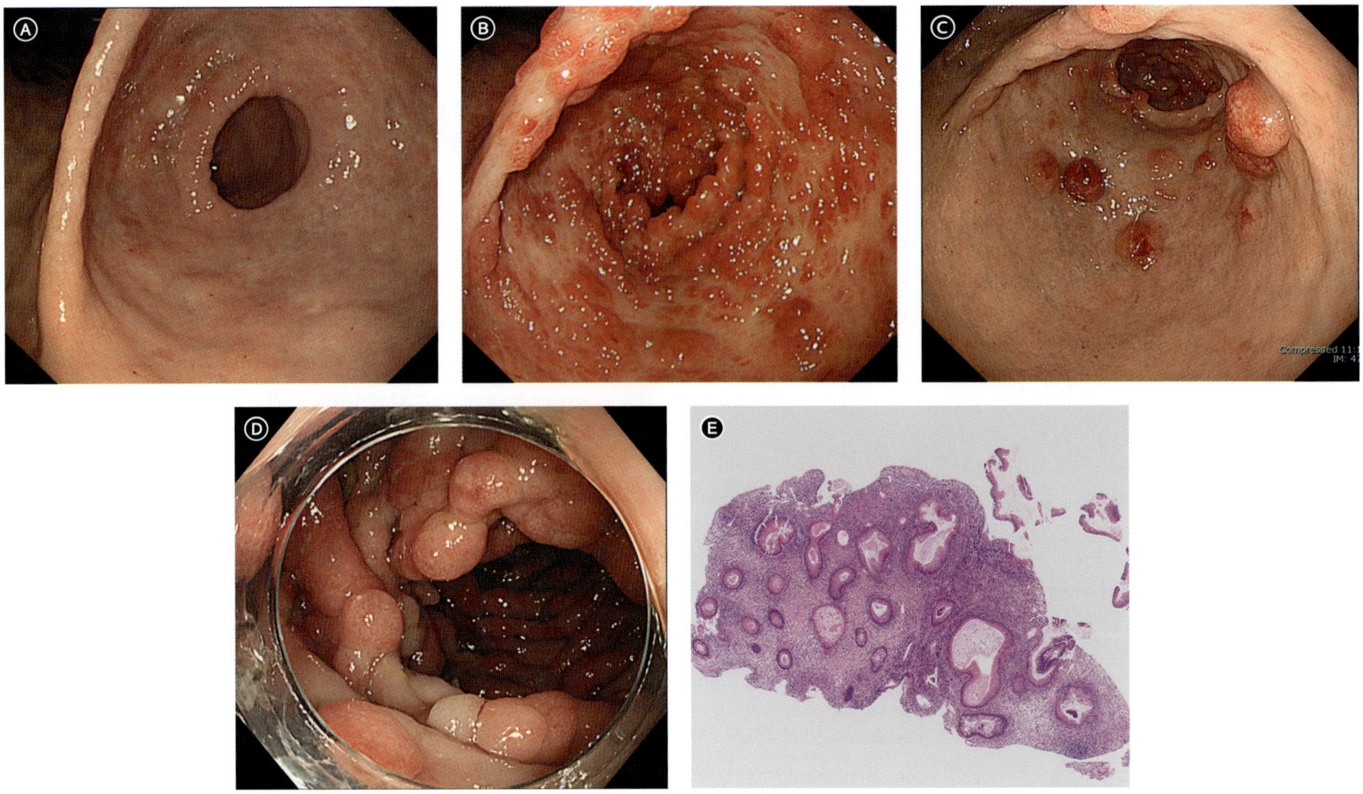

그림 1　크론크하이트-캐나다증후군의 증례

Ⓐ) CCS 발병 전 위 전정부 내시경 사진.
Ⓑ) CCS 발병 후. 부종성이고 홍반을 동반한 용종증이 관찰된다.
Ⓒ) 경구 코르티코스테로이드 요법 시작 5개월 후. 용종의 현저한 퇴축이 관찰된다.
Ⓓ) 결장의 용종증에 대해 용종절제술 시행.
Ⓔ) 점막고유층에 호중구, 림프구, 형질세포의 침윤이 관찰되며, 음와상피 내에도 염증세포의 침윤이 관찰된다.

참고문헌

1) Watanabe C, et al：Endoscopic and clinical evaluation of treatment and prognosis of Cronkhite-Canada syndrome：a Japanese nationwide survey. J Gastroenterol, 51：327-336, 2016
2) Liu S, et al：[Endoscopic features and clinical correlation analysis of 24 patients with Cronkhite-Canada syndrome]. Zhonghua Yi Xue Za Zhi, 100：1562-1566, 2020
3) 「Atlas of Cronkhite-Canada syndrome」(Hokari R & Hisamatsu T, eds), Springer, 2022
4) 穂苅量太, 他：クロンカイトカナダ症候群. 日本消化器病学会雑誌, 119：191-200, 2022

빈 도 ★★☆
난이도 ★☆☆

2 위저선 용종증

須澤綾友, 横井千寿

질환의 개요

- 위저선 용종증은 위저선의 과형성과 낭종상 확장을 특징으로 하는 위저선 용종이 위저선 영역에 다발하는 질환으로, 그 개수에 대한 명확한 정의는 없다.
- 원래는 가족성 대장 선종증(familial adenomatous polyposis, FAP)에 동반되는 위 병변으로 처음 보고되었으며, FAP에 동반된 위저선 용종증은 암 발생의 모체가 될 수 있기 때문에 지속적인 경과 관찰이 필요하다.
- 최근에는 FAP 이외에도 *H. pylori* 미감염 예나 프로톤 펌프 억제제(PPI)의 장기 복용자에게서도 유사한 소견이 나타나는 경우가 있다[1].
- FAP에 동반되는 위저선 용종은 산발적으로 발생하는 경우와 달리, 종종 선와상피에 이형성이 동반되며, 이로부터 위형 선종이나 선암이 발생하기도 한다. 산발 예와 FAP에서는 서로 다른 유전자 변이가 보고되어 있으며[2,3], 유전자 수준에서 질적으로 다른 병변으로 인식하고 관찰하는 것이 필요하다.

특징적인 소견과 진단

- FAP에 동반되는 위저선 용종증은 수 mm 크기의 표면이 매끄러운 위저선 용종이 주변 점막과 거의 같은 색조를 띠며, 위체부에서 위저부에 걸쳐 다발성으로 발생하는 것이 특징이다(그림 1).
- PPI 장기 복용에 의한 위저선 용종증은 약제의 감량이나 중단, H_2 수용체 길항제로의 변경을 통해 호전된다(그림 2).
- 상염색체 우성 유전질환인 FAP는 ① 가족력 유무와 관계없이 대장에 100개 이상의 선종이 있거나, ② 대장 선종 수는 100개에 미치지 않지만, FAP의 가족력이 있는 경우 중 어느 하나를 충족하면 진단된다. 그러나 FAP에서 위저선 용종증의 개수에 대한 정의는 없으며, FAP 환자에서 *H. pylori* 감염은 위저선 용종증과 음의 상관관계가 있다는 보고도 있어 주의가 필요하다(그림 3).
- 종양화된 병변의 특징은 융합되어 평탄화된 백색 병변이 많은 것이다(그림 4).

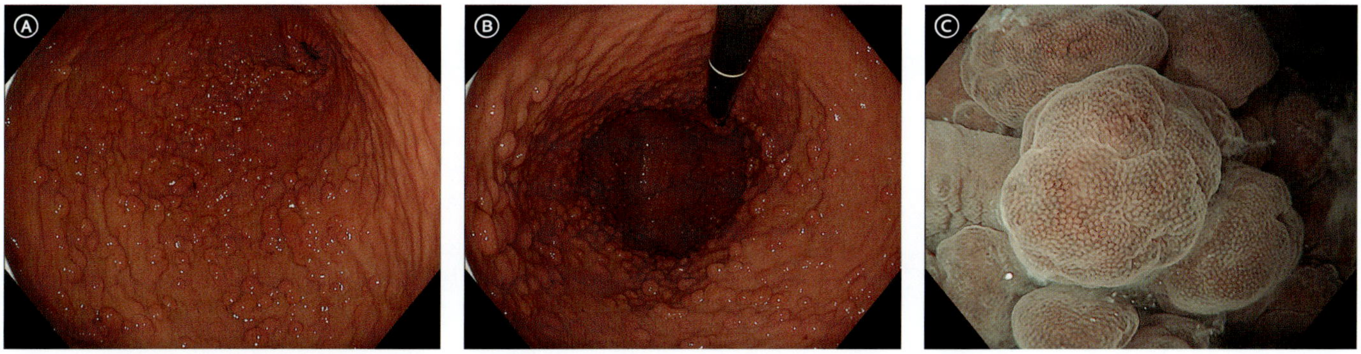

그림 1 FAP에 동반된 위저선 용종증
Ⓐ) 백색광 관찰(일반 방향). Ⓑ) 백색광 관찰(반전). Ⓒ) 침수법/NBI 중배율 관찰.

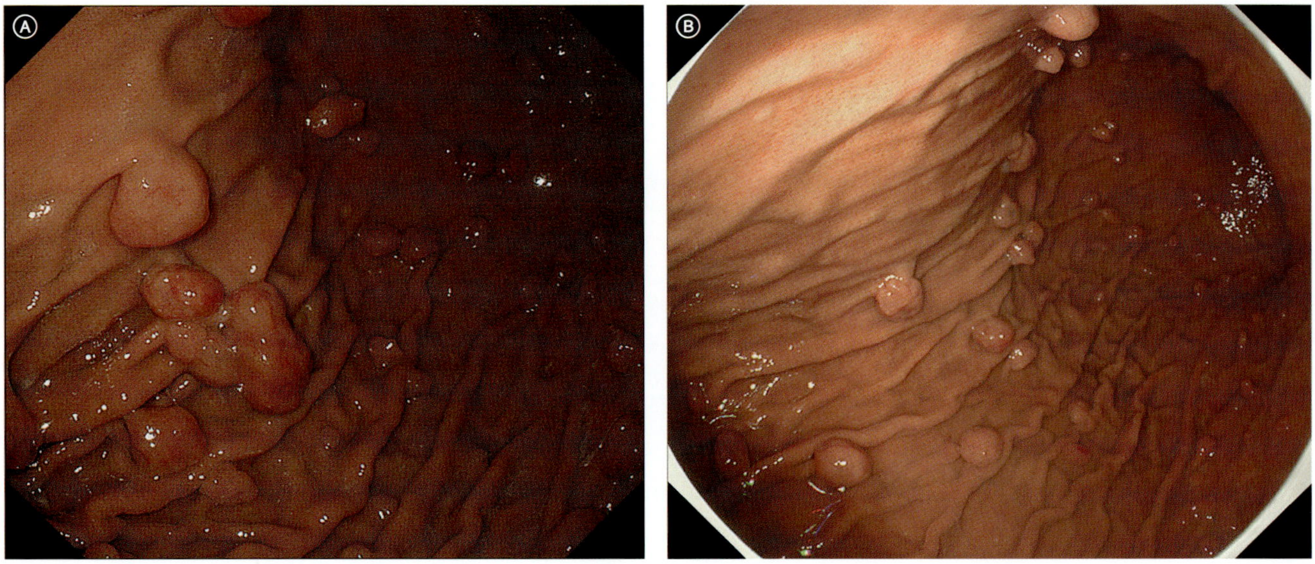

그림 2 PPI 장기 복용에 동반된 위저선 용종증

Ⓐ) 고용량 PPI를 장기 복용 중. Ⓑ) PPI 감량으로 축소화.

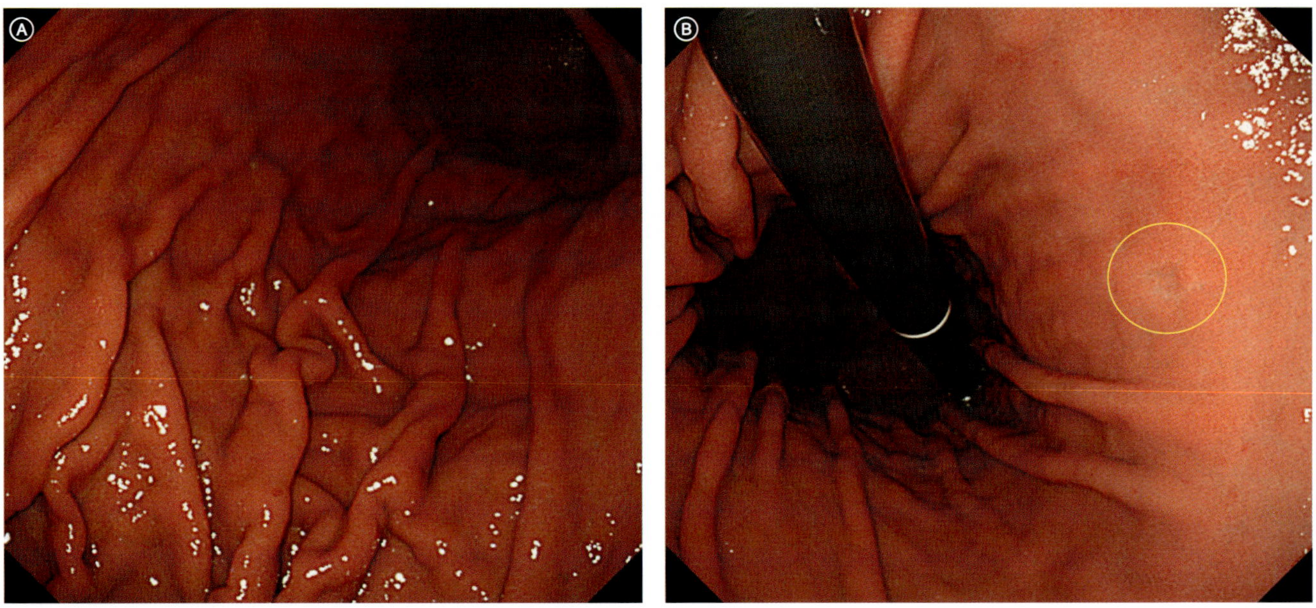

그림 3 위저선 용종증을 동반하지 않은 FAP(*H. pylori* 감염)

Ⓐ) 위저선 용종이 전혀 관찰되지 않음. Ⓑ) 위축 경계에 존재하던 미세 위암(0-IIc).

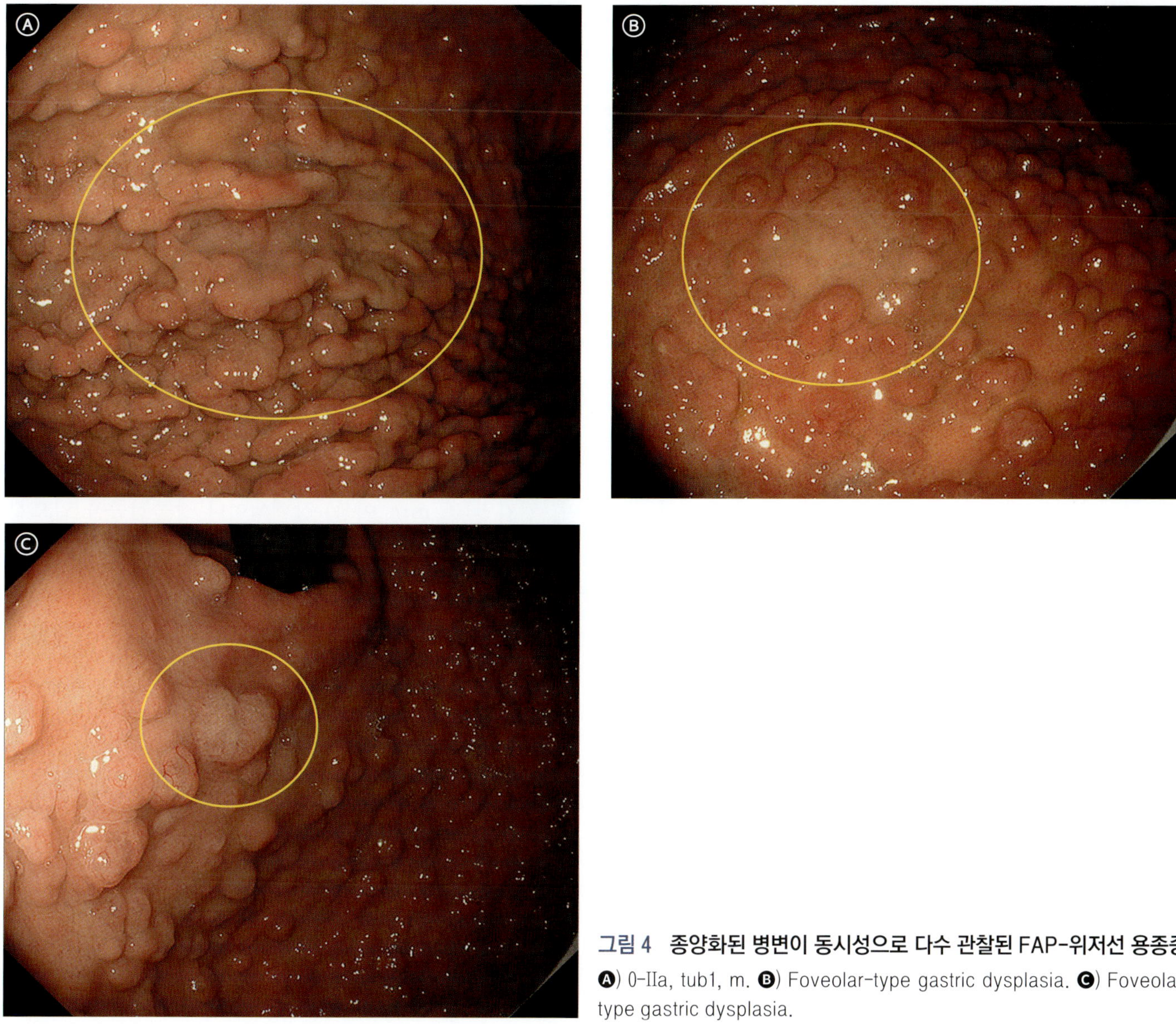

그림 4　종양화된 병변이 동시성으로 다수 관찰된 FAP-위저선 용종증

Ⓐ) 0-IIa, tub1, m. Ⓑ) Foveolar-type gastric dysplasia. Ⓒ) Foveolar-type gastric dysplasia.

감별진단 시 주의할 점

- 위저선 용종은 대부분 정상 위 점막을 배경으로 관찰되므로, 우선 선별 관찰로서 배경 위점막 평가를 반드시 수행해야 한다.
  - 특히 FAP에서는 십이지장에 다발성 선종이 관찰되는 경우가 있으므로, 가능한 한 심부까지 내시경을 삽입하여 관찰하는 것이 중요하다.
- FAP에서 밀집형 위저선 용종증이 관찰되는 경우 종양성 병변을 놓치지 않도록 수분 흡인을 철저히 하고, 충분한 공기 주입으로 병변을 팽창시킨 뒤 주의 깊게 관찰해야 한다.

참고문헌

1) 「胃炎の京都分類　改訂第3版」(春間　賢/監, 加藤元嗣, 他/編), pp32-34, 日本メディカルセンター, 2023
2) Abraham SC, et al : Sporadic fundic gland polyps : common gastric polyps arising through activating mutations in the beta-catenin gene. Am J Pathol, 158 : 1005-1010, 2001
3) Sekine S, et al : High-grade dysplasia associated with fundic gland polyposis in a familial adenomatous polyposis patient, with special reference to APC mutation profiles. Mod Pathol, 17 : 1421-1426, 2004

빈 도 ★☆☆
난이도 ★★☆

3 포이츠-제거스 증후군

石橋 嶺, 辻 陽介

질환의 개요

- 소화관에 다발성의 용종(과오종)과 피부 및 점막에 색소 침착이 나타나는 것을 특징으로 하는 상염색체 우성 유전 질환이다(그림 1). 환자의 17~50%는 가족력이 없는 산발성으로 발병한다[1].
- 19번 염색체 단완에 위치한 STK11/LKB1 유전자 이상이 원인으로 알려져 있다[2].
- 일본 내 환자 수는 약 600~2,400명으로 추정된다[1].
- 식도를 제외한 전 소화관에 과오종성 용종이 형성되며, 커지면(15 mm 이상) 장폐색이나 장중첩증을 일으킬 가능성이 있다[1].
- 과오종성 용종이지만 종양화 가능성이 높고, 악성 종양의 합병도 흔하다[3,4].
- 정기 검진으로 상부 및 하부 내시경 검사뿐 아니라, 캡슐내시경을 이용한 소장 스크리닝도 필요하며, 예방적 용종 절제도 필요하다.

특징적인 소견과 진단

- 포이츠-제거스 증후군은 색소침착, 식도를 제외한 전 소화관에 발생하는 과오종성 용종, 가족력, 유전자 이상 등을 종합하여 진단한다.

감별진단 시 주의할 점

- 소화관 용종증 중 과오종성 용종을 형성하는 질환에는 포이츠-제거스 증후군 외에도 연소성 용종증(**제7장-4**), Cowden병(**제7장-5**), 결절성 경화증 등이 있다.
- 점막 상피의 과형성과 점막근판에서 나뭇가지 모양으로 증식하는 평활근 섬유다발이 관찰되는 것이 특징이다.

참고문헌

1) 山本博徳, 他：小児・成人のためのPeutz-Jeghers症候群診療ガイドライン(2020年版). 遺伝性腫瘍, 20：59-78, 2020
2) 消化管ポリポーシス.「専門医のための消化器病学　第2版」(小俣政男, 千葉　勉/監, 下瀬川　徹, 他/編), pp229-237, 医学書院, 2013
3) Hizawa K, et al：Neoplastic transformation arising in Peutz-Jeghers polyposis. Dis Colon Rectum, 36：953-957, 1993
4) 中川一彦, 他：消化管ポリポーシスの治療とサーベイランス. 胃と腸, 35：301-308, 2000

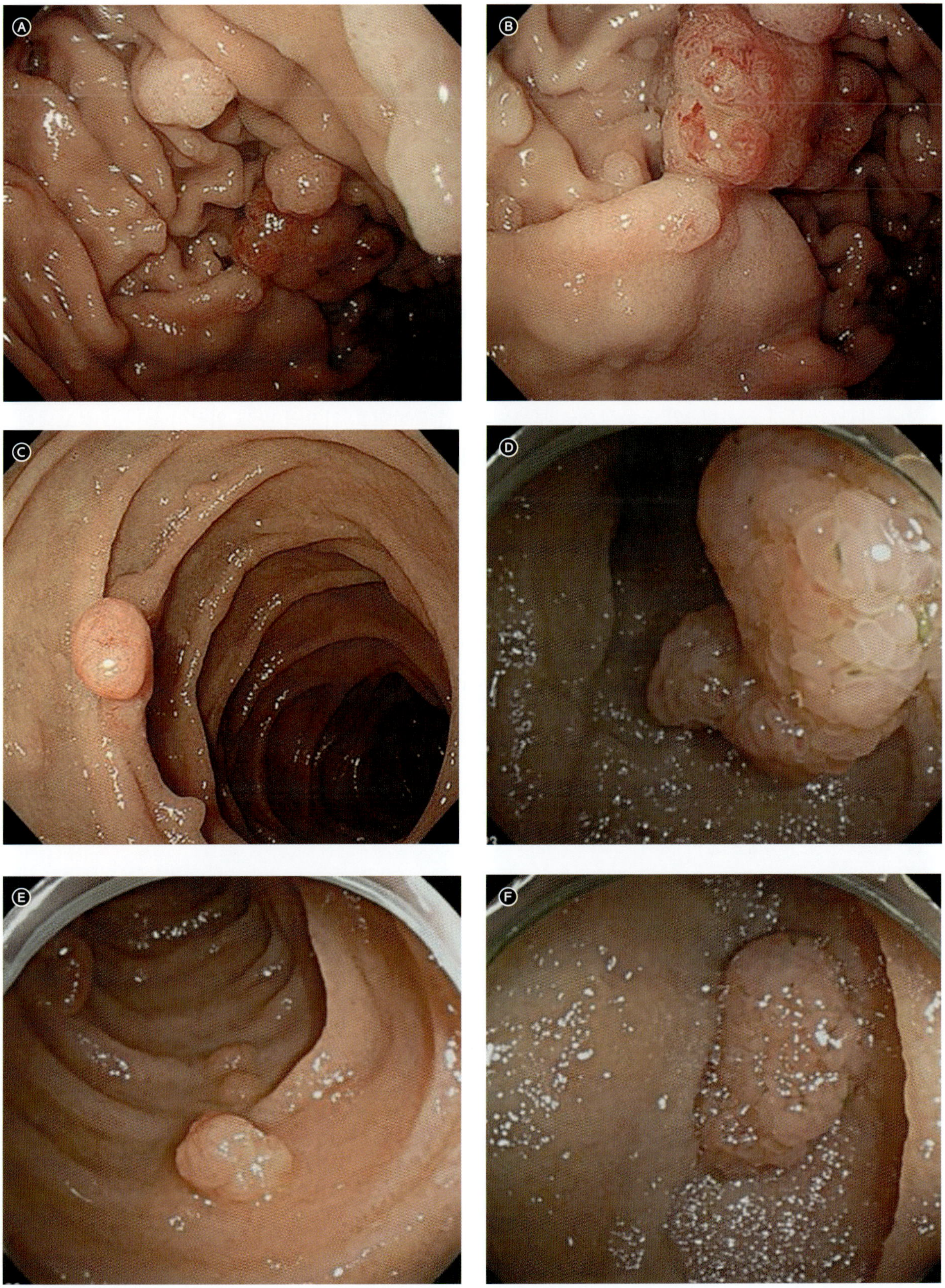

그림 1 33세 여성

Ⓐ, Ⓑ) 위 체부를 중심으로 Yamada II형, Yamada III형 용종이 다발하고 있다. 15 mm를 초과하는 병변은 대부분 발적을 동반하고 있다.
Ⓒ) 십이지장 하행부에도 유사한 소견이 산재해 있다.
Ⓓ~Ⓕ) 소장에도 주변 점막과 동일한 색조를 띠는 융기성 병변이 산재해 있다.

빈 도 ★☆☆
난이도 ★★★

4 위 국한성 연소성 용종증

小田島慎也

질환의 개요

- 연소성 용종(juvenile polyp)은 주로 대장에서 관찰되는 과오종성 병변이다. 연소성 용종증은 이러한 연소성 용종이 다발하는 희귀 질환이다[1].
- 약 75%는 상염색체 우성 유전 양식을 보이는 유전질환이지만, 가족력이 없는 산발성 증례도 존재한다.
- 전 소화관형, 대장 국한형, 위 국한형으로 분류되며, 위 국한형은 위암의 발생 위험이 높다고 보고되어 있다[2].
- 위 국한성 연소성 용종증 증례에서는 빈혈, 저단백혈증이 임상 증상으로 흔히 나타난다.

특징적인 소견과 진단

- 용종은 수 개에서 수백 개, 수 mm에서 수 cm까지 다양하다. 형태는 표면이 평활하고 발적을 띤 융기성 병변으로 관찰되며, 무경성부터 유경성까지 다양한 형태가 존재한다(그림 1).
- 임상 소견 및 내시경 소견으로 본 질환이 의심되는 경우, 유전학적 검사를 통해 진단이 이루어질 수 있다. 그러나 병적인 유전자 변이가 확인되지 않는 증례도 많아, 감별이 어려운 경우도 존재한다.

감별진단 시 주의할 점

- 위 국한성 연소성 용종증과 감별이 필요한 질환으로는 과오종성 용종을 형성하는 크론크하이트-캐나다증후군과 포이츠-제거스 증후군이 있다.
- 크론크하이트-캐나다증후군은 탈모, 손발톱 위축 등의 특징적인 소견이 있어 이를 통해 감별할 수 있다.
- 포이츠-제거스 증후군은 역시 피부 및 입술의 색소침착 유무를 통해 감별이 가능하다.

문헌

1) 松本主之, 他：小児・成人のための若年性ポリポーシス症候群診療ガイドライン(2020年版). 遺伝性腫瘍, 20：79-92, 2020
2) Coburn MC, et al：Malignant potential in intestinal juvenile polyposis syndromes. Ann Surg Oncol, 2：386-391, 1995

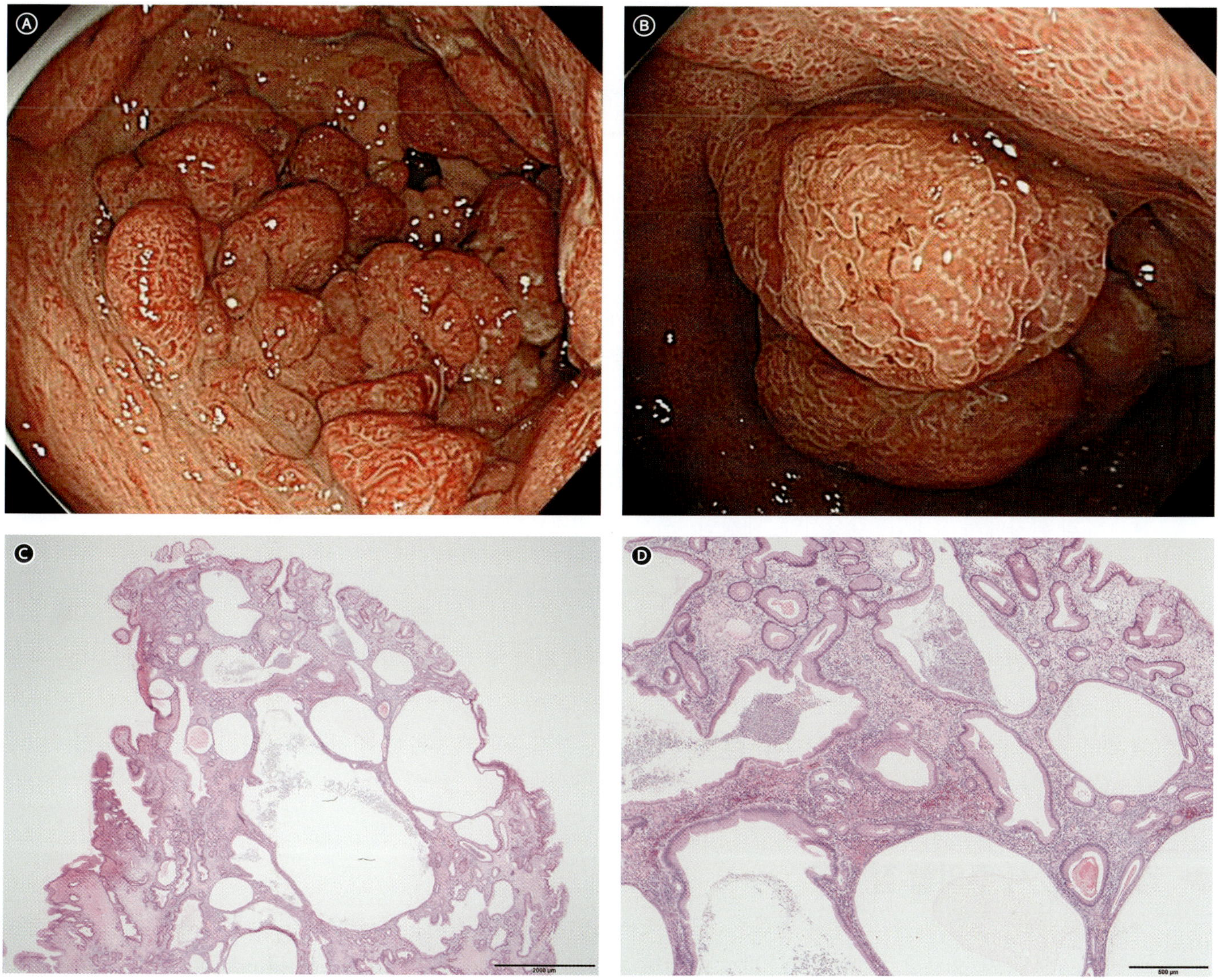

그림 1 위 국한성 연소성 용종증

Ⓐ, Ⓑ) 위 체부에서 전정부에 이르기까지, 비교적 표면이 평활한 수 mm에서 수 cm 크기의 용종이 다발성으로 관찰되었다. 여러 차례에 걸친 생검에서도 과오종성 용종으로 진단되지 않았으며, 연소성 용종증으로의 확진에도 이르지 못하였다. 이에 대표적인 용종에 대해 EMR로 절제하여 과오종으로 진단되었으며, 그 외 검사 소견을 종합하여 위 국한성 연소성 용종증으로 최종 진단되었다.

Ⓒ, Ⓓ) 병리 소견.

빈 도 ★☆☆
난이도 ★★☆

5 Cowden 증후군

小島健太郎

질환의 개요

- Cowden 증후군은 소화관, 피부, 갑상선, 유방, 중추신경, 비뇨생식기 등에서 과오종성 병변이 다발하는 드문 상염색체 우성 유전성 질환이다. 소화관 용종증을 유발하는 질환 중 하나이며, 추정 유병률은 10만 명당 0.5명으로 알려져 있다.
- 환자의 약 80%에서 PTEN 유전자 변이가 확인된다.
- 30%의 환자에서 유방암, 갑상선암, 대장암, 신장암, 자궁내막암 등의 악성 종양이 합병된다.

특징적인 소견과 진단

- 내시경 소견으로는 구강 내 유두종과 함께 전 소화관에 걸쳐 용종증(병리학적으로는 과오종성이 많지만, 과형성성, 선종성 등도 보임)이 관찰된다(그림 1).
- 특히 식도의 백색 편평 용종증(그림 1Ⓑ)은 Cowden 증후군에 특징적인 병변으로, 병리학적으로는 글리코겐 아칸토시스로 진단된다.

감별진단 시 주의할 점

- 포이츠-제거스 증후군과 연소성 용종증은 Cowden 증후군과 마찬가지로 과오종성 소화관 용종증을 유발하는 상염색체 우성 유전성 질환이지만, 식도 병변이 관찰되지 않는다는 점에서 Cowden 증후군과의 감별점이 된다. 또한, 포이츠-제거스 증후군에서는 입술, 구강, 손 · 발바닥에 색소반이 관찰되지만, Cowden 증후군에서는 이러한 색소반이 나타나지 않는다.

참고문헌

1) 高山哲治, 他：小児・成人のためのCowden症候群/PTEN過誤腫症候群診療ガイドライン(2020年版). 遺伝性腫瘍, 20：93-114, 2020

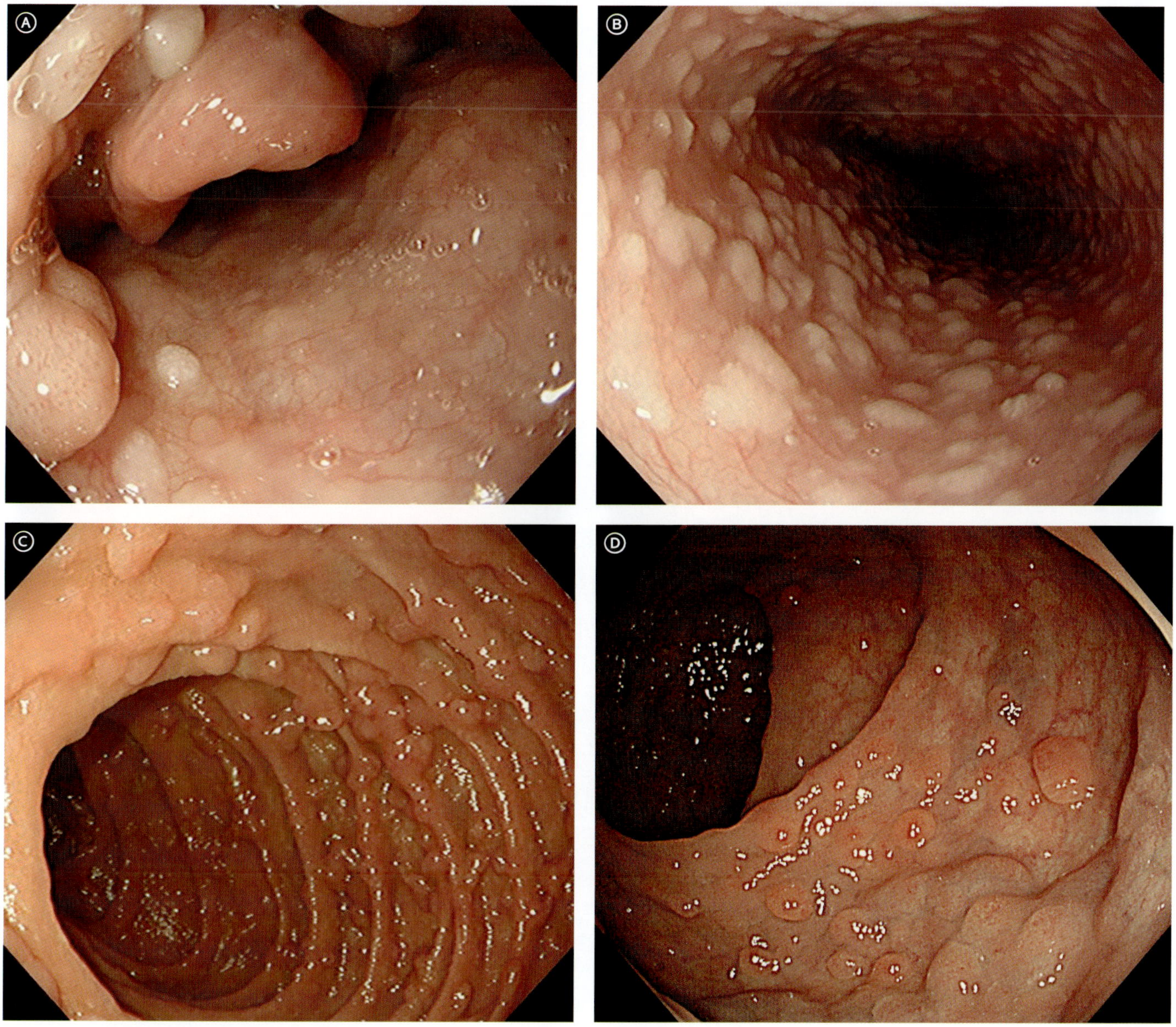

그림 1 Cowden 증후군의 내시경 소견

Ⓐ) 인두: 백색의 편평 융기가 산재되어 관찰된다.

Ⓑ) 식도: Cowden 증후군에 특징적인 백색 편평 용종증이 관찰된다.

Ⓒ) 십이지장: 조약돌 모양의 용종증이 관찰된다.

Ⓓ) 직장: 반구형의 용종증이 관찰된다. 생검 결과 과형성 용종으로 진단되었다.

H. pylori 관련

빈 도 ★★★
난이도 ★☆☆

1 위축성 위염

岩田琢磨, 井上 泰

질환의 개요

- 위축성 위염은 *Helicobacter pylori* (*H. pylori*) 감염에 의해 발생하는 위염이다.
- 감염은 주로 가정 내 경구 전파를 통해 이루어지며, 대부분 5세 이하의 유아기에 감염된다.
- *H. pylori* 감염은 위 · 십이지장궤양, 위암, 위 MALT 림프종, 특발성 혈소판감소성 자반병 등의 원인이 될 수 있다.
- 위축의 진행 정도에 비례하여 위암의 발생률이 높아진다.
- 일본에서 과거에는 *H. pylori* 제균 치료의 보험 적용이 위 · 십이지장궤양이나 조기위암 등을 동반한 증례에 한정되어 있었지만, 2013년 2월부터는 위축성 위염의 진단만으로 치료가 가능하게 되었다.
- *H. pylori* 제균 치료의 보급과 위생 환경의 개선에 따라, *H. pylori* 감염자 수는 감소 추세에 있다.

특징적인 소견과 진단(그림 1~3)

- 위축성 위염의 진행 정도를 평가할 때는 Kimura · Takemoto 분류(**부록 6 참조**)가 널리 사용된다.
- 위염의 교토 분류에 따라 *H. pylori* 감염 여부를 내시경 소견으로 진단한다.
- *H. pylori* 감염이 있는 경우 미만성 발적, 점막 종창, 백탁 점액 등의 소견이 나타나며, 결절성 위염(nodular gastritis)이나 점상 발적 등의 존재도 진단을 보조하는 소견이 된다(그림 2).
- *H. pylori* 과거 감염에서는 점막 위축은 남아 있지만 위염의 소견은 개선되는 것이 특징이다(그림 1Ⓔ).
- 장상피화생이나 황색종 등은 *H. pylori* 제균 치료 후에도 잔존할 수 있는 소견이다.
- *H. pylori* 미감염에서는 위축이 관찰되지 않으며, 위 전정부~위 체부에 걸쳐 RAC(regular arrangement of collecting venules)가 잘 나타난다.
- *H. pylori* 감염의 진단에는 ① 신속 요소분해효소 검사(rapid urease test, RUT), ② 조직 현미경 검사, ③ 배양법, ④ 혈중 *H. pylori* 항체 검사, ⑤ 요소호기검사(urea breath test, UBT), ⑥ 분변 내 *H. pylori* 항원 검사가 있으며, 앞의 세 가지는 내시경을 통해 조직을 채취해야 한다.
- 위축성 위염의 병리학적 평가는 updated Sydney system이 널리 사용되며, ① 만성 염증, ② 호중구 침윤, ③ 위축, ④ 장상피화생, ⑤ *H. pylori* 균량의 5가지 항목으로 판정한다.

감별진단 시 주의할 점

- 위축성 위염 초기에는 내시경적 진단이 어려운 경우가 있으므로, *H. pylori* 감염 여부 판단이 애매한 경우에는 적극적으로 *H. pylori* 검사를 시행할 것을 권장한다.
- 백색광 관찰에서 제균 치료 후 위점막의 위축 경계가 명확하지 않을 때는 영상 강조 내시경 관찰이 진단에 도움이 될 수 있다(그림 1Ⓕ).
- 인수공통감염증에 속하는 NHPH(*Non-Helicobacter pylori Helicobacters*)라고 하는 *Helicobacter* 속(*H. suis*, *H. heilmannii* 등)에 의한 위염은 일반적으로 C-I~C-II 정도의 위축인 경우가 많다.

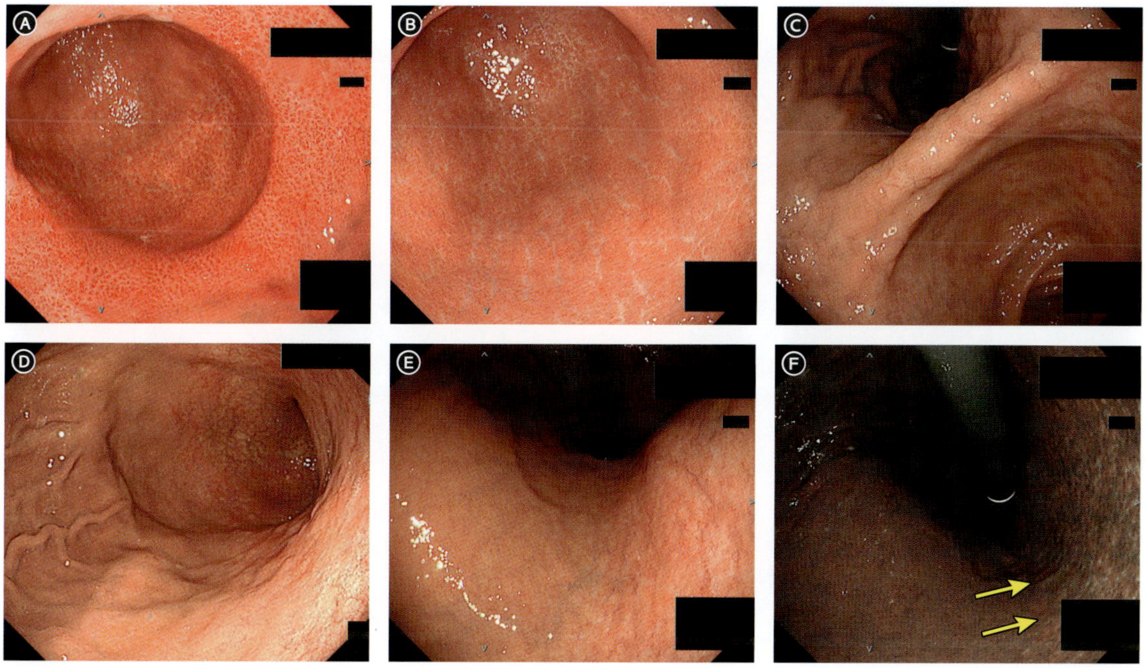

그림 1 위축성 위염의 내시경 소견

Ⓐ) *H. pylori* 제균 전. 위체 하부의 위점막에 강한 발적이 관찰된다.
Ⓑ) *H. pylori* 제균 후. 위체 하부의 위점막의 발적은 소실되었다.
Ⓒ) 위각부 소만의 RAC가 소실되어 있으며, 위축성 위염의 소견이다.
Ⓓ) Open type(O-II) 위축성 위염으로, 위 체부 대만의 주름은 여전히 남아 있다.
Ⓔ) 백색광 내시경 영상. *H. pylori* 제균 후 위 체부 소만의 위점막. 주황색 부위는 비위축 점막, 백색 부위는 혈관 투영상이 관찰되는 위축성 점막이다.
Ⓕ) NBI 관찰 소견. 영상 강조 내시경을 이용하면 제균 후의 위축 경계가 뚜렷해진다(➪).

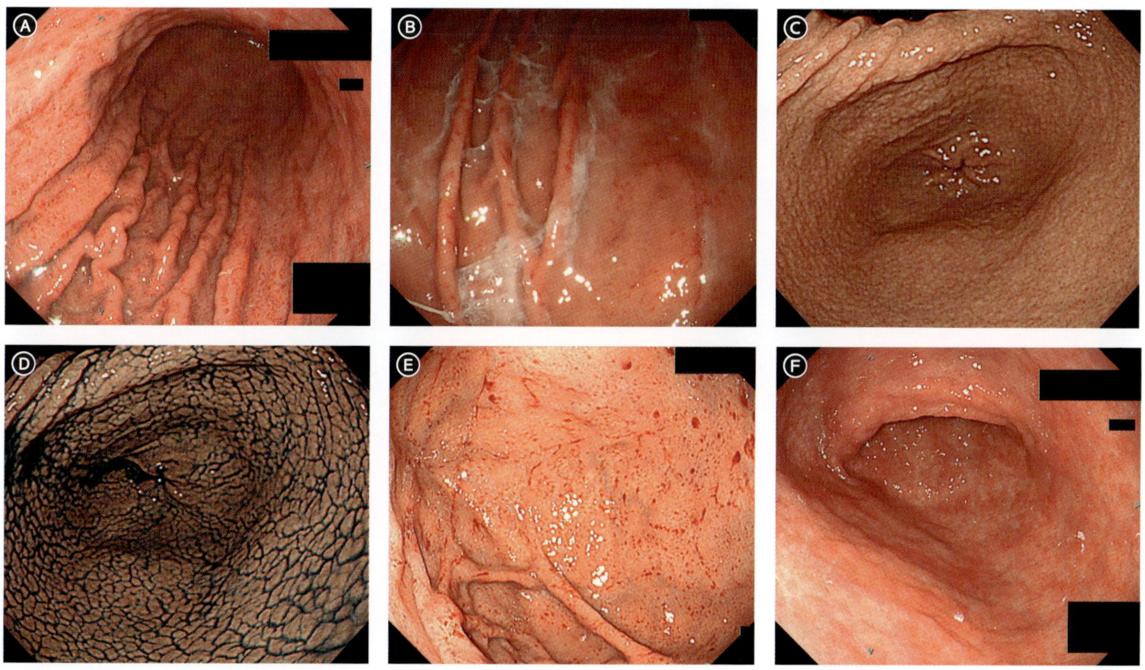

그림 2 *H. pylori* 감염의 내시경 소견

Ⓐ) 위 체부에 미만성 발적과 점막 종창이 관찰된다.
Ⓑ) 위 체부 대만에 백탁 점액이 부착되어 있다.
Ⓒ) 백색광 내시경 영상. 위 전정부의 결절성 위염.
Ⓓ) 인디고카르민 도포 소견. 균일한 미세과립 모양 융기가 뚜렷하게 관찰된다.
Ⓔ) 위 저부에 퍼진 점상 발적.
Ⓕ) *H. pylori* 제균 후 나타나는 지도상 발적.

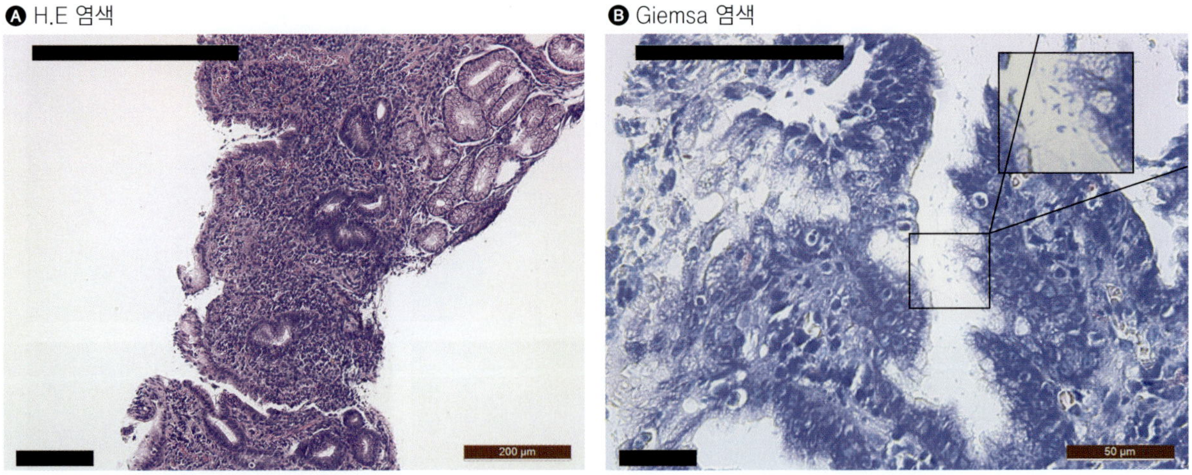

그림 3 위축성 위염의 병리조직 소견

A) 유문선 영역의 위점막 생검: 점막고유층에 호중구가 포함된 중증의 만성 활동성 위염이 관찰된다(배율 100배×).
B) 유문선 영역의 위점막 표층과 선와의 점액 내에 막대 모양의 *H. pylori*가 집락을 형성하고 있다(배율 400배×).

- *H. pylori* 감염에 의한 위축성 위염과 자가면역성 위염(A형 위염)이 합병된 증례도 있으므로 주의가 필요하다.

참고문헌

1) 「胃炎の京都分類 改訂第3版」(春間 賢/監, 加藤元嗣, 他/編), 日本メディカルセンター, 2023
2) 「ピロリ除菌治療パーフェクトガイド 第3版」(榊 信廣/編著), 日本医事新報社, 2020
3) 「除菌後胃がんを見逃さない！ *H. pylori*既感染者の胃内視鏡診断アトラス」(春間 賢/監, 井上和彦/編著), 金芳堂, 2021

H. pylori 관련

빈도 ★★★
난이도 ★☆☆

2 위 · 십이지장 소화성 궤양

岩田琢磨, 中込　良

질환의 개요

- 소화성 궤양은 위산이나 펩신 등에 의해 위 또는 십이지장의 점막하층보다 깊은 층까지 손상이 이르는 국한된 조직 결손으로 정의되며, 점막 상피에 국한된 손상인 "미란"과는 구별된다.
- *H. pylori* 감염은 약물(NSAIDs나 아스피린 등)과 더불어 소화성 궤양의 주요한 원인으로 알려져 있다.
- 위궤양은 *H. pylori*에 의한 만성적인 염증으로 인해 위점막 상피가 약해지는 것에서 비롯된다.
- 십이지장궤양은 *H. pylori* 감염 초기 단계에서 가스트린의 과도한 분비가 유발되어 위산 분비가 항진되는 병태가 관련되어 있다.
- 합병증(출혈 · 천공 · 협착)이 동반되지 않은 경우에는 위산 분비 억제제를 사용하면 대부분의 궤양이 치유되며, *H. pylori* 제균 치료도 궤양 치유와 재발 예방에 도움이 된다.
- *H. pylori* 감염률이 감소함에 따라 *H. pylori* 관련 위 · 십이지장궤양도 점차 줄어들고 있다.

특징적인 소견과 진단

- 배경 위점막에서는 *H. pylori* 감염에 특징적인 소견이나 위점막 위축이 관찰된다.
- *H. pylori* 관련 위궤양은 위축의 경계 부근이나 위축된 점막 부위에 발생하는 경우가 많으며, 위각부의 소만이나 위체 상부의 후벽에서 호발한다(그림 1, 2).
- *H. pylori* 관련 십이지장궤양의 호발 부위는 십이지장 구부 전벽, 그 다음으로 구부 후벽에서 흔하게 나타나며, 십이지장 하행각보다 원위측에서의 발생은 적다(그림 4, 5).
- 궤양의 가장자리는 매끄럽고 연하며, 궤양 저부는 균일한 백태로 덮여 있고 재생 상피가 궤양 중심을 향해 균일하게 배열된다.
- 치유 과정은 내시경적 시상 분류인 Sakita · Miwa 분류(**부록 7 참조**)가 일반적으로 사용되며, 출혈의 상태는 개정 Forrest 분류(**부록 10 참조**)를 통해 평가하며 내시경적 지혈술의 적응 여부를 판단한다.

감별진단 시 주의할 점

- *H. pylori* 제균 후에도 위 · 십이지장궤양이 재발하는 경우가 있지만, 재발률은 낮기 때문에 제균 후 궤양 재발을 예방하기 위한 위산 분비 억제제의 투여는 권장되지 않는다.
- 위암이나 악성 림프종 등 악성 종양(그림 3, 6)과의 감별이 중요하므로, 궤양의 가장자리에서 조직을 채취한다.
- 병리학적으로 악성 소견이 없었다 하더라도 생검 검체의 위음성 가능성이 있으므로, 위산 분비 억제제를 투여한 후 1~3개월 경과 시점에 내시경을 다시 시행하는 것이 바람직하다.
- 위산 분비 억제제나 *H. pylori* 제균 치료에 반응하지 않는 치료 저항성 궤양의 경우 크론병, 졸링거-엘리슨 증후군, 감염(거대세포바이러스, 매독, 결핵, NHPH 등), 위 유육종증, 호산구성 위염, Collagenous gastritis 등의 질환을 감별 질환으로 고려해야 한다.

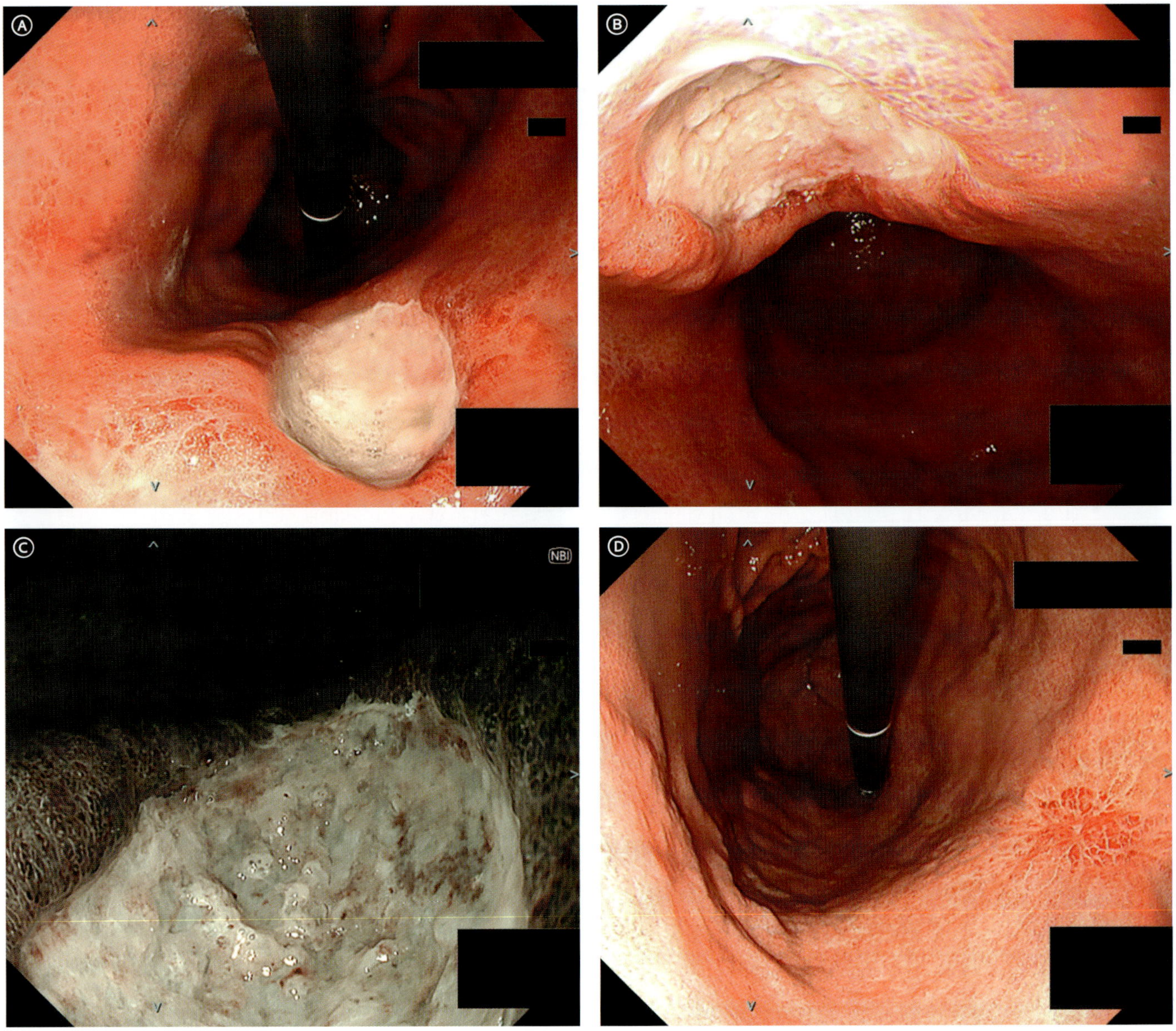

그림 1 *H. pylori* **관련 위궤양의 내시경 소견**

Ⓐ) 백색광 관찰 소견. 위체 하부 소만에 위치한 위궤양 Stage A1을 상방에서 관찰한 것이다. 궤양의 가장자리는 매끈하게 정돈되어 있으며, 궤양 저부는 균일한 백태로 덮여 있다. 노출된 혈관은 관찰되지 않고(개정 Forrest 분류 III), 주위의 위점막은 발적이 현저하여 *H. pylori* 감염이 의심된다.

Ⓑ) 동일 부위를 하방에서 관찰한 영상.

Ⓒ) NBI 관찰 영상. 근접 관찰에서는 궤양 가장자리의 경계가 불명확하게 관찰된다.

Ⓓ) PPI 복용 3개월 후: 위궤양은 Stage H2까지 치유되었으며 재생 상피로 대부분 덮여 있으나 중심부에는 소량의 백태가 잔존해 있다.

참고문헌

1) 「消化性潰瘍診療ガイドライン2020　改訂第3版」(日本消化器病学会/編), 南江堂, 2020

2) 「内科学　第12版」(矢﨑義雄, 小室一成/総編集, 渥美達也, 他/編), 朝倉書店, 2022

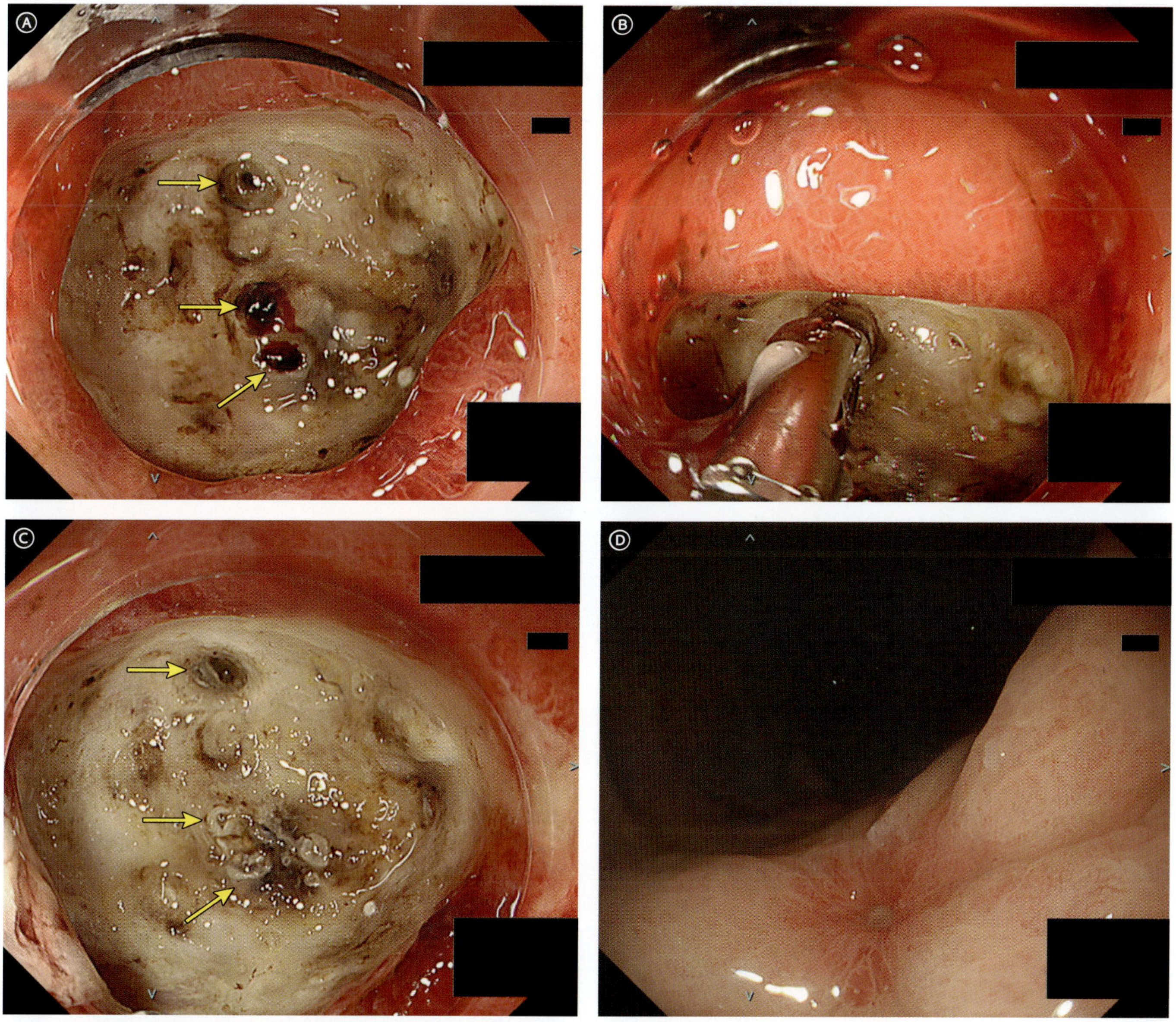

그림 2 ***H. pylori*** **관련 출혈성 위궤양의 내시경 소견**

Ⓐ) 위각부 소만에 위치한 위궤양 Stage A1으로, 궤양 저부에는 출혈은 없으나 노출된 혈관이 세 곳에 관찰된다(개정 Forrest 분류 IIa)(⇨).

Ⓑ) 노출 혈관에 대해 겸자로 응고하여 지혈하였다.

Ⓒ) 궤양 저부의 노출 혈관은 소작되었다(⇨).

Ⓓ) *H. pylori* 제균 3개월 후, 위궤양은 Stage H2까지 치유되었으며, 주변 위 점막의 발적도 호전되었다.

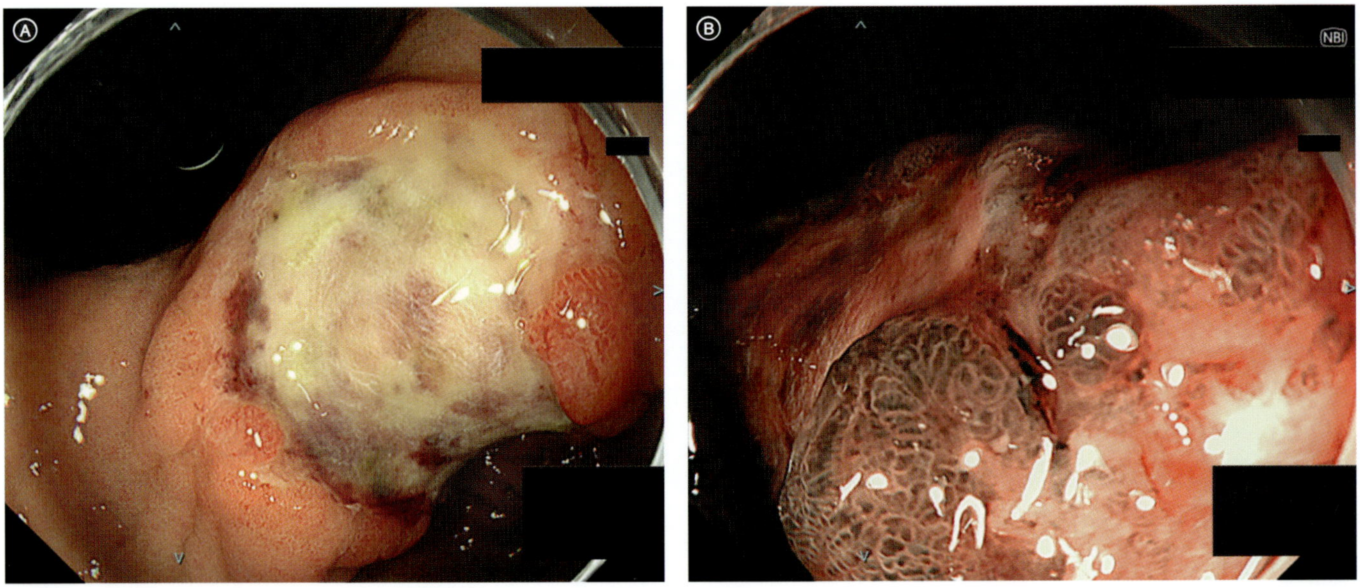

그림 3 감별 질환: 2형 진행성 위암의 내시경 소견

Ⓐ) 백색광 관찰 소견. 위각부의 소만에서 융기된 병변의 가장자리가 뚜렷한 궤양성 병변이 관찰된다. 궤양 저부는 균일한 백태로 덮여 있으나, 궤양 가장자리는 불규칙하다. 병리학적 진단은 위암이었다.

Ⓑ) NBI 관찰 소견. 근접하여 관찰하면, 크기가 서로 다른 불규칙한 선관 구조가 관찰된다.

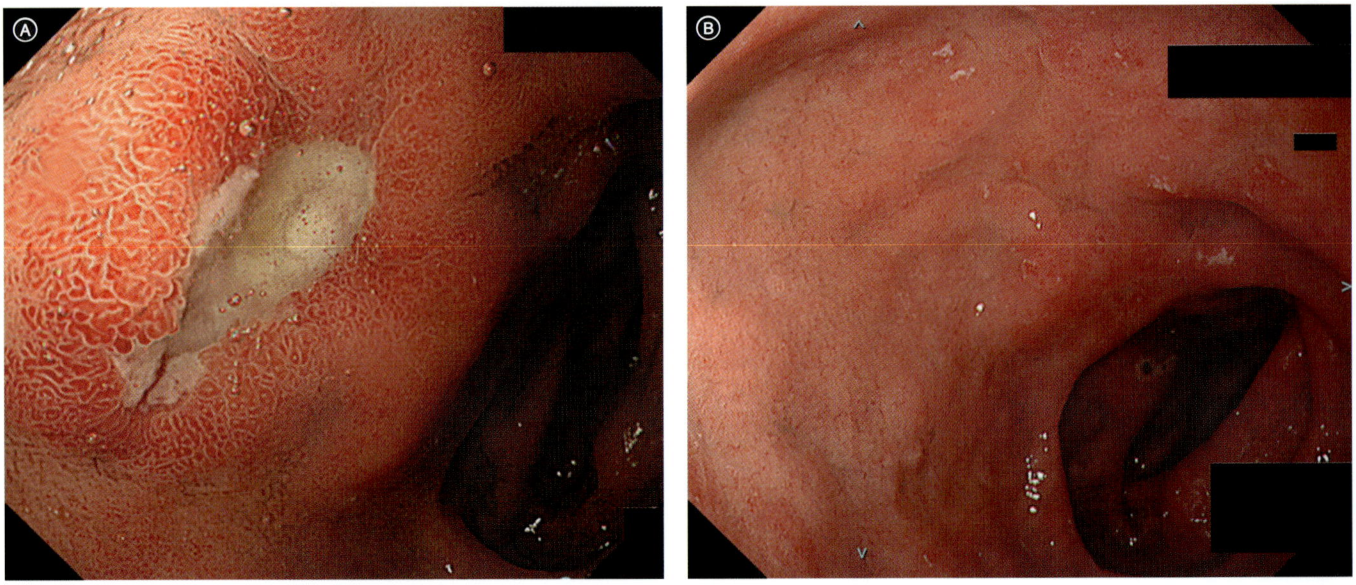

그림 4 *H. pylori* 관련 십이지장궤양의 내시경 소견

Ⓐ) 십이지장 구부 전벽에서 십이지장궤양 Stage A2가 관찰된다. 주위 점막은 부종성으로 부어 있으며, 궤양 저부는 백태로 덮여 있다. 궤양 저부에 노출 혈관은 관찰되지 않는다(개정 Forrest 분류 III). 궤양 주변에는 재생 상피가 나타나기 시작하였다.

Ⓑ) P-CAB 복용 2개월 후. 십이지장궤양은 Stage S2까지 치유되었다.

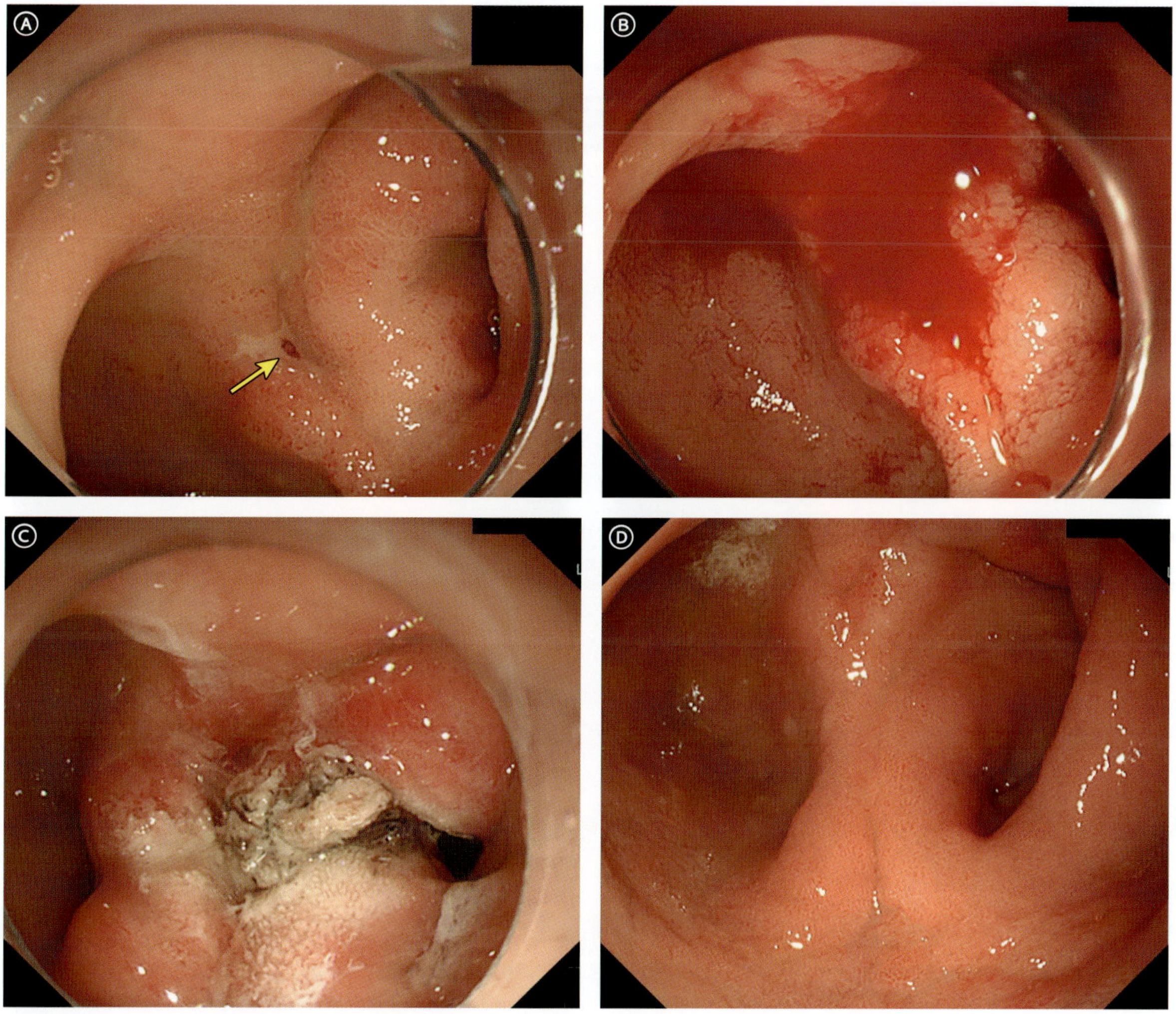

그림 5 *H. pylori* 관련 출혈성 십이지장궤양의 내시경 소견

Ⓐ) 십이지장 구부 전벽은 견인에 의해 변형되어 있으며, 함몰 부위에서 노출된 혈관이 관찰된다(⇨).
Ⓑ) 물 분사 자극에 의해 용출성 출혈이 유발되었다(개정 Forrest 분류 Ib).
Ⓒ) 노출 혈관을 소작하여 지혈하였다.
Ⓓ) *H. pylori* 제균 후 6개월 후의 EGD. 십이지장 구부 전벽에 백색의 반흔성 병변이 형성되었다.

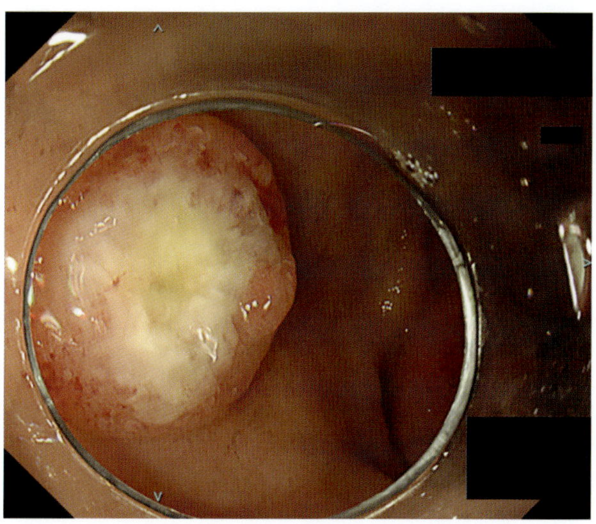

그림 6 감별 질환: 십이지장 악성 림프종의 내시경 소견

십이지장 구부 전벽에서 융기된 병변이 두드러지는 궤양성 병변이 관찰된다. 병리학적 진단은 B세포성 림프종이었다.

H. pylori 관련

빈 도 ★★★
난이도 ★☆☆

3 위·십이지장 미란

田代　淳, 新井雅裕

질환의 개요

- 조직학적으로는 상피의 결손을 의미하는 Ul-I이다.
- 이 병변의 원인으로는 산 분비(*H. pylori* 제균 후의 산 분비 회복), 물리화학적 자극, 약물(NSAIDs 등), *H. pylori* 감염 등이 원인으로 고려된다.
- 위염의 교토 분류에서는 융기형 미란(소위 문어빨판 미란), 함몰형 미란, 체부 미란 등이 제시된다[1].
- 내시경 소견만으로 UL-I과 UL-II를 감별하는 것은 어려운 경우가 있다.

특징적인 소견과 진단(그림 1~5)

- 점막 표층의 얕은 함몰 소견, 점막 결손으로 인한 발적이나 얕은 백태를 동반한다.
- 다발하는 경우가 많다.
- 전정부에서 세로 방향으로 줄지어 분포하는 융기형 미란은 문어빨판 미란·사마귀 모양 미란(전정부 사마귀 모양 위염)으로 알려져 있다. *H. pylori* 음성 점막(미감염 위·제균 후 위)에서 주로 관찰된다.
- 체부 미란은 다양한 원인이 있으며 위산 과다나 제균 후에 발생할 수 있고, 단발성인 경우 고래회충 감염에 의한 것일 수도 있다. 위암과의 감별 중요성은 전정부와 동일하다.

감별진단 시 주의할 점

- 단발성이거나 주변과 색조나 형태가 다른 경우에는 위암과의 감별이 중요하다.
- 가장자리, 경계 부분에 주목하여 IIc 성분(함몰 국면)이 존재하지 않는지 신중히 관찰한다.

참고문헌

1) 「胃炎の京都分類　改訂第3版」(春間　賢/監, 加藤元嗣, 他/編), 日本メディカルセンター, 2023

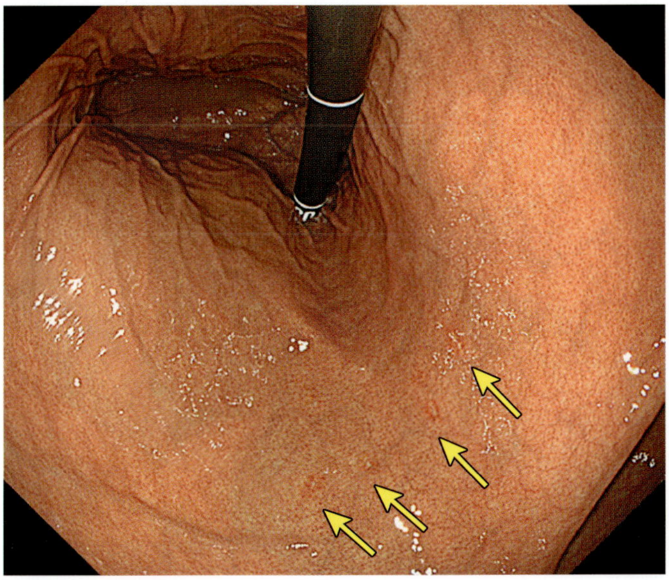

그림 1　체부 미란 ①

위체 하부 소만에서 작은 발적 미란이 산재하여 관찰된다. *H. pylori* 음성, NSAIDs 복용 중.

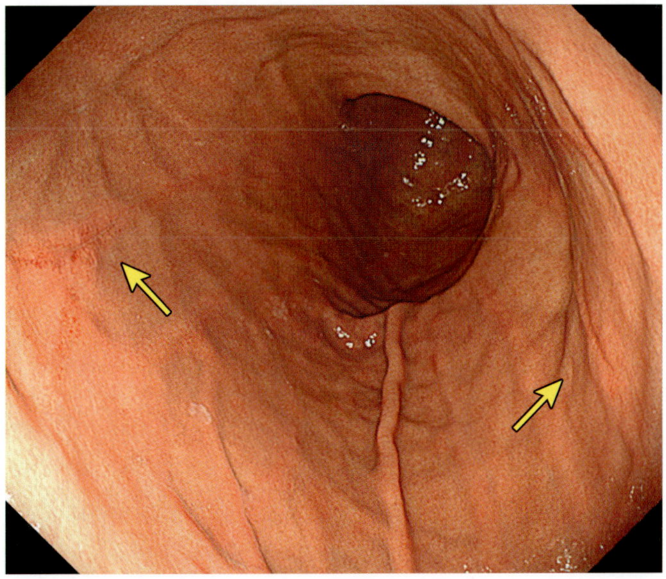

그림 2　체부 미란 ②

H. pylori 음성, 체부 전후벽에 세로로 주행하는 발적 미란.

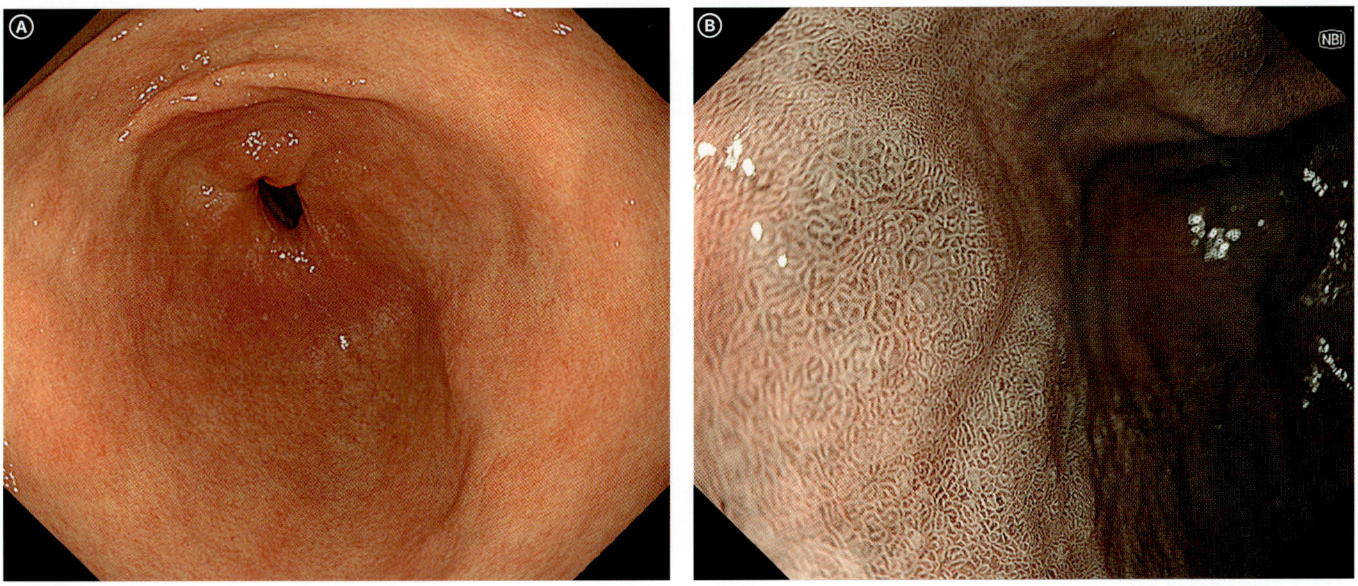

그림 3　전정부 미란

경미하지만 *H. pylori* 음성의 전정부 미란. NBI에서는 DL (-), micro-surface pattern도 거의 규칙적이다.

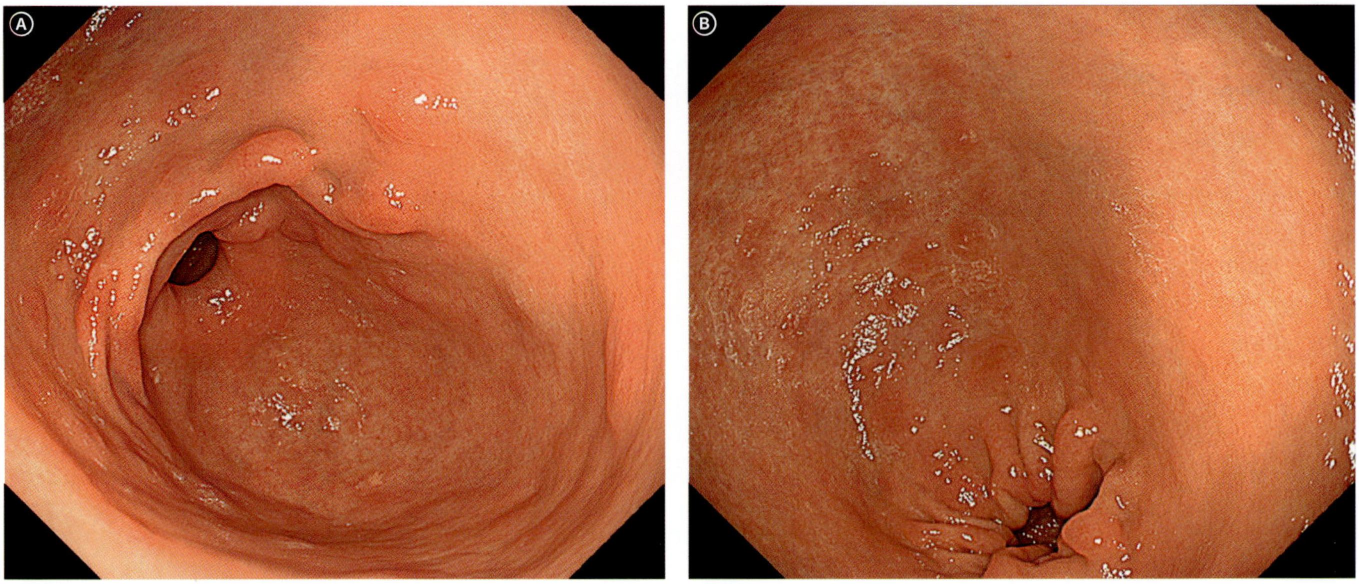

그림 4 융기성 위염(문어빨판 미란)

H. pylori 양성. 전정부에 융기성 위염(문어빨판 미란)이 관찰된다.

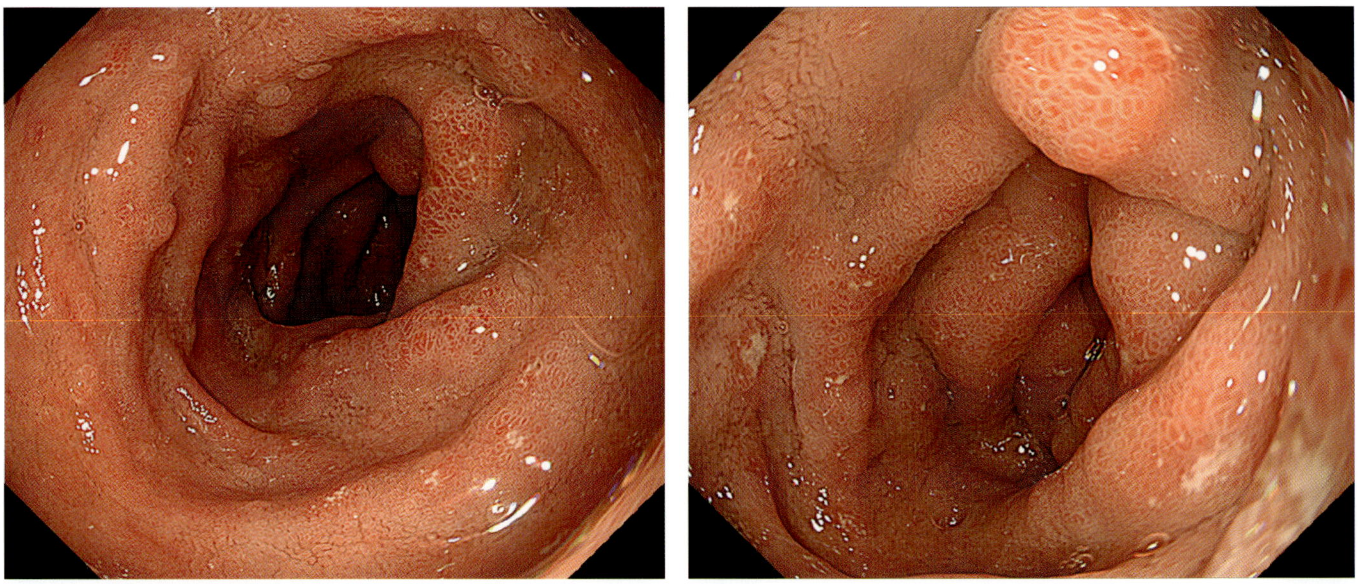

그림 5 십이지장의 미란

간경변으로 위에는 문맥압 항진증성 위병증 있음. *H. pylori* 음성.

H. pylori 관련

빈도 ★★★
난이도 ★☆☆

4 장상피화생

小田島慎也

질환의 개요

- 장상피화생은 *H. pylori*의 지속적인 감염으로 인해 위점막이 손상되면서 장 특성을 갖는 점막으로 변한 상태를 말한다.
- 흡수상피와 술잔세포, Paneth세포로 구성되어 있고, 미세융모(brush border) 유사 구조를 동반하는 경우는 완전형 장상피화생이라 하며, Paneth세포가 없는 경우 불완전형 장상피화생으로 세분된다.

특징적인 소견과 진단

- 백색광 관찰에서는 위축된 위점막을 배경으로 회백색의 평탄하거나 높이가 낮은 편평 융기성 영역으로 인식된다(그림 1, 2Ⓐ).
- NBI를 이용한 관찰에서는 상피 표층을 따라 나타나는 특유의 청백색 선(light blue crest)이 관찰되며(그림 2Ⓑ), 내시경을 통한 장상피화생 진단에 유용하다[1].
- 장상피화생의 흡수 기능에 의해 상피하층에 지질 방울이 침착되면서, NBI 관찰 시 백색 침착 물질(WOS, 그림 2ⒸⒹ)이 관찰될 수 있다[2].

감별진단 시 주의할 점

- 장상피화생과 감별이 필요한 병변으로는 다발성 편평 융기 및 위 선종이 있다.
- 다발성 편평 융기는 *H. pylori* 미감염 또는 제균 후 PPI 복용 환자에게서 위체 상부에서 위저부에 걸쳐 관찰되는 백색조의 편평융기 병변으로 자주 나타난다. 환자의 배경 정보, NBI 관찰에서 LBC나 WOS의 유무를 종합적으로 판단함으로써, 장상피화생과의 감별이 가능하다.

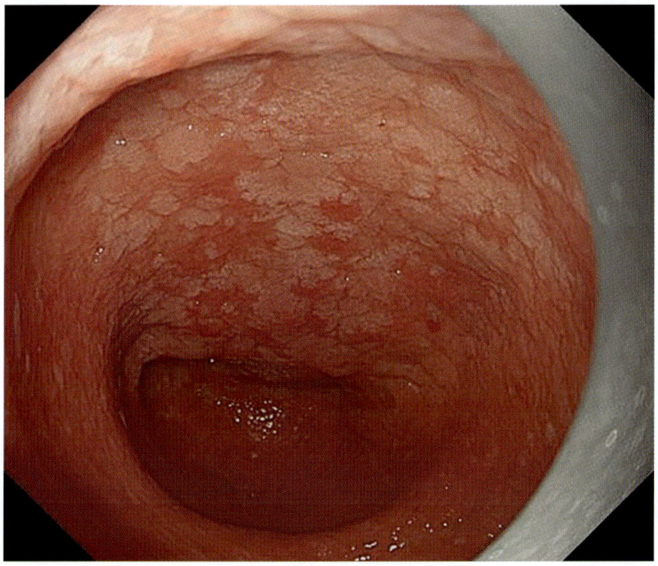

그림 1 전정부에 광범위하게 퍼진 장상피화생
H. pylori 감염 증례. 전정부 소만에 다발하는 회백색의 평탄 또는 높이가 낮은 융기성 영역이 관찰된다.

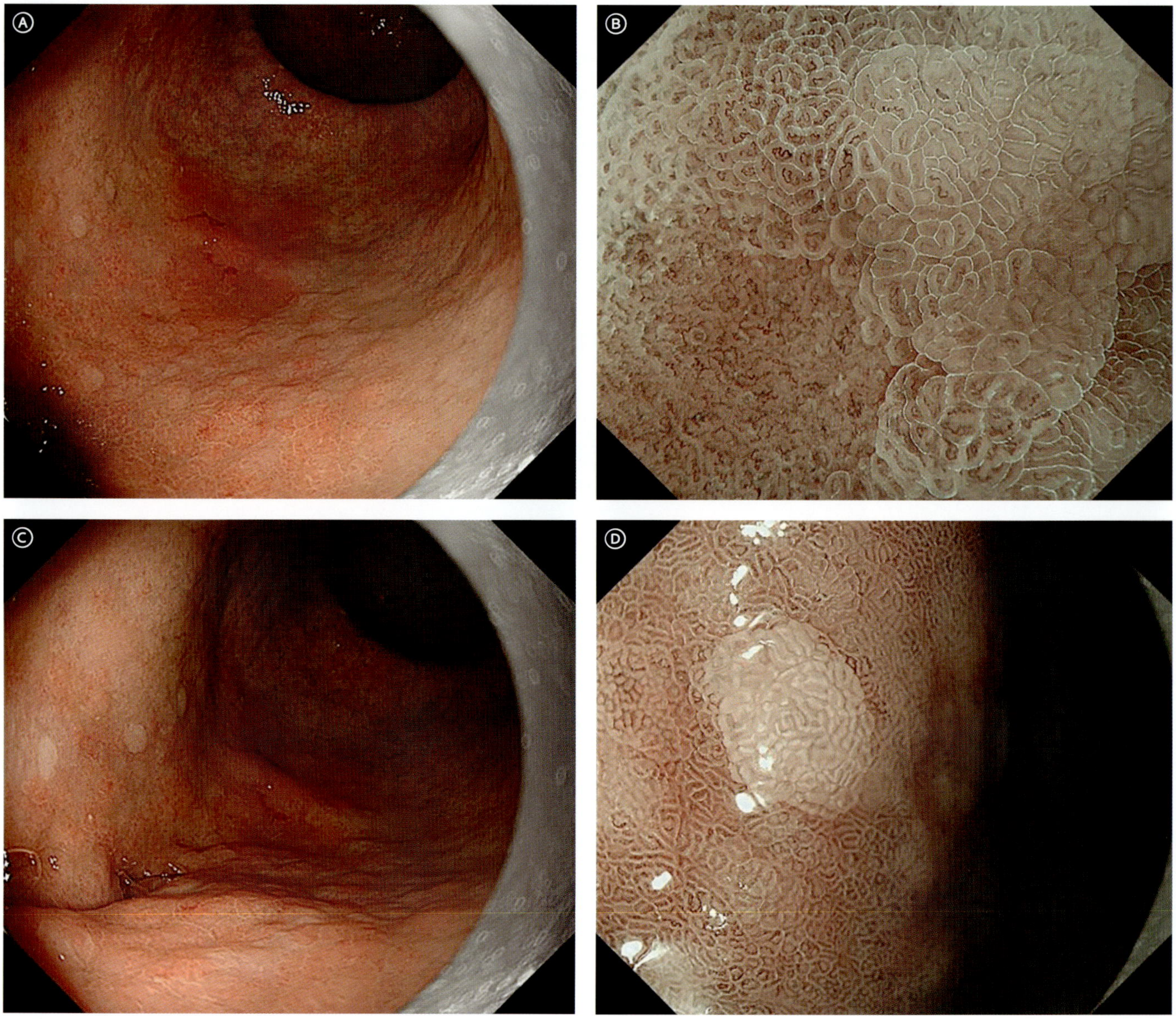

그림 2 위체 하부 대만의 조기위암(0-Ⅱb) 주변에 관찰되는 장상피화생

Ⓐ) *H. pylori* 감염 증례. 위체 하부 대만에 20 mm 크기의 발적을 띠는 불규칙한 점막이 관찰되며, 위암으로 진단되었다. 주위에는 회백색 점막이 퍼져 있는 위축성 위염이 관찰된다.

Ⓑ) NBI 확대(고배율) 관찰로 조기위암의 경계를 관찰하고 있다. 비암 영역의 상피 표층을 따라 나타나는 light blue crest가 관찰되어, 내시경에 의한 장상피화생의 진단.

Ⓒ, Ⓓ) 작은 융기 부위의 NBI 확대(저배율) 관찰에서 융기 성분의 표층에 백색 침착 물질(WOS)이 관찰된다.

- 위 선종은 상피성 종양으로 주위 점막과의 경계(demarcation line)가 뚜렷하다는 점으로 장상피화생과 감별할 수 있다.

참고문헌

1) Uedo N, et al : A new method of diagnosing gastric intestinal metaplasia : narrow-band imaging with magnifying endoscopy. Endoscopy, 38 : 819-824, 2006

2) Yao K, et al : Nature of white opaque substance in gastric epithelial neoplasia as visualized by magnifying endoscopy with narrow-band imaging. Dig Endosc, 24 : 419-425, 2012

H. pylori 관련

5 위 황색종

빈도 ★★★
난이도 ★☆☆

今野真己

질환의 개요

- 위 점막고유층 표층에 지질을 탐식한 포말세포(대식세포)가 집락을 이룬 병변이다.
- *H. pylori* 미감염에서는 관찰되지 않으며, 고도 위축 시 더 높은 빈도로 관찰된다. *H. pylori* 기존 감염 상태에서도 잔존한다.

특징적인 소견과 진단 (그림 1, 2)

- 평탄하거나 낮은 융기성 병변으로, 경계가 뚜렷한 백색~황색을 띤다. 형태는 별모양, 표면은 미세 과립 모양을 나타낸다.
- 크기는 수 mm에서 10 mm 정도로 위 내 어느 부위에서든 발생할 수 있고, 단발성 또는 다발성으로 나타날 수 있다.

감별진단 시 주의할 점

- 미세한 인환세포암과의 감별이 중요하다.
병변의 경계(demarcation line)를 인식할 수 있는지, NBI 확대 관찰에서 표면 구조나 혈관 구조의 불규칙성이 있는지를 확인한다.
- 황색종은 간질에 존재하므로 WOS(백색 불투명 물질: white opaque substance)와는 서로 다른 소견이 관찰된다.

참고문헌

1) 「胃炎の京都分類　改訂第3版」(春間　賢/監, 加藤元嗣, 他/編), pp68-69, 日本メディカルセンター, 2018
2) Shibukawa N, et al：Gastric xanthoma is correlated with early gastric cancer of previously Helicobacter pylori-infected gastric mucosa. JGH Open, 5：249-252, 2021
3) 八尾建史, 他：Narrow-band imaging併用拡大内視鏡による早期胃癌診断. 日本消化器内視鏡学会雑誌, 53：1063-1075, 2011

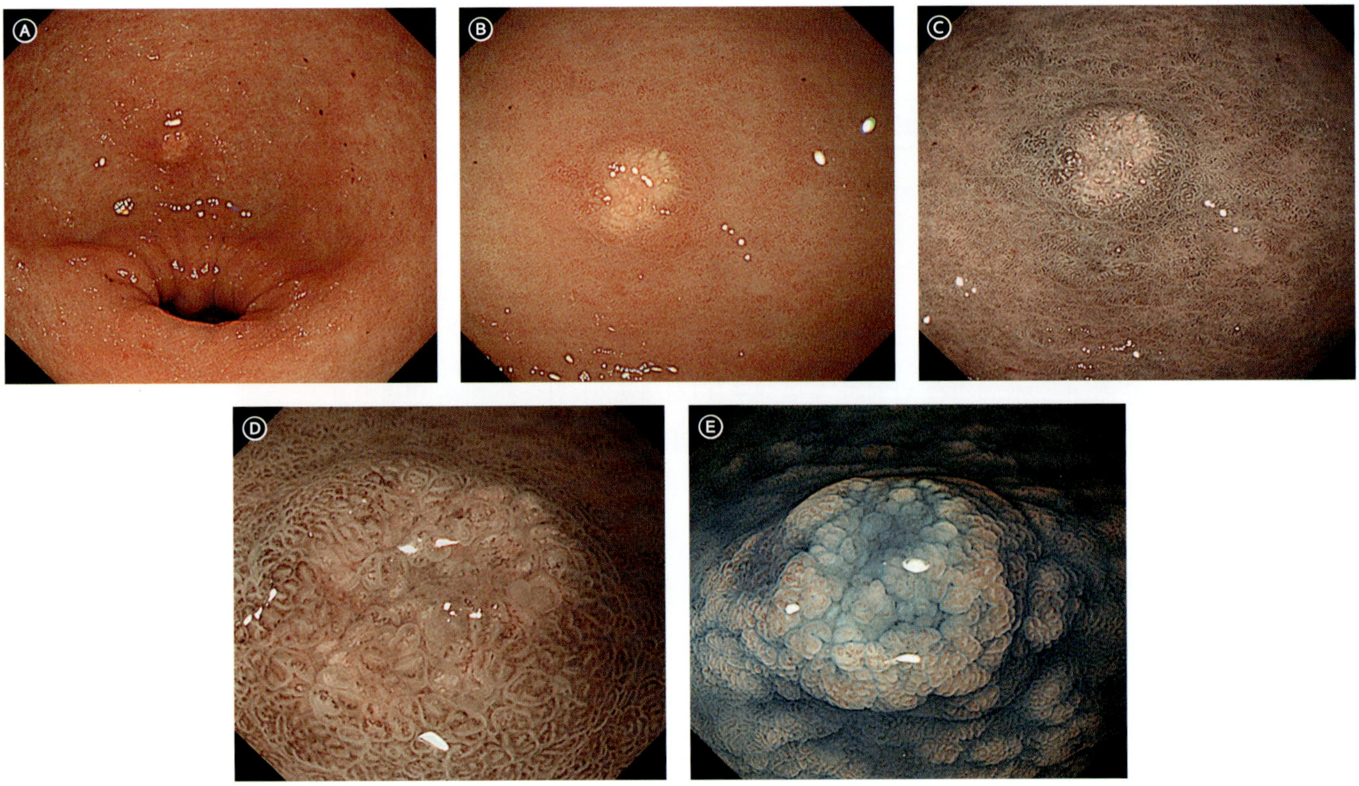

그림 1 위 황색종의 내시경 소견 ①

Ⓐ) 위축성 위염을 배경 점막으로 한다.
Ⓑ) 근거리 관찰
Ⓒ) NBI
Ⓓ) NBI 확대(저배율)
Ⓔ) 인디고카르민 도포

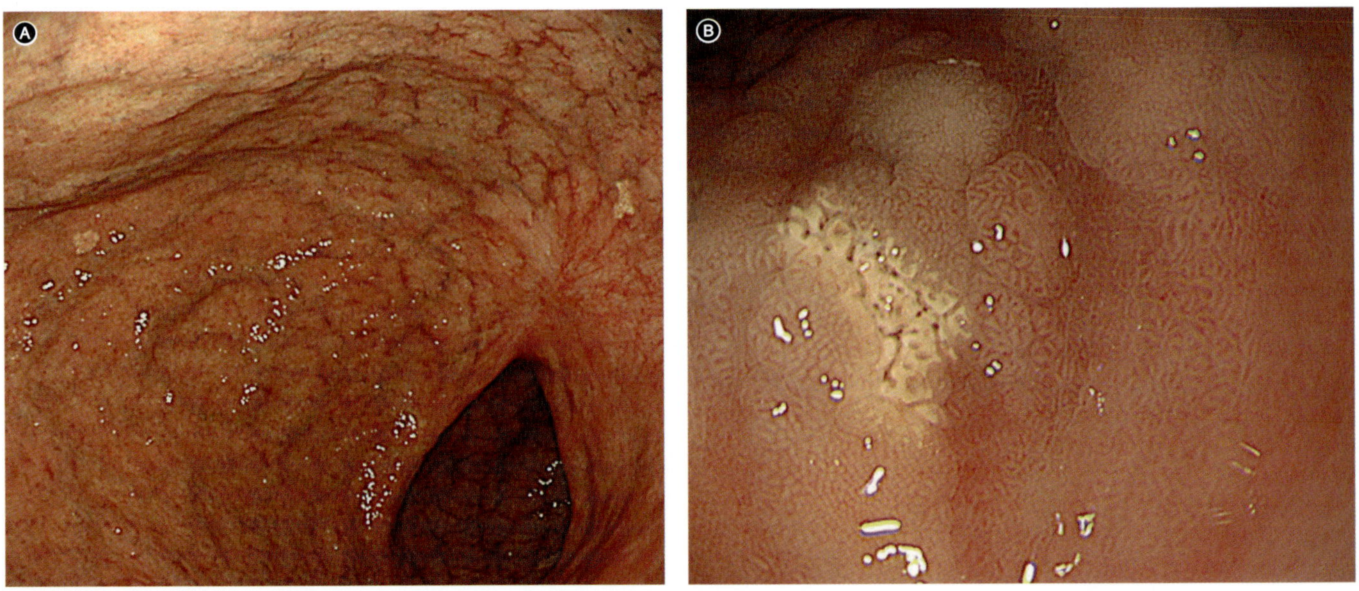

그림 2 위 황색종의 내시경 소견 ②

Ⓐ) 배경 점막은 위축성, ESD 후 반흔이 있고 황색종이 드문드문 관찰된다.
Ⓑ) 근거리 관찰

감염증

빈도 ★☆☆
난이도 ★★☆

6 소화관 헤르페스
Herpes simplex virus

野間絵梨子, 飯塚敏郎

질환의 개요

- 소화관 헤르페스는 삼차신경절의 신경세포에 잠복해 있던 단순헤르페스바이러스(herpes simplex virus, HSV)가 숙주의 면역억제 상태 등을 계기로 재활성화되어 침 속으로 배출되어, 주로 인두나 식도 점막에 감염하여 발병하는 질환이다. 배경 질환으로는 HIV 감염증, 악성 종양, 스테로이드 사용 사례 등이 많지만[1], 드물게 기저질환이 없는 건강한 성인에게도 발병하는 경우가 있다[2]. 복부 팽만감, 가슴쓰림, 삼킴 통증 등의 증상이 보고되어 있으나, 실제로는 임상 증상이 거의 없어 상부 소화관 내시경 검사에서 우연히 발견되는 경우가 많다.
- 치료는 항바이러스제인 아시클로비르를 투여하는 것으로, 그 효과는 매우 뛰어나다. 배경이 되는 원인 질환이 호전되면서 자연스럽게 소실된 사례도 보고된 바 있으나, 대개 면역 억제 상태에서 발병하는 경우가 많기 때문에 조기 치료가 필요하다.

특징적인 소견과 진단

- 내시경 소견은 감염 시기에 따라 시간 경과에 따라 변화한다. 초기에는 감염된 상피세포가 팽창하여 작은 수포가 형성된다. 이후 수포가 파열되면 얕은 작은 궤양으로 진행된다(그림 1Ⓐ).
- 형성된 작은 궤양은 중심부에 배꼽 모양 함몰이 있는, 경계가 뚜렷하고, 궤양 주변을 따라 흐릿하게 뿌연 점막이 둘러싸고 있는 것이 관찰된다(그림 1Ⓑ)[3]. 또한, 그 가장자리는 수 mm 정도의 융기가 동반되는 경우가 많으며, 이러한 형태 때문에 "화산 궤양(volcano ulcer)"이라 불린다(그림 1Ⓒ).
- 초기에는 점막에 드문드문 산재하듯 다발성으로 발생하지만, 감염이 진행되면 궤양끼리 융합하여 띠 모양 또는 지도 모양의 궤양을 형성하게 된다. 주로 흉부 식도에 많이 발생하지만, 구강이나 인두에 병발하는 경우도 있다(그림 2).
- 확진은 생검을 통한 병리학적 진단으로 이루어진다. 궤양 가장자리의 상피세포에 감염되므로 이 부위에서 생검을 시행하는 것이 유용하다. 병리조직학적으로는 감염된 상피세포의 핵 내에서 Cowdry type A형 핵 내 봉입체나 간유리상의 봉입체가 관찰된다(그림 3Ⓐ). 또한, 면역조직화학 검사에서도 HSV 항원이 양성으로 나타나며, 이는 진단에 도움이 된다(그림 3Ⓑ)[4].

감별진단 시 주의할 점

- 유사한 임상 배경을 가지므로 거대세포바이러스(CMV) 감염증과의 감별이 중요하다(제8장-7 참조). HSV와 비교했을 때 CMV의 궤양은 "뚫어낸 듯한" 형태로 표현되며, 궤양은 깊고 넓으며 가장자리의 융기는 뚜렷하지 않은 특징을 보여주는데, 이러한 점이 감별 포인트가 된다.
- 그러나 HSV 식도염은 종종 CMV나 칸디다와의 혼합 감염을 일으키므로, 이러한 경우에는 매우 다양한 형태의 내시경 소견을 보이게 된다(그림 4). 따라서 내시경 소견만으로는 감별이 어려운 경우도 있다. 면역억제 상태에서 비전형적인 식도 미란이나 궤양이 관찰되면 상세한 관찰과 함께 적극적인 생검이 진단에 도움이 된다.

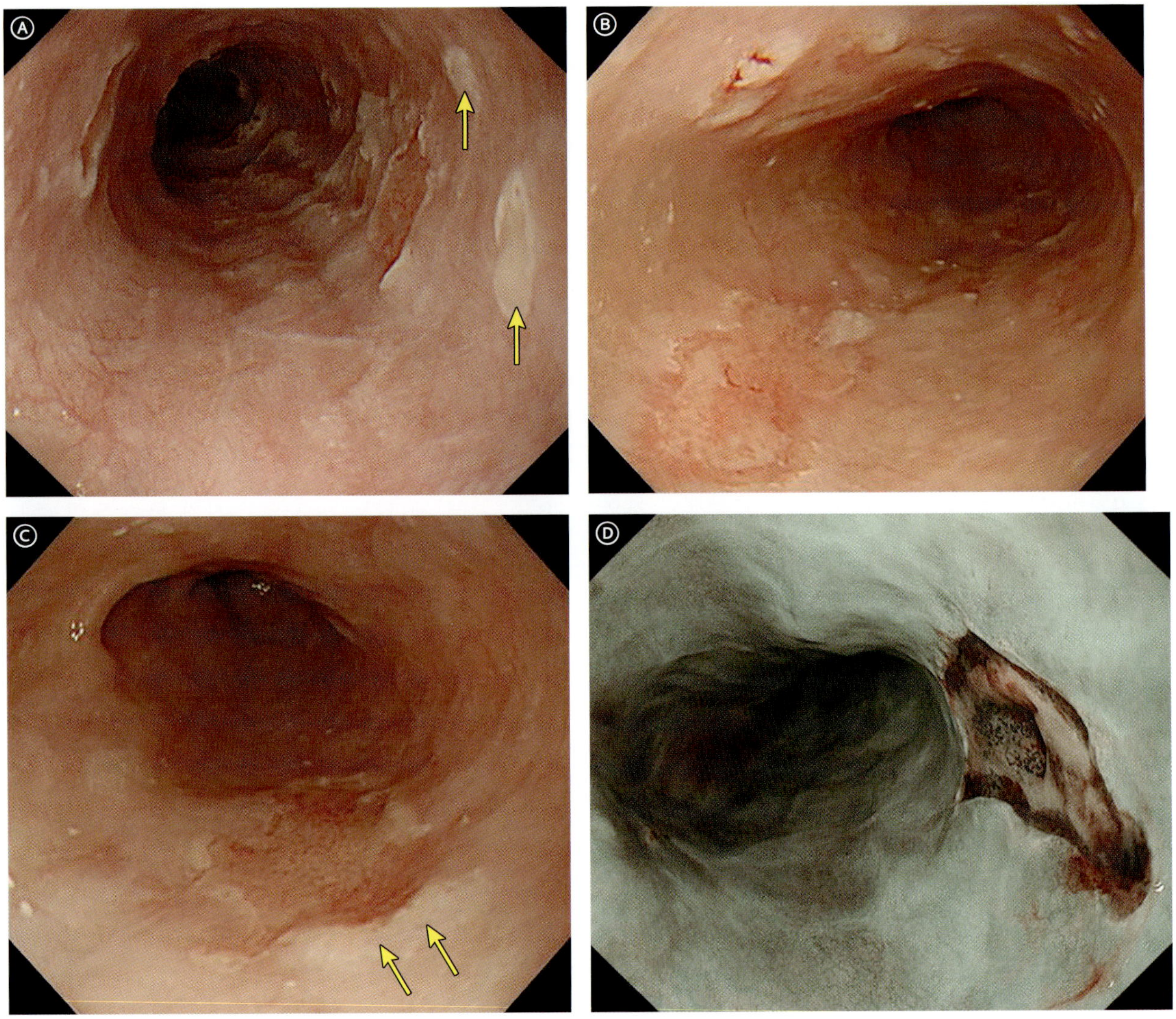

그림 1　HSV 식도염 소견

Ⓐ) 감염 초기에 관찰되는 백색 반구형 융기(⇨)와 가장자리에 뿌연 점막이 뚜렷하게 나타나는 얕은 작은 함몰이 관찰된다.

Ⓑ) 수포가 파열되면 중심부에 배꼽 모양 함몰이 동반된 얕은 궤양이 형성된다. 병변은 단독으로 나타날 수도 있지만, 다발성으로 발생하는 경우가 많다.

Ⓒ) 궤양의 가장자리는 약간 융기되어 있으며, 화산 궤양(volcano ulcer)이라 불린다(⇨).

Ⓓ) NBI(narrow band imaging) 관찰에서는 가장자리는 궤양의 경계가 명확하고, 백태로 덮인 궤양 바닥 내부에 확장된 혈관이 관찰된다.

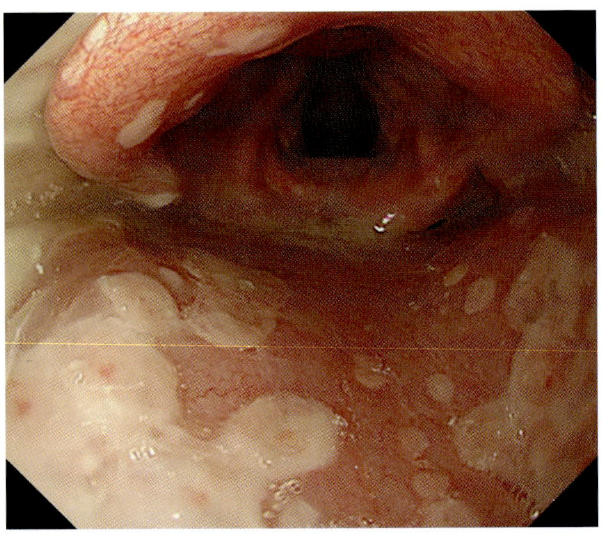

그림 2　HSV 인두염 소견

하인두에 융합된 궤양이 다발하고 있다.

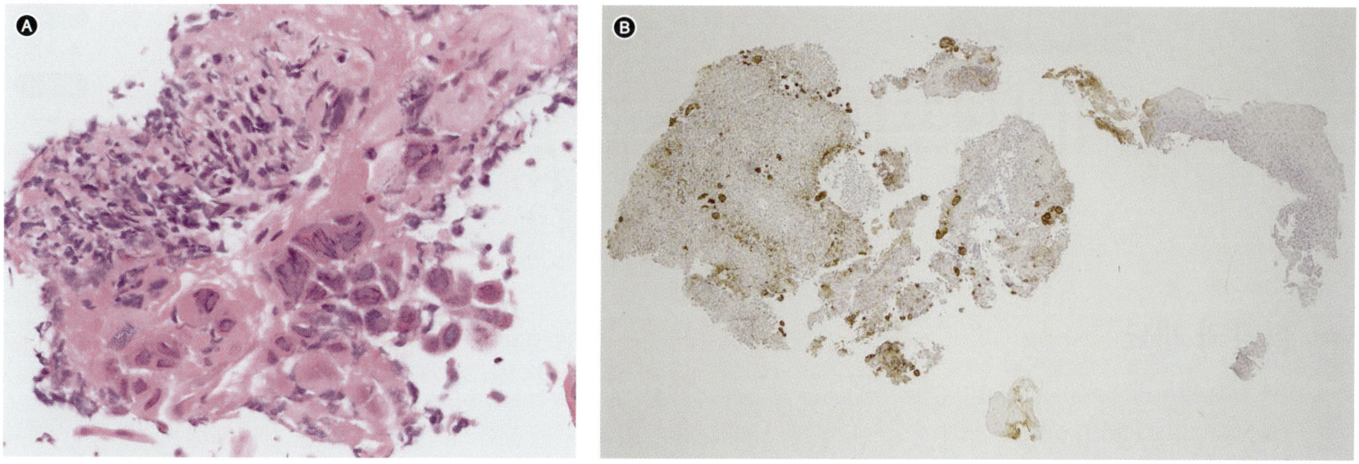

그림 3 식도 생검 병리조직

Ⓐ) HE 염색 소견: 감염된 상피세포의 핵 내에 간유리상의 봉입체가 관찰된다.

Ⓑ) HSV 면역조직화학염색 소견: 궤양 가장자리의 변성된 상피 내에 양성 세포가 관찰된다.

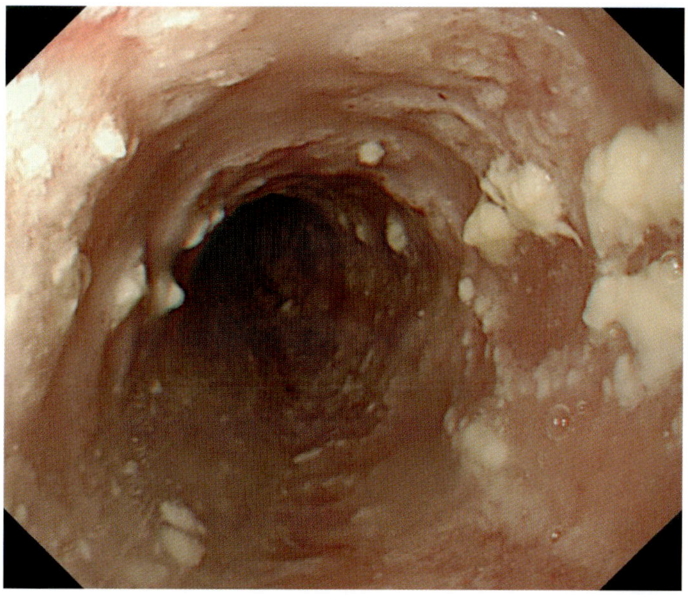

그림 4 HSV 칸디다 혼합 감염

식도 칸디다에 의한 다발성의 백색 부착물과 뿌옇게 보이는 얕은 함몰성 미란이 혼재되어 있다.

참고문헌

1) 藤原　崇, 他：感染性食道炎の内視鏡診断―ウイルス感染症. 胃と腸, 50：175-187, 2015
2) 金政秀俊, 他：健常成人に発症したヘルペス食道炎の1例. 胃と腸, 39：1436-1437, 2004
3) 藤原　崇, 他：感染性食道炎―ヘルペス食道炎, サイトメガロウイルス食道病変, 食道カンジダ症. 胃と腸, 46：1213-1224, 2011
4) 田中一平, 他：ヘルペス食道炎. 胃と腸, 54：1601-1604, 2019

감염증

빈 도 ★★☆
난이도 ★★☆

7 거대세포바이러스 감염증

大木大輔, 辻　陽介

질환의 개요

- 거대세포바이러스(cytomegalovirus, CMV)는 이중 가닥 DNA 바이러스로 헤르페스바이러스과에 속한다.
- CMV는 보통 유년기에 무증상 감염 형태로 체내에 침입하여 감염이 성립되며, 일단 감염되면 평생 동안 잠복 감염 상태로 남게 된다.
- 일본에서의 CMV 항체 보유율은 성인에서 80~90%로 보고되며, 이는 서구 국가보다 높은 수치이다. 그러나 젊은층에서는 CMV 항체 보유율이 60~70%대로 감소하는 경향을 보이고 있다.
- 감염 경로로는 초감염 외에 CMV 항체 양성으로 면역부전 상태인 환자에서 잠복 감염된 CMV가 재활성화되어 내인성 감염을 일으키는 재활성화 · 재발 감염이 있다.
- 소화관은 CMV 감염증의 호발 장기이며 식도 · 위 · 소장 · 대장을 포함한 전 소화관에 발생할 수 있다. 증상은 무증상인 경우도 있으나 삼킴곤란, 명치통증, 소화관 출혈 등의 증상이 동반되기도 한다.
- 치료에는 항바이러스제 투여가 필요할 수 있으며, 그때는 ganciclovir, valganciclovir, foscarnet 중에서 환자 상태에 따라 적절하게 선택하여 사용한다.

특징적인 소견과 진단 (그림 1, 2)

- CMV 소화관 감염증은 다양한 내시경 소견을 보인다. 내시경 소견으로는 뚫어낸 듯한(punched-out) 궤양, 원형에 가까운 모양, 지도 모양 불규칙형, 깊게 파인 궤양 등 다양한 형태의 궤양이 발생할 수 있다. 또한, 궤양 외에 광범위한 홍반, 아프타성 미란 등의 소견만 있는 경우도 있으며, 이 경우 내시경 소견만으로는 진단을 예측하기 어려워 병력과 함께 종합적인 판단이 필요하다.
- 위 병변의 호발 부위는 전정부~체 하부로 알려져 있다.
- 소화관 CMV 감염증의 진단은 조직 표본에서 거대세포 핵 내 봉입체를 검출하여 CMV 감염을 확인한다. 그러나 핵 내 봉입체는 다른 헤르페스바이러스 감염증에서도 관찰될 수 있으므로, 이 검출만으로 CMV의 확진이 되지는 않는다. 항CMV 항체의 면역조직화학염색법으로 CMV 양성 세포를 증명하거나, *in situ* hybridization법을 통해 CMV DNA를 검출함으로써 확진할 수 있다.

감별진단 시 주의할 점

- 내시경 소견이 다양하게 나타나기 때문에 감별진단도 여러 가지가 고려된다. 위의 광범위한 홍반이나 위 아프타성 미란은 급성 위점막(AGML)이 감별 질환으로 고려된다. 얕고 불규칙한 형태의 위궤양은 NSAIDs 위궤양이나 악성 림프종 등이 감별 대상에 포함된다.

참고문헌

1) Yoon J, et al : Endoscopic features and clinical outcomes of cytomegalovirus gastroenterocolitis in immunocompetent patients. Sci Rep, 11 : 6284, 2021
2) Yeh PJ, et al : Cytomegalovirus Diseases of the Gastrointestinal Tract. Viruses, 14 : 352, 2022
3) 小林広幸, 他 : サイトメガロウイルス胃炎. 胃と腸, 54 : 1624-1627, 2019

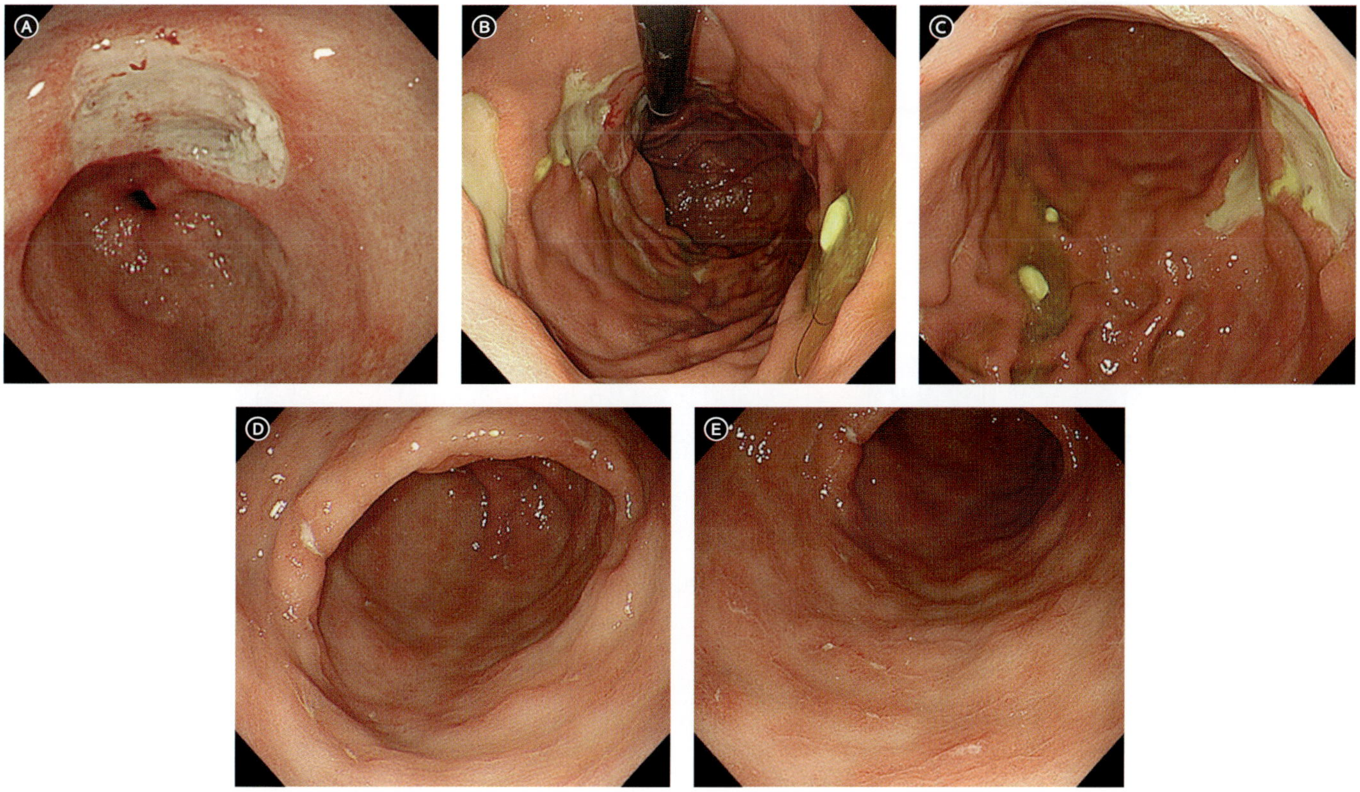

그림 1 거대세포바이러스 감염증 위 병변

Ⓐ) 전정부 소만에 발생한 얕은 둥근 모양의 궤양.
Ⓑ, Ⓒ) 깊게 파이고 불규칙한 형태의 다발성 위궤양.
Ⓓ, Ⓔ) 전정부~체 하부에 걸쳐 나타나는 위의 미만성 홍반과 아프타성 미란.

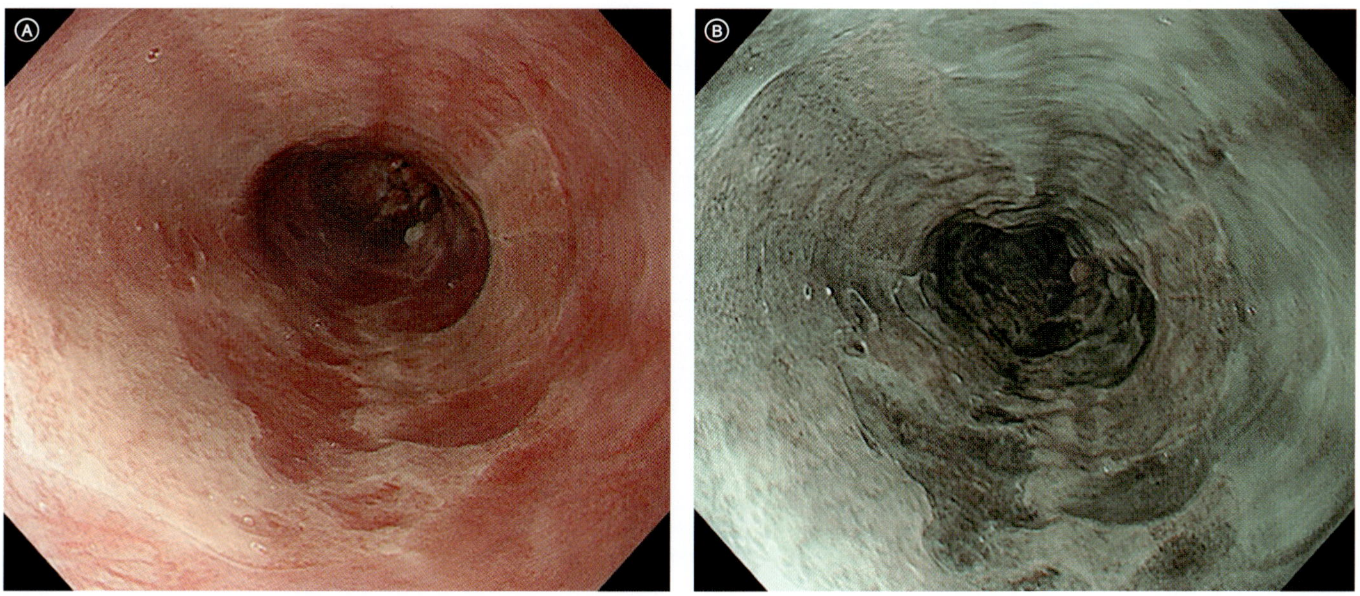

그림 2 거대세포바이러스 감염증 식도 병변

Ⓐ) WLI 중간 거리 관찰. 얕은 불규칙한 형태의 지도상 궤양을 보인다.
Ⓑ) NBI 중간 거리 관찰.

감염증

빈 도 ★★★
난이도 ★☆☆

8 식도 칸디다증
Candida albicans

小島健太郎

질환의 개요

- 식도 칸디다증은 구강 내에 상재하는 칸디다알비칸스(*Candida albicans*)가 식도에 감염되어 증식한 상태를 말한다. 식도염을 동반하는 경우에는 칸디다 식도염이라 불린다.
- HIV 감염자나 스테로이드 사용자, 당뇨병, 악성 종양 등 면역 기능이 저하된 사람이나 항균제 사용자, 위산분비 억제제 복용자에게도 잘 생긴다.
- 구역질, 인후부 이물감, 삼킴곤란, 식도가 화끈거리는 느낌 등의 자각 증상을 호소할 경우에는, 항진균제를 이용한 치료가 시행된다.

특징적인 소견과 진단

- 식도 점막에 균일한 백색 플라크가 점상 또는 반상의 백태가 관찰되는 것이 특징적이다(그림 1, 2).
- 확진을 위해서는 생검이나 배양 검사로 *Candida albicans*의 존재를 증명해야 하지만, 일반적으로는 내시경 소견만으로도 진단이 가능하다.

감별진단 시 주의할 점

- 음식물 잔여물과의 감별이 문제가 되는 경우가 있지만, 식도 칸디다증은 내시경 세척으로 쉽게 제거되지 않는다는 점이 특징이다.
- 글리코겐 아칸토시스는 반투명한 느낌의 탈색된 반구형 또는 편평 융기병변으로 관찰되며, 식도 칸디다증처럼 뚜렷한 백색은 아니다(그림 1Ⓑ). 또한, 식도 칸디다증과는 달리 생검 겸자로 긁어내도 병변이 제거되지 않는다.

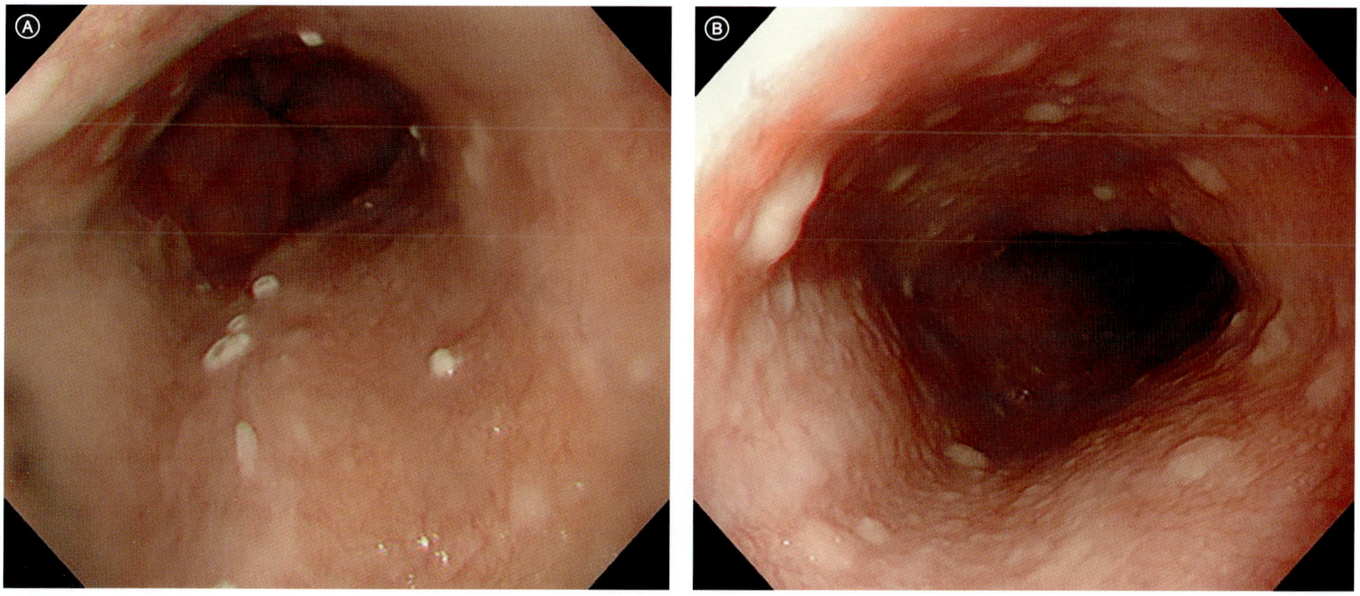

그림 1 식도 칸디다증(국한성)과 글리코겐 아칸토시스

Ⓐ) 식도 칸디다증(국한성): 하부 식도에 국한되어 반상 백태가 산재해 있는 모습이 관찰된다.
Ⓑ) 글리코겐 아칸토시스: 약간 투명감을 띠는 탈색된 편평 융기 병변이 산재하여 관찰된다.

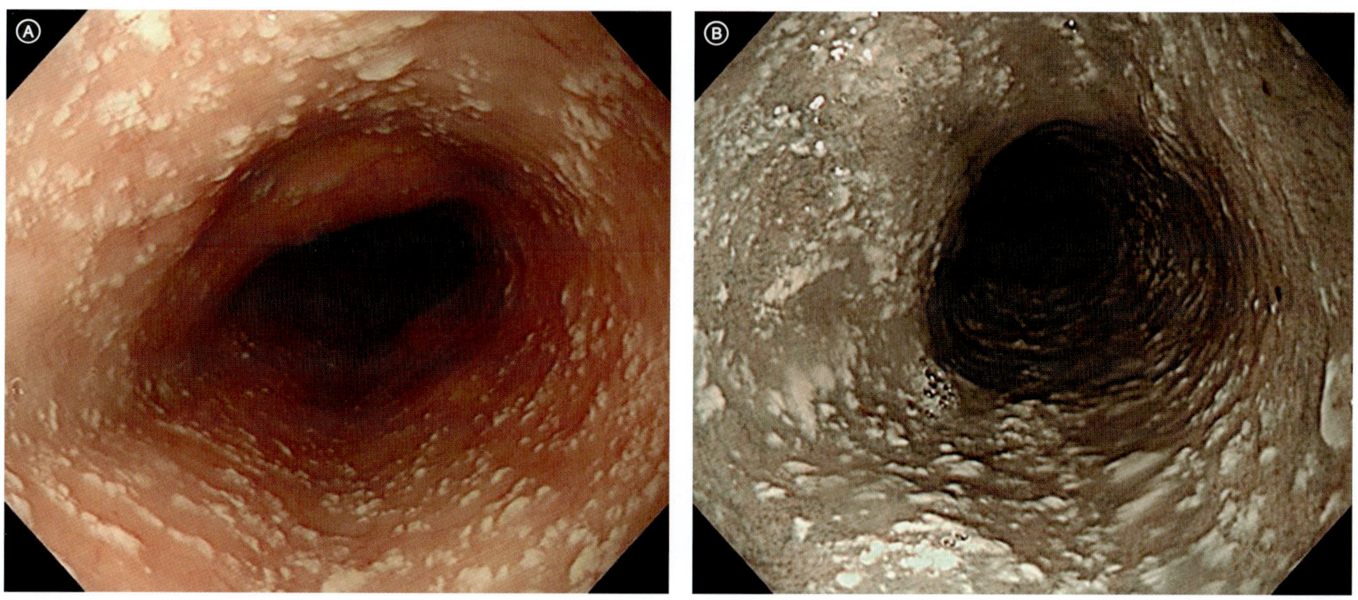

그림 2 식도 칸디다증(미만성)

Ⓐ) 백색광: 미만성으로 분포하는 점상 및 반상 백태가 관찰된다.
Ⓑ) NBI: 백태가 더 선명하게 영상화되어 확인된다.

감염증

빈도 ★☆☆
난이도 ★★☆

9 위 매독

Treponema pallidum

中村暁子, 横井千寿

질환의 개요

- 매독은 *Treponema pallidum* (*T. pallidum*)에 의해 발생하는 성매개 감염증이다.
- 제1기 매독에서는 초기 경결과 경성 하감 등이 형성되며, 제2기에는 혈행성으로 전신에 퍼지면서 장미진 등 다양한 피부 병변이 나타난다[1]. 제2기를 중심으로 매독성 소화관 병변이 발생하는데, 일본에서는 위 매독이 가장 흔하다고 보고되며[2], 전신 매독 환자의 약 0.1~0.2%에서 위 매독이 관찰된다[3].
- 매독은 성적 활동이 활발한 연령층에서 흔히 발생하며 20~30대 남성에게서 많이 보고되어 왔으나, 최근에는 20대 여성 감염자 수가 증가하고 있는 추세이다.
- 증상으로는 일반적인 위궤양과 마찬가지로 명치통증이 흔히 동반되며, 치료는 약 4주간 페니실린계 항생제의 경구 복용이 1차 선택이다.

특징적인 소견과 진단(그림 1)

- 위 매독의 내시경 소견에서 특징적으로 관찰되는 소견은 위체 하부에서 유문부에 걸쳐 점막을 중심으로 발생하는 전주성의 염증과 경도의 위벽 경화이다. 특히 소만측에서는 불규칙한 형태의 미란과 융합 경향을 보이는 크고 얕은 궤양이 다발성으로 발생하는 경우가 많다. 이들 궤양 주변의 점막은 부종성이며 출혈이 쉽게 발생하는 경향이 있다.
- 부병변으로 위 체부에 중심부가 약간 함몰된 편평 융기성 병변(그림 3)이 동반되는 경우가 있으며, 이는 매독성 피부 발진과 유사한 모습을 띤다. 이러한 병변은 위 매독 진단의 결정적인 단서가 될 수 있다[4].
- 내시경 소견으로 위 매독이 의심되는 경우에는 다음을 통해 확진할 수 있다. ① 매독 혈청 반응에서 강양성, ② 동반된 매독성 피부 발진의 유무를 확인하는 것, ③ 위 생검 조직에서 염증세포의 침윤(그림 2Ⓐ), *T. pallidum*에 대한 면역조직화학염색을 통해 매독 스피로헤타를 증명하는 것(그림 2Ⓑ).

감별진단 시 주의할 점

- 위 매독의 내시경 소견에서 감별해야 할 질환으로 스키루스 위암, 위 악성 림프종, 급성 위점막 병변 등이 있다.
- 스키루스 위암은 위벽 경화가 심하여 유문 폐쇄를 유발하는 경우가 많으며(위 매독에서는 유문 개방이 보존), 궤양은 다발성보다는 단발성으로 나타나는 경우가 많고, 궤양의 변연이 잠식상을 보이는 점에서도 위 매독과 감별된다.
- 위 악성 림프종은 다양한 형태를 보이지만, 다발성 궤양이 발생하고 연하며 신전성이 양호하다는 점은 위 매독과 공통된다. 하지만 림프종은 궤양이 서로 융합되지 않고, 산재성이고 크기가 작은 경우가 많다는 점이 감별의 핵심이다. 유문 개방이 유지된다는 점은 공통되지만, 위 매독에서 관찰되는 경도의 유문측 협착 소견은 위 악성 림프종에서는 일반적으로 보이지 않는다.
- 급성 위점막 병변은 급성 발병 특성상 궤양면에 혈괴가 부착되어 있는 경우가 많고, 궤양의 융합 소견이 없으며, 병변이 산발적으로 나타난다. 한, 급성기와 치유기 소견이 동시에 관찰되는 경우는 드물다.

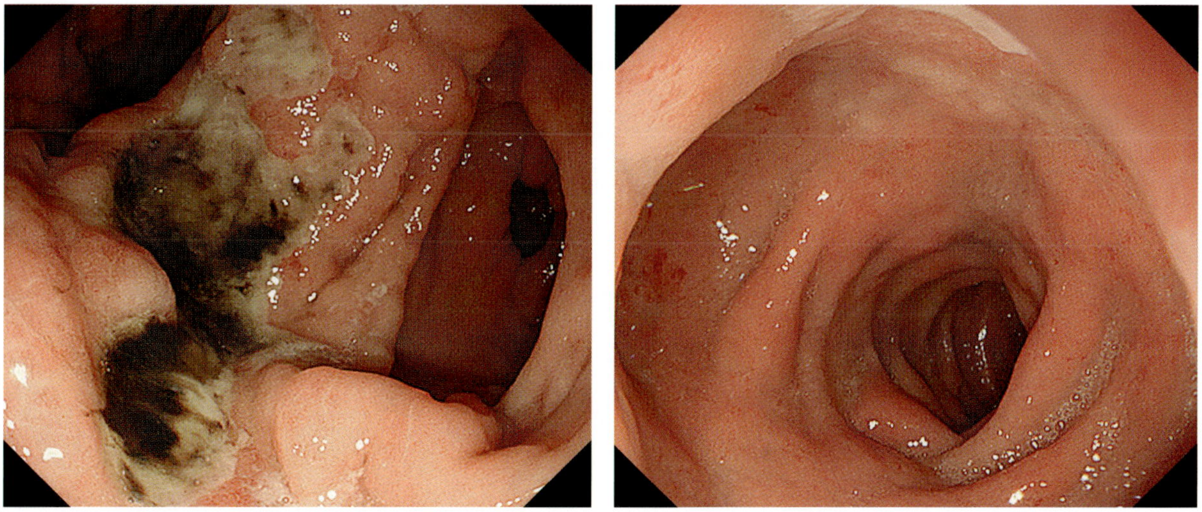

그림 1 위 매독의 내시경 소견

Ⓐ) 위각에서 전정부에 걸쳐 다발하는 위 매독 궤양. Ⓑ) 십이지장에도 급성기와 반흔기의 소견이 다발.
문헌 5에서 재인용.

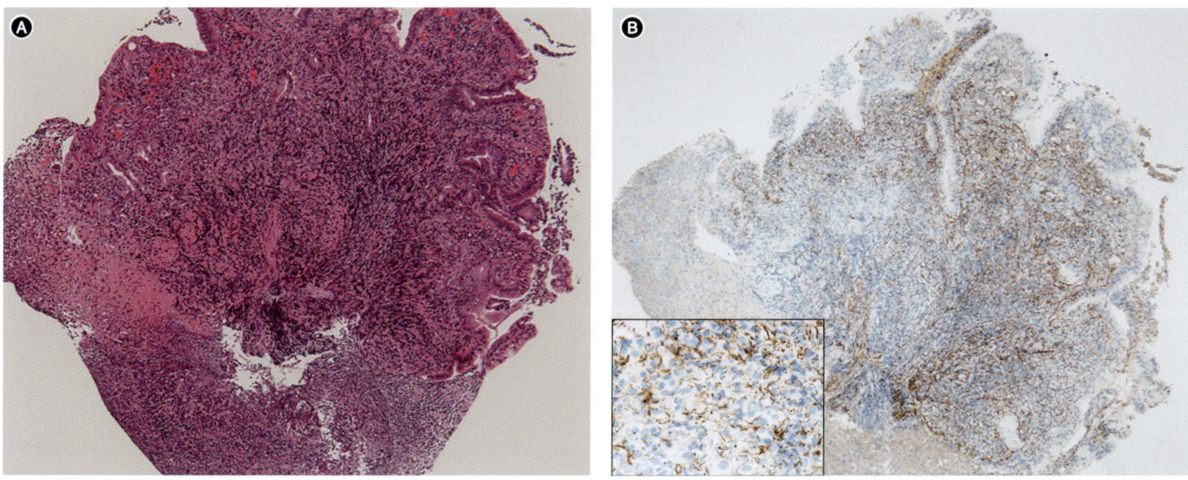

그림 2 위 점막 생검

Ⓐ) 위점막 생검의 HE 염색 소견. Ⓑ) 항 *T. pallidum* 항체를 이용한 면역조직화학염색 소견.
문헌 5에서 재인용.

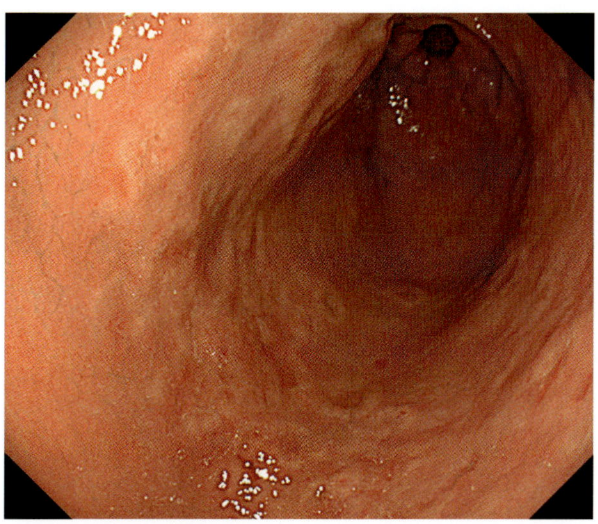

그림 3 편평 융기성 병변

제공: 치바니시 종합병원 이토 슌 선생님

참고문헌

1) 日本性感染症学会梅毒委員会梅毒診療ガイド作成小委員会：梅毒診療ガイド, 2018
http://jssti.umin.jp/pdf/syphilis-medical_guide.pdf
2) 中山真緒, 他：胃梅毒の1例. Progress of Digestive Endoscopy, 70：68-69, 2007
3) 森本泰隆, 他：胃梅毒に伴う胃潰瘍. 胃と腸, 52：939-944, 2017
4) 小林広幸, 渕上忠彦：消化管梅毒. 胃と腸, 37：379-384, 2002
5) 草野　央, 他：胃梅毒. 消化器内視鏡, 35：1061-1064, 2023

감염증

빈 도 ★★☆
난이도 ★☆☆

10 고래회충
Anisakis

田代 淳, 新井雅裕

질환의 개요

- 고등어, 오징어, 전갱이, 정어리를 가열하지 않고 섭취한 후 수 시간~반나절 이내에 명치통증이 발생한다.
- 원인은 *Anisakis simplex*, *Pseudoterranova decipiens*가 위점막에 침입해 발생하는 알레르기 반응이다.
- 드물게 중증 반응으로 아나필락시스를 유발하기도 한다.
- 위뿐만 아니라 식도, 십이지장, 소장 점막으로도 침입할 수 있다.
- 무증상 상태에서 우연히 발견되는 경우도 간혹 경험된다.

특징적인 소견과 진단(그림 1~3)

- 발적 · 미란 · 주름의 종대 및 부종이 관찰된다.
- 고래회충(anisakis) 충체가 발견되면, 생검 겸자로 집어 제거한다.
- 침입 부위에 가능한 한 가까운 부위를 겸자로 잡고, 충체의 머리 부분이 끊어지지 않도록 머리가 점막에서 나오도록 관찰하며 조심스럽게 제거하는 것이 요령이다.
- 한 마리만 있는 경우는 드물기 때문에, 위 전체뿐만 아니라 식도와 십이지장까지도 끝까지 꼼꼼히 관찰한다.

감별진단 시 주의할 점

- 때로는 장기간 경과 후 내원하는 환자도 있으므로 명치통증으로 내시경 시에는 항상 이를 염두에 두어야 한다.
- 충체가 없고 발적, 부종, 미란만 남아 있는 상태가 관찰되는 경우도 있다
- 소장이나 대장에도 존재할 수 있으므로 CT에서 장벽 부종이나 지방 조직 밀도 상승이 없는지 확인한다.

참고문헌

1) 「胃と腸アトラスI上部消化管　第2版」(八尾恒良/監, 「胃と腸」編集委員会/編), 医学書院, 2014

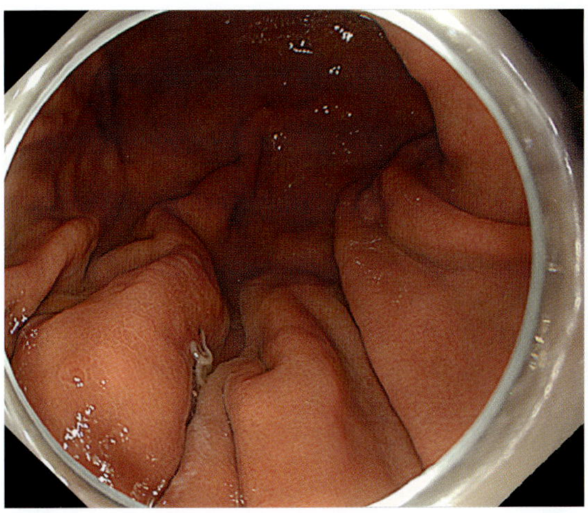

그림 1 위 고래회충증
위체 하부 대만의 주름이 비후되어 있으며, 고래회충 1마리가 점막에 침입해 있는 모습이 관찰된다.

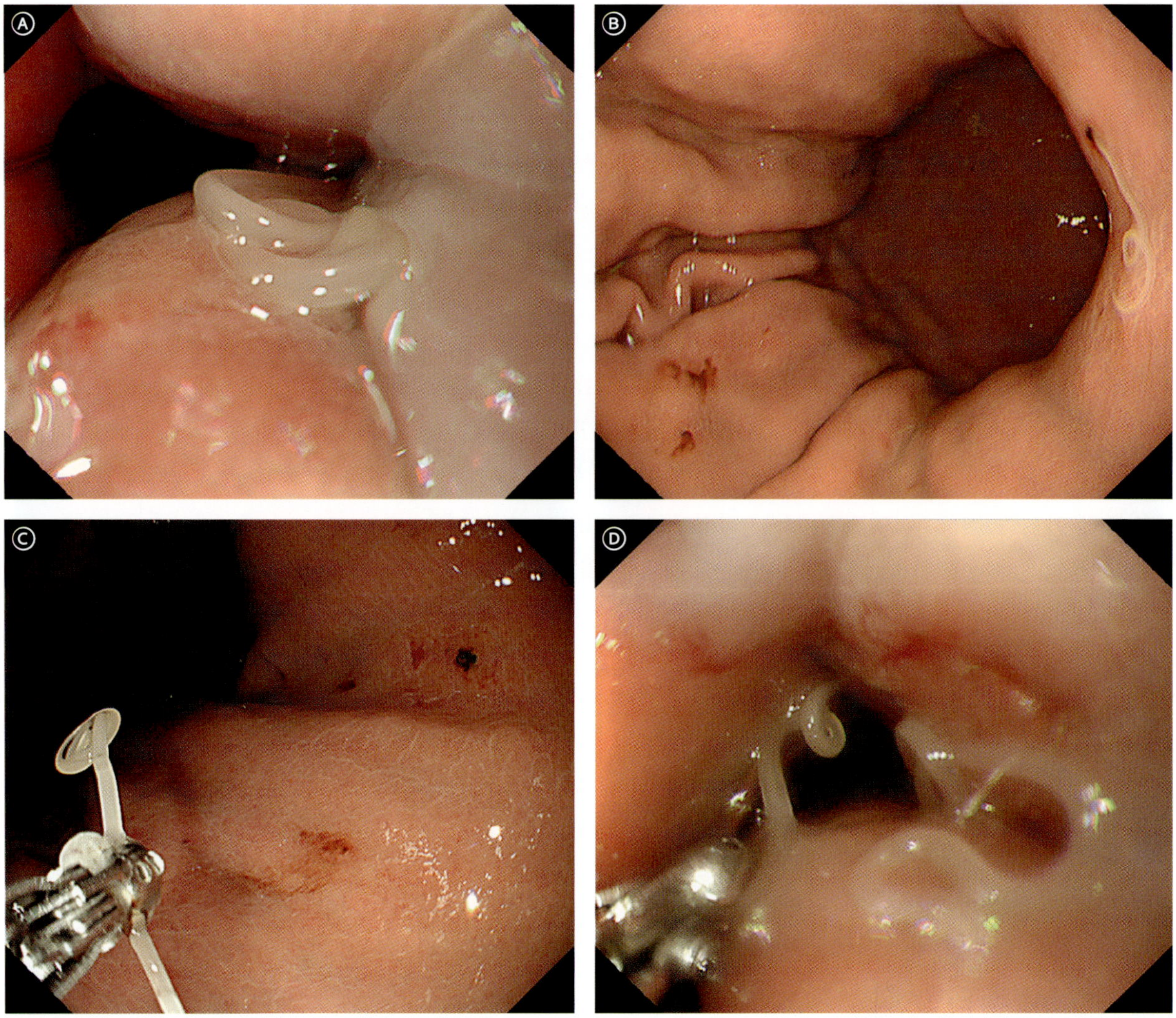

그림 2　식도위 고래회충증

Ⓐ) 위식도접합부에 고래회충이 침입해 있으며, 부종으로 인해 시야 확보가 어렵다.
Ⓑ) 위체 하부 소만에 침입. 침입 부위에 미란이 동반되어 있다.
Ⓒ) 겸자로 충체를 집어, 머리 부분을 확인하면서 조심스럽게 겸자공을 통해 회수하였다.
Ⓓ) 본 증례에서는 6마리의 충체를 제거하였다.

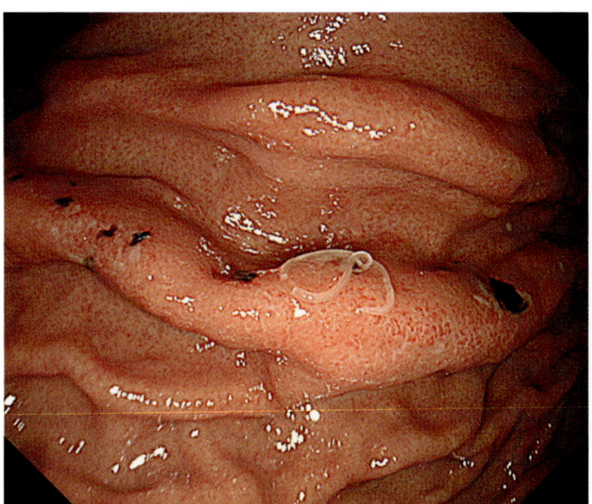

그림 3　고래회충에 의한 다수의 미란과 주름 비후

감염증

빈도 ★☆☆
난이도 ★★☆

11 위 봉와직염

大里俊樹, 山崎泰史

질환의 개요

- 위 봉와직염은 위벽에 발생하는 세균성 감염 질환으로, 국한성 · 기종성 · 미만성 위 봉와직염 및 위벽 내 농양으로 분류된다.
- 원인균으로는 주로 *Streptococcus* spp., *Escherichia coli*, *Haemophilus influenzae*, *Proteus*, *Clostridia* 등이 관여한다.
- 원인에 따라 ① 원발성, ② 속발성, ③ 특발성으로 분류된다. ① 원발성은 위점막 손상(외상, 위암, 위염, 내시경 처치 등)으로 인해 세균이 위벽 내에 직접 감염되는 경우, ② 속발성은 인접 장기의 감염 병소가 위벽으로 파급되거나, 다른 장기의 감염 병소에서 림프행성 또는 혈행성을 통해 위벽으로 확산되는 경우, ③ 특발성은 원인이 특정되지 않는 경우로 정의된다.
- 위험인자로는 고령, 당뇨병, 과도한 음주, 면역저하, 면역조절제나 위산 분비 억제제 복용 등이 있다.
- 일반적으로는 항생제에 의한 보존적 치료가 효과적이나, 경우에 따라 수술 치료가 필요할 수 있다.

특징적인 소견과 진단

- 세균이 위점막하층에 침입 · 증식함으로써 주로 위점막하층에서 호중구 및 형질세포의 침윤이 발생하며, 위점막하 조직의 비후 및 농양 형성이 초래된다(그림 1: 복부 CT에서 위 전체에 미만성 위벽 비후가 관찰됨). 또한, 위벽 내에 출혈이나 괴사가 발생하는 경우도 있다.
- 내시경 소견으로는 부종에 의해 비후된 점막이 관찰되며, 미란 · 궤양 및 백태 부착이 동반된다(그림 2).
- 위 점막 생검 조직에서 위 점막하층의 염증세포 침윤(그림 3Ⓐ)과 원인균 증식을 직접 확인(그림 3Ⓑ)하는 것이 확진에 유용하다.
- 위 생검 조직이나 위액 배양에서 원인균이 검출되는 경우도 있다.

감별진단 시 주의할 점

- 미만성 위벽 비후의 감별진단으로는 제4형 진행성 위암이나 악성 림프종 등이 있으며, 임상적으로는 악성 질환과의 감별이 가장 중요하다. 또한, 호산구성 위염을 대표로 하는 염증성 위질환도 감별진단에 포함된다.
  - 제4형 진행성 위암에서는 내시경 소견으로 주름의 비대가 관찰되지만, 본 질환과 달리 위점막하층 이상 깊은 부위의 강한 섬유화로 인해 위벽의 신전 불량 및 경화가 나타나며, 충분히 공기를 주입해도 주름 비대는 소실되지 않는다. 점막면에 종양이 노출되지 않은 증례에서는 점막의 상피성 변화가 미미하여 확진이 어려운 경우가 있다.
  - 위벽 내 염증세포 침윤을 일으키는 질환으로 호산구성 위염이 있으며, 점막 부종, 발적, 주름 비후 등 비특이적인 내시경 소견을 보인다. 위 생검 조직에서 20세포/HRF 이상의 호산구 침윤을 확인할 수 있으면, 본 질환과 감별할 수 있다.

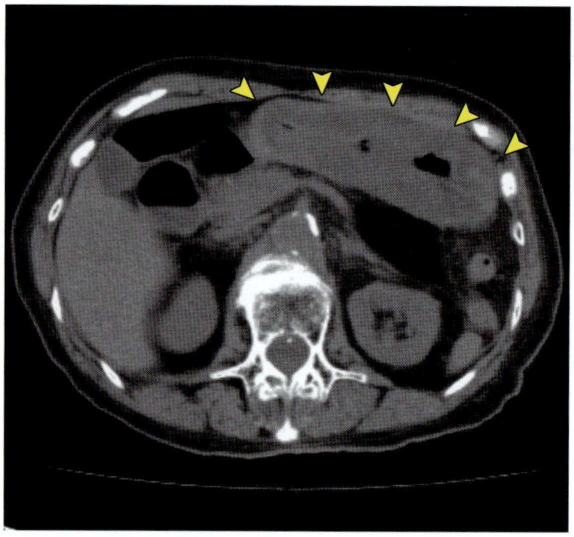

그림 1 복부 단순 CT

미만성의 위벽 비후(▶)

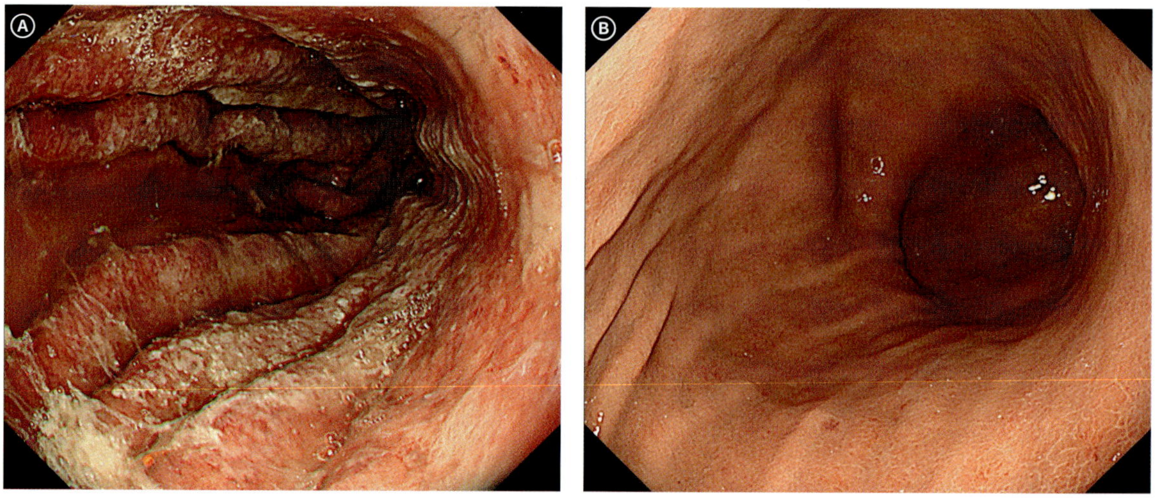

그림 2 위 봉와직염의 내시경 소견

Ⓐ) 진단 시, 백태가 부착된 부종성 위점막이 광범위하게 관찰되었다.

Ⓑ) 본 증례에서는 카르바페넴계 항생제 투여를 통한 보존적 치료가 효과적이었으며, 5주 후 위점막은 정상으로 회복되었다.

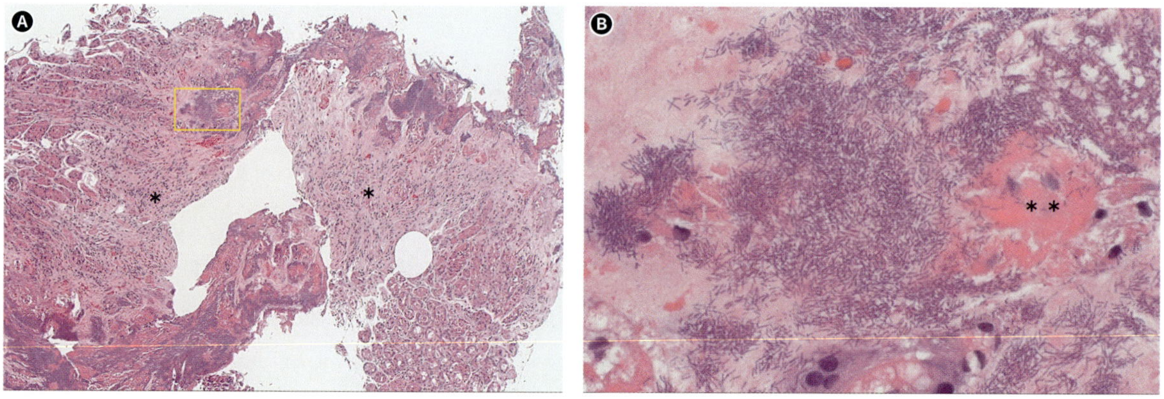

그림 3 위 점막 생검 병리

Ⓐ) HE 염색(×40). 위점막하층에 호중구 침윤(*). 벽 내에서 원인균 증식 및 괴사 물질(노란색 테두리)이 함께 확인되었다.

Ⓑ) HE 염색(×400), 노란 테두리 내 확대 영상. 병리조직상 괴사 물질(**)과 함께 원인균(*Bacillus cereus*)이 관찰되었으며, 이로써 위 봉와직염으로 확진되었다.

빈도 ★☆☆
난이도 ★★★

1 베체트병

岡本 真

질환의 개요

- 베체트병(Behçet disease)은 재발성 구강 내 아프타성 궤양, 피부 병변, 안구 병변, 외음부 궤양을 네 가지 주요 증상으로 하는 난치성 전신성 염증성 질환이다.
- 베체트병 중 소화관 증상이 중심이 되는 형태를 베체트 장염이라고 한다. 베체트병의 전신 증상이 중심이 되는 증례에서 관찰되는 소화관 병변은 "베체트병에 동반된 소화관 병변"으로 별도로 구분하여 다룬다.
- 베체트 장염에서는 회맹부에 발생하는 원형에 가까운 모양의 깊은 궤양이 전형적인 소견이다.
- 회맹부가 호발 부위이지만, 병변은 전 소화관에 걸쳐 발생할 수 있다. 드물기는 하지만 상부 소화관에도 궤양이 발생하며, 식도에서는 약 5% 정도에서 궤양이 관찰되고 위와 십이지장에서는 그보다 더 드물게 나타난다.
- 식도 병변에서는 흉골 뒤쪽의 통증, 삼킴 시 통증, 삼킴곤란 등의 증상이 나타난다.

특징적인 소견과 진단

- 식도에서는 중부에 병변이 호발한다. 아프타성 병변이나 미란, 원형 또는 유사 원형의 궤양 등이 관찰된다. 이들은 주변에 염증이 동반되지 않은 채 고립되어 있으며, 마치 도려낸 듯한 궤양 형태를 보이며, 다발성으로 나타나는 경우도 있다(그림 1, 2).
- 조직학적으로는 특이적인 소견은 없다.
- 다른 베체트병의 증상, 특히 반복적으로 발생하는 구내염의 병력이 진단에 있어 중요하다.
- 궤양은 때때로 특별한 치료 없이 자연 경과를 통해 반흔을 남기며 치유되기도 한다.
- 베체트병의 회맹부 병변 치료에는 경증의 경우 메살라진 제제가 사용된다. 중등도에서 중증에 이르는 경우에는 스테로이드제나 항-TNF-α 항체 제제가 적응된다.

감별진단 시 주의할 점

- 식도의 궤양성 병변과 감별해야 할 질환으로는 크론병, 거대세포바이러스, 헤르페스바이러스 등이 있다.
- 크론병에서는 미란이나 궤양이 세로 방향으로 진행하는 경향을 보이는 것이 특징이며, 주위에 강한 염증 반응이 동반되는 경우가 많다. 조직 생검에서 비건락성 육아종이 확인되면 확진할 수 있으나, 그 검출률은 높지 않다.
- 거대세포바이러스나 헤르페스바이러스는 혈청 항체나 면역조직 염색을 통해 진단한다.

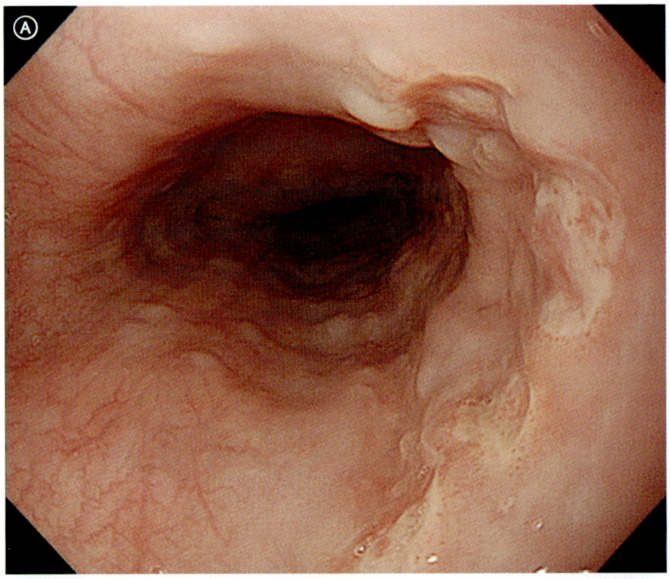

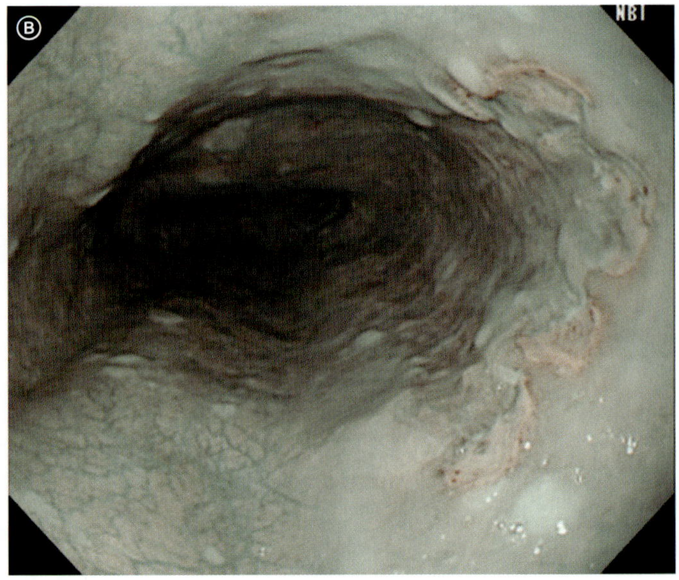

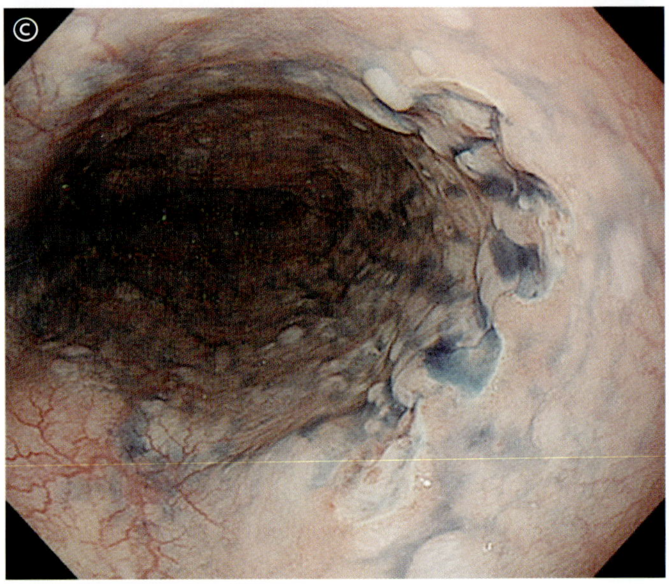

그림 1　50대 남성, 재발성 구내염과 회맹부 궤양을 근거로 베체트 장염으로 진단

Ⓐ) 흉부 식도에 다발하는 궤양이 관찰된다. 궤양은 주변에 염증이 없는 도려낸 듯한 형태를 보인다.

Ⓑ) NBI 영상.

Ⓒ) 색소 도포 소견.

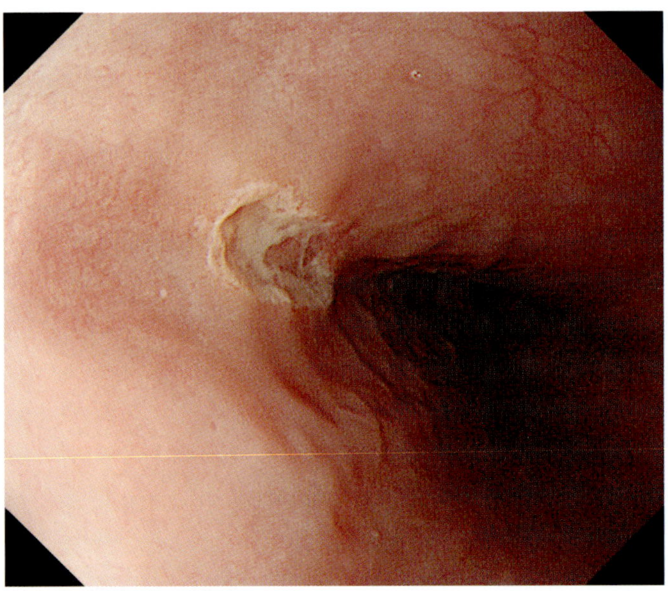

그림 2　40대 남성, 재발성 구내염과 회맹부 궤양을 근거로 베체트 장염으로 진단

흉부 식도에서 단발성의 도려낸 듯한 궤양이 관찰된다.

2 유육종증

빈도 ★☆☆
난이도 ★★★

岡本 真

질환의 개요

- 유육종증(granulomatosis)은 원인이 밝혀지지 않은 전신성 육아종성 질환이며, 주로 폐, 눈, 피부 등에 병변이 발생한다.
- 유육종증에서 소화관 병변은 드물지만(유육종증의 1.6%), 대부분은 위에 병변이 생긴다.
- 위 유육종증은 전신 유육종증의 위 병변으로 발생하는 경우와, 위에 국한되어 발생하는 위 국한형 유육종증으로 나뉜다.
- 내시경 소견은 매우 다양하고 비특이적인 양상을 보인다.
- 대부분은 무증상이지만, 궤양성 병변이나 염증으로 인한 반흔 협착에 따라 명치통증이나 구토 등의 증상을 동반할 수 있다.

특징적인 소견과 진단(그림 1)

- 다양한 내시경 소견을 보이기 때문에, 내시경 소견만으로 진단을 내리기는 어렵다.
- 다발성 궤양이나 미란, 스키루스형 위암과 유사한 점막의 비후 및 경화, 결절성 융기 병변 등이 관찰될 수 있으며, 때로는 탈색된 함몰 병변으로 보이기도 한다.
- 육안상의 차이는 사르코이드 결절이 존재하는 깊이에 따라 달라진다. 점막하층까지 국한된 경우에는 궤양만 보이는 경미한 소견을 보이지만, 고유근층보다 깊이 침범하는 경우에는 스키루스 위암과 유사한 점막 비후나 경화를 나타낸다.
- 병리조직학적으로 비건락성 상피세포형 육아종이 확인되면 진단에 이를 수 있다. 궤양 바닥이나 가장자리에서 시행한 생검에서는 육아종이 관찰되지 않는 경우가 있어, 여러 부위에서 생검을 시행하는 것이 필요하다.

감별진단 시 주의할 점

- 육아종이 관찰되는 병변으로는 결핵, 매독, *H. pylori* 감염에 동반된 병변, 크론병 등이 감별진단에 포함된다.

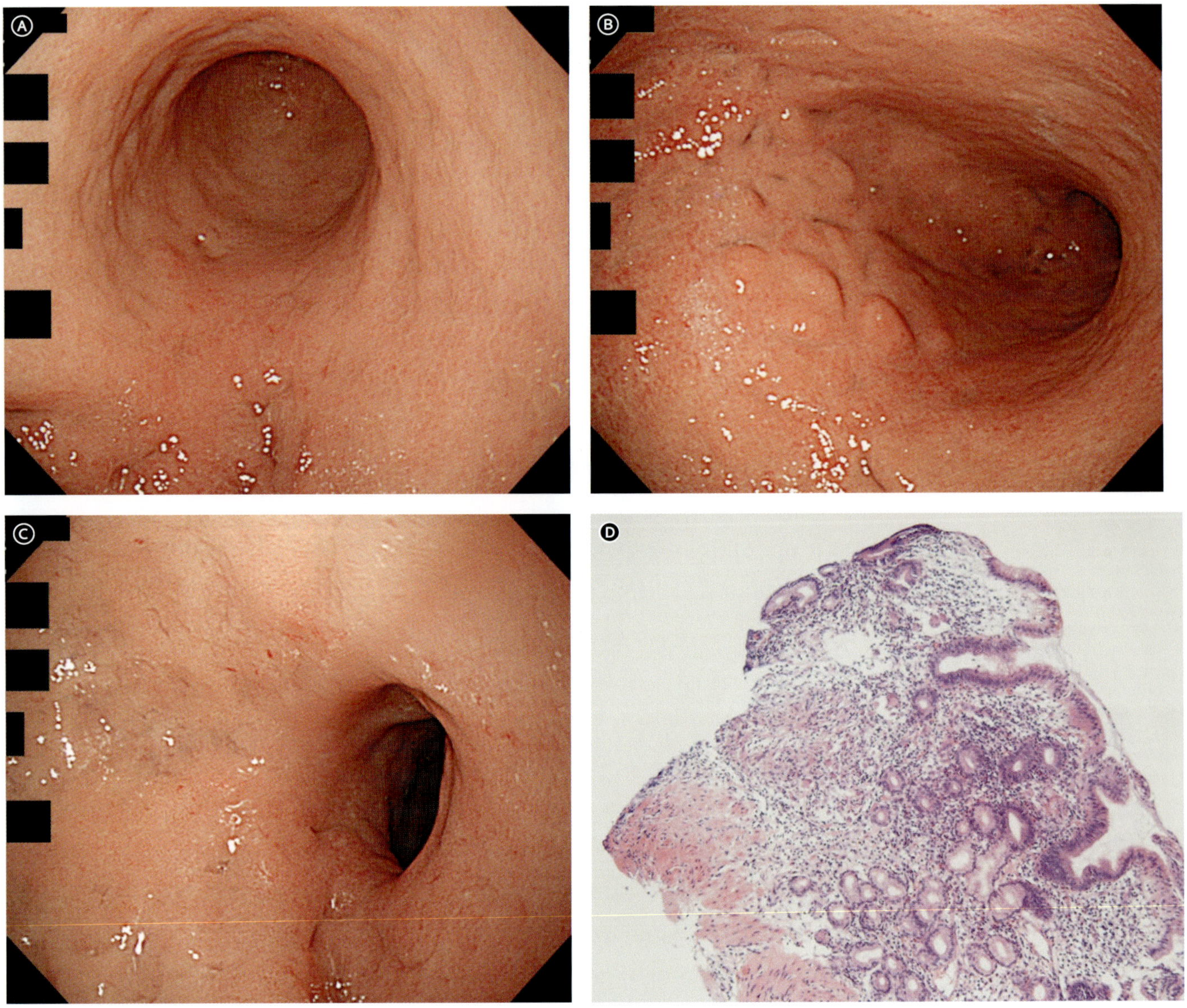

그림 1 50대 남성. 폐나 눈 등에서 유육종증의 소견이 명확하지 않아, 장관 국한형 유육종증으로 판단된 증례

Ⓐ) 전정부에서 위 체부에 이르기까지 전체적으로 점막의 비후와 경화를 관찰할 수 있다.
Ⓑ) 체부 상부 대만에 결절형 융기 병변이 관찰된다.
Ⓒ) 십이지장 구부에서는 궤양 반흔과 유사한 소견 및 협착이 확인된다.
Ⓓ) 생검 조직에서는 상피모양세포(epithelioid cell) 육아종이 관찰된다.

빈 도 ★☆☆
난이도 ★★★

3 아밀로이드증

大木大輔, 辻 陽介

질환의 개요

- 아밀로이드증은 전신을 구성하는 단백질이 불용성의 섬유상 덩어리로 변성된 물질인 아밀로이드가 전신에 침착함으로써 발생하는 질환이다. 여러 장기에 걸쳐 침착되는 전신성과 하나의 장기에만 국한되어 침착되는 국소성 아밀로이드증이 있으며, 손상되는 장기에 따라 분류되기도 한다(소화관 아밀로이드증, 심장 아밀로이드증, 신장 아밀로이드증 등).
- 주요한 아밀로이드증의 유형으로는 다음의 네 가지가 있다. 이들은 주로 관절, 뼈, 인대에 침착한다.

① ATTR 아밀로이드증(유전성 ATTR 아밀로이드증/야생형 ATTR 아밀로이드증)

- 트랜스사이레틴에서 유래한 아밀로이드에 의해 발생한다. 유전성은 주로 말초신경, 심장, 눈에, 야생형은 주로 심장과 인대에 침착된다.

② AL 아밀로이드증(전신성/국한성)

- 원발성 아밀로이드증이라고도 하며, 골수 내의 형질세포에서 생성된 단클론성 면역글로불린 경쇄로부터 유래된 아밀로이드에 의해 발생한다. 주로 신장, 심장, 간, 소화관, 신경에 침착된다.

③ AA 아밀로이드증

- 속발성 아밀로이드증이라고도 하며, 혈청 아밀로이드 A에서 유래된 아밀로이드에 의해 발생한다. 류마티스 관절염 등의 만성 염증이 주요 원인이며, 주로 신장, 소화관, 심장에 침착된다.

④ Aβ2M 아밀로이드증

- 투석 관련 아밀로이드증이라고도 하며, β2 마이크로글로불린에서 유래된 아밀로이드에 의해 발생한다. 장기간의 투석이 주요 원인이다.

- 소화관 아밀로이드증의 증상으로는 하혈, 메스꺼움, 식욕부진, 장폐색, 흡수 불량 증후군 등이 있다. 소화관 병변만 존재하면서 증상이 없는 경우에는 국소성 아밀로이드증일 가능성이 있으며, 전신성과는 구별된다.

특징적인 소견과 진단

- 다양한 형태로 나타나는 경우가 많으며, 탈색된 색조의 0-IIb 병변으로 관찰되어 인환세포암이나 MALT 림프종과 유사하게 인식되는 경우가 있다. 또한, 궤양 반흔과 유사한 탈색된 0-IIc 병변으로 나타나며, 그 함몰부 내부에 미세혈관 구조가 관찰되는 경우(그림 1)도 보고되어 있다.
- 또한, AL 아밀로이드증에서는 광범위한 피하출혈이 발생한 증례나, 점막하 혈종이 광범위하게 발생하여 해당 부위에서의 출혈 조절이 되지 않아 위 전절제술이 필요했던 사례가 보고된 바 있다.

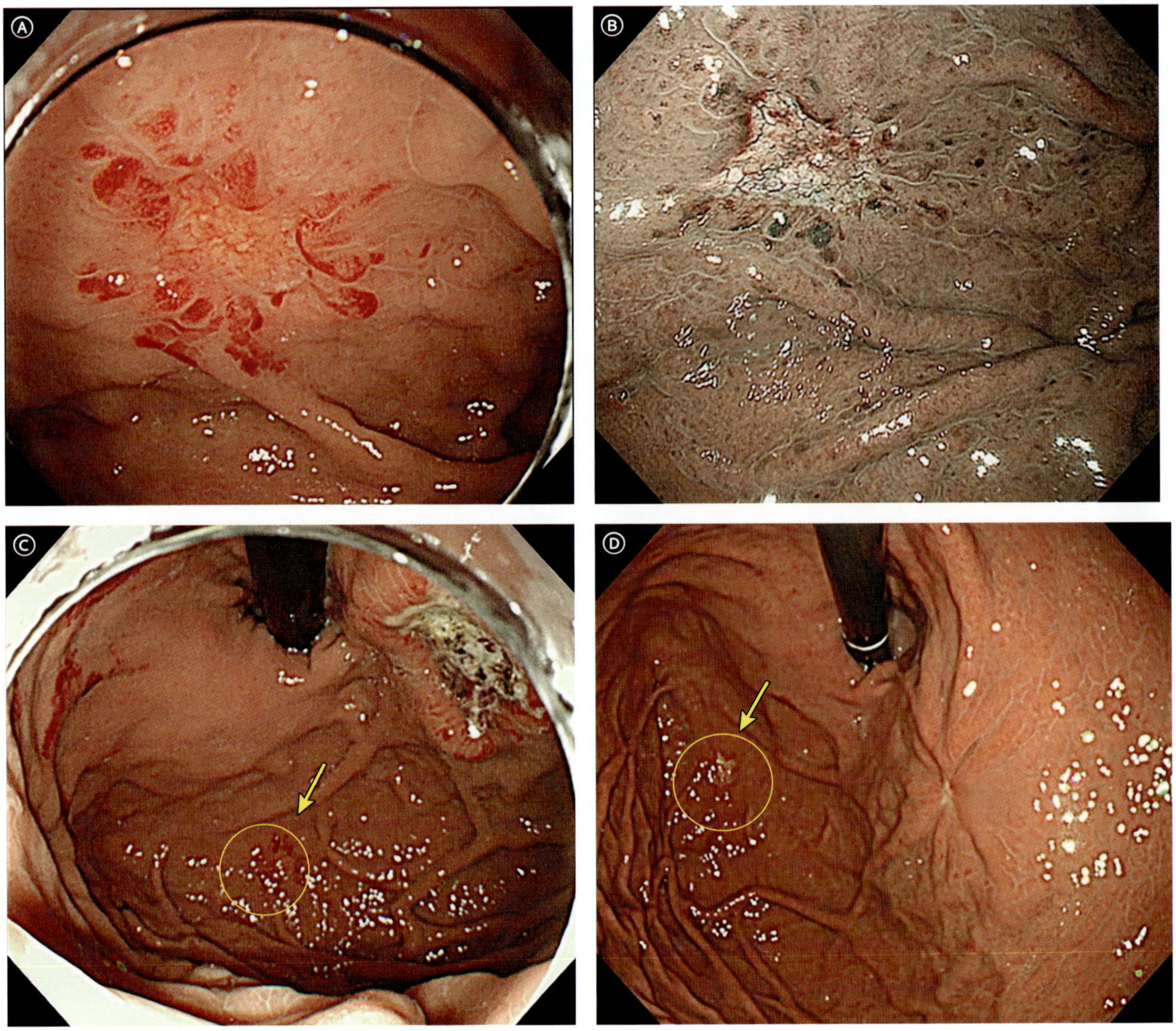

그림 1 위궤양 출혈을 계기로 진단된 아밀로이드증의 한 예

Ⓐ) 백색광, 근거리 촬영. 위 저부에 10 mm 크기의 내부에 발적 혈관을 동반하는 탈색된 반흔 양상의 0-IIc 병변이 관찰된다. 함몰 주변의 점막은 표층성 발적이 두드러진다.

Ⓑ) NBI, 근거리 촬영. 탈색된 함몰 병변이 두드러지며, 그 함몰 내부에는 그물망(network) 형태의 미세혈관 구조가 관찰된다. 미분화암의 가능성을 고려하여 조직 생검을 시행하였고, 그 결과 AL 아밀로이드증으로 진단되었다.

Ⓒ) 백색광, 원거리 촬영. 본 증례는 위궤양 출혈로 인한 토혈로 응급 이송되었다. 궤양은 일반적인 궤양과는 다소 형태가 다른 인상을 주며, 자멸한 SMT(점막하 종양) 등도 감별진단에 포함되었다. 위 저부에서 Ⓐ) Ⓑ)에서 제시한 탈색된 0-IIc 병변이 동시에 관찰되었다. 궤양 가장자리에서 시행한 조직 생검에서는 악성 종양이나 아밀로이드증은 확인되지 않았다.

Ⓓ) 출혈 발생 2개월 후. 궤양은 거의 반흔화된 상태였지만, 위 저부의 탈색된 0-IIc 병변은 여전히 변화 없이 관찰되었다.

- 진단 기준 중 하나로 병리 검사 소견이 있으며 조직 생검에서 콩고레드 염색 양성을 나타내고, 편광 현미경 하에서 애플그린 색상의 이중굴절을 보이는 아밀로이드 침착이 확인될 경우 진단할 수 있다. 소화관 생검에서는 점막하층 혈관벽에 아밀로이드 침착이 관찰되는 경우가 많으므로, 생검 시에는 점막하층까지 충분히 채취하는 것이 바람직하다.

감별진단 시 주의할 점

- 앞서 서술한 바와 같이 인환세포암이나 MALT 림프종, 광범위한 피하출혈 등과 유사한 다양한 내시경 소견을 보이기 때문에, 내시경 소견만으로 진단을 내리기는 어렵고, 반드시 조직 생검을 통한 진단이 필요하다.
- 한 번의 조직 생검만으로는 진단이 되지 않는 경우가 있으며, 이러한 경우에는 여러 차례에 걸쳐 반복적인 생검을 시행하는 것이 필요하다.

참고문헌

1) Kagawa M, et al : Localized amyloidosis of the stomach mimicking a superficial gastric cancer. Clin J Gastroenterol, 9 : 109-113, 2016

2) Matsueda K, et al : Primary localized amyloidosis of the stomach mimicking healing gastric ulcer. Gastrointest Endosc, 91 : 947-948, 2020

3) Iijima-Dohi N, et al : Recurrent gastric hemorrhaging with large submucosal hematomas in a patient with primary AL systemic amyloidosis : endoscopic and histopathological findings. Intern Med, 43 : 468-472, 2004

빈 도 ★☆☆
난이도 ★★☆

4 크론병

大河原 敦

질환의 개요

- 크론병(Crohn's disease, CD)은 원인이 불명확한 만성 염증성 장질환으로, 만성적인 경과를 보이는 질환이다. 구강부터 항문에 이르기까지 전 소화관에 걸쳐 비연속적으로 염증이나 궤양이 비연속적으로(skip lesion) 발생하는 것이 특징이다. 소장이나 대장의 내시경 소견에서는 종주성 궤양과 조약돌 모양(cobblestone appearance)의 외관이 특징적이지만, 상부 소화관의 내시경 소견은 "특징적인 위 · 십이지장 병변"으로 간주되며, 크론병 진단 기준에서는 이러한 소견이 부소견으로 분류되며, 진단을 보조하는 참고 소견으로 간주된다.

특징적인 소견과 진단

- 대나무 마디 모양 외관(bamboo-joint like appearance, BJA)
- 전정부의 아프타성 궤양
- *H. pylori* 비감염성 궤양
- 뱀 껍질 모양의 과립 모양 점막

- 대나무 마디 모양 외관은 주름을 얕은 함몰이 가로지르며 균열처럼 규칙적으로 배열된 소견으로, 인디고카르민 도포 시 가시성이 향상된다(그림 1~3).

감별진단 시 주의할 점

- 대나무 마디 모양 외관은 주로 위 분문부~위 체부 소만에 걸쳐 관찰되며, CD에 특이적인 소견이다.
- 아프타성 미란은 주로 전정부에서 관찰되지만, CD 이외의 질환에서도 관찰될 수 있다. 광범위하게 불규칙한 궤양이나 아프타성 병변이 존재하거나, 이러한 병변이 세로 방향으로 배열되어 있는 경우에는 CD 가능성이 높다. *H. pylori* 음성인 궤양성 병변이 프로톤 펌프 억제제(PPI) 등의 약물치료에 반응하지 않고 저항성을 보이는 경우에도 CD를 의심해야 한다. 위에서 관찰되는 조약돌 모양의 점막 소견은 CD의 장기 이환에 의해 나타나는 경우가 있다. 그러나 이와 유사한 소견은 스키루스형 위암이나 PPI, P-CAB 등의 장기 복용 시에도 관찰될 수 있다(그림 4, 5).

참고문헌

1) 田邊裕貴, 他：上部消化管内視鏡を用いたクローン病診断における「竹の節状外観」の臨床的意義. 日本消化器病学会雑誌, 113：1208-1215, 2016
2) 嘉島　伸, 他：IBDの上部消化管病変. 消化器内視鏡, 32：290-296, 2020
3) 寺尾秀一, 他：薬剤関連性胃粘膜病変—PPI 関連胃敷石状粘膜—. 消化器内視鏡, 34：264-265, 2022

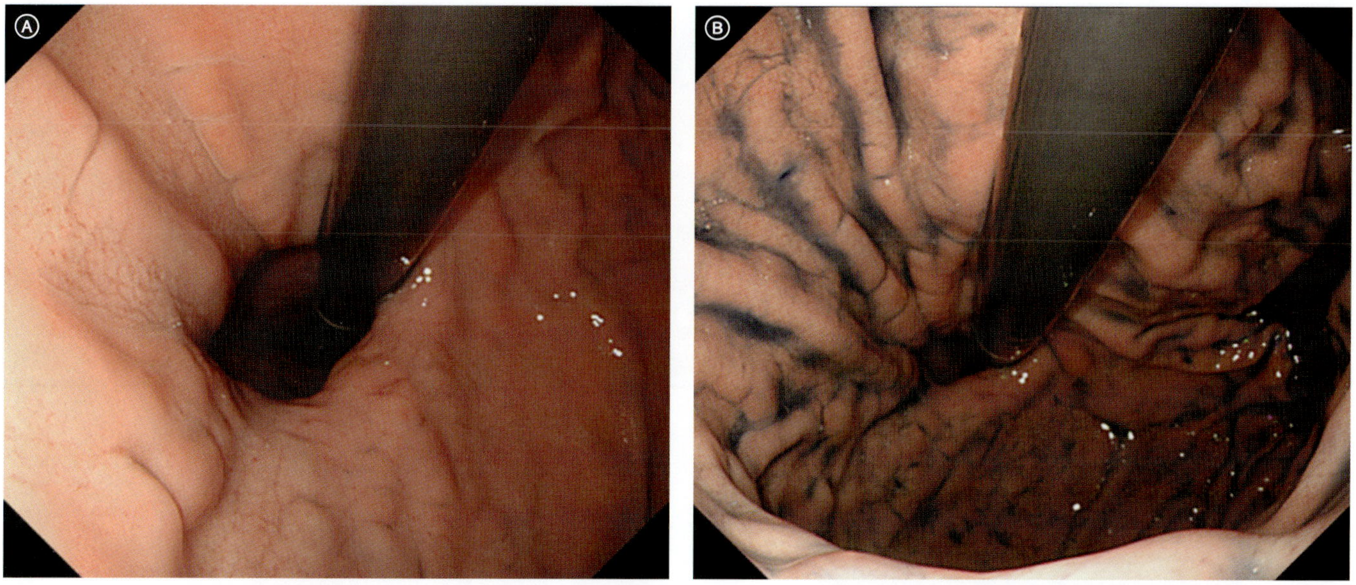

그림 1 증례 ①. 대나무 모양 외관

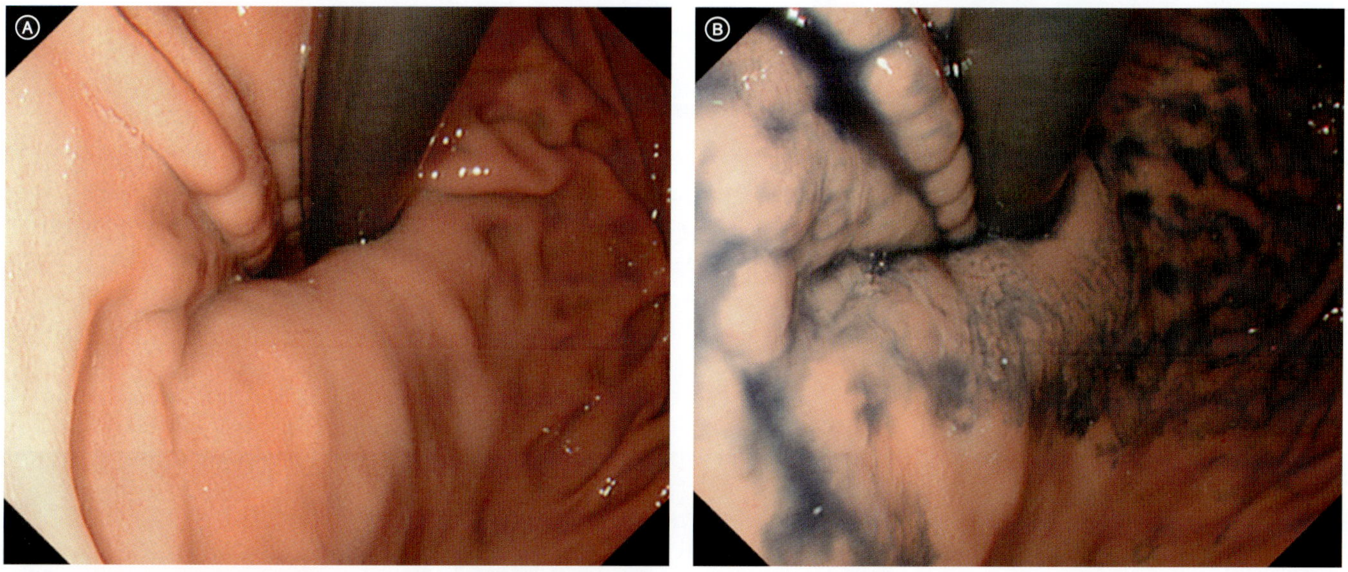

그림 2 증례 ②. 대나무 모양 외관

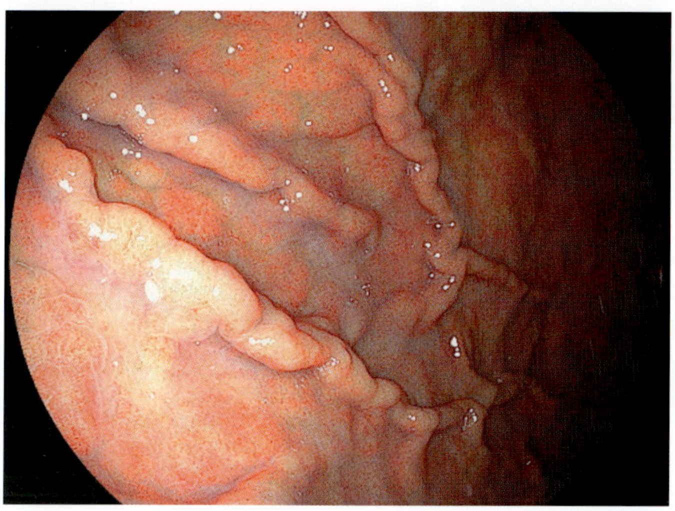

그림 3 증례 ③. 위 체부 대만에서 *H. pylori* 관련 위염에 동반된 점막의 불규칙한 변화

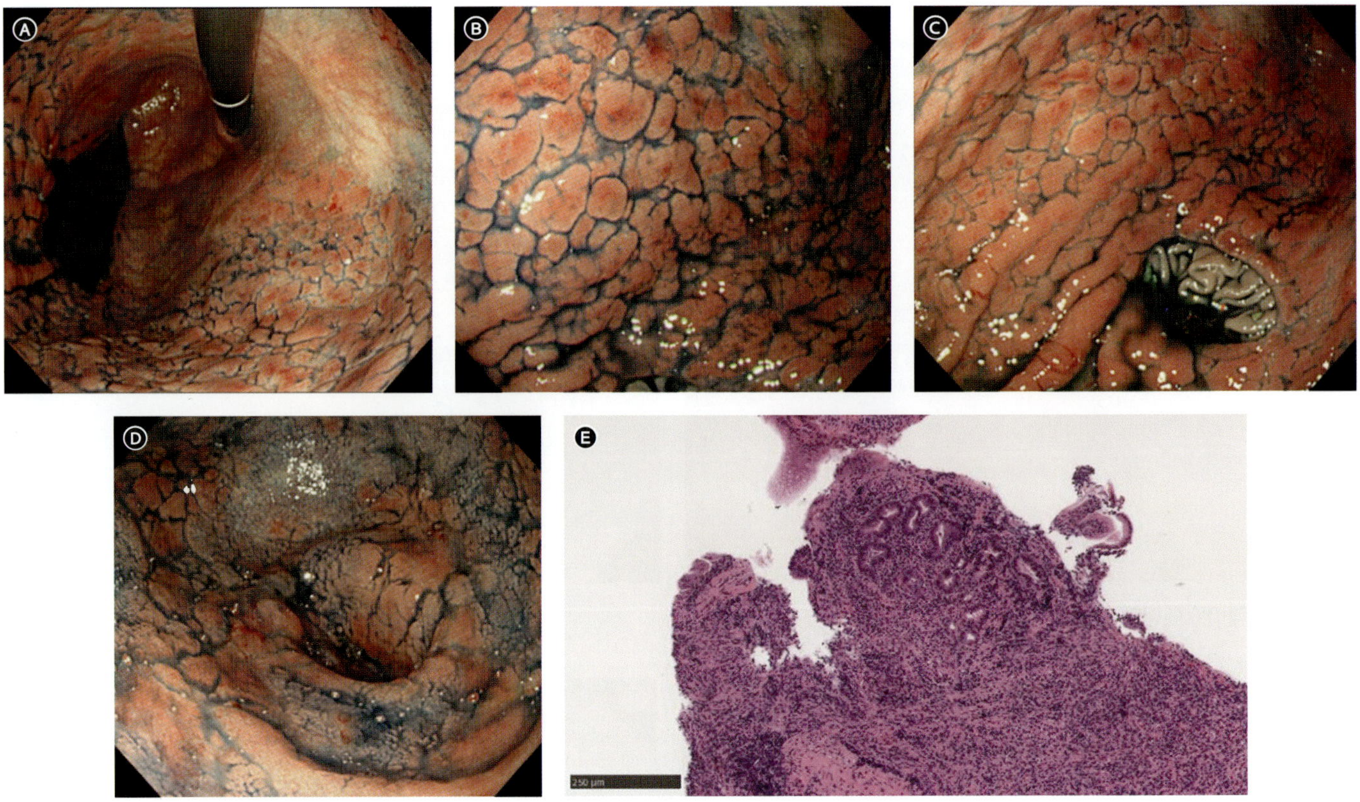

그림 4 증례 ④

크론병 발병 후 38년 경과, 위 체부에서 전정부에 이르기까지 전체적으로 조약돌 모양 점막 소견이 관찰된다. 유문륜은 만성 염증에 의한 협착이 발생하여 통과 장애가 있었으며, 이에 따라 위-공장 우회술이 시행되었다. 점막 조직 생검에서는 림프구, 호중구, 형질세포, 소량의 호산구로 구성된 염증세포의 고도로 침윤되어 있었다. 일부 병변에서는 섬유소가 부착되어 있으며, 미란 소견을 나타내고 있었다. 음와의 상피 내로 호중구가 침윤되어 있으며, 음와농양과 선관의 파괴도 관찰된다. 또한, 음와의 밀도 저하 및 일부 부위에서는 음와의 소실과 육아조직 증식이 확인된다. 육아종은 명확히 확인되지는 않지만, 고도의 활동성 염증 소견이 관찰된다.

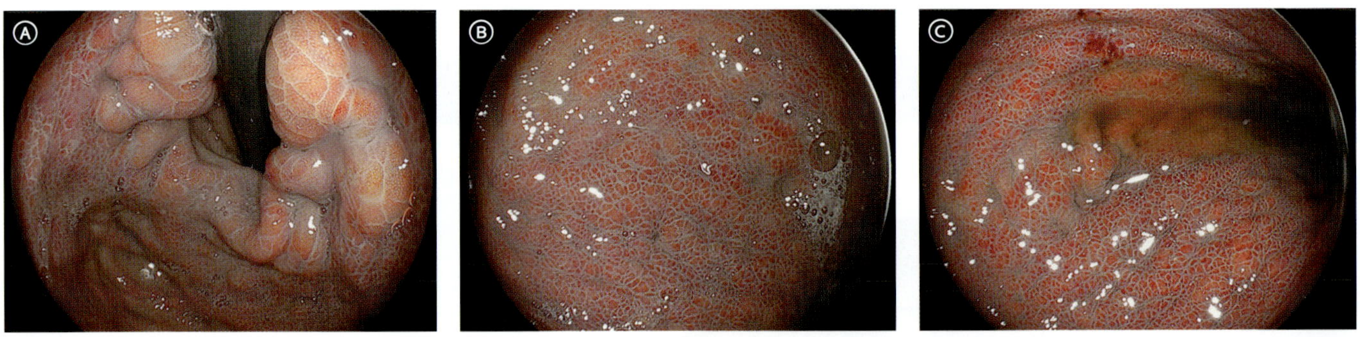

그림 5 증례 ⑤

비충실형, 산재형(non solid type/dispersed) 저분화 선암(por2) 침윤에 의한 스키루스 위암(scirrhous gastric cancer).

빈도 ★☆☆
난이도 ★★☆

5 호산구성 소화관 장애

柿本 光

질환의 개요

- 호산구의 침윤에 의해 만성적인 염증이 발생하고, 이로 인해 소화관 손상을 초래하는 질환을 의미하며, 주로 호산구성 식도염과 호산구성 위장염으로 구분된다.
- 호산구성 식도염에서는 삼킴 곤란이나 걸리는 듯한 이물감을 호소하며, 내시경 검사에서는 식도 점막의 변화가 관찰되고, 조직 생검에서 호산구의 침윤이 확인된다. 또한, CT 등 영상 검사에서는 식도벽의 비후가 관찰될 수 있다.
- 호산구성 위장염에서는 복통, 설사, 구토 등의 증상이 나타나며, 내시경 검사에서 위나 장의 점막 변화가 관찰된다. 생검에서는 점막 내에 호산구를 주축으로 하는 염증세포의 침윤이 확인된다.

특징적인 소견과 진단

- 호산구성 식도염(그림 1)에서는 전주성의 백색 변화나 백반, 혈관 투시 소실, 세로 방향의 고랑, 기관처럼 보이는 협착 등이 관찰된다. NBI 관찰에서는 염증 부위가 다소 밝은 갈색을 띠는 변화로 나타난다.
- 호산구성 위장염(그림 2)에서는 점막면의 비후, 발적, 미란 및 궤양이 관찰된다. 점막 비후는 부종성 비후로, 점막 병변이 뚜렷하게 보이지 않는 경우가 많다. 발적은 2~3 mm 정도의 크기로, 점상이며 반점처럼 산재하여 분포한다.

감별진단 시 주의할 점

- 호산구성 식도염은 역류성 식도염과의 감별이 필요하며, 특히 병변이 산재해 있는 LA-B(Los Angeles Classification B)형과의 감별이 어려운 경우가 있다. 그러나 역류성 식도염은 점막 파열(mucosal break)과 그 주변에 국한된 염증 변화를 보이는 반면, 호산구성 식도염은 식도 점막 전체에 걸친 광범위한 변화를 보이는 것이 특징이다.
- 호산구성 위장염에서는 점상 발적 등이 관찰되어, *H. pylori* 감염에서 나타나는 점상 발적이나 다발성 미란 등과의 감별이 필요한 경우가 있다. 점막 내 호산구 침윤에 의한 변화로 인해 점막 표면의 변화는 비교적 뚜렷하지 않은 경우가 많다.
- 호산구성 소화관 장애의 진단 기준 중 하나는 조직 생검에서 호산구의 존재를 확인하는 것이므로, 최종적인 진단을 위해서는 반드시 조직 생검이 필요하다.

참고문헌

1) 「消化管内視鏡診断テキストI　食道・胃・十二指腸　第4版」(小池和彦/監, 藤城光弘/編), p41, p248, 文光堂, 2017

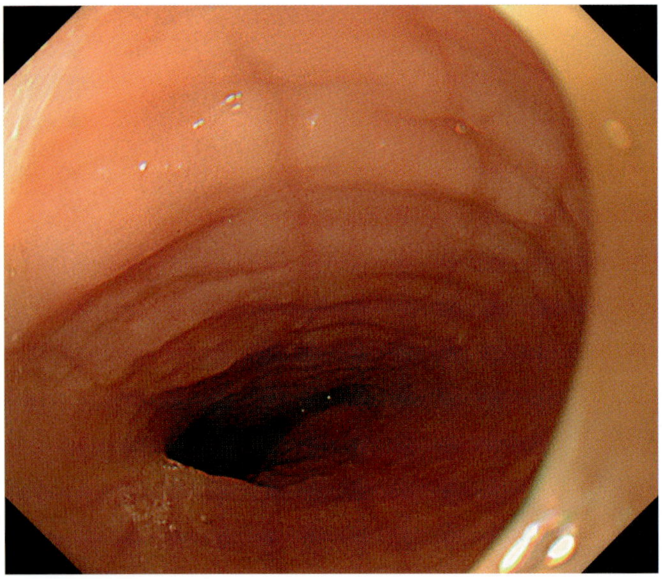

그림 1 호산구성 식도염

하부 식도에서 관찰된 호산구성 식도염으로, 점막면의 백색 변화, 혈관 투시 소실, 세로 방향의 고랑이 확인된다.

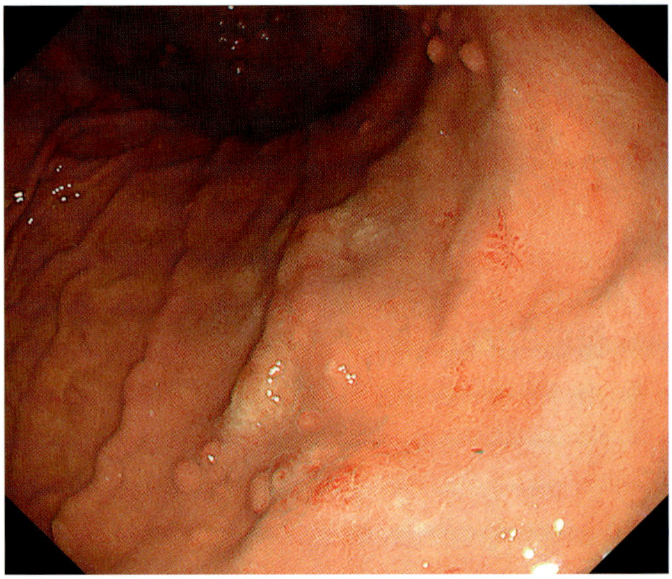

그림 2 호산구성 위염

위체부 대만에서 점상 발적이 반점 형태로 모여 있는 소견이 관찰된다. 발적 부위에서 시행한 생검을 통해 점막 내 호산구 침윤이 확인되었으며, 이에 따라 호산구성 위염으로 진단되었다.

빈 도 ★☆☆
난이도 ★★☆

6 자가면역성 위염

山本信三

질환의 개요

- 항위벽세포항체나 항내인자항체 등의 자가항체가 위염 발생에 관여한다.
- 위벽세포의 파괴로 인해 위산 및 내인자의 분비가 감소하면서 고가스트린혈증이 유발된다.
- 고가스트린혈증은 ECL 세포를 자극하여 신경내분비종양 발생 위험을 증가시킨다.
- 만성 염증에 따라 위암의 발생 위험도 증가한다.
- 위산 분비 감소로 인해 철 흡수가 방해받아 철결핍성 빈혈이 발생하게 된다.
- 내인자 분비의 감소와 항내인자항체에 의해 비타민 B_{12} 흡수가 저해되며, 이로 인해 거대적아구성 빈혈 등의 혈액학적 이상과 신경학적 이상이 동반될 수 있다.

특징적인 소견과 진단

- 2023년 일본소화기내시경학회 부설 연구회인「A형 위염의 진단 기준 확립에 관한 연구회」에서 자가면역성 위염에 대한 진단 기준이 제안되었다[1].
- 전형적인 경우에는 전정부의 염증은 비교적 경미하고, 위 체부에서 위 저부에 이르는 위저선 영역을 중심으로 고도 위축이 관찰된다(역위축, 그림 1). *Helicobacter pylori* 감염에 의한 위축성 위염(B형 위염)과는 염증의 분포 양상이 다르다는 점에 주목해야 한다.
- 고착성 점액(그림 2), 잔존 위저선 점막, 과형성 용종이 동반되어 관찰되는 경우도 많다.

감별진단 시 주의할 점

- 진단이 어렵기 때문에, 진단되지 않은 사례들이 일정 수 존재할 가능성이 있다.
- 내시경 관찰 시 염증의 분포 양상(역위축, 그림 1)에 주의하여 *Helicobacter pylori* 감염에 동반되는 위축성 위염(B형 위염)과 감별해야 한다.
- 내시경 소견뿐 아니라 혈액 검사(항위벽세포항체, 항내인자항체, 비타민 B_{12}, 저장철, 빈혈), 조직학적 소견, *Helicobacter pylori* 감염 여부 등을 종합적으로 고려하여 진단한다.
- 신경내분비종양(그림 2)이나 위암 같은 악성종양의 발생 모체가 될 수 있으므로, 놓치지 않도록 더욱 주의 깊은 관찰과 내시경을 통한 정기적인 감시가 필요하다.

참고문헌

1) 鎌田智有, 他：自己免疫性胃炎の診断基準に関する附置研究会からの新提案. 日本消化器内視鏡学会雑誌, 65：173-182, 2023

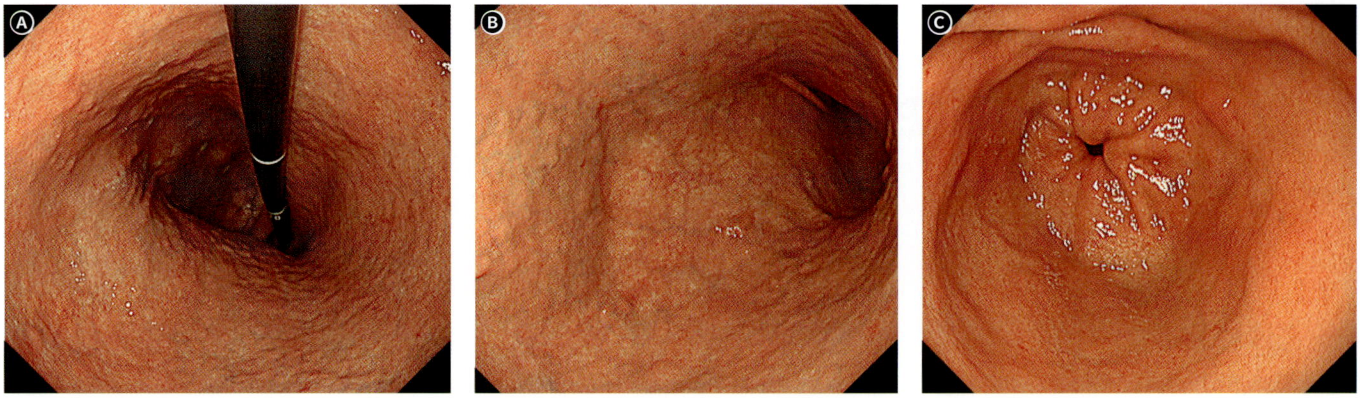

그림 1 내시경 소견

Ⓐ, Ⓑ) 위 체부에서 위저부에 이르는 위저선 영역을 중심으로 미만성의 고도 위축이 광범위하게 퍼져 있다.
Ⓒ) 전정부의 위축은 비교적 경미하게 나타난다(역위축).

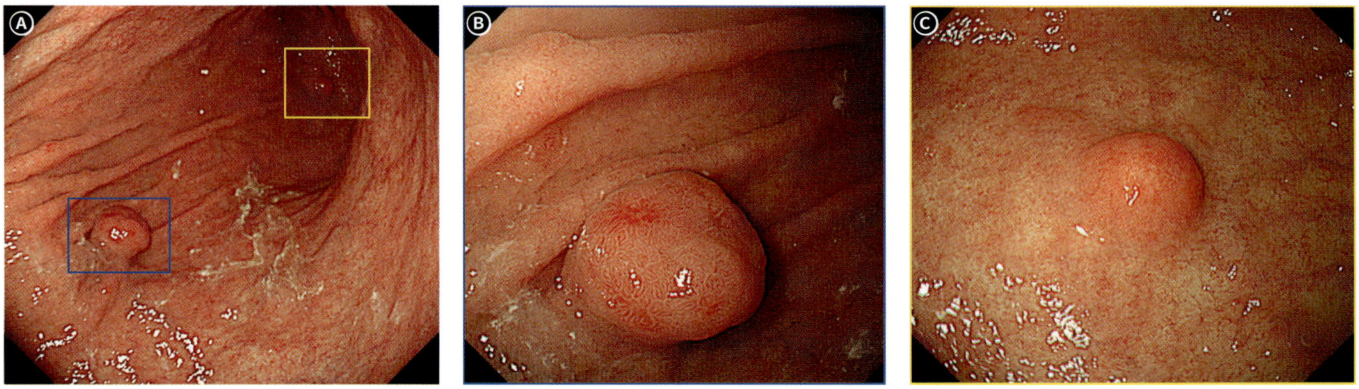

그림 2 내시경 소견

Ⓐ) 위체 중부 대만 및 위체 하부 대만에서 각각 NET G1 병변이 관찰된다. 위체 중부 대만에서는 고착된 점액이 동반되어 있다.
Ⓑ, Ⓒ) NET G1 병변.

빈도 ★☆☆
난이도 ★★★

7 소화관 이식편대숙주병

石橋 嶺, 辻 陽介

질환의 개요

- 이식편대숙주병(graft-versus-host disease, GVHD)은 조혈모세포 이식 후에 발생하며, 공여자의 림프구가 일으키는 조직 손상을 의미한다[1].
- 소화관 증상으로는 구역, 구토, 수양성 설사, 장폐색증 등이 나타나며, 때로는 체중 감소를 동반하기도 한다[1].
- 호발 부위는 상부에서는 위, 하부에서는 회장 말단부터 심부 결장이다[2].

특징적인 소견과 진단

- 내시경 소견, 조직 검사만으로 확정할 수 있는 특이적인 소견은 없으며, 다른 질환을 배제하는 감별진단을 시행한 후 임상 경과를 바탕으로 진단한다.
- 식도, 위, 십이지장 모두에서 나타날 수 있지만, 위에서 진단율이 더 높게 보고되었다[3].
- 내시경 소견으로는 부종, 발적, 미란 등이 관찰될 수 있으나, 특이적인 소견은 아니다(그림 1~3).
- 병리조직 검사에서는 심한 염증세포 침윤이 동반되며 선관의 감소, 음와농양이나 세포자멸사(apoptosis)가 관찰된다[3].
- 거대세포바이러스 감염 등을 배제하는 것을 포함하여 조직학적 진단이 중요하다.

감별진단 시 주의할 점

- 면역억제 상태에서는 거대세포바이러스 위장염이 감별진단에 자주 포함된다. 거대세포바이러스 항원 혈청의 양성률은 약 50% 정도로 높지 않다. 거대세포바이러스 감염 시 내시경 소견으로는 깊이 파인 궤양(punched-out ulcer)이 잘 알려져 있지만, 미란 정도로 나타나는 경우도 흔하다[2]. 조직 생검의 민감도도 23.2%로 낮은 편이다[4]. 최종적으로 진단이 어려운 경우에는 예방적으로 항바이러스제 투여를 고려하기도 한다.

참고문헌

1) 日本造血・免疫細胞療法学会：造血細胞移植ガイドラインGVHD(第5版), 2022
https://www.jstct.or.jp/uploads/files/guideline/01_02_gvhd_ver05.1.pdf
2) 小村成臣, 他：消化管GVHD. 胃と腸, 55：1171-1174, 2020
3) 岩男 泰, 他：代表的な免疫異常状態における消化管病変の特徴—消化管GVHD. 胃と腸, 40：1172-1184, 2005
4) Kalkan IH & Dağli U：What is the most accurate method for the diagnosis of cytomegalovirus(CMV) enteritis or colitis? Turk J Gastroenterol, 21：83-86, 2010

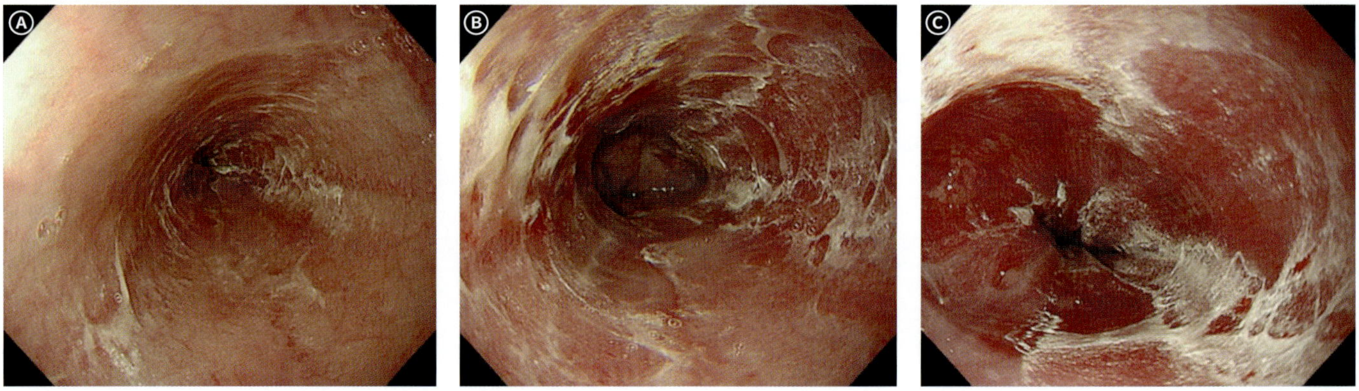

그림 1 식도 GVHD

하부 식도를 중심으로 EGJ까지 전주성의 발적과 백태의 부착이 관찰된다.

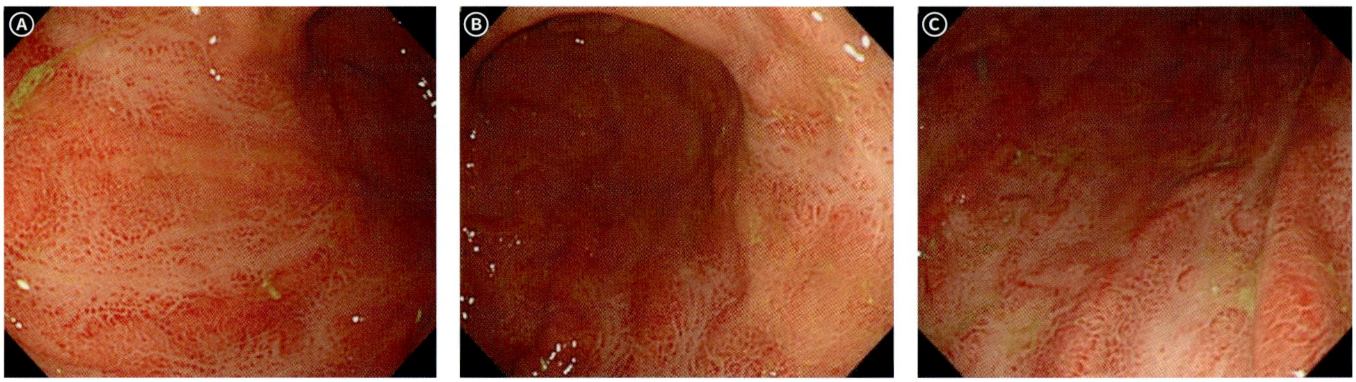

그림 2 위 GVHD

전정부의 점막이 전반적으로 발적을 보이며, 부종성 변화를 나타내고 있다. 대만의 주름은 편평해져 있다.

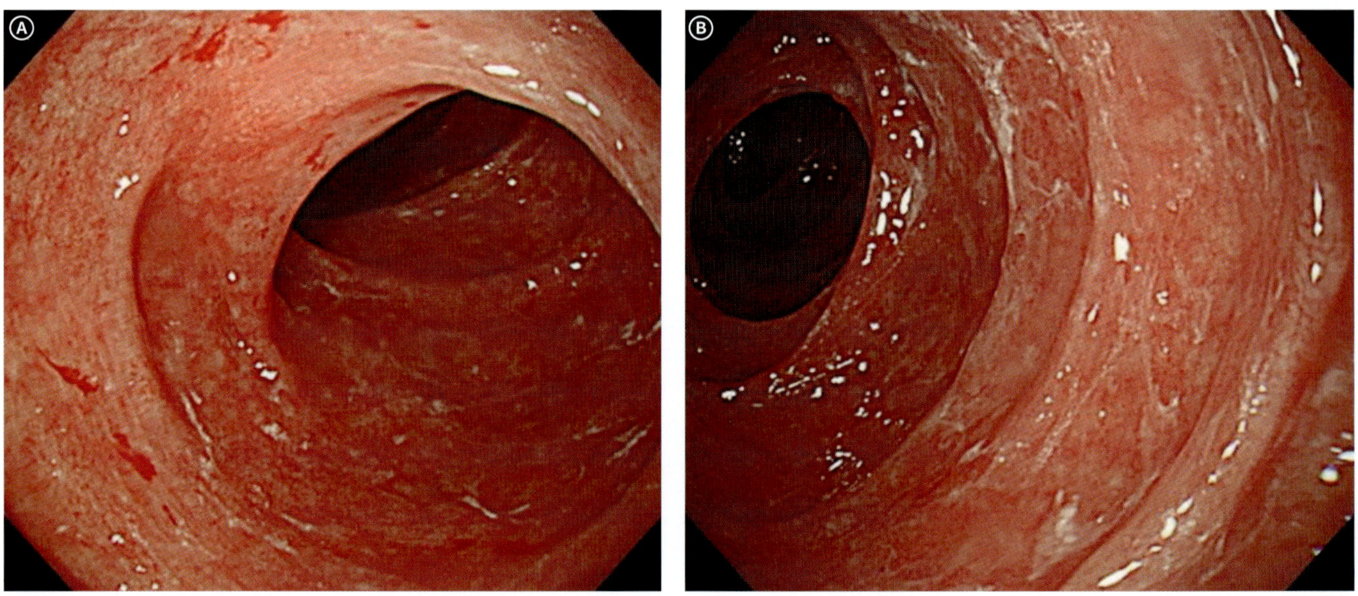

그림 3 십이지장 GVHD

십이지장 하행각의 점막이 전주성으로 발적되어 있으며, 백태의 부착이 두드러지게 관찰된다.

1 식도·위·십이지장 정맥류

빈 도 ★★★
난이도 ★☆☆

羽鳥清華, 小野敏嗣

질환의 개요

- 문맥압 항진증의 측부 순환로로서 식도 · 위 · 십이지장의 점막하층이나 점막고유층에 존재하는 정맥이 확장되어 형성된 것이다.
- 위 분문부의 정맥류는 식도정맥류와 연속되어 있는 경우가 많다. 위 저부의 정맥류는 연속되어 있지 않은 경우가 많다[1].
- 내시경 소견은 문맥압 항진증 취급 규약에 따라 병변의 위치, 형태, 색조, 발적 소견(RC), 출혈 소견, 점막 소견 등을 기술한다(표 1, 그림 1~5)[1].

특징적인 소견과 진단

- 식도정맥류는 구슬 모양 또는 결절 모양으로 확장된 혈관이 세로 방향으로 주행하는 형태를 보이며, 내시경에서 쉽게 인지할 수 있는 병변이다.
- 출혈이 발생하기 전까지는 자각 증상이 전혀 없기 때문에, 문맥압 항진증이 있는 환자에게는 상부 소화관 내시경 검사를 시행하는 것이 중요하다.
- 정맥류가 파열되면 대부분 중증의 출혈로 이어지며, 수혈 등을 통해 전신 상태를 안정시키고, 긴급 내시경적 치료를 신속히 시행하는 것이 필요하다.
- RC를 동반한 정맥류는 출혈 위험이 높으며, F1 단계의 정맥류라 하더라도 예방적 치료의 적응증이 된다. 또한, Child-Pugh 점수가 C인 경우에도 출혈 위험이 높기 때문에 예방적 치료를 고려해야 한다[2].

감별진단 시 주의할 점

- 위 및 십이지장 정맥류는 점막하 종양과의 감별이 문제가 되는 경우가 있다. 이때 감별에는 EUS가 유용하며, 정맥류는 EUS에서 점막하층에 혈류를 동반한 저에코 소견으로 영상화된다[3].
- 생검은 중증 출혈을 유발할 가능성이 있으므로 금기이다.

참고문헌

1) 「門脈圧亢進症取扱い規約 第4版」(日本門脈圧亢進症学会/編), 金原出版, 2022
2) 「肝硬変診療ガイドライン2020 改訂第3版」(日本消化器病学会, 日本肝臓学会/編), pp50, 南江堂, 2020
3) 「消化器疾患最新の治療2023-2024」(山本博徳, 他/編), pp87-91, 南江堂, 2022

표 1　식도 · 위 정맥류의 내시경 소견

	식도정맥류	위 정맥류
점유 부위(그림 1) location(L)	Ls: 상부 식도(superior)까지 관찰되는 경우	Lg-c: 분문부에 국한 Lg-cf: 분문부에서 위저부까지 이어지는 경우 Lg-f: 저부에 국한 Lg-b: 위 체부 Lg-a: 유문 전정부
	Lm: 중부 식도(medium)까지 관찰되는 경우	
	Li: 하부 식도(inferior)에만 국한	
형태(그림 2) form(F)	F0: 치료 후 정맥류가 관찰되지 않는 경우	식도정맥류에 준함
	F1: 직선형으로 비교적 가는 정맥류	
	F2: 구슬 모양의 중등도 크기의 정맥류	
	F3: 결절형 또는 종괴처럼 돌출된 정맥류	
색조(그림 3) color(C)	Cw: 백색 정맥류(white varices)	식도정맥류에 준함
	Cb: 청색 정맥류(blue varices)	
	Cbv: 팽창된 청색 정맥류가 자주색 또는 적자색으로 변할 경우 "v(violet)"를 추가하여 표기	
	Cw-Th(white cord), Cb-Th(bronze varices): 혈전화된 정맥류	
발적 소견(그림 4) red color sign(RC) 기재 예: RC3(RWM, CRS), Te **★ F0에서도 발적 소견이 존재한다면, RC 1~3로 표현한다.**	RC0: 발적 소견이 전혀 관찰되지 않는 경우	RC0: 발적 소견이 전혀 관찰되지 않음
	RC1: 하나의 정맥류 줄기에서만 발적 소견이 관찰되는 경우	RC1: RWM, CRS, HCS 중 하나라도 관찰되는 경우(위 정맥류에서는 RC의 정도 분류는 적용하지 않음)
	RC2: RC1과 RC3 사이	
	RC3: 전주성으로 모든 정맥류에서 관찰되는 경우	
	Te: 모세혈관확장증이 있을 경우 추가하여 기재	
	RC 소견에는 다음 3가지 형태가 포함된다. ▸ 붉은 선형 융기(red wale marking: RWM) ▸ 체리 레드 반점(cherry red spot: CRS) ▸ 출혈성 낭종 병변(hematocystic spot: HCS)	
출혈 소견(그림 5) bleeding sign(BS)	출혈 중 소견: ▸ 용출성 출혈(gushing bleeding): 파열 부위에서 피가 솟구치듯이 대량으로 흘러나오는 출혈 ▸ 분출성 출혈(spurting bleeding): 파열 부위는 작지만, 제트(jet)처럼 강하게 분사되는 출혈 ▸ 삼출성 출혈(oozing bleeding): 피가 번지듯이 서서히 스며나오는 출혈	식도정맥류에 준함
	지혈 직후의 시기에 관찰되는 소견: ▸ 적색 마개(red plug): 출혈 후 24시간 이내의 소견 ▸ 백색 마개(white plug): 출혈 후 2~4일 후의 소견	
점막 소견 mucosal finding(MF)	미란(erosion: E) 궤양(ulcer: Ul) 반흔(scar: S)	식도정맥류에 준함

문헌 1을 바탕으로 작성

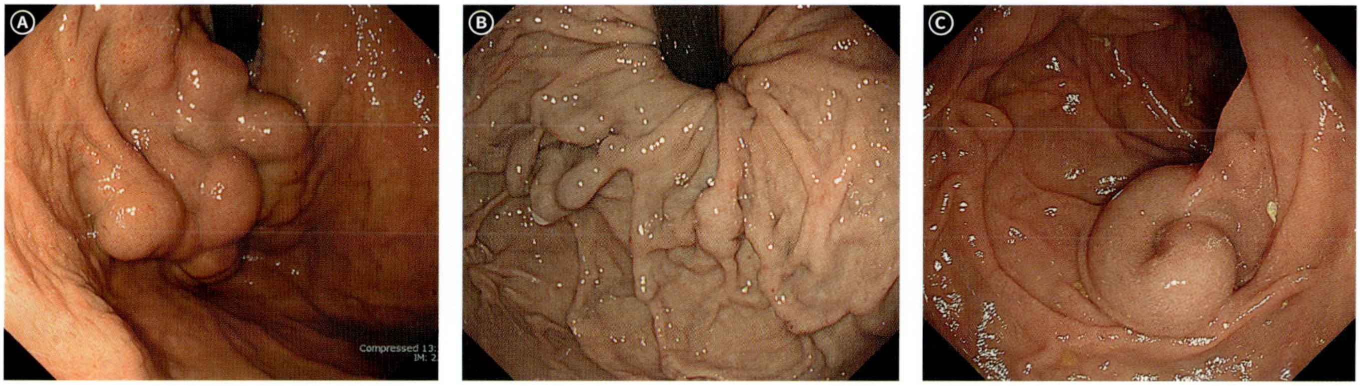

그림 1 점유 부위 location(L)

Ⓐ) 위 분문부(Lg-c)
Ⓑ) 위 저부(Lg-f)
Ⓒ) 십이지장 하행각(치바니시 종합병원 이토 숀 선생 제공)

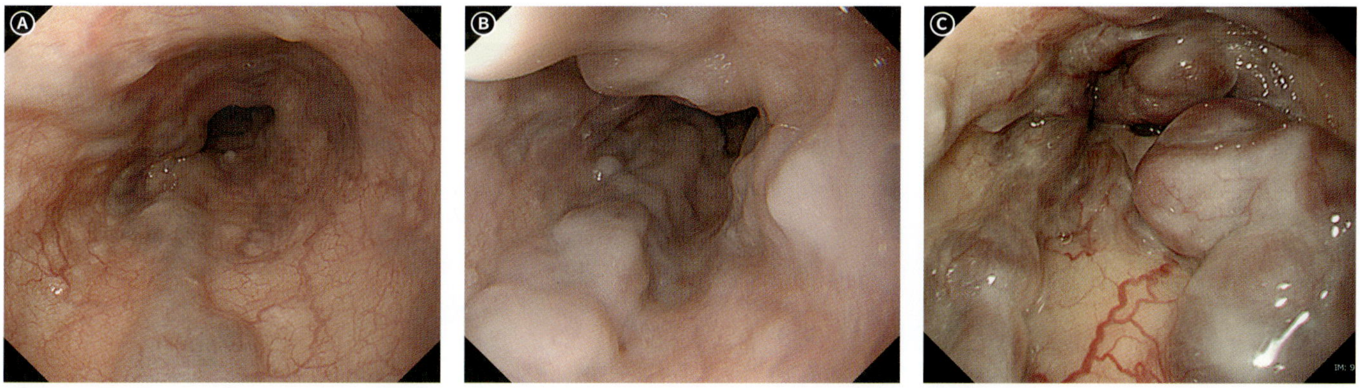

그림 2 형태 form(F)

Ⓐ) F1: 직선적이며 비교적 가는 정맥류
Ⓑ) F2: 구슬 모양의 중등도 크기의 정맥류
Ⓒ) F3: 종괴처럼 융기된 굵은 정맥류

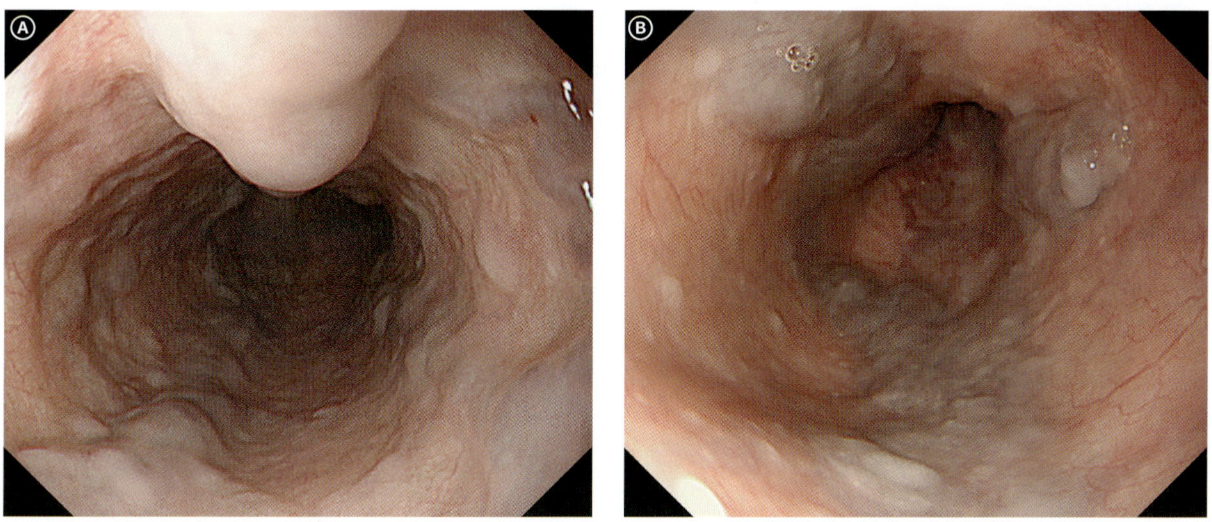

그림 3 색조 color(C)

Ⓐ) Cw: 백색 정맥류(white varices)
Ⓑ) Cb: 청색 정맥류(blue varices)

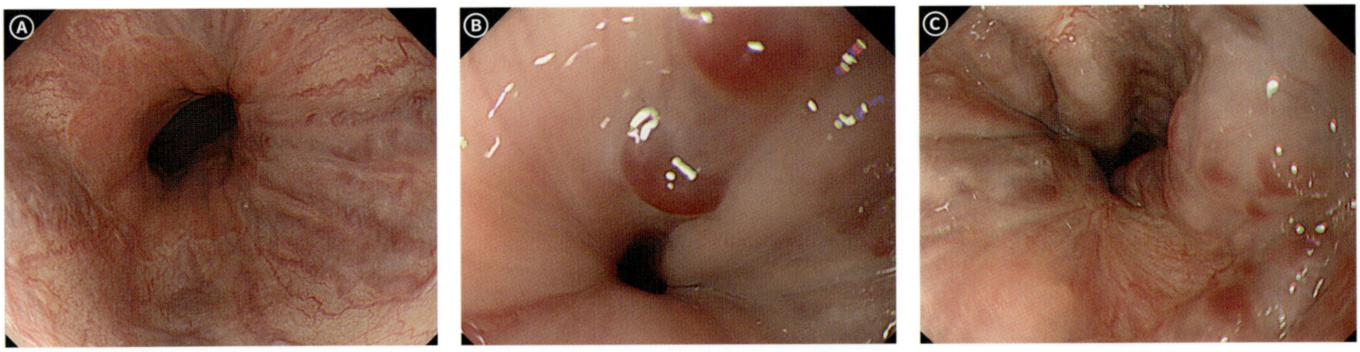

그림 4 발적 소견 red color sign(RC)

Ⓐ) 붉은 선형 융기(지렁이 모양 부종, red wale marking: RMW)
Ⓑ) 체리 레드 반점(cherry red spot: CRS)
Ⓒ) 출혈성 낭종 병변(hematocystic spot: HCS)

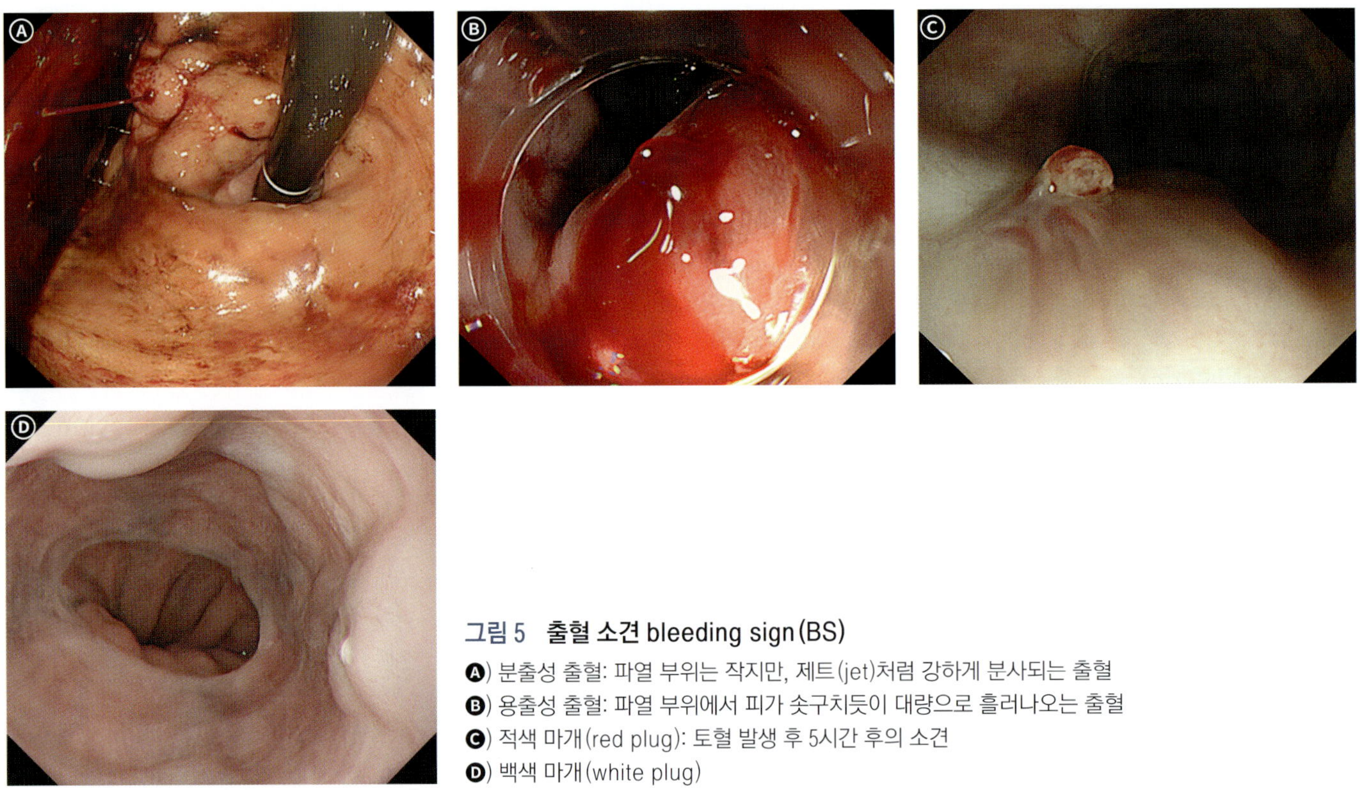

그림 5 출혈 소견 bleeding sign(BS)

Ⓐ) 분출성 출혈: 파열 부위는 작지만, 제트(jet)처럼 강하게 분사되는 출혈
Ⓑ) 용출성 출혈: 파열 부위에서 피가 솟구치듯이 대량으로 흘러나오는 출혈
Ⓒ) 적색 마개(red plug): 토혈 발생 후 5시간 후의 소견
Ⓓ) 백색 마개(white plug)

빈도 ★★☆
난이도 ★★☆

2 문맥압 항진성 위병증

関川憲一郎

질환의 개요

- 간경변 등 문맥압 항진증을 유발하는 질환에서, 상승된 문맥압에 의해 위 점막의 울혈이 발생하여 나타나는 병태이다.
- Portal hypertensive gastropathy는 흔히 PHG라고 줄여 부른다.
- 조직학적으로는 염증을 동반하지 않으며, 점막 내 및 점막하층의 혈관 확장과 점막 부종이 관찰된다[1].
- 진행된 문맥압 항진증 환자의 과반수에서 이러한 병변이 관찰된다.
- 무증상으로 경과하다가 내시경 검사에서 진단되는 경우가 많지만, 병변에서의 출혈로 인해 만성 빈혈의 원인이 되거나, 때로는 토혈이나 하혈과 같은 현성 출혈이 발생하여 내시경적 지혈이 필요한 경우도 있다.
- 중증도는 문맥압과 상관관계를 가지며, 동반되는 경우가 많은 식도 정맥류의 내시경 치료 후에 악화되는 경우가 있다.

특징적인 소견과 진단

- 내시경 소견 분류로는 McCormack 분류와 Toyonaga 분류가 있다(표)[2].
- 위 소구역의 부종성 변화로 인해 점막이 하얀 선으로 그물망처럼 구역으로 나뉘어 뱀 비늘처럼 관찰되는 snakeskin appearance가 많은 증례에서 보인다(그림 1, 2, 5).
- 정도는 병기에 따라 다양하지만, 광범위하게 점상 또는 선상의 발적이 관찰되며, 점막 울혈로 인한 혈관 확장이 심해질수록 반점 형태의 발적이 미만성으로 나타나게 된다(그림 3, 4). 중증에서는 점막 내 출혈을 반영한 광범위한 발적과 함께 국소적인 자연 출혈 또는 내시경 스코프 접촉에 의한 출혈이 관찰된다(그림 6).

표 문맥압 항진성 위병증의 내시경 소견 분류

McCormack 분류
Mild gastropathy
fine pink speckling superficial reddening snakeskin (mosaic) appearance
Severe gastropathy
cherry red spots hemorrhage
Toyonaga 분류
Grade 1: 점 · 반상 발적(erythematous fleck or macula)
Grade 2: 미만성 발적(red spots, diffuse redness)
Grade 3: 출혈(intramucosal or luminal hemorrhage)
snakeskin appearance는 모든 grade에서 배경 점막으로 존재한다.

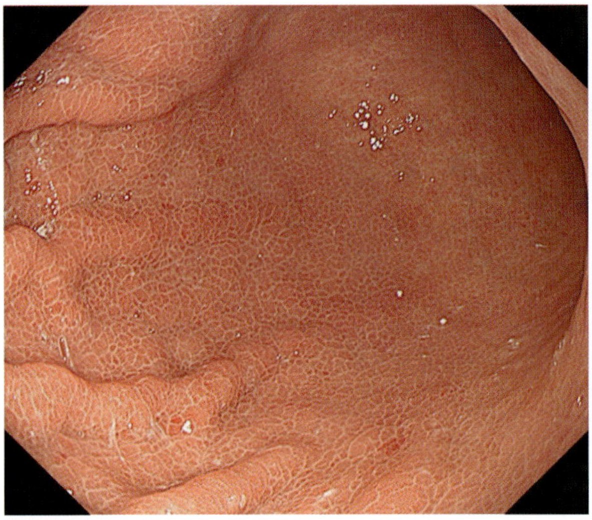

그림 1 snakeskin appearance(위체 하부)

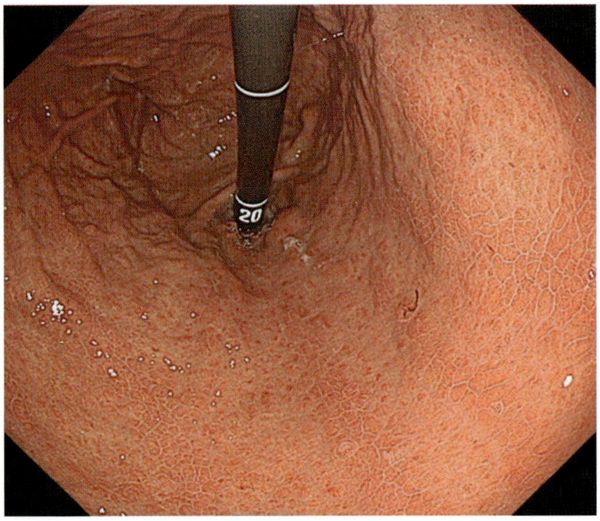

그림 2 snakeskin appearance(위 체부 소만)

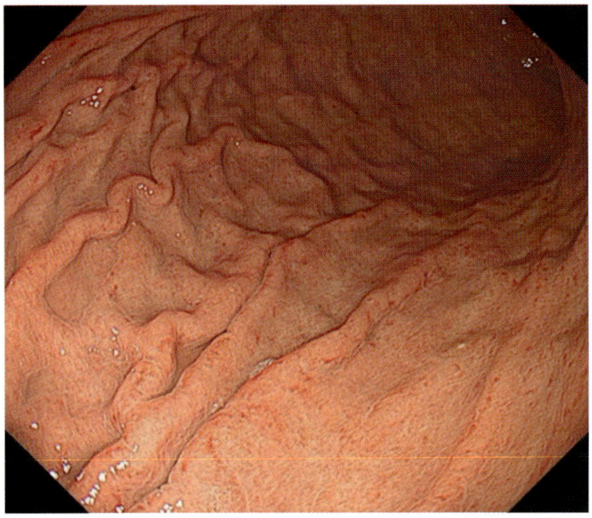

그림 3 superficial reddening

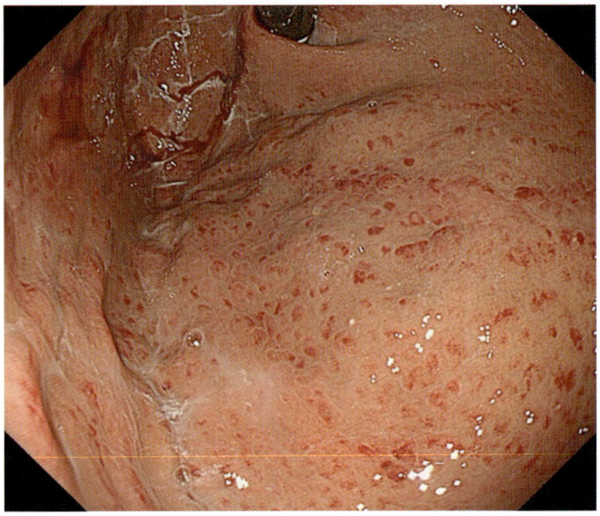

그림 4 cherry red spots

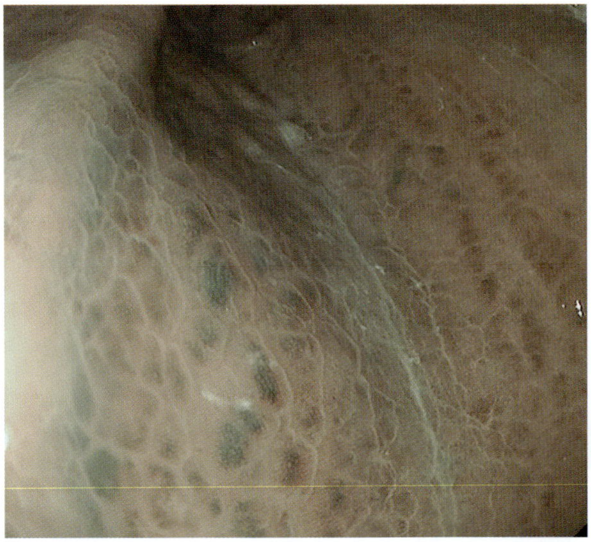

그림 5 위체부의 NBI(narrow band imaging) 저배율 소견
Snakeskin appearance를 나타내는 위 소구역에서는 확대와 점막하 울혈이 강조되어 관찰된다.

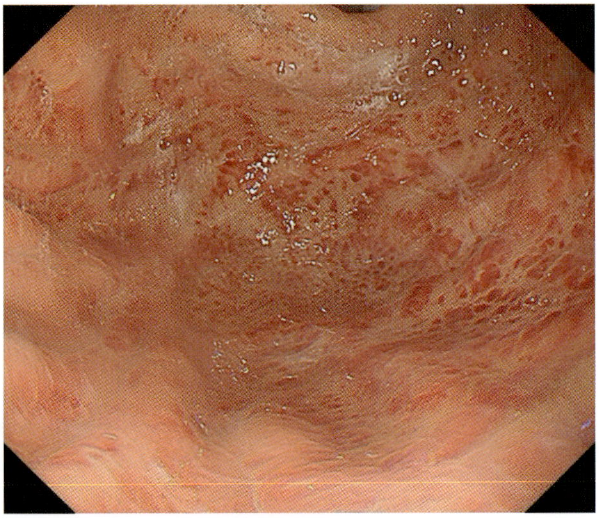

그림 6 diffuse hemorrhage
위 저부에 미만성으로 고도의 발적(주로 점막 내 출혈)이 관찰된다.

- 대부분은 위 체부나 위 저부에서 관찰되며, 유문 전정부에서는 잘 관찰되지 않는다는 점이 위 유문 전정부 모세혈관확장증(GAVE: **제10장-3 참고**)과의 감별 포인트이다.

▶ 감별진단 시 주의할 점

- *H. pylori* 감염 위염에서도 위 체부나 저부에 다발하는 점상 발적이나 부종성 점막으로 인해 위 소구역이 종대된 점막 부종이 관찰되어 PHG와 유사한 소견을 보이는 경우가 있다.
- 감별의 포인트는 *H. pylori* 감염 위염에서는 유문 전정부에서 체부 소만에 이르는 부위에 위점막의 위축이 관찰되는 경우가 많다. 또한, 위 체부 대만의 주름 비후 · 사행이나, 점액이 부착되어 있는 소견 등이 동반되는 경우가 많으며, 이러한 점들이 감별에 참고가 된다.
- PHG에서는 그 배경에 문맥압 항진을 유발하는 기저 질환이 존재하는지 여부, 그리고 그로 인한 위식도정맥류나 GAVE 등의 동반 여부가 중요한 감별 포인트가 된다.

참고문헌

1) 高木忠之, 他：門脈高血圧性胃症(PHG).「別冊日本臨牀　領域別症候群シリーズNo.　9　消化管症候群(第3版) I」(藤本一眞/編), pp121-125, 日本臨牀社, 2019

2) 「門脈圧亢進症取扱い規約　第4版」(日本門脈圧亢進症学会/編), pp87-88, 金原出版, 2022

빈 도 ★☆☆
난이도 ★☆☆

3 혈관확장증

GAVE, DAVE도 포함하여

山本信三

질환의 개요

- 위 혈관확장증은 위 점막 및 점막하층의 미세혈관 이형성으로, 주로 후천적으로 발생하는 질환이다. 정확한 원인은 밝혀지지 않았으나, 내탄성판을 갖지 않은 모세혈관이나 정맥성의 얇은 혈관벽으로 구성된 이상 혈관이 굴곡 및 사행을 이루는 병태로 생각된다.
- 한편, 위 전정부 모세혈관확장증(gastric antral vascular ectasia, GAVE)은 위 전정부를 중심으로 혈관 확장이 나타나는 병태이다[1].
- 또한, 미만성 위 전정부 모세혈관확장증(diffuse antral vascular ectasia, DAVE)은 위 전정부를 중심으로 모세혈관이 미만성으로 확장하는 병태이다[2].
- GAVE와 DAVE는 내시경 소견상 차이를 보이지만, 병리학적으로는 모두 점막 고유층의 모세혈관 확장 및 증식, 피브린 혈전 형성, 주위 결합조직의 섬유화 소견이 관찰되므로, GAVE와 DAVE를 포괄하여 광의의 GAVE로 취급하는 경우가 많다.
- 기전은 불분명하지만, GAVE 및 DAVE는 간경변, 만성 콩팥병(CKD), 대동맥판 협착증, 전신경화증 등의 자가면역질환에 동반되는 경우가 많다.

특징적인 소견과 진단

- 위 혈관확장증은 위 점막 및 점막하층에 존재하는 이상 모세혈관이 집합하여 형성되는 병변이다(그림 1Ⓐ). 위체 중부에서 하부에 호발하며 다발하는 것도 있고, 나이가 들수록 빈도가 증가한다. 주위가 테두리처럼 옅은 색의 고리로 둘러싸인 경우가 많다(그림 1Ⓒ).
- 전정부에 방사상으로 세로로 뻗은 특이적인 혈관 확장을 수박 위(watermelon stomach)라고 부른다(협의의 GAVE, 그림 2).
- DAVE 증례에서는 위 전정부를 중심으로 모세혈관이 미만성으로 확장된 양상이 관찰된다(그림 3).
- 모세혈관에서의 출혈(그림 1Ⓑ, 그림 5)에 의해 빈혈이 진행되는 경우, 내시경 치료(아르곤 플라즈마 응고술 등)가 필요할 수 있다.

감별진단 시 주의할 점

- 특히 GAVE 및 DAVE 병변에서는 병변 부위에 가까이 접근하여 관찰함으로써, 이상 모세혈관이 집합되어 있는 모습이 확인된다(그림 4).

참고문헌

1) Jabbari M, et al : Gastric antral vascular ectasia : the watermelon stomach. Gastroenterology, 87 : 1165-1170, 1984
2) Lee FI, et al : Diffuse antral vascular ectasia. Gastrointest Endosc, 30 : 87-90, 1984

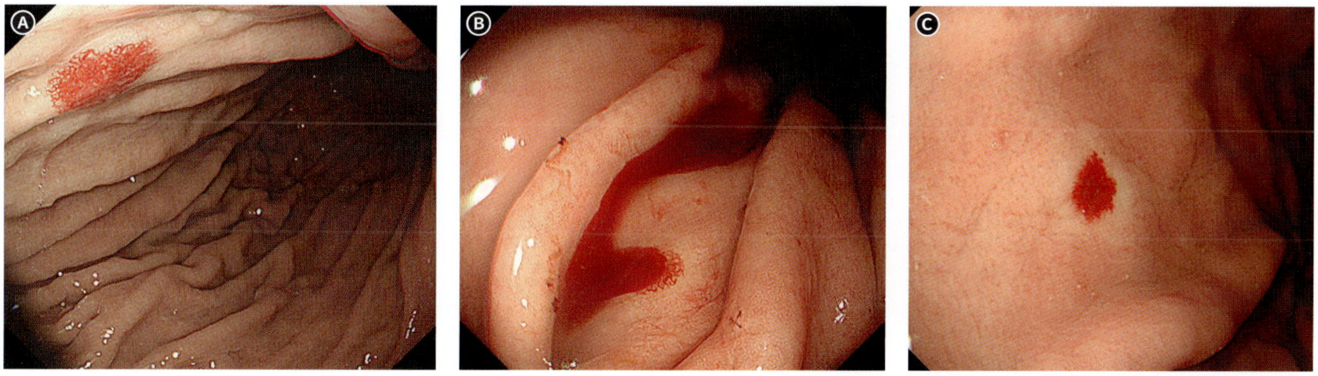

그림 1 위 혈관확장증의 내시경 소견

Ⓐ) 혈관 확장. Ⓑ) 때때로 삼출성 출혈(oozing)을 일으켜 소화관 출혈의 원인이 된다. Ⓒ) 원형의 붉은 발적.

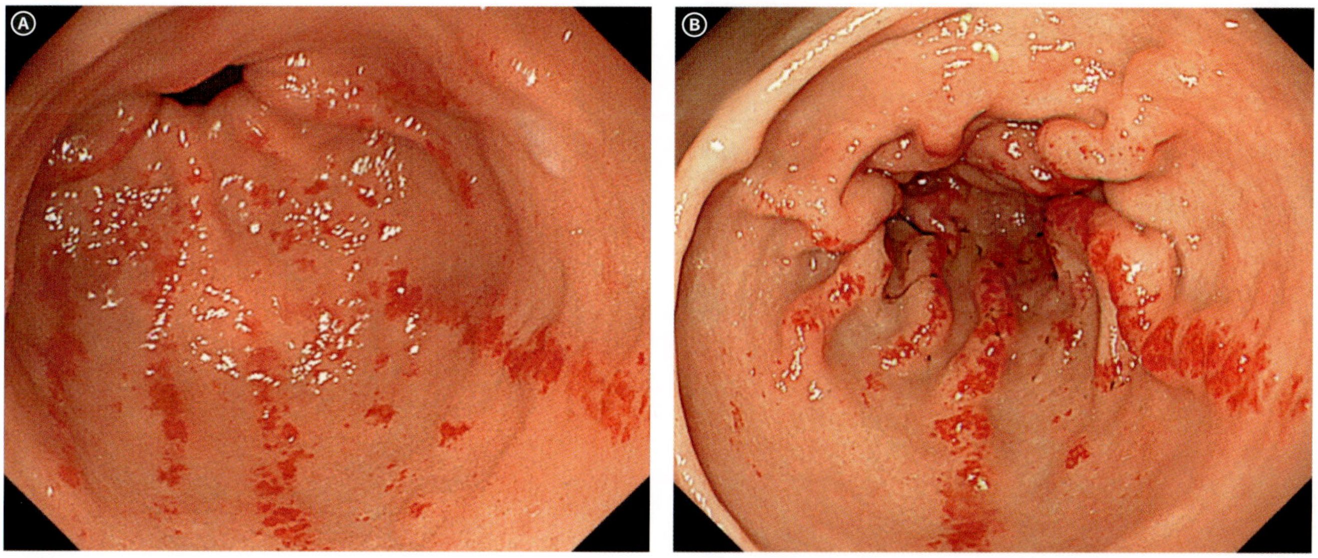

그림 2 GAVE의 내시경 소견

수박 위(watermelon stomach). 전정부에 방사상으로 정렬된 혈관 확장이 세로 방향으로 주행하고 있다.

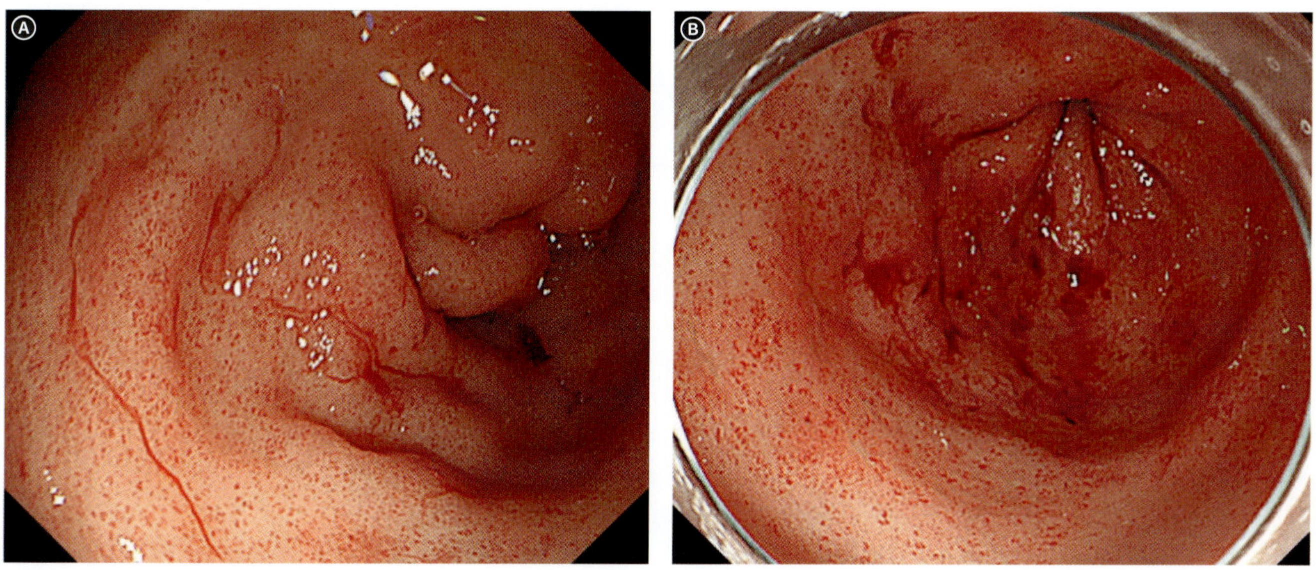

그림 3 DAVE의 내시경 소견

위 전정부에 미만성으로 모세혈관이 확장되어 있으며, 일부에서 삼출성 출혈이 동반되어 있다.

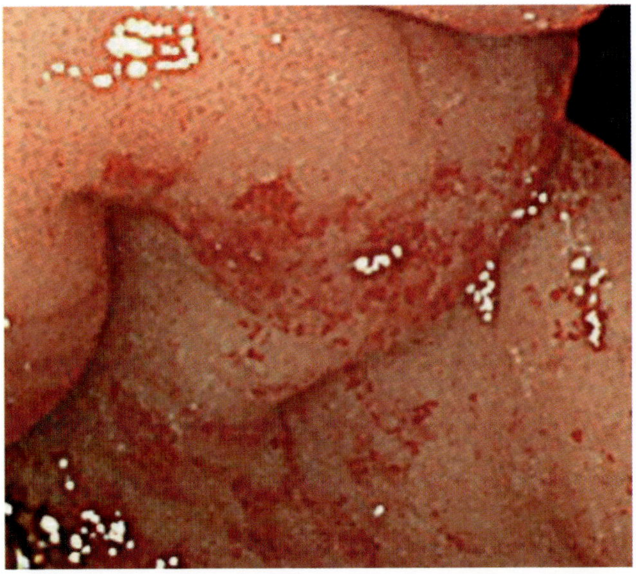

그림 4　내시경 소견

근접시켜 관찰하면 혈관 확장이 더욱 뚜렷하게 확인된다.

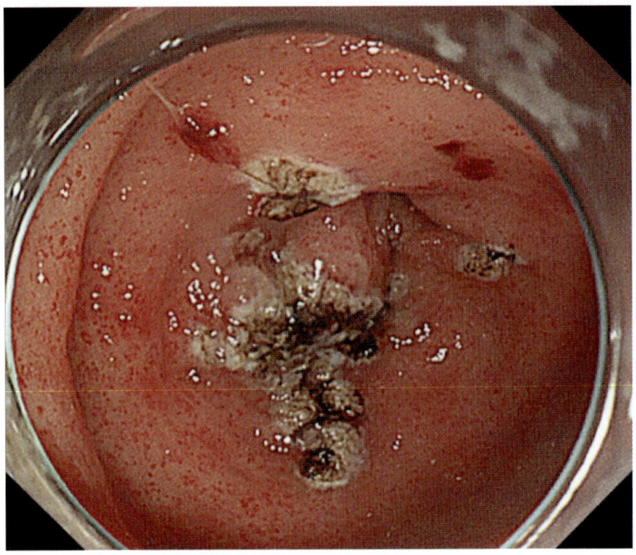

그림 5　내시경 소견

삼출성 출혈이 동반된 병변에 대해 내시경 치료(아르곤 플라즈마 응고술) 시행.

빈도 ★☆☆
난이도 ★★☆

4 IgA혈관염
Henoch-Schönlein병

前嶋恭平, 梅木清孝

질환의 개요

- IgA혈관염(IgA vasculitis)은 세동맥~모세혈관을 주된 병변 부위로 하는 전신성 소혈관염이다.
- 소아에 호발하며 피부, 소화관, 신장, 관절 등에 병변을 형성하여 다양한 임상 증상을 나타낸다.
  - 자반은 반드시 발생하며, 복부 증상도 70~80%의 높은 빈도로 출현한다.
- 성인 발병의 85%에서 신장염이 발생하므로, 요단백 양성이 확인되는 경우에 신장내과 협진을 고려해야 한다.
- 예후는 대체로 양호하며, 대부분의 증례에서 수주 이내에 자연적으로 관해된다.
  - 복부 증상이 심하고 진통제에 반응이 미약한 증례에서는 글루코코르티코이드(PSL 1 mg/kg/일)의 투여를 고려할 수 있다.

특징적인 소견과 진단(그림 1)

- 특징적인 자반(하지를 중심으로 한 촉지 가능 자반, 그림 1Ⓐ)과 임상 경과를 통해 비교적 쉽게 진단할 수 있다.
- 피부 생검에서 백혈구파괴혈관염(leukocytoclastic vasculitis)이 확인되면 진단을 뒷받침하는 소견이다.
- 소화관 병변을 동반하는 IgA혈관염에서는 병변의 호발 부위로는 십이지장을 포함한 소장이 가장 흔하며, 그다음으로 대장, 위, 식도 순으로 빈도가 낮아진다.
- 그 내시경 소견은 발적, 미란, 점막 부종, 궤양 등 매우 다양한 형태를 보이며 특이적인 소견은 부족하지만, 장기별로 상대적으로 잘 나타나는 점막 병변의 경향이 알려져 있다.
  - 위에서는 전정부에 우세하게 나타나는 발적과 융기를 동반한 미란이 높은 빈도로 관찰된다(그림 1Ⓓ).
  - 십이지장에서는 가로 방향으로 주행하는 미란이나 궤양, 그리고 궤양 주위의 발적이 두드러진 불규칙한 형태의 궤양이 고빈도로 관찰되는 특징적인 소견으로 알려져 있다.

감별진단 시 주의할 점

- 성인의 IgA혈관염은 가벼운 구토 · 복통만을 보이는 경증 증례부터, 소화관 천공에 이르는 중증 증례까지 매우 다양한 임상 경과를 보인다. 일부 증례에서는 피부 발진이 복통보다 늦게 나타나는 비전형적인 경우도 있기 때문에, 특히 발병 초기에는 AGML/ADML이나 소장 고래회충유충증과 같이 위 · 십이지장 점막 병변을 유발하는 질환들과의 감별진단이 필요하다.
- ANCA 관련 혈관염 등 다른 유형의 혈관염과의 감별이 필요한 경우도 있다.
- 십이지장 및 소장의 점막 병변은 거의 반드시 발생하지만, 위에는 병변이 생기지 않는 경우도 있으므로 IgA혈관염이 의심되어 내시경 검사를 시행할 경우 필요에 따라 소장내시경이나 캡슐내시경 검사까지 고려한다.
- IgA혈관염의 소화관 병변에 대한 내시경 소견은 현재까지 보고가 많지 않고, 또한 특이적인 소견이 부족하기 때문에 내시경 소견만으로 진단을 내리기는 어렵다.
  - 감별을 위해서는 자가항체 등의 혈청학적 검사와 함께 조직 검사에서 다른 질환을 배제하거나 IgA 침착을 확인하는 것이 중요하다(그림 1Ⓕ).

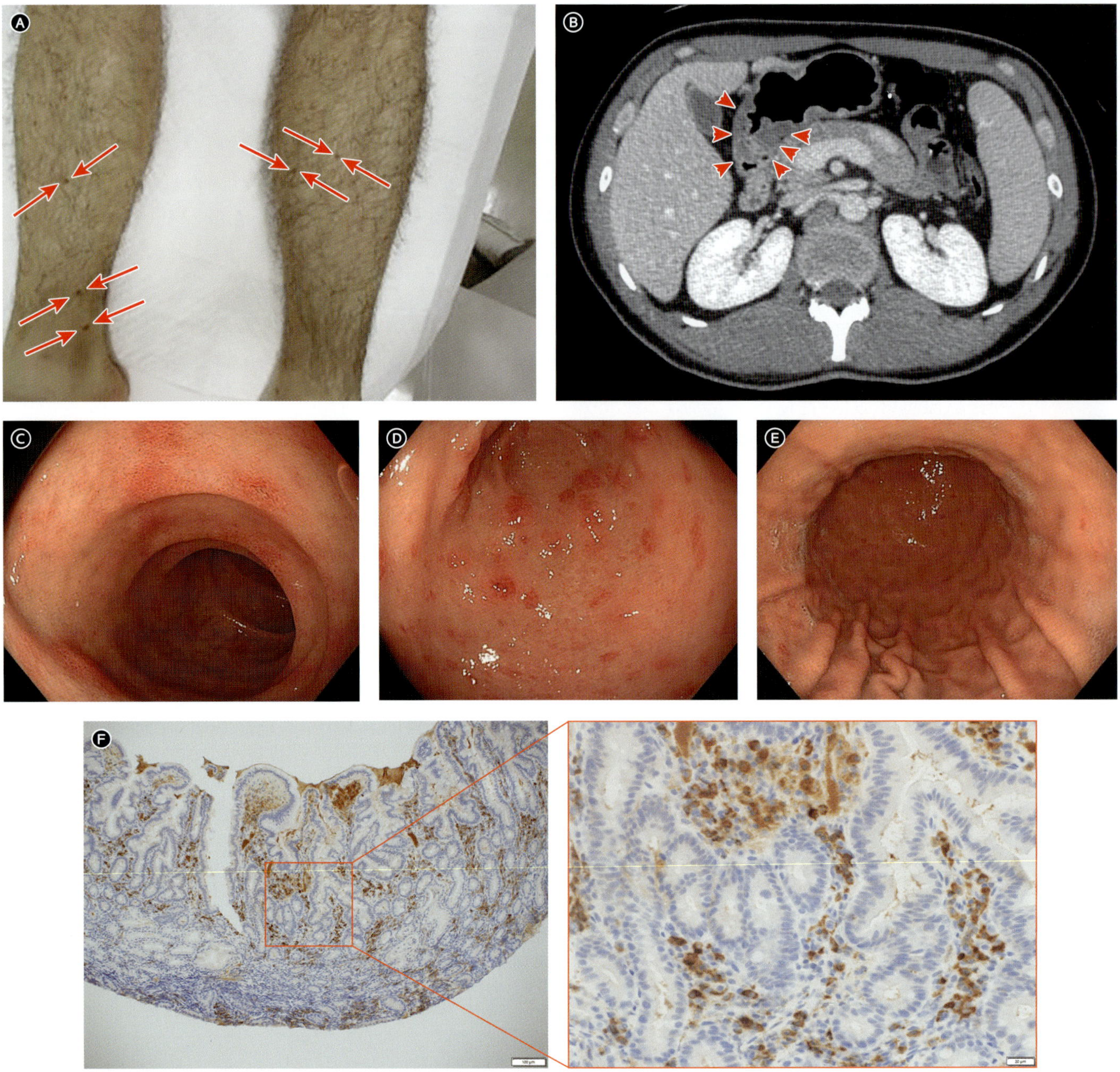

그림 1　본원에서 경험한 증례. 20대 남성, 복통을 주소로 내원

Ⓐ) 양 하지를 중심으로 쌀알 크기의 자반이 드문드문 관찰된다(→). 생검에서 백혈구파괴혈관염 소견이 확인되었다.
Ⓑ) 내원 당시 시행한 복부 조영 CT에서 위 전정부를 중심으로 점막 부종을 시사하는 소견이 관찰되었다(▶).
Ⓒ) 십이지장 수평각의 백색광 관찰. 다발성의 반점 형태 발적반이 관찰되며, 이 증례에서는 궤양 병변은 관찰되지 않았다.
Ⓓ) 위 전정부의 백색광 관찰. 발적과 융기가 두드러지는 미란 병변이 다수 형성되어 있고, 이 증례에서는 전정부가 가장 뚜렷한 점막 병변을 보인 부위였다.
Ⓔ) 위체 중 · 하부 백색광 관찰. 발적을 띠는 미란이 산재해 있으나, 전정부에 비해서는 병변이 덜 뚜렷하게 나타난다.
Ⓕ) 전정부에서 시행한 점막 생검의 IgA 면역조직화학염색. IgA 양성 형질세포의 침윤이 확인되었다.

참고문헌

1)　江﨑幹宏, 他：血管炎による消化管病変の臨床診断一 IgA 血管炎(Henoch-Schönlein 紫斑病). 胃と腸, 50：1363-1371, 2015
2)　日本循環器学会, 他： 血管炎症候群の診療ガイドライン(2017年改訂版). pp78-83, 2018
https://www.j-circ.or.jp/cms/wp-content/uploads/2020/02/JCS2017_isobe_h.pdf
3)　岡村幸重：IgA 血管炎.「消化器疾患のゲシュタルト」(中野弘康/編著), pp22-30, 金芳堂, 2022

빈도 ★★☆
난이도 ★☆☆

1 다비가트란 기인성 식도염

神宝隆行

질환의 개요

- 고령자 및 심방세동 환자의 증가 등으로 인해 혈전색전증 및 그 위험을 가진 환자가 증가하는 추세이며, 이를 배경으로 항응고 치료 중인 환자가 내시경 검사를 받는 사례도 점차 증가하고 있다. 항응고제인 다비가트란(dabigatran)은 2010년대 이후 기존의 와파린을 대체할 수 있는 직접경구항응고제(direct oral anticoagulant, DOAC) 중 하나로 널리 사용되고 있으며, 유사한 약물들과는 달리 식도염을 자주 유발할 수 있음이 알려져 있다.
- Yamazaki 등이 2018년 수행한 보고[2]에 따르면 다비가트란과의 연관성이 의심된 식도염 및 궤양 환자 22예 중 17예가 증상을 보였으며, 그 대부분(15명)이 삼킴 시 흉통, 가슴쓰림, 식도 폐색감 등 식도 질환을 강하게 시사하는 증상을 호소하였다. 또한, 이들 17예 중 7예는 투약 시작 후 1주 이내에 증상을 자각하고 있었다.
- 이상의 사실로부터 환자가 자각 증상을 호소하지 않더라도, 내시경 검사에서 우연히 본 질환이 발견되는 경우도 드물지 않다는 점을 알 수 있다.
- 이 약제가 식도염을 유발하는 기전에 대해서는, 약제에 포함된 주석산(tartaric acid)의 영향을 지적한 논문[3]도 있으나 아직까지 학계의 일치된 견해에 이르지는 못한 상태이다.
- 일반적으로는 원인 약제를 중단하면, 수일 내에 증상과 내시경 소견이 신속하게 호전된다.

특징적인 소견과 진단(그림 1, 2)

- 내시경 소견으로 식도 중부 또는 하부에 세로 방향으로 주행하는 백색 막모양의 부착물이 가장 특징적인 소견으로 알려져 있다. 그 외 소견으로는 원형으로 뚫린 듯한 궤양이 모여 있는 모습, 칸디다증과 유사한 작은 백태의 집합, 점막 비후 등이 있다. 전형적인 예에서 관찰되는 백색 막모양의 물질은 호산성 변성을 일으킨 탈락된 편평상피로 알려져 있으나, 다비가트란 캡슐 내용물이 식도벽에 직접 부착된 것임을 시사하는 보고도 있다[4].
- 때로는 용해된 청색 캡슐 일부가 점막에 부착되어 있는 경우도 관찰되며, 이 경우 진단이 보다 용이해진다.

감별진단 시 주의할 점

- 앞서 서술한 특징으로 인해 칸디다성 식도염과의 감별이 문제가 되는 경우가 있다. 감별을 위해 생검으로 확인하는 방법 외에도 복용 중인 약제에 다비가트란이 포함되어 있다면 일시적으로 복용을 중단하거나 유사한 효능을 가진 다른 약제로 변경한 후 내시경으로 재검사한다. 항진균제를 일시적으로 복용한 뒤 추후 내시경을 재검사하는 등의 방법을 통해 감별이 가능하다.

참고문헌

1) 辻 陽介, 他：ダビガトランによる薬剤性食道粘膜傷害が疑われた食道炎の1例. 臨牀消化器内科35：1508-1511, 2020
2) 山﨑康朗, 他：投与4年後に急激に悪化するまでの経過を観察しえたダビガトラン起因食道炎の1例. 日本消化器内視鏡学会雑誌, 60：1464-1471, 2018
3) 泉川孝一, 他：服薬指導が有用であったダビガトランによる薬剤性食道潰瘍の2例. 日本消化器病学会雑誌, 111：1096-1104, 2014
4) 藤田孝義, 他：ダビガトラン起因性食道炎. Gastroenterological Endoscopy, 59：456-457, 2017

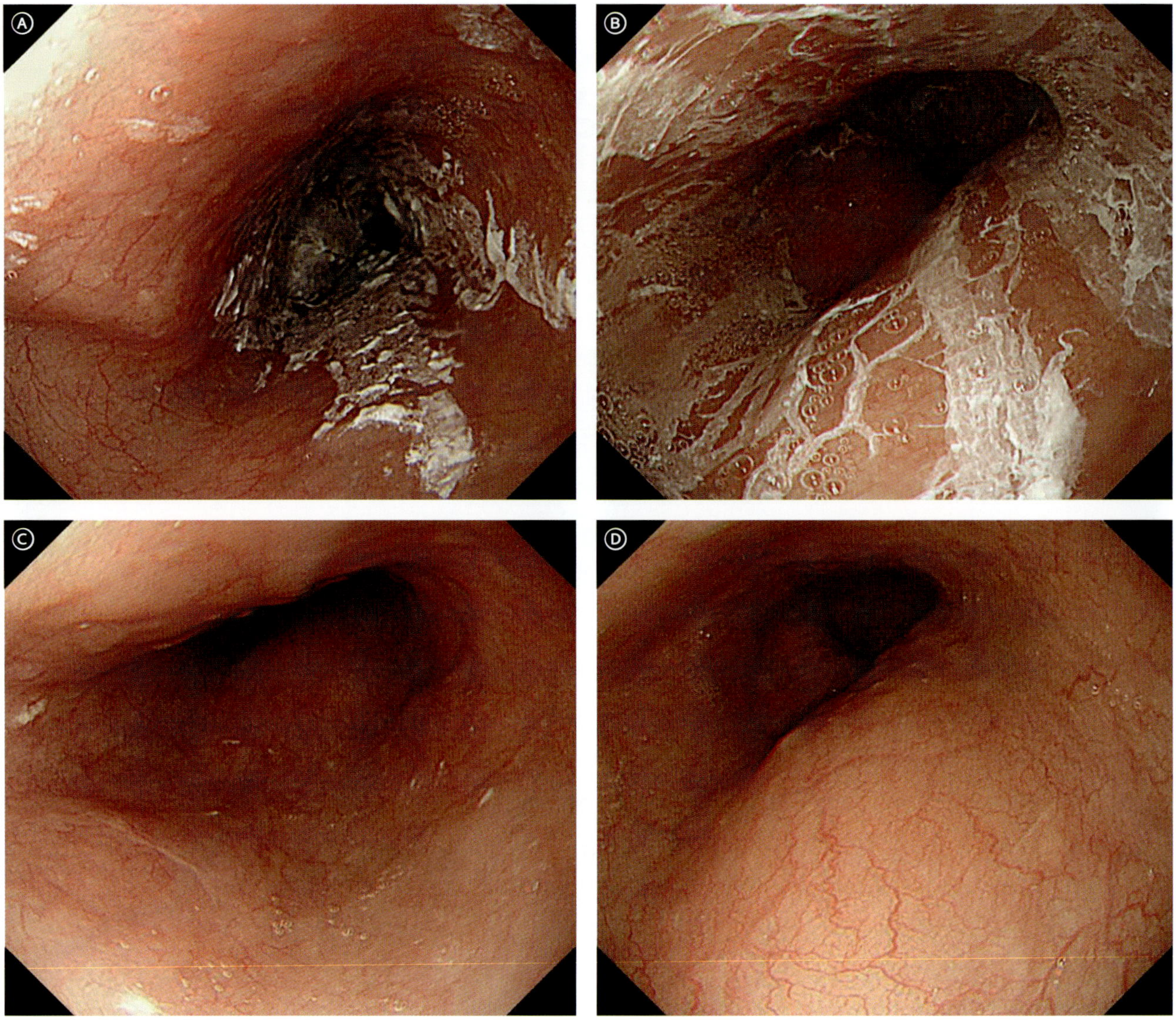

그림 1　다비가트란 유발 식도염의 한 예

Ⓐ) 백색광 관찰. 위앞니열로부터 30 cm 부위. 백색 막 모양의 부착이 뚜렷하게 관찰된다.
Ⓑ) 백색광 관찰. 위앞니열로부터 40 cm 부위, 동일한 소견.
Ⓒ) 다비가트란 중단 후 Ⓐ와 동일 부위. 소견은 완전히 소실되었다.
Ⓓ) 다비가트란 중단 후 Ⓑ와 동일 부위. 소견은 완전히 소실되었다.

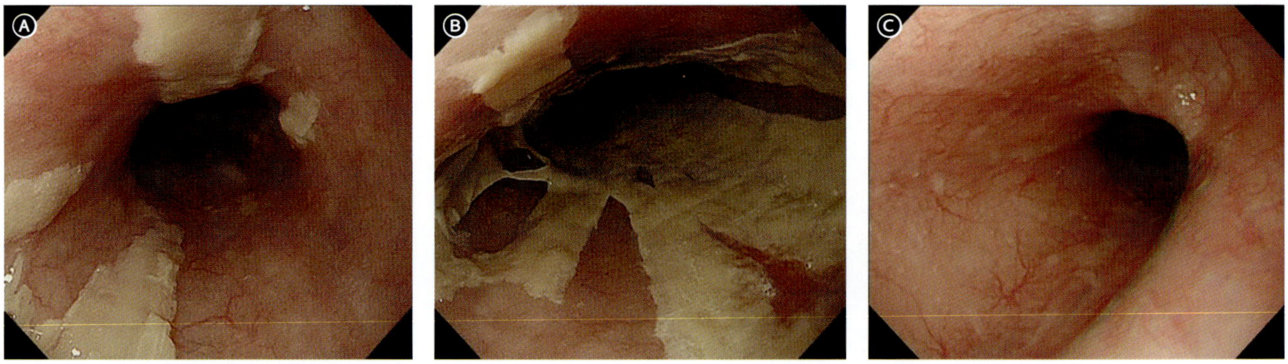

그림 2　다비가트란 유발 식도염의 또 다른 예

Ⓐ) 백색광 관찰. 세로 방향으로 주행하는 백색~담황색의 막 모양 물질이 뚜렷하게 부착되어 있다.
Ⓑ) 백색광 관찰. 동일한 소견.
Ⓒ) 다비가트란 중단 후. 소견은 완전히 소실되었다.

빈도 ★★☆
난이도 ★☆☆

2 비스테로이드항염증제 궤양

岡本 真

질환의 개요

- 저용량 아스피린을 포함한 비스테로이드항염증제(nonsteroidal antiinflammatory drugs, NSAIDs)에 의해 소화성 궤양이나 급성 위점막 병변(AGML)이 발생할 수 있다. 약물성 궤양의 원인 중 가장 흔한 경우이다.
- NSAIDs 궤양은 사이클로옥시게나제(COX)-1 억제 작용과 직접적인 점막 손상 작용에 의해 발생한다. COX-2 선택적 억제제에서도 궤양이 발생할 수 있지만, 비선택적 NSAIDs에 비해서는 발생률이 낮다.
- NSAIDs 복용자의 궤양 발생률은 10~15%로 보고되어 있다.
- NSAIDs 궤양은 종종 복통과 같은 자각 증상이 없으며, 토혈이나 하혈과 같은 출혈 증상으로 처음 발견되는 경우도 많다.

특징적인 소견과 진단

- NSAIDs 궤양의 특징으로는 ① 위 전정부에 호발, ② 다발성, ③ 궤양의 형태가 불규칙하고 얕다는 점 등이 있다. 한편, *H. pylori*에 의해 발생하는 궤양은 위각에서 위체 하부의 소만에 단발로 생기는 경우가 많다.
- 비아스피린 NSAIDs 궤양은 불규칙한 형태를 가지며 10 mm 이상의 비교적 큰 크기를 가지는 경우가 많고, 종종 깊은 궤양이 된다(그림 1~3).
- 아스피린에 의한 궤양은 대개 원형 또는 타원형의 얕은 궤양으로, 크기는 10 mm 이하인 경우가 많다(그림 4).
- 진단은 약물 복용력과 내시경 소견을 근거로 이루어진다.
- 치료는 원인이 되는 NSAIDs를 중단하고 궤양 치료제를 투여하는 것이다. NSAIDs를 중단할 수 없는 경우에는 PPI를 병용 투여한다.

감별진단 시 주의할 점

- 내시경 소견만으로는 궤양의 원인이 *H. pylori*인지 NSAIDs인지 구별하기 어려운 경우가 많다. 고령자에서는 두 가지 요인이 모두 관여하고 있는 경우가 많다.
- *H. pylori*와 NSAIDs 두 가지가 모두 관여하는 경우에는, 양쪽의 특징이 혼합된 내시경 소견을 보인다.

참고문헌

1) 「消化性潰瘍診療ガイドライン2020(改訂第3版)」(日本消化器病学会/編), 南江堂, 2020

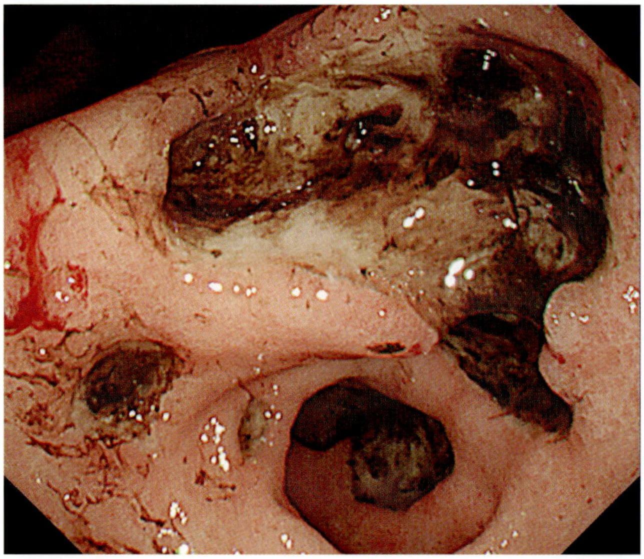

그림 1 70대 남성. 흑색변을 주소로 응급 내시경 시행. 세레콕시브 복용 중. 수 년 전 *H. pylori* 제균력 있음.

전정부부터 위각부에 걸쳐 깊은 궤양이 다발성으로 관찰됨. 노출 혈관이 확인되어 지혈술을 시행함.

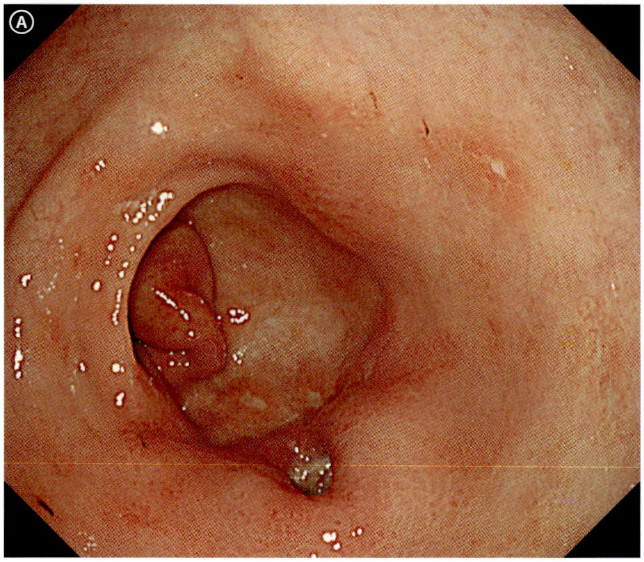

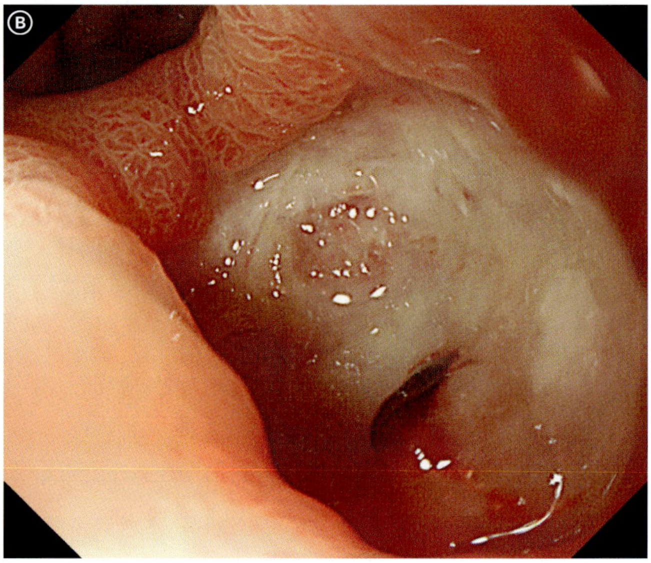

그림 2 70대 여성. 빈혈 정밀검사를 위해 내시경 시행. 록소프로펜 복용 중. *H. pylori* 미감염.

Ⓐ) 전정부 대만에 깊이 파인 궤양이 관찰됨. 이외에도 작은 미란이 산재되어 있음.

Ⓑ) 궤양 저부에는 응고혈이 부착되어 있었으나, 노출혈관은 관찰되지 않음.

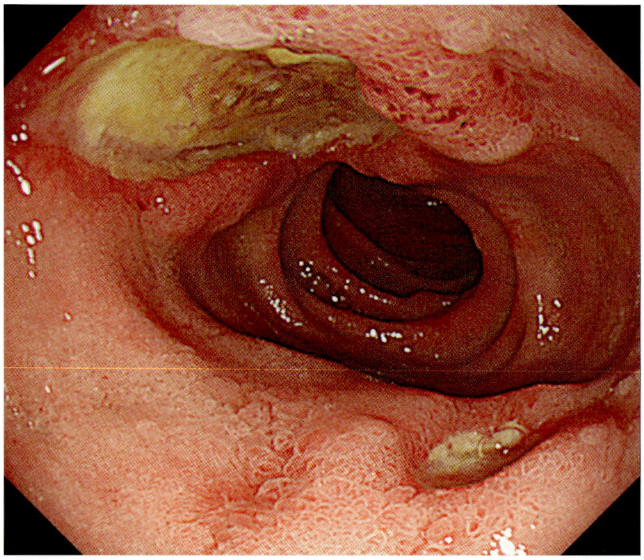

그림 3 50대 남성. 흑색변으로 응급 내시경 시행. 록소프로펜 복용 중. *H. pylori* 미감염.

십이지장 하행각에 깊게 파인 궤양이 다발. 노출 혈관은 확인되지 않았다.

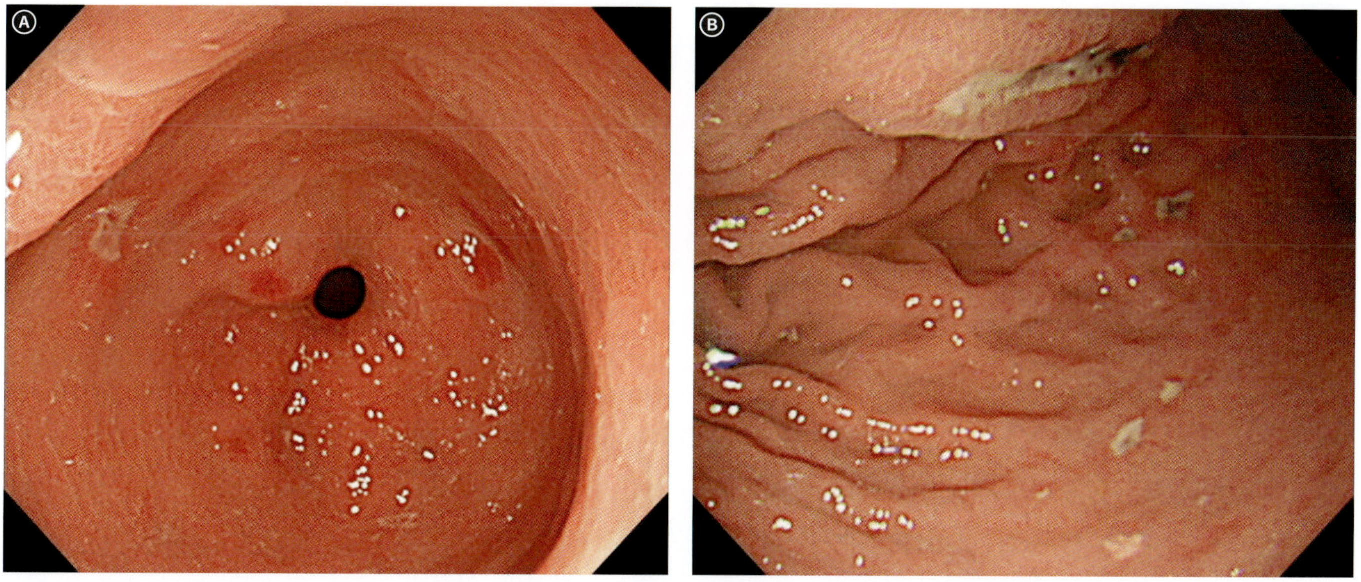

그림 4　50대 남성. 빈혈과 흑색변을 주소로 응급 내시경 시행. 저용량 아스피린 복용 중. 항*H. pylori* 항체 양성.

Ⓐ) 유문 전정부에 작고 얕은 궤양 및 미란이 다발. Ⓑ) 위 체부에도 비교적 큰 병변을 포함하여 궤양 및 미란이 다발.

빈 도 ★☆☆
난이도 ★★☆

3 부식성 식도염

大木大輔, 辻 陽介

질환의 개요

- 부식성 식도염은 조직 손상을 유발하는 강한 화학물질이나 약제를 경구섭취함으로써 발생하는 식도염이다. 원인 물질로 산(염산, 황산 등), 알칼리(가성 소다, 차아염소산나트륨 등), 중금속(철, 구리 등), 농약 등이 있다.
- 소아의 경우 이물질 잘못 삼킴에 의한 경우가 많고, 성인의 경우 자살 시도에 의한 비율도 적지 않다.
- 손상 정도는 화학물질의 종류, 농도, 복용량, 그리고 노출 시간에 따라 달라진다. 산성 물질은 표면 조직에 응고 괴사를 일으켜 점막 손상이 심부까지 진행되는 경우는 드물지만, 알칼리 물질은 비누화 작용을 동반한 융해 괴사를 유발하므로 근육층보다 깊은 층까지 손상이 진행되기 쉽다. 이로 인해 알칼리성 물질에 의한 경우는 만성기에 흉터에 따른 협착이 생기기 쉽다.
- 중금속에 의한 손상 중에서는 철 성분 물질이 가장 흔하다. 철 성분 물질로 인한 상부 소화관 손상은 위에서 가장 많이 발생하며, 그다음으로 식도에서 흔하게 나타난다. 철 성분 물질은 체내에서 제1철(Fe^{2+}) 형태로 흡수되며, 이후 산화되어 제2철(Fe^{3+})로 전환된다. 제2철이 철결합 단백질인 트랜스페린의 결합 능력을 초과하게 되면, 과잉의 제2철이 세포 손상을 일으키게 된다. 제2철은 소화관 점막에 직접적인 부식성 손상을 유발하며, 나아가 자유라디칼의 생성이나 지질의 과산화를 통해 다양한 세포 기능에 광범위한 손상을 일으킨다.

특징적인 소견과 진단

- 부식성 식도염에서는 약물 접촉 부위에 광범위한 미란이나 궤양이 형성된다. 약물 노출이 사라지면 미란과 궤양은 호전되는 경향을 보이며, 점차 정상으로 회복된다. 치유 과정에서 반흔에 의한 협착이 발생할 수 있다.
- 진단은 산, 알칼리, 농약 등의 복용 여부나 발견 당시의 주변 환경 등을 통해 유추되는 경우가 많다. 중금속에 의한 손상은 내시경에서의 육안 소견만으로는 진단이 어려운 경우가 많으며, 미란이나 궤양 바닥 가장자리에서 시행한 조직 생검을 통해 진단이 이루어질 수 있다.
- 철에 의한 부식성 식도염에서는 조직 생검에서 갈색의 침상 결정이 관찰되는 경우가 있다. 이 갈색 결정은 철 염색 시 푸른색으로 염색되며, 이는 진단에 도움이 된다.

감별진단 시 주의할 점

- 광범위한 미란이나 궤양이 관찰되는 경우 거대세포바이러스나 헤르페스바이러스 등 바이러스 감염이 감별진단으로 고려된다. 이 외에도 혈관염을 포함한 결합조직질환, 악성 종양 등의 가능성도 감별 대상에 포함된다. 조직 생검을 통한 병리조직학적 검사 외에, 면역혈청학적 검사를 병행하여 감별진단을 수행할 필요가 있다.
- 철 성분 물질에 의한 부식성 식도염은 진단에 도달하기까지 어려움을 겪는 증례도 있다.
- 본 증례(그림 1)에서도 삼킴 시 통증, 삼킴곤란, 식욕부진을 주소로 의뢰되었다. 환자는 빈혈로 인해 만성적으로 철분제를 복용하고 있었으나, 초진 시에는 원인 약제로 고려되지 않았고, 증상이 악화와 호전을 반복하였다. 상부 소화관 내시경 검사 및 반복적인 조직 진단을 통해 최종적으로 진단에 도달하였다.
- 철 성분 물질이 식도 점막 손상을 유발할 수 있다는 점을 인식하고 있는 것이 중요하다.

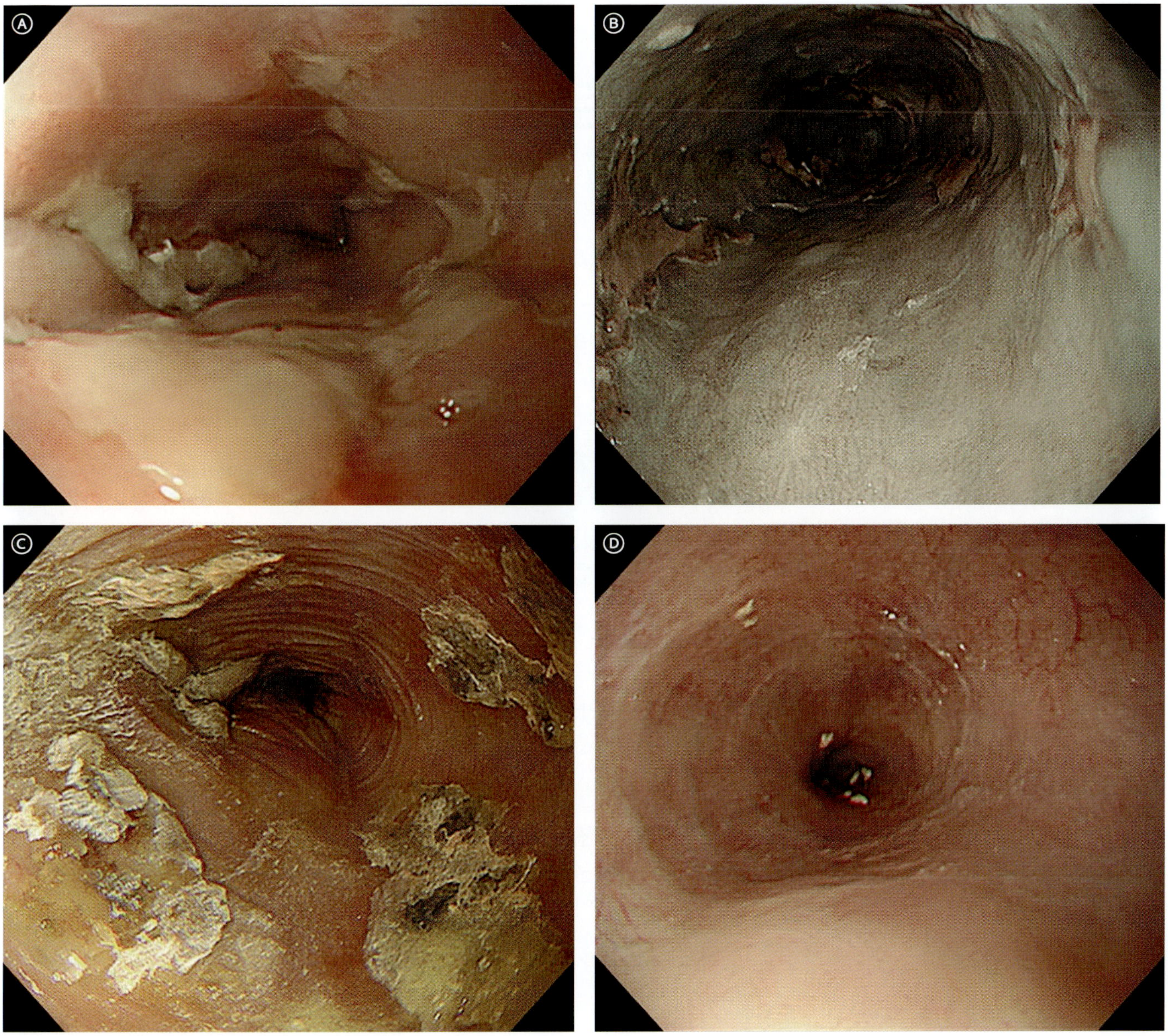

그림 1　철 성분 물질에 의한 부식성 식도염 증례

Ⓐ) 하부 식도 전역에 걸쳐 백태를 동반한 미란이 산재해 있다.
Ⓑ) 동일 부위의 NBI 소견. 미란 부위 및 그 주변에서 IPCL의 혈관 확장이 두드러진 부위는 관찰되지 않는다.
Ⓒ) 증상이 호전된 후, 2개월 뒤 다시 악화되었을 때의 내시경 소견. 미란 부위에 갈색의 침착물이 단단하게 부착되어 있었다. 해당 부위의 조직 생검에서 갈색 결정이 관찰되었으며, 철 염색에서 강한 양성 반응을 나타냈다.
Ⓓ) 철 성분 물질 중단 후의 내시경 소견. 미란은 호전되었으나, 경도의 반흔성 협착이 관찰되었다.

- 부식성 식도염이 발생한 부위에서는 이후 악성 종양이 발생한 사례도 보고된 바 있어, 해당 부위에 대해서는 이후에도 주의 깊은 경과 관찰이 필요하다.

참고문헌

1) Ohki D, et al：Gastrointestinal：A case of significant esophageal ulceration due to oral iron pill therapy. J Gastroenterol Hepatol, 38：1241, 2023
2) Haig A & Driman DK：Iron-induced mucosal injury to the upper gastrointestinal tract. Histopathology, 48：808-812, 2006
3) Kaye P, et al：Iron-induced mucosal pathology of the upper gastrointestinal tract：a common finding in patients on oral iron therapy. Histopathology, 53：311-317, 2008

빈 도 ★☆☆
난이도 ★★☆

4 비스포스포네이트 식도염

小野敏嗣

질환의 개요

- 약제성 식도염 중에서는 비스포스포네이트(bisphosphonate) 제제에 의해 유발되는 식도염으로, 고령자를 중심으로 드물게 관찰되는 질환이다.
- 식도 점막을 보호하는 작용을 하는 포스파티딜콜린(phosphatidylcholine)에 구조적으로 유사한 비스포스포네이트가 작용함으로써, 식도 점막의 보호 작용이 상실되는 것이 발병 기전으로 추정된다.
- 이 약물은 식도 내에 장시간 정체될 경우 국소적으로 접촉한 점막 부위에서 손상을 유발할 수 있으므로, 비스포스포네이트 제제는 충분한 양의 물과 함께 복용하고, 복용 후 최소 30분간은 눕지 않도록 주의해야 한다.
- 이와 같은 이유로 식도 협착이나 이완불능증(achalasia) 등 식도 통과 장애가 있는 환자에게는 원칙적으로 금기로 되어 있다.
- 최근에는 점막 손상성이 적은 비스포스포네이트 제제가 많이 사용되고 있지만, 비스포스포네이트 제제를 복용 중인 환자에게서 국소적인 식도염이 관찰된 경우 이를 감별진단의 하나로 반드시 고려해야 한다.

특징적인 소견과 진단(그림 1)

- 병태로서는 약제성 점막 손상에 해당하며, 내시경 소견은 비특이적인 점막 손상의 양상을 보인다.
- 약물이 정체되기 쉬운 부위에서 병변이 호발하며, 특히 위식도접합부 바로 위에 국소적인 점막 손상이 관찰될 경우 본 질환을 의심해야 한다.
- 비스포스포네이트 제제를 복용 중인 환자에게 점막 소견이 내시경상으로 관찰되고, 적절한 복용 지도나 약물 중단으로 소견이 개선될 경우 진단된다.

감별진단 시 주의할 점

- 다른 약물에 의한 점막 손상을 배제하는 것이 중요하므로, NSAIDs나 DOAC을 포함한 항혈전제 복용 여부 확인은 필수이며, 기타 원인에 의한 식도염도 감별하여 배제해야 한다.

참고문헌

1) Lichtenberger LM, et al : Effect of bisphosphonates on surface hydrophobicity and phosphatidylcholine concentration of rodent gastric mucosa. Dig Dis Sci, 45 : 1792-1801, 2000

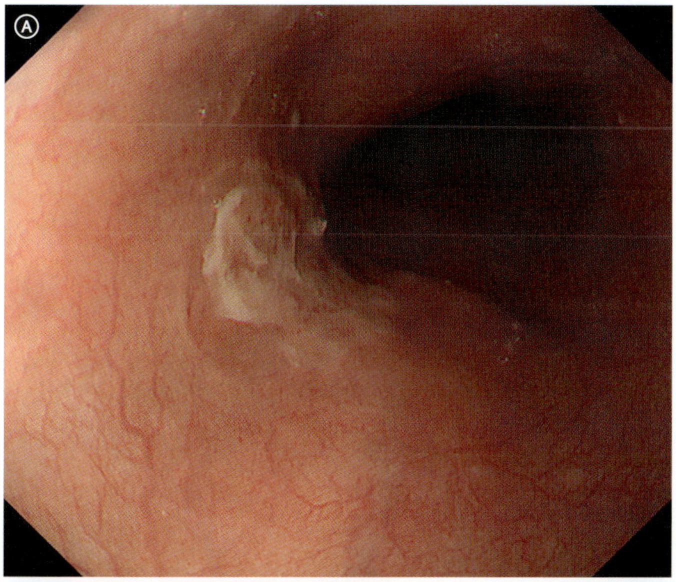

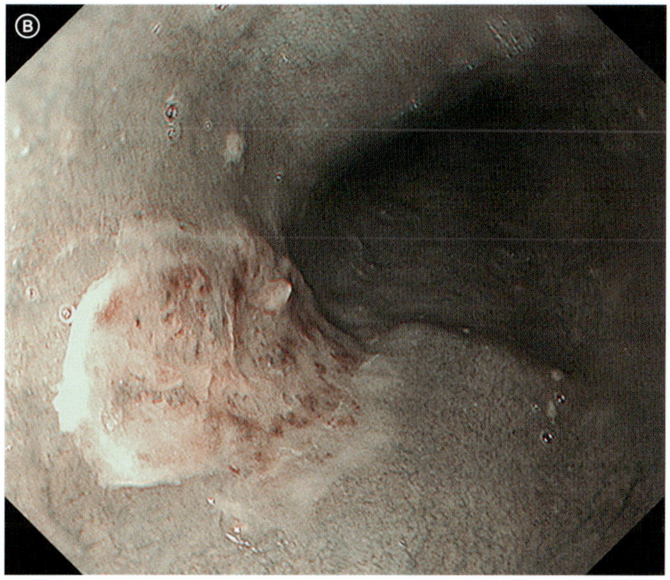

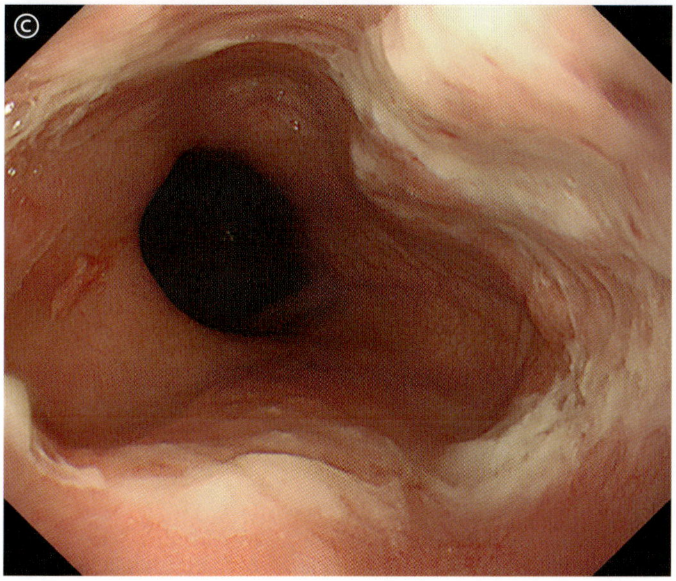

그림 1　60대 여성

Ⓐ) 미노드론산을 복용 중인 환자. 중부 식도의 생리적 협착 부위에 국소적인 미란 부위가 관찰된다. 주변 점막에는 뚜렷한 종양성 변화 등은 보이지 않는다.

Ⓑ) NBI로 근접 관찰한 결과, 미란 이외에 뚜렷한 소견은 관찰되지 않는다.

Ⓒ) 동일 증례의 위식도접합부 바로 위에는 전주성으로 미란 면이 관찰되나, 역시 주변에는 명확한 종양성 변화 등은 동반되지 않는다.

빈 도 ★☆☆
난이도 ★★★

5 탄산 란탄 침착 위점막

大木大輔, 辻 陽介

질환의 개요

- 만성 신부전에 동반된 고인산혈증의 치료제로 널리 사용되는 탄산 란탄[lanthanum carbonate, $La_2(CO_3)_3$]이 소화관 점막에 침착된 것을 의미하며, 소화관 점막 중에서는 위 점막에 가장 흔하게 침착되는 것으로 알려져 있다.
- 경구 투여된 란탄은 위 내에서 음식물에 포함된 인산염과 결합하여, 인산 란탄 복합체를 형성한 뒤 소화관을 통과하게 된다. 란탄의 흡수율은 매우 낮아(약 0.00127%), 흡수된 극소량의 란탄은 간담도계를 통해 체외로 배출된다. 란탄의 부작용으로는 메스꺼움, 구토, 복통, 설사 등 비특이적인 소화기 증상이 보고된 정도이며, 무해한 약제로 평가되어 왔고, 소화관에 어느 정도 침착되더라도 안전한 것으로 간주되어 왔다.
- 란탄 침착에 의한 병원성이나 유병률은 현재까지 명확히 밝혀지지 않았으며, 향후에도 증례의 경과를 지속적으로 관찰하는 것이 중요하다.

특징적인 소견과 진단

- 백색광 관찰(그림 1Ⓐ~Ⓒ)에서는 형태와 크기가 다양한 백색 병변으로 인식된다. 점막 주름을 따라 백색 비후가 관찰되는 경우나 다수의 미세한 백색 반점, 발적 부위를 동반한 미세한 과립 모양의 백색 변화 등이 보이는 경우도 있다.
- NBI 관찰(그림 1Ⓓ, Ⓔ)에서는 미세한 과립 모양 백색 침착물로 인지된다. 백색광보다 NBI에서 더 명확하게 관찰된다는 보고가 있으며, 본 증례 역시 그러한 양상을 보였다.
- 진단은 조직학적 검사로 확정되며, 헤마톡실린-에오신 염색 표본에서는 갈색 침착물로 인식되는 경우가 있다. 침착은 점막하층보다는 점막 고유층에 더 많이 관찰되는 경향이 있다. 또한, 주사전자현미경에서도 침착물을 확인할 수 있으며, 고휘도 물질로 인식되어 영상화가 가능하다.

감별진단 시 주의할 점

- 란탄 침착은 주변 간질에 림프구나 형질세포, 호중구 등의 염증세포 침윤이나, 선와상피의 과형성 변화 등 염증성 변화를 동반하는 경우가 있다. 내시경 소견상 거칠고 발적된 영역이 나타날 수 있으며, 종양성 병변과의 감별이 필요하게 된다.
- 본 증례 역시 이전 병원에서 조기 위암이 의심되어 의뢰된 환자였다. 확대 관찰에서는 발적되고 거친 점막 내에 IMVP 양상의 미세혈관 구조가 관찰되었다. 내시경적 절제술도 처음에는 고려되었으나 병변 부위에서 시행한 조직 생검에서 란탄 침착이 확인되면서 최종적으로 경과 관찰 방침으로 결정되었다.
- 발적되고 거칠어진 부위만을 병변 범위로 인식했기 때문에 그 주변에서 음성 대조용 생검을 시행하였으나, 주변에서 채취한 모든 생검 조직에서도 란탄이 확인되었고, 백색 부위 전체에 란탄이 부착되어 있는 것으로 판단되었다.

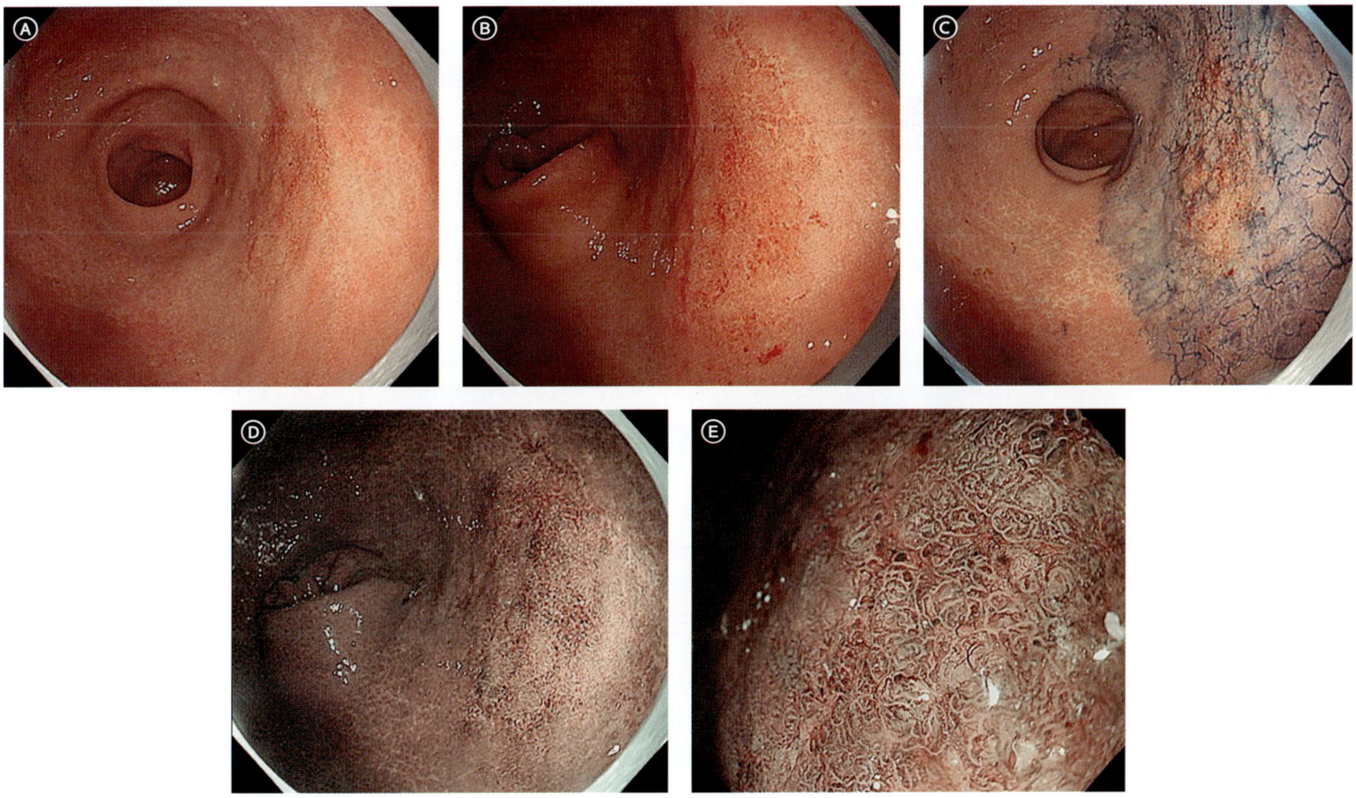

그림 1　탄산 란탄 침착증

Ⓐ) WLI 중간 거리 관찰: 발적을 띠는 국소적인 거친 점막이 관찰된다.
Ⓑ) WLI 근거리 관찰: 초기에는 발적 부위에 시선이 집중되기 쉬우나, 발적 부위의 외곽을 둘러싸듯이 백색 부위가 환상으로 관찰된다. 전체적으로는 환상 백색 부위 안에 발적을 띠는 거친 부위가 포함되어 있는 형태의 소견을 보인다.
Ⓒ) 인디고카르민 도포 소견. 발적을 띠는 거친 점막의 국소성이 더욱 강조되어, 종양성 병변의 가능성도 고려해야 할 소견이었다.
Ⓓ) NBI 근거리 관찰, 비확대. 수많은 미세한 백색 점의 침착이 관찰된다.
Ⓔ) NBI 확대 관찰. 미세한 백색 침착물이 확인된다. 염증성 변화의 반영일 수 있으며, 와 간부를 따라 경도의 불규칙한 미세혈관 구조가 관찰된다.

참고문헌

1)　Yabuki K, et al：Lanthanum Deposition in the Gastroduodenal Mucosa of Dialysis Patients. J UOEH, 41：387-395, 2019
2)　Eso Y, et al：Gastrointestinal：Lanthanum phosphate deposition in the gastroduodenal mucosa：An unusual cause of epigastric discomfort. J Gastroenterol Hepatol, 33：1165, 2018
3)　岩室雅也, 他：胃・十二指腸粘膜へのランタン沈着症における内視鏡像の検討. 日本消化器内視鏡学会雑誌, 59：1428-1434, 2017

빈 도 ★★☆
난이도 ★☆☆

6 PPI 관련 위저선 용종

大河原 敦

질환의 개요

- 프로톤 펌프 억제제(PPI)를 장기 복용하면 위저선 용종, 선와상피형 과형성 용종, 다발성 백색 편평 융기(Haruma · Kawaguchi 병변) 등의 발생 또는 증대가 나타날 수 있다. 그 상세한 기전은 명확히 밝혀지지 않았으나, PPI 복용으로 위산 분비가 억제되어 저산 상태가 지속됨에 따라 상대적으로 상승한 가스트린이 위저선의 과형성에 관여할 가능성이 있다. 조직학적으로는 위저선이 증식된 과형성 병변으로, 위저선의 구조 이상과 국소적인 선관의 낭종성 확장이 특징적으로 관찰된다.

특징적인 소견과 진단

- PPI를 장기 복용하면 위저선 용종이 새로 발생하거나 기존 용종이 증대되며, 특히 용종 표면이 부종 양상으로 팽창하는 소견이 특징적으로 나타난다(그림 1~3). 위 체부에서 저부에 걸쳐 다발하는 백색의 편평 융기(Haruma · Kawaguchi 병변, 그림 4)는 영상 강조 내시경[narrow band imaging(NBI), blue laser imaging(BLI)]이나 색채 강조 내시경(linked color imaging, LCI)을 활용하여 정확하게 진단할 수 있다.

감별진단 시 주의할 점

- 병변의 표면 성상, 색조, 배경 점막과의 형태 및 색조 차이에 따라 종양성 병변과 비종양성 병변을 판별한다. 병변의 크기가 2 cm 미만이고 배경 점막과 같은 색조를 띠는 경우에는 위저선 용종으로 진단한다. PPI 장기 복용에 의한 변화로 위저선 용종의 발생, 부종 양상의 증대, 발적 등이 관찰되므로 위저선형 위암, 라즈베리 양상 선와상피형 위암, 위저선 용종증 등과의 감별이 필요하다.

참고문헌

1) 鎌田智有, 他：PPI長期投与と胃黒点・多発性白色扁平隆起・敷石状胃粘膜. 消化器内視鏡, 32：1166-1171, 2020
2) 加藤元嗣, 他：PPI/P-CAB投与による胃粘膜変化ー内視鏡と病理を含めて. 臨牀消化器内科, 34：1601-1608, 2019
3) 川口　実, 他：胃体部にみられる白色扁平隆起の検討. 日本消化器内視鏡学会雑誌, 49：958, 2007

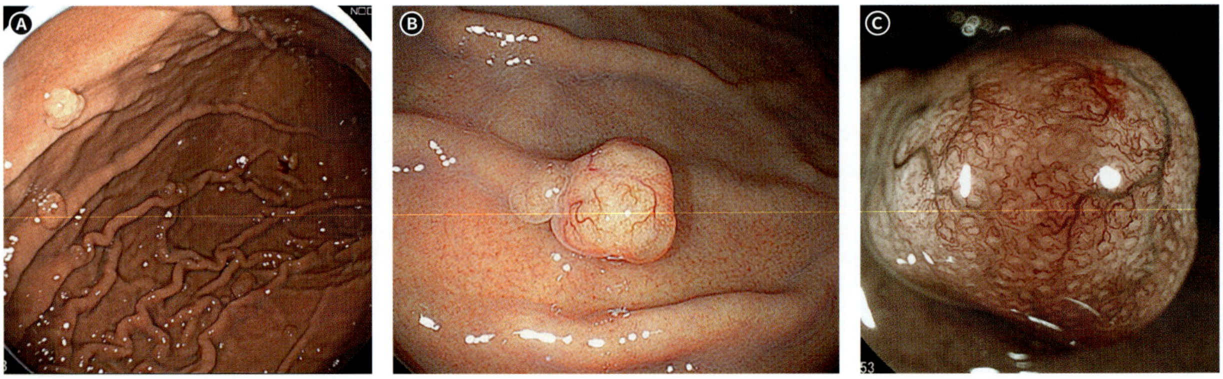

그림 1 PPI 복용에 의한 위저선 용종

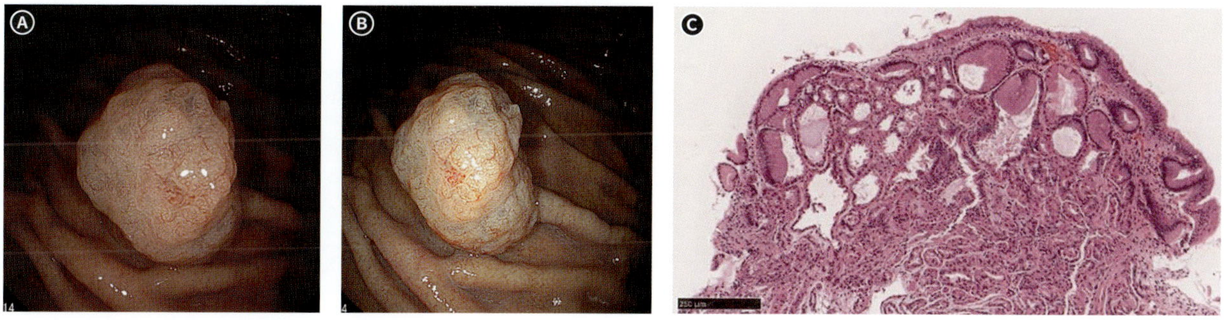

그림 2 부종 양상으로 증대된 위저선 용종

위저선 점막에서 고유 위선에 작은 낭종성 변화가 관찰되며, 벽세포는 뾰족한 형태로 확인된다.

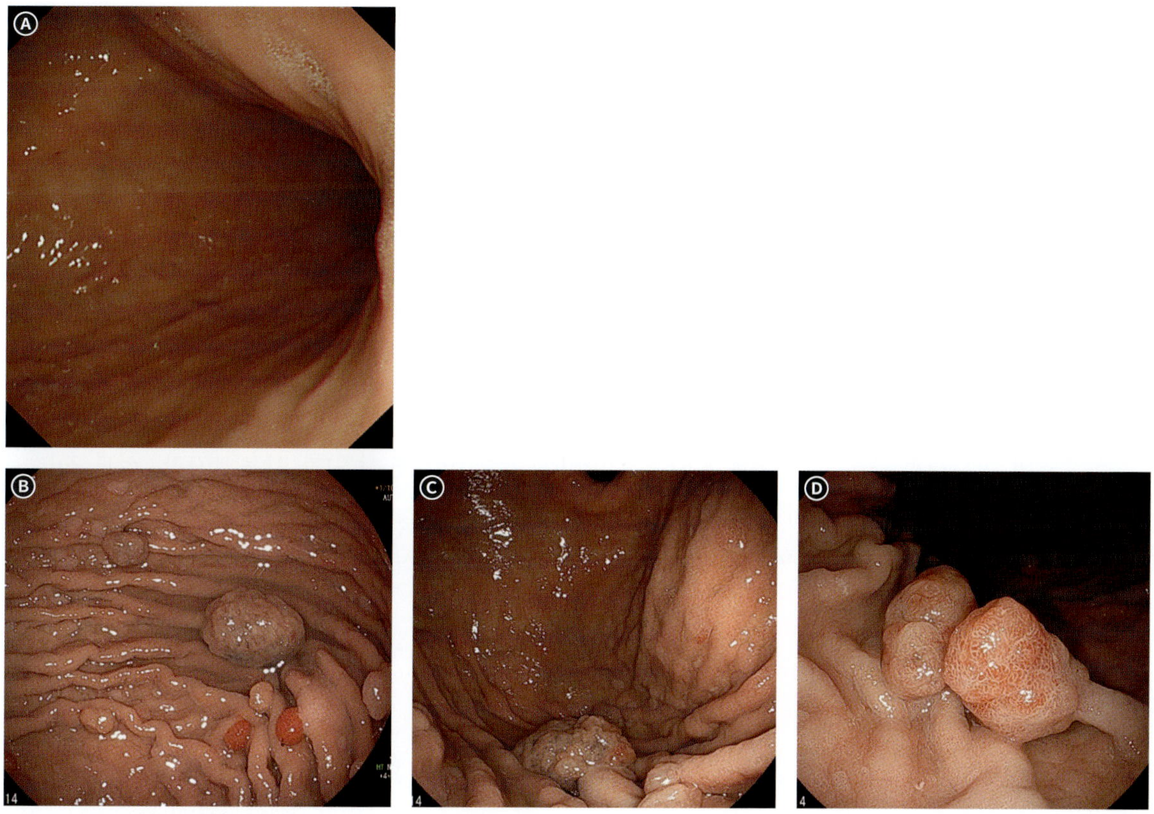

그림 3 PPI 복용 전후의 변화

Ⓐ) PPI 복용 전(2015년)

Ⓑ~Ⓓ) 복용 후 7년(2022년)

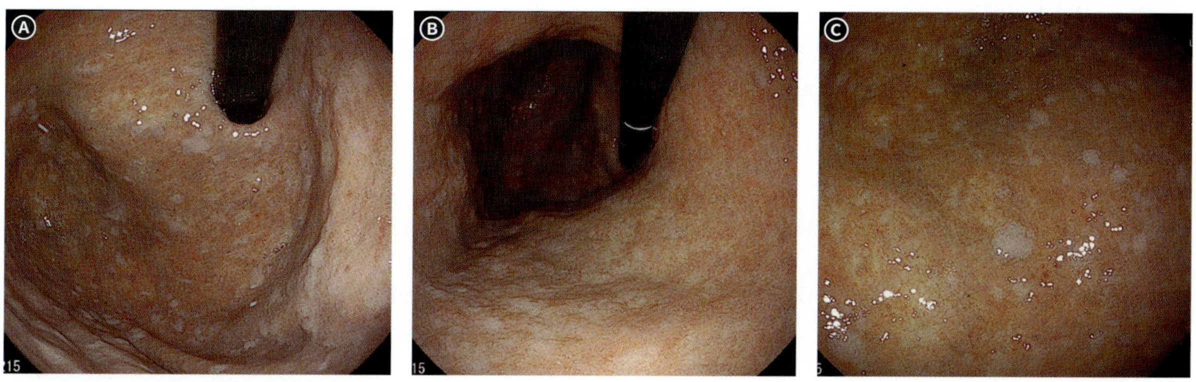

그림 4 Haruma · Kawaguchi 병변

위 체부에 다발한 백색의 편평 융기

빈 도 ★★★
난이도 ★☆☆

1 역류성 식도염

岩田琢磨, 中込　良

질환의 개요

- 역류성 식도염이란 위산이나 담즙이 식도로 역류[위식도역류질환(gastroesophageal reflux disease, GERD)]함으로써 발생하는 식도 점막 손상이다.
- 역류성 식도염의 전형적인 증상은 산역류나 가슴쓰림이지만, 흉통이나 기침 등의 식도 외 증상이 동반되는 경우도 있다.
- 위산의 역류에는 식도열공탈장, 하부식도괄약근(LES)의 이완, 식도운동장애 등이 관련되어 있다.
- 역류성 식도염을 악화시키는 요인으로는 격렬한 운동, 지방 섭취 증가, 과식, 비만, 흡연, 스트레스 등이 있다.
- 증상의 호전을 위해서는 우선 생활습관에 대한 지도가 중요하지만, 생활습관 개선만으로 불충분한 경우에는 위산 분비 억제제를 사용한 약물치료를 시행한다.
- 식생활의 서구화와 *H. pylori* 감염률 감소에 따라 역류성 식도염의 유병률은 증가하는 경향을 보이고 있다.

특징적인 소견과 진단(그림 1)

- 역류성 식도염의 내시경적 중증도 분류에는 Los Angeles 분류(**부록 5 참조**)가 사용되지만, 식도 점막 손상의 정도와 자각 증상의 중증도는 반드시 일치하지는 않는다.
- 식도 점막 손상에 수반하여 염증성 용종이 발생하는 경우가 있으며, 식도접합부의 0시에서 2시 방향에 호발하는 경향이 있다.

감별진단 시 주의할 점

- 중증의 역류성 식도염에서는 출혈이 발생하여 토혈이나 하혈, 빈혈의 원인이 될 수 있다.
- 역류성 식도염이 치유되는 과정에서 반흔화가 일어나 식도가 협착되는 경우가 있다(그림 2).
- 식도의 반흔성 협착으로 인한 통과 장애에 대해서는 내시경적 풍선확장술을 시행하는 경우가 있다.
- 위산 역류 증상이 있으나 점막 손상이 동반되지 않은 GERD는 비미란성 역류성 식도염(non-erosive reflux disease, NERD)이라 불리며, 역류성 식도염과는 다른 병태로 간주된다.
- 위산이나 담즙이 식도로 역류함으로써 발생하는 만성적인 식도 점막 염증은 바렛식도의 발생과 관련이 있는 것으로 생각되며, 역류성 식도염은 바렛식도 선암의 위험 인자로 간주된다.

참고문헌

1) 「胃食道逆流症(GERD) 診療ガイドライン2021(改訂第3版)」(日本消化器病学会/編), 南江堂, 2021
2) 「消化器内視鏡Vol. 35 No. 5 GERDを極める」(星原芳雄/編), 東京医学社, 2023
3) 「胃食道逆流症(GERD) ・咽喉頭逆流症(LPRD) の診かた」(北方敏敬, 他/編著), 金芳堂, 2022

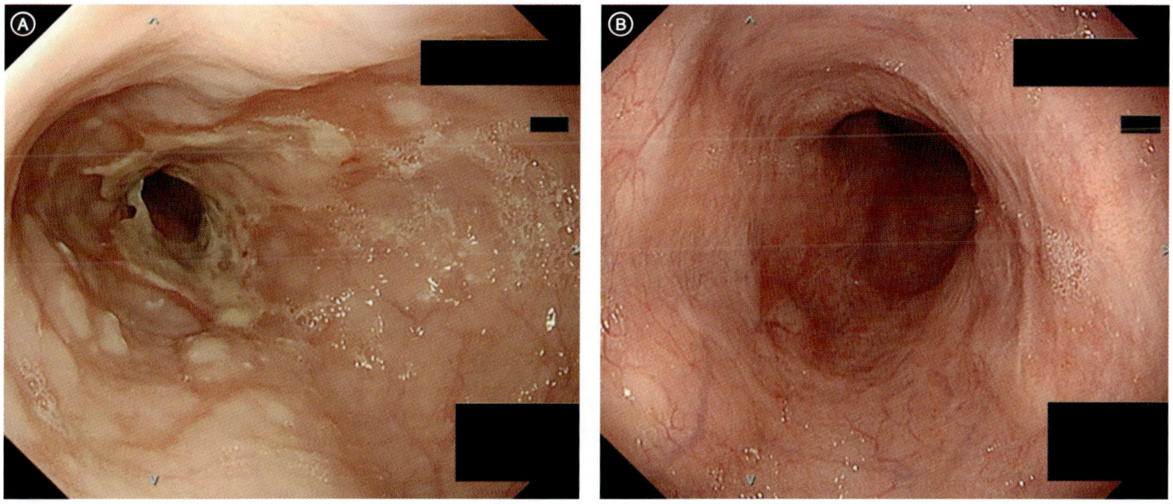

그림 1　역류성 식도염의 내시경 소견

Ⓐ) Los Angeles 분류 Grade D에 해당하는 역류성 식도염. 식도 전체 둘레에 걸친 점막 손상이 관찰된다.
Ⓑ) PPI를 3개월간 복용한 후 시행한 EGD 재검사. 식도 점막의 미란은 소실되었다.

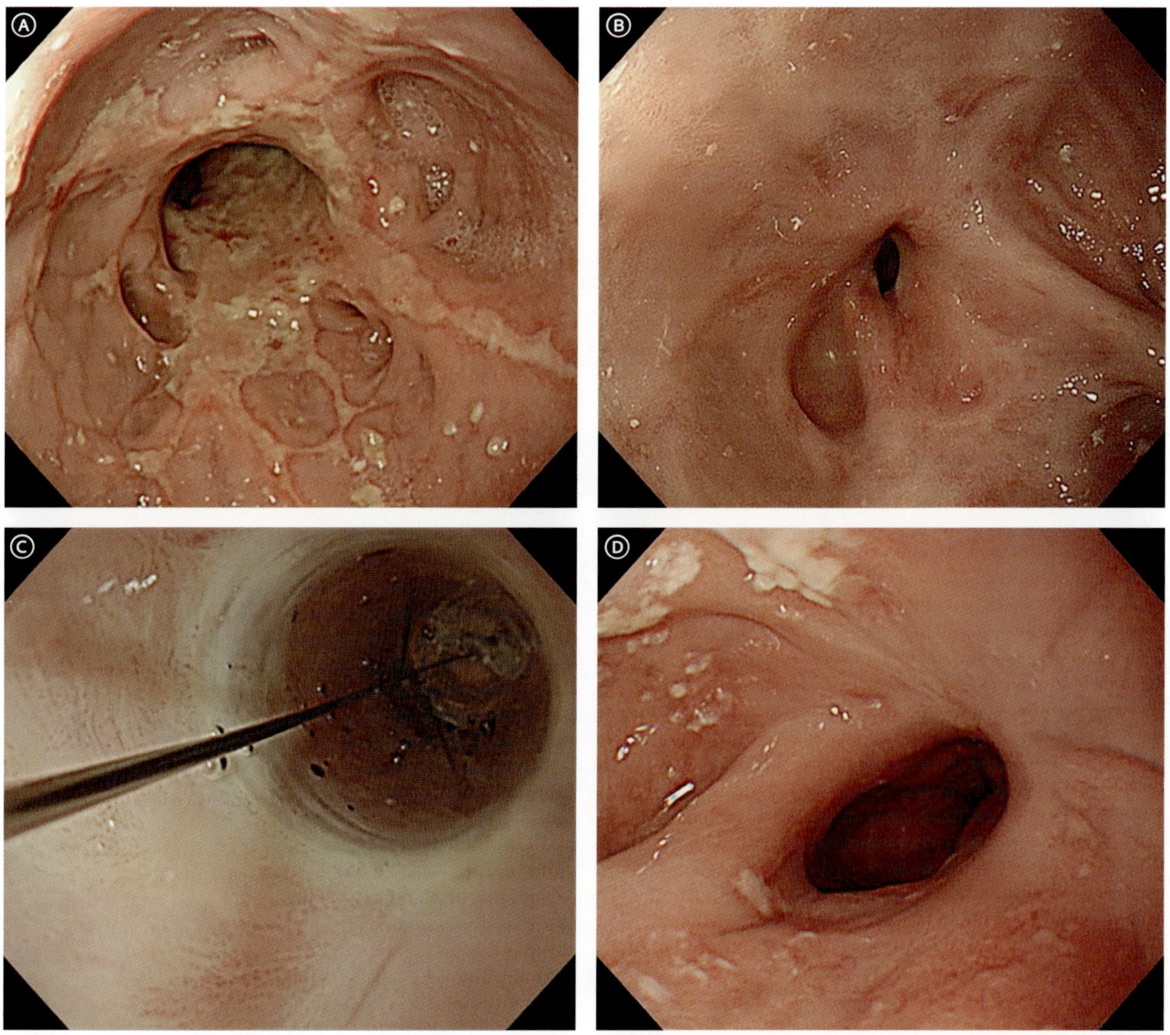

그림 2　역류성 식도염에 의한 식도 협착의 내시경 소견

Ⓐ) 장기간에 걸친 역류성 식도염의 영향으로 미란과 반흔이 혼재되어 있다.
Ⓑ) P-CAB 복용 3개월 후. 점막의 치유 과정에서 반흔화가 진행되어 식도 협착이 발생하였다.
Ⓒ) 흡인성 폐렴을 반복하여 발생하였기 때문에, 내시경적 풍선 확장술을 시행하였다.
Ⓓ) 풍선 확장술 3회 시행 후. 식도 협착은 호전되었고, 증상은 경감되었다.

빈 도 ★★★
난이도 ★☆☆

2 바렛식도

小田島愼也

질환의 개요

- 바렛 점막이란 위에서부터 연속적으로 식도로 뻗어 있는 원주상피(장상피화생의 유무는 묻지 않음)를 말하며, 이 바렛 점막이 존재하는 식도를 바렛식도(Barrett's esophagus)라고 한다.
- 식도의 정의는 위쪽에서 식도쪽으로 연속적으로 돌출된 원주상피(바렛 상피)를 말한다[1].
- 바렛식도는 식도에 전주성으로 3 cm 이상 바렛 점막이 관찰되는 장분절 바렛식도[long segment Barrett's esophagus(LSBE), **그림 1**]와 그 외(일부가 3 cm 미만이거나 비전주성)의 단분절 바렛식도[short segment Barrett's esophagus(SSBE), **그림 2**]로 분류된다.
- 바렛식도는 식도 선암의 발암 위험 요인으로 간주된다. LSBE에서는 연간 발암률이 0.76%로 보고되어 있으며[2], 내시경을 통한 감시가 필요하다[3]. 한편, SSBE의 발암률은 LSBE보다 낮아 연간 0.24%로 보고되어 있다[2].

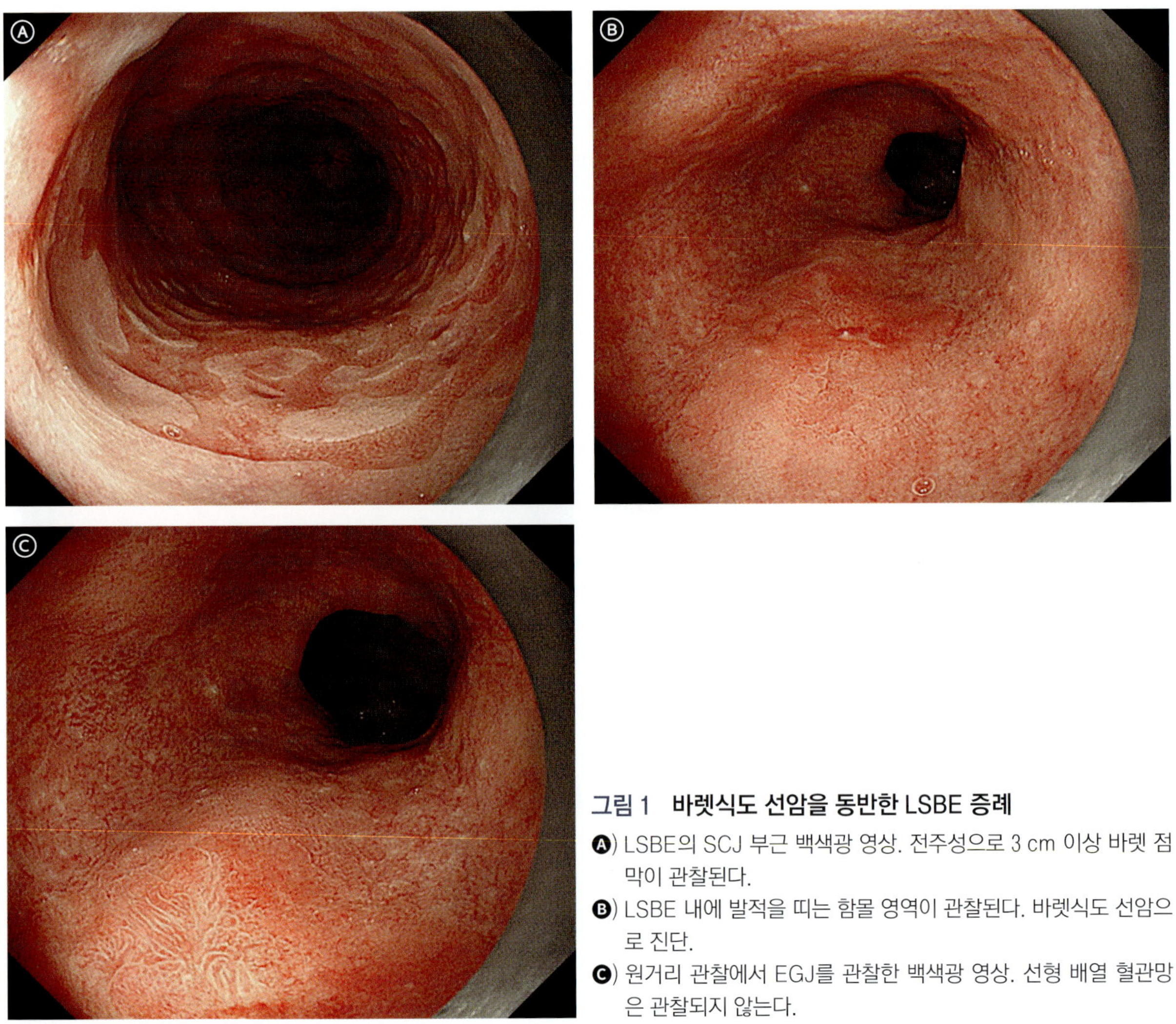

그림 1 바렛식도 선암을 동반한 LSBE 증례

Ⓐ) LSBE의 SCJ 부근 백색광 영상. 전주성으로 3 cm 이상 바렛 점막이 관찰된다.

Ⓑ) LSBE 내에 발적을 띠는 함몰 영역이 관찰된다. 바렛식도 선암으로 진단.

Ⓒ) 원거리 관찰에서 EGJ를 관찰한 백색광 영상. 선형 배열 혈관망은 관찰되지 않는다.

SSBE 역시 감시가 필요하다는 견해도 있으나, SSBE에 대한 감시의 근거는 아직 부족하므로, 현재로서는 SSBE에 대한 감시는 강력히 권고될 정도에는 이르지 않았다[3].

특징적인 소견과 진단

- 바렛식도는 위식도접합부(EGJ)보다 식도측으로 연장된 원주상피가 관찰될 때 진단된다.
- 병리학적 EGJ는 식도 근층과 위 근층의 경계로 정의되지만, 내시경적 EGJ는 선형 배열 혈관(linear arranged vessels)의 하단을 연결한 선으로 간주하는 경우가 많다(그림 1Ⓒ, Ⓓ). 선형 배열 혈관의 관찰이 어려운 경우에는 위점막 주름의 최상단을 EGJ로 설정하는 경우도 있다.

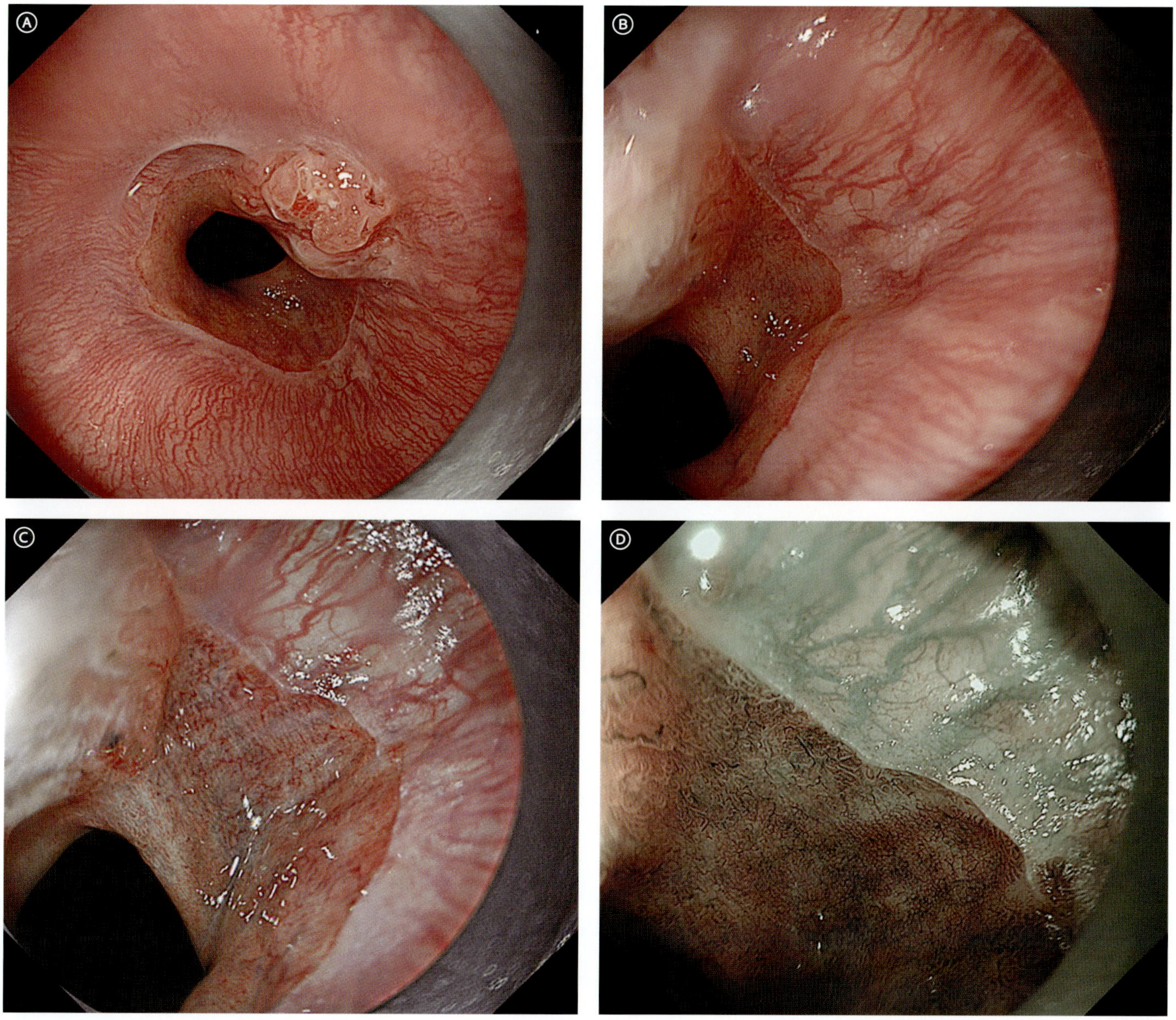

그림 2 바렛식도 선암을 동반한 SSBE 증례

Ⓐ) 위식도접합부 주변의 백색광 영상. 전벽쪽에 불규칙한 융기성 병변(바렛식도 선암)이 관찰되며, 후벽측에는 선형 배열 혈관으로 의심되는 부위가 보여 SSBE가 의심된다.

Ⓑ) 동일 병변의 위식도접합부 부위 근접 영상. 백색광 관찰에서는 선형 배열 혈관이 뚜렷하게 관찰되지 않는다.

Ⓒ, Ⓓ) 해당 부위에 대해 TXI와 NBI를 이용한 내시경 영상(비확대). 각 영상에서는 모두 투시되는 선형 배열 혈관이 관찰되며,그 하단을 EGJ로 판단하여 진단에 활용하였다.

감별진단 시 주의할 점

- 바렛식도와 감별이 필요한 질환은 역류성 식도염이다.
- 식도염과의 감별을 위해서는 내시경으로 식도 점막을 근접 관찰하여 원주상피가 관찰되면 바렛식도로 진단할 수 있다.

참고문헌

1) 「食道癌取扱い規約　第12版」(日本食道学会/編), 金原出版, 2022
2) Chandrasekar VT, et al : Significantly lower annual rates of neoplastic progression in short- compared to long-segment non-dysplastic Barrett's esophagus : a systematic review and meta-analysis. Endoscopy, 51 : 665-672, 2019
3) 「食道癌診療ガイドライン2022年版 第5版」(日本食道学会/編), 金原出版, 2022

3 맬로리-바이스증후군

Mallory-Weiss syndrome

빈 도 ★★★
난이도 ★☆☆

田代 淳, 新井雅裕

질환의 개요

- 전형적으로는 과음 후 반복적인 구토를 하던 중 토사물에 선혈이 섞여 나타나 응급으로 내원하게 된다.
- 병태는 반복 구토로 인해 위내압이 급격히 상승하면서 위식도접합부에 점막 손상(열상, 균열, 찢어짐)과 출혈이 발생하는 것이다.
- 음주 외에도 내시경 검사 중 유발되는 구토 반사나 다른 질환에 의한 구토에 동반되어 발생하는 경우도 자주 경험된다.

특징적인 소견과 진단

- 열상(laceration)의 부위는 위 분문부가 가장 흔하며, 위식도접합부나 하부 식도에서도 관찰될 수 있다(그림 1, 2).
- 전형적으로는 다발성의 세로 방향 열상이지만, 단발성일 수도 있고, 매우 경미하여 주의 깊게 관찰하지 않으면 알아차리기 어려운 가벼운 열상일 수도 있으며, 그 형태는 다양하다.

감별진단 시 주의할 점

- 과음 환자에서는 알코올성 간경변에 동반된 위식도정맥류 파열의 가능성도 고려하여 침착하게 감별진단을 시행해야 한다.
- 심한 통증을 동반하는 경우에는 식도 파열 가능성도 염두에 두어야 하며, 내시경을 시행하기 전에는 반드시 신중한 CT 진단을 선행해야 한다. 내시경을 시행할 경우에는 공기 주입을 최소화하고, 상급자의 지도하에 신중하게 조작하는 것이 필수적이다.

참고문헌

1) 「消化器疾患最新の治療2023-2024」(山本博徳, 他/編), 南江堂, 2022

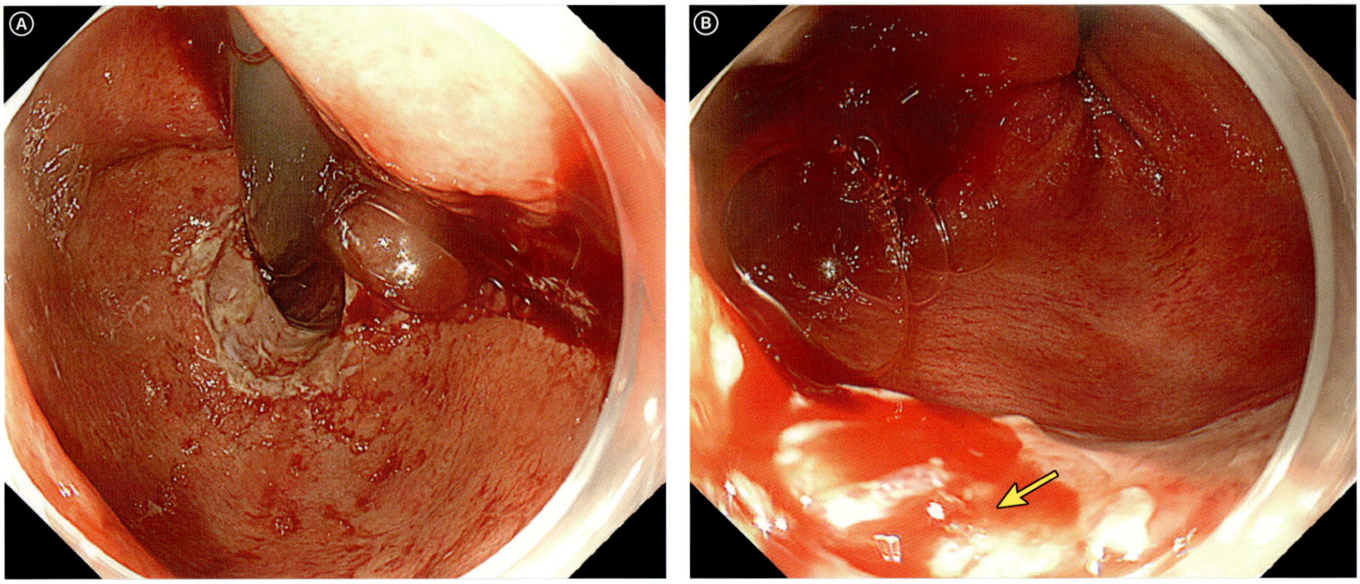

그림 1 출혈을 일으킨 증례

위식도접합부에서 박동성 출혈이 관찰되었으며, 이후 클립 지혈술을 시행하였다.

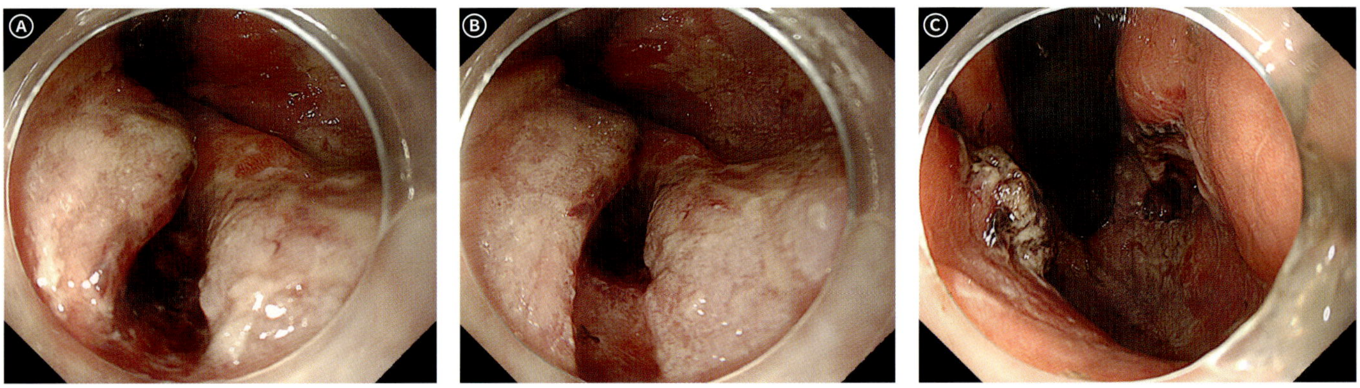

그림 2 심부 세로 열창을 동반한 증례.

하부 식도에서 분문부에 이르는 부위에 걸쳐 깊은 세로형 궤양이 관찰되었으며, 관찰 시점에서는 출혈은 없었고, 큰 노출혈관도 확인되지 않았다. 열창의 깊이는 상당했으나, 특별한 지혈술은 시행하지 않았으며 이후 재출혈 없이 경과하였다.

빈 도 ★★☆
난이도 ★☆☆

4 게실

柿本 光

질환의 개요

- 소화관 벽의 일부가 외측으로 돌출되어 주머니 모양을 이룬 상태로, 조직학적으로는 근층을 포함하는 진성 게실과 근층을 포함하지 않는 가성 게실로 나뉜다.
- 식도, 위, 십이지장에서 각각 발생할 수 있으며, 위와 십이지장에서 발견되는 대부분의 게실은 가성 게실이다.
- 식도 게실에는 명명된 대표적인 형태들이 있으며, 각각 다음과 같다. 식도 입구 부위에 발생하는 Zenker 게실(가성 게실), 기관 분기부 근처에서 관찰되는 Rokitansky 게실(진성 게실), 식도 하단 10 cm에서 위식도접합부의 근위측 횡격막 상부에 관찰되는 Epiphrenic 게실(횡격막상 게실: 가성 게실)이 있다. 이 외에도 다른 부위에 발생하는 경우도 있다.
- 위 게실은 대부분 위의 저부에 발생한다.
- 십이지장 게실은 대부분 유두 근처에 생긴다. 큰 게실의 경우 음식물 찌꺼기가 고이거나, 유두가 게실 안으로 들어가 있을 수 있다.

특징적인 소견과 진단(그림 1~3)

- 점막이 소화관에서 체강측으로 돌출되어, 내시경적으로는 주머니 형태의 함몰로 관찰된다.
- 게실이 커지면 게실 구멍에 비해 내부가 넓어져 금붕어 어항 모양의 함몰을 나타낸다.
- 게실 내부에 음식물 찌꺼기가 관찰되는 경우도 있다.

감별진단 시 주의할 점

- 각 장기에서 함몰 병변과의 감별이 필요한 예가 드물게 있으나, 함몰 내의 점막이 주변 점막과 동일한 정상 점막으로 구성되어 있어 감별은 용이하다.
- 십이지장 게실은 주름 사이에 파묻혀 있는 경우가 많아, 이런 경우에는 존재를 인지하지 못할 수도 있다.

참고문헌

1) 坂 充：Zenker憩室. 消化器内視鏡, 26：1706-1707, 2014
2) 坂 充：Rokitansky憩室. 消化器内視鏡, 26：1708-1709, 2014
3) 坂 充：Epiphrenic憩室(横隔膜上憩室). 消化器内視鏡, 26：1710-1711, 2014
4) 「消化管内視鏡診断テキストI 食道・胃・十二指腸 第4版」(小池和彦/監, 藤城光弘/編), p65, p236, p301, 文光堂, 2017

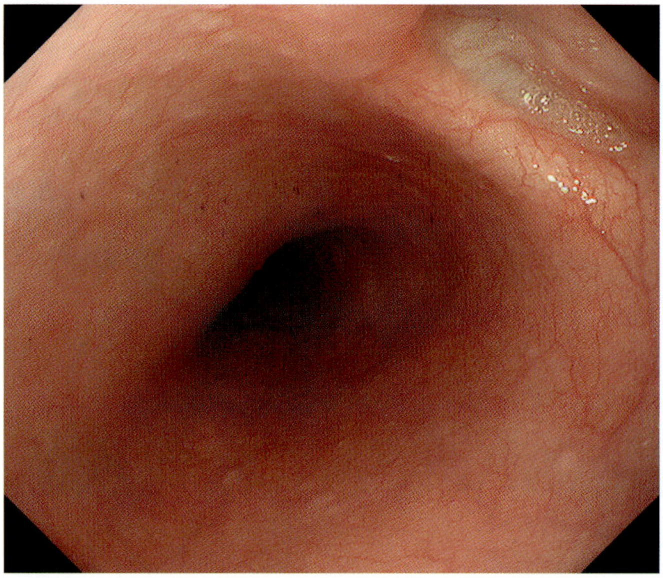

그림 1 식도 게실

중부 식도 전벽에 위치한 식도 게실로, 주변 점막에 비해 게실 내부의 점막이 백색을 띠고 있어 가성 게실로 추정된다.

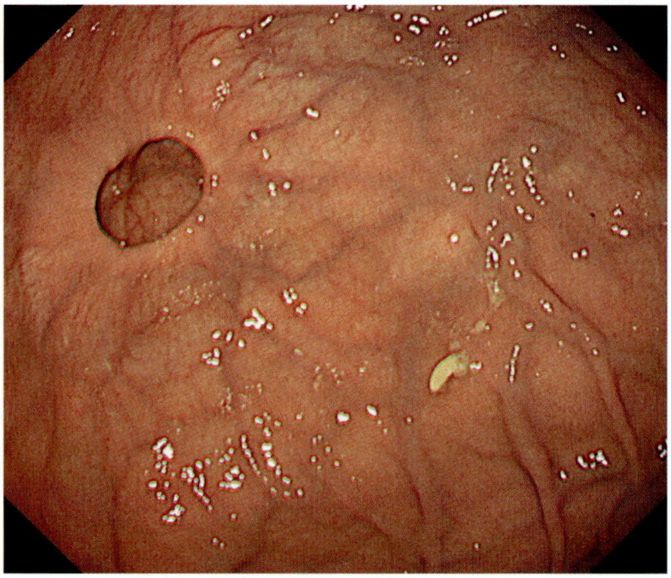

그림 2 위 게실

저부 대만에 발생한 위 게실. 금붕어 어항 모양의 함몰 소견을 보인다.

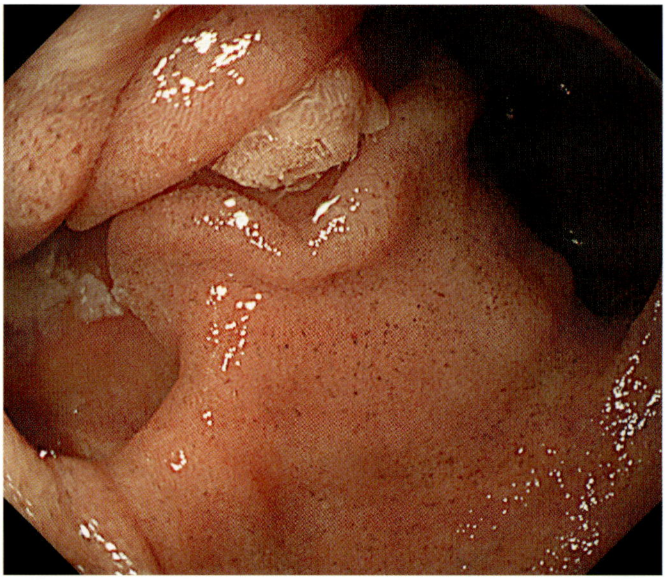

그림 3 십이지장 게실

십이지장 유두 근방의 십이지장 게실(측유두 게실). 게실 내에 음식물 찌꺼기가 관찰되는 경우가 많다.

빈 도 ★★★
난이도 ★☆☆

5 이물

石橋 嶺, 辻 陽介

질환의 개요

- 원래 정상적인 상태에서는 소화관 내에 존재하지 않아야 할 물질이 위장관 내에 머무르는 상태를 소화관 이물이라 한다[1].
- 대부분의 이물은 자연히 체외로 배출되지만, 10~20%는 비수술적인 적출이 필요하며, 1% 미만은 수술이 요구된다[2].
- 적출의 적응증은 해당 이물을 방치할 경우 소화관에 중대한 영향을 초래할 가능성이 있는지 여부에 따라 판단한다(장벽 손상, 장폐색, 독성 등)[3].
- 적출 대상이 되는 이물로는, 날카로운 물체, 폐색을 유발할 수 있는 크기나 형태의 물체, 건전지, 버튼형 전지, 고래회충 등이 있다[3].

특징적인 소견과 진단(그림 1~4)

- 잘못 삼킨 상황에 대한 문진이 진단에 매우 중요하며, 영상 진단(특히 CT 검사)를 통해 확정되는 경우가 많다.
- PTP 시트는 X선 촬영에서 보이지 않는 경우가 많다.

감별진단 시 주의할 점

- 식사 후에 이물질을 삼킨 사실이 뒤늦게 밝혀지는 경우도 있으며, 이로 인해 음식물이 위에 많이 남아 있는 상태에서 내시경 검사를 시행해야 하는 경우가 많다. 음식물의 흡인(aspiration)을 주의해야 한다.

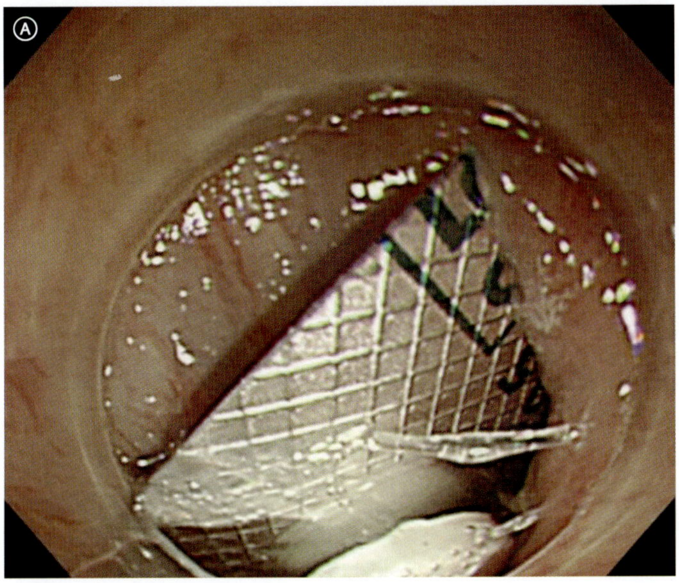

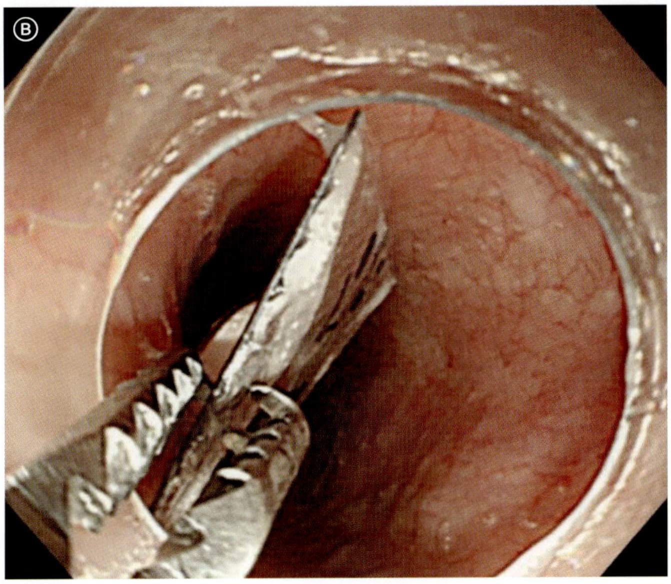

그림 1 PTP 시트 잘못 삼킴
투명 후드를 평소보다 약간 길게 노출시킨 상태로 집게 겸자를 이용하여 PTP 시트의 모서리가 투명 후드 안으로 들어가도록 끌어들인 뒤 회수하였다.

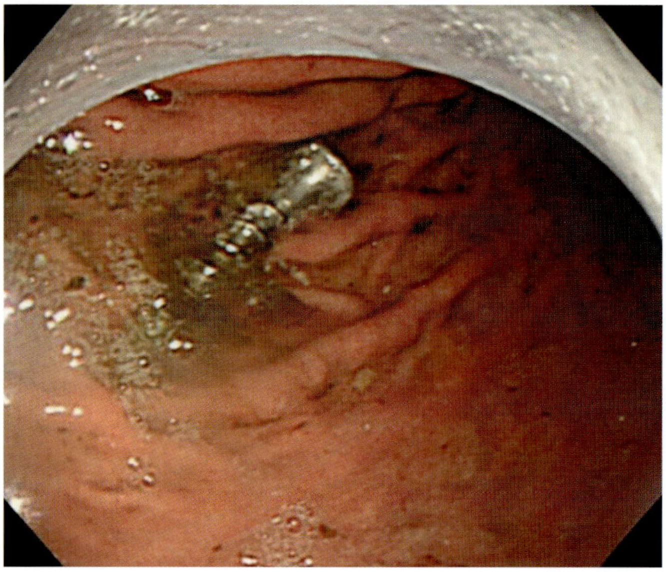

그림 2 나사 잘못 삼킴

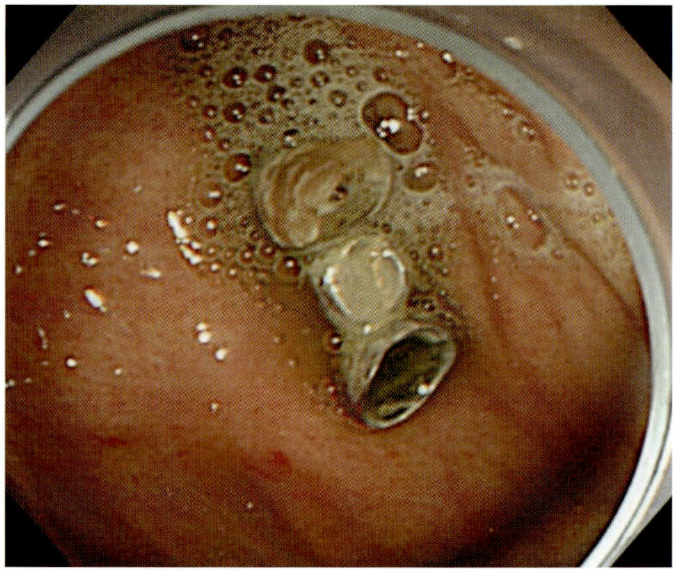

그림 3 의치 잘못 삼킴

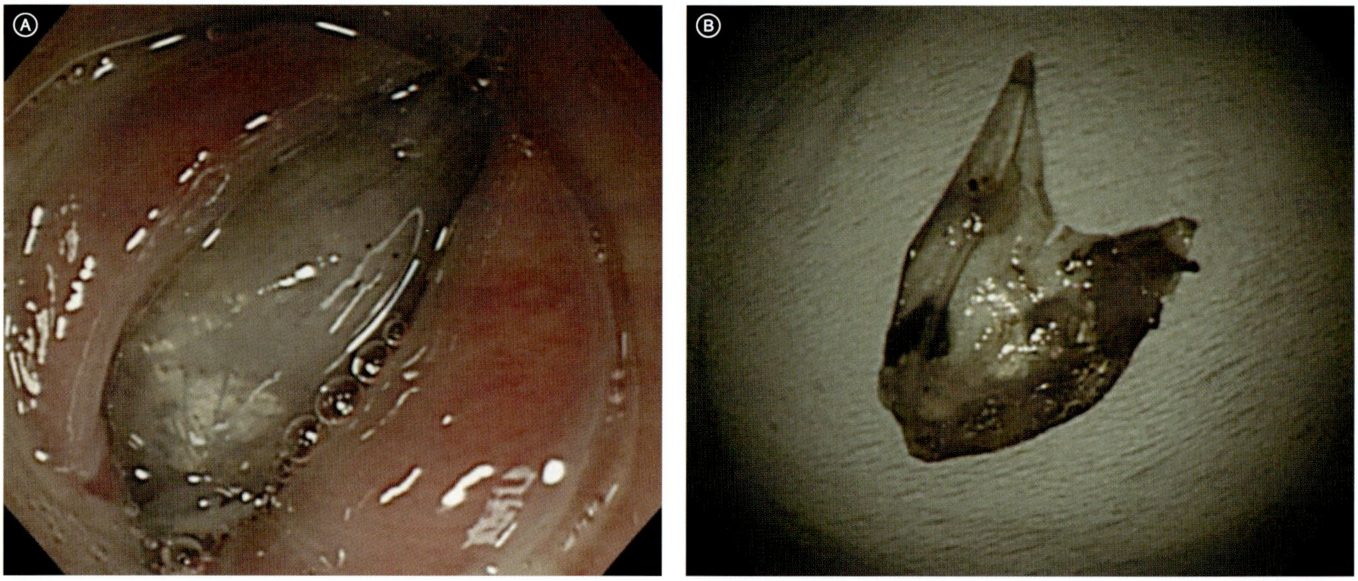

그림 4 생선뼈 잘못 삼킴

이상와(piriform sinus)에서 식도에 들어서자마자 발견되었기 때문에, 먼저 위로 떨어뜨린 후 회수하였다.

참고문헌

1) 山本龍一, 他：消化管異物83例の臨床的検討. 埼玉医科大学雑誌, 37：11-14, 2010
2) Eisen GM, et al：Guideline for the management of ingested foreign bodies. Gastrointest Endosc, 55：802-806, 2002
3) 加藤真吾, 屋嘉比康治：消化管異物. 臨牀消化器内科, 33：545-550, 2018

빈도 ★☆☆
난이도 ★☆☆

6 위석

和田友則

질환의 개요

- 위석은 음식물로 섭취했으나 소화가 불충분한 물질이나 머리카락처럼 잘못 삼킨 물질들이 위 안에서 단단하게 뭉쳐져 불용성 결석이 된 것이다. 소장 내로 이동한 것은 "낙하위석"이라고 불린다.
- 성분에 따라 식물위석(채소나 과일의 섬유질, 껍질, 씨앗), 모발위석(정신 질환으로 인한 이식증과 동반됨), 수지위석(발포 스티로폼 제품 등 이식), 약물위석(수크랄페이트나 수산화알루미늄 겔 등), 혼합 위석으로 분류된다. 서양에서는 모발위석이 많지만, 일본에서는 식물위석이 많고, 그중에서도 감 위석이 전체의 60~70%를 차지한다고 알려져 있다.
- 요인으로는 행동 장애, 당뇨병성 자율신경병증으로 인한 위 배출 지연, 불충분한 저작 등이 있으며, 이러한 인자들은 고령자에게서 더 높은 빈도로 나타나 위석 형성의 위험도 증가시킨다.
- 위 우회술이나 유문측 위절제술(특히 선택적 미주신경절제 후) 등의 수술 후 합병증으로 배출 지연이 발생하여 생길 수도 있다. 또한 소화관 해부학적 이상이 있는 환자에게서도 형성될 수 있다.
- 많은 위석은 무증상이지만, 명치통증, 메스꺼움, 복부팽만감, 구토 등의 증상을 유발하는 경우도 있다. 합병증으로는 위궤양, 소화관 출혈 및 장폐색, 소화관 천공, 장중첩증 등이 발생할 수 있다.
- 치료로는 콜라 등을 이용하여 화학적으로 용해하는 방법이 알려져 있지만, 충분한 효과를 얻지 못하는 사례도 적지 않아 내시경적 적출술을 이용하거나 둘을 병용하는 경우도 있다(그림 1). 내시경적 처치로는 겸자, 올가미, 아르곤 플라즈마 응고술, 레이저 조사, 전기수압 충격파를 이용한 파쇄술 등을 통해 위석을 분쇄하여 자연 배출 또는 적출을 기대한다. 외과적 수술은 화학적 용해와 내시경 처치 모두 불가능하거나 양자가 모두 실패한 증례, 합병증이 동반된 환자, 장석이 있는 환자 등에 적응이 된다.

특징적인 소견과 진단

- 위석은 내시경 관찰 시 가동성을 동반한 불규칙한 표면 구조를 가진 덩어리 형태로, 회흑색이나 황록색 등이 혼재된 색조를 나타내며 진단은 비교적 용이하다. 생검을 통해 모발이나 식물성 물질 등이 확인되면 원인 물질까지 포함한 진단을 내릴 수 있다.
- X선 검사에서 위 내부의 가스에 의해 윤곽이 뚜렷한 종괴 음영이 관찰된다.
- CT 검사에서 위 내에 외부는 고흡수, 내부는 불균일하며 스펀지 모양의 저흡수성 종괴상 소견으로 인식된다.
- 바륨 조영 검사를 시행하면 위 내부에 음영 결손 소견으로 관찰된다. 병변 표면에는 바륨이 불규칙하게 얼룩덜룩하게 부착되어 있으며, 가장자리는 평활하며, 또한 병변은 움직일 수 있는 성질을 가지므로 이러한 특징을 근거로 위종양과의 감별이 가능하다.

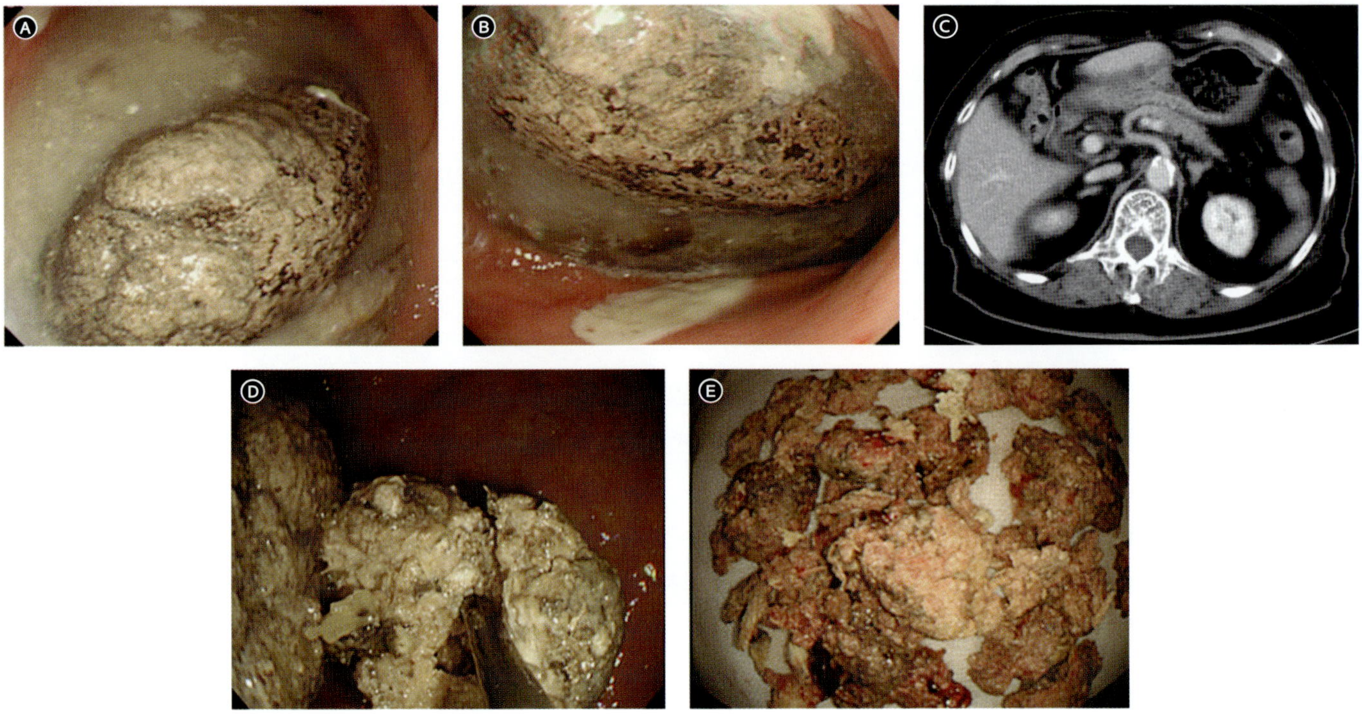

그림 1　위석

증례 70대 여성. 명치 부위의 통증과 복부 팽만감을 주소로 내원함. 평소 감을 즐겨 먹었으며, 습관적으로 섭취하고 있었다.

A) 내시경 소견: 장경 7 cm 크기의 녹갈색 위석이 관찰되었다.

B) 위 내에 궤양이 다발성으로 발생해 있다.

C) CT 소견: 위 내에 내부가 불균일한 해면상 종괴 양상의 소견이 관찰된다.

D) 콜라를 이용한 용해 요법을 시행하였으며, 위석의 크기에는 변화가 없었으나 연화되었기 때문에 스네어를 사용하여 여러 조각으로 분할 파쇄하였다.

E) 바스켓과 네트를 이용하여 파쇄된 조각들을 회수하였다.

감별진단 시 주의할 점

- 위석은 비특이적인 상부 소화관 증상을 평가하기 위해 자주 시행되는 영상 검사(X선, 초음파, CT)에서 종괴 양상의 병변으로 검출되어 종양으로 오인되는 경우가 있으나, 움직일 수 있는 성질을 가지는 것이 특징이다.
- 내시경 검사를 시행하면 위석의 특이한 소견을 통해 진단이 가능하며, 종양과의 감별도 용이하다.

참고문헌

1) Ladas SD, et al：Gastric phytobezoars may be treated by nasogastric Coca-Cola lavage. Eur J Gastroenterol Hepatol, 14：801-803, 2002

2) 水重知子, 他：炭酸水による溶解療法が有効であった柿胃石の2例. 日本消化器内視鏡学会雑誌, 56：3340-3346, 2014

1 암의 벽 심달도 분류

小田島慎也

식도(표 1, 그림 1)

표 1 식도암의 벽 심달도 분류

T1	표재암. 암의 위치가 점막층 또는 점막하층 내에 국한되어 있는 병변
T1a	점막 내에 국한된 병변
- T1a-EP	점막 상피 내에 국한된 병변
- T1a-LPM	점막고유층에 국한된 병변
- T1a-MM	점막근판에 도달한 병변
T1b	점막하층에 국한된 병변
- T1b-SM1	점막하층을 3등분하여 상부 1/3에 국한된 병변
- T1b-SM2	〃 중간 1/3에 국한된 병변
- T1b-SM3	〃 하부 1/3에 도달한 병변
T2	고유근층에 국한된 병변(MP)
T3	식도 외벽에 침윤된 병변(AD)
T4	식도 주위 장기에 침윤된 병변

문헌 1을 바탕으로 작성

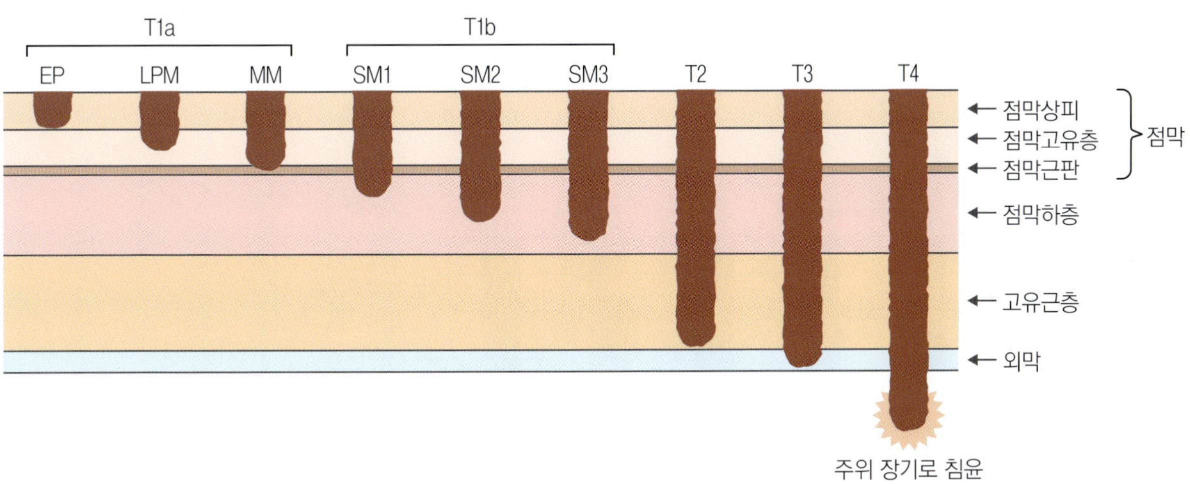

그림 1 식도암의 벽 심달도 개념도
문헌 1을 바탕으로 작성

- 식도 표재암은 벽 심달도가 점막하층에 국한된 병변을 의미하며, 림프절 전이 여부와는 관계없다.
- 식도 조기암은 벽 심달도가 점막 내에 국한된 병변을 의미하며, 림프절 전이 여부와는 관계없다.
- 내시경적으로 절제된 검체에서는 점막하층을 삼등분하기 어렵기 때문에, 점막근판으로부터 200 μm 이내에 국한된 병변을 T1b-SM1으로, 그 외는 T1b-SM2로 분류한다.
- 식도 또는 위식도접합부에 발생하는 선암은 점막근판으로부터 500 μm를 초과하여 점막하층으로 침윤하는 병변을 모두 T1b-SM2로 분류한다.

▶ 위 · 십이지장(표 2, 3, 그림 2)

표 2 위의 벽 심달도 분류

T1	암이 점막 또는 점막하층에 국한된 병변
T1a	암이 점막에 국한된 병변(M)
T1b	암이 점막하층에 국한된 병변(SM)
T2	암이 점막하층을 넘어섰으나, 고유근층에 국한된 경우(MP)
T3	암이 고유근층을 넘어섰으나, 장막하 조직에 국한된 경우(SS)
T4	암이 장막 표면에 접하거나 노출, 또는 인접 장기까지 침윤한 병변
T4a	암이 장막 표면에 접하거나 이를 뚫고 복강으로 노출된 병변
T4b	암 침윤이 직접 다른 장기까지 미친 병변

문헌 2를 바탕으로 작성

- 점막근판으로부터 500 μm 미만인 병변을 pT1b1(SM1), 그보다 깊은 병변을 pT1b2(SM2)로 한다.

표 3 십이지장의 벽 심달도 분류

Tis	암이 상피에만 국한된 경우
T1	암의 위치가 점막(상피 내에만 국한된 것은 제외) 또는 점막하층에 국한된 병변
T1a	암의 위치가 점막(상피 내에 국한된 것은 제외)에 국한된 병변
T1b	암의 위치가 점막하층에 국한된 병변
T2	암이 점막하층을 넘어섰으나, 고유근층에 국한된 경우
T3	암이 고유근층을 넘어섰으나, 장막하/근층 주위 조직까지 침윤한 경우
T4	암이 장측 복막을 관통/다른 장기 · 구조물로 침윤한 경우

문헌 3을 바탕으로 작성

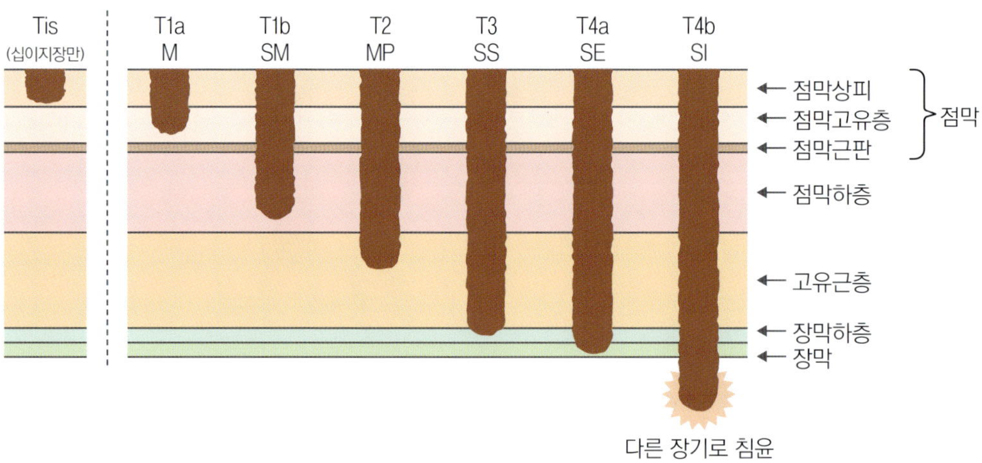

그림 2 위 · 십이지장암의 벽 심달도 개념도

문헌 2, 3을 바탕으로 작성

참고문헌

1) 「食道癌取扱い規約　第12版」(日本食道学会/編), 金原出版, 2022
2) 「胃癌取扱い規約　第15版」(日本胃癌学会/編), 金原出版, 2017
3) 「TNM Classification of Malignant Tumours, 8th edition」(Brierley JD, et al, eds), Wiley-Blackwell, 2016

2 육안형 분류

小田島慎也

- 암의 심달도가 점막하층까지에 국한된 경우에 흔히 관찰되는 육안형을 "표재형", 고유근층 이하까지 침투한 경우에 주로 나타나는 육안형을 "진행형"이라 한다(표 1, 2, 그림 1). 이 분류는 실제 심달도와는 관련 없이 판정하지만, 특히 육안형과 임상 소견 사이에 괴리가 있는 경우에는 심달도를 병기한다. 식도와 위의 육안형 분류는 대분류 수준에서는 유사점이 많지만, 세부적인 부분에서는 약간 다른 점도 있어 상세한 기술은『식도암 · 위암 취급 규약』[1,2]을 참고해야 한다.

표 1 식도암 육안형 분류

표재성
0형 암의 직접 침윤이 점막하층까지 국한된 것으로 추정되는 병변
0-I형 (표재 융기형): 높이가 1 mm 이상인 병변 0-Ip형: 유경성 병변 0-Is형: 무경성 병변
0-II형 (표면형) 0-IIa형 (표면 융기형): 아주 약간 융기된 병변(1 mm 정도까지) 0-IIb형 (표면 평탄형) 0-IIc형 (표면 함몰형)
0-III형 (표재 함몰형): 0-IIc보다 깊고 점막근판을 초과하는 깊은 궤양을 형성하는 병변

진행형
1형: 융기형
2형: 궤양 국한형
3형: 궤양 침윤형
4형: 미만 침윤형
5형: 분류 불능형
5a형: 미치료 5b형: 치료 후

문헌 1을 바탕으로 작성

표 2 위암 육안형 분류

0형 조기위암에서 자주 관찰되는 육안형
0-I형 (융기형): 높이가 약 2 mm 이상인 병변
0-II형 (표면형) 0-IIa형 (표면 융기형): 아주 경미하게 융기된 병변(2 mm 정도까지) 0-IIb형 (표면 평탄형) 0-IIc형 (표면 함몰형)
0-III형 (함몰형): 명확한 깊은 함몰이 관찰되는 병변

진행성 위암에서 자주 보이는 형태
1형: 융기형
2형: 궤양 국한형
3형: 궤양 침윤형
4형: 미만 침윤형
5형: 분류 불능형

문헌 2를 바탕으로 작성

문헌

1) 「食道癌取扱い規約　第12版」(日本食道学会/編), 金原出版, 2022
2) 「胃癌取扱い規約　第15版」(日本胃癌学会/編), 金原出版, 2017

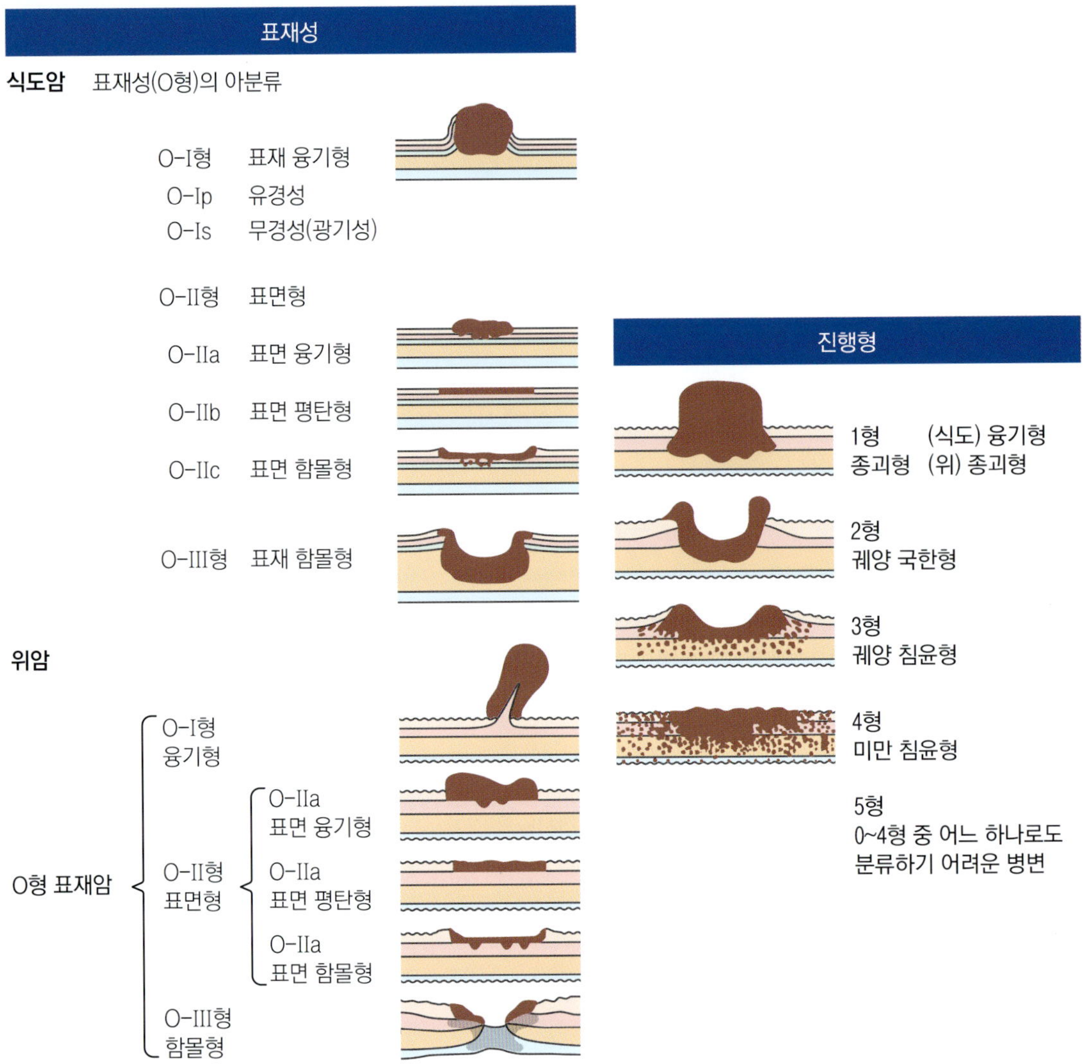

그림 1 식도암 · 위암의 육안형 분류 개념도

문헌 1, 2를 바탕으로 작성

3 IPCL 분류

小田島慎也

- 식도암의 심달도 진단에서 확대내시경의 중요성은 높으며, 기존에 사용되던 Inoue 분류, Arima 분류를 통일하는 형태로 2012년 일본식도학회 분류가 작성하였다(표 1).

표 1 식도 표재암의 확대내시경 분류. 일본식도학회

Type A: 혈관 형태의 변화가 없거나 경미한 경우 유두 내 혈관(intra-epithelial papillary capillary loop, IPCL)의 변화가 관찰되지 않거나, 경미한 경우
Type B: 혈관 형태 변화가 고도인 경우 ●B1: 확장, 사행, 혈관 직경의 불균일, 형태 불균일을 모두 보이는 고리 모양 이상 혈관. ●B2: 고리 형성이 부족한 이상 혈관. ●B3: 고도로 확장된 불규칙한 혈관(B2 혈관의 약 3배 이상으로, 혈관 직경이 약 60 μm를 초과하는 불규칙한 혈관). ●A vascular area(AVA): Type B 혈관으로 둘러싸인 무혈관 또는 혈관이 드문 영역을 AVA라 하고, (그 크기에 따라 0.5 mm 미만은 AVA-small, 0.5 mm 이상 3 mm 미만은 AVA-middle, 3 mm 이상은 AVA-large로 표기한다) 부기 1: 불규칙하고 미세한 망상(reticular: R) 혈관이 관찰되는 경우가 있으며 저분화형, INFC, 특수한 조직형을 나타내는 식도암인 경우가 많으므로 R로 부기한다. 부기 2: 갈색 영역(415, 540 nm를 중심으로 한 협대역 광 관찰에서 갈색 영역을 나타내는 영역)을 구성하는 혈관과 혈관 사이의 색조를 Inter-vascular background coloration(혈관 간 배경 점막 색조)이라고 부른다.

문헌 1을 바탕으로 인용

- 각 소견은 표 2와 같은 추정 심달도에 상응한다.

표 2 혈관 형태와 추정 심달도의 대응

확대내시경 소견	추정 심달도
Type B 혈관	
B1	EP/LPM
B2	MM/SM1
B3	SM2 이상
Non loop 혈관(B2, B3 혈관)으로 둘러싸인 AVA	
AVA-small	EP/LPM
AVA-middle	MM/SM1
AVA-large	SM2 이상

문헌 1을 바탕으로 인용

참고문헌

1) 石原立, 飯石浩康：表在食道癌の拡大内視鏡診断ー日本食道学会分類に則った血管構造の読み方. 日本消化器内視鏡学会雑誌, 56：3818-3826, 2014

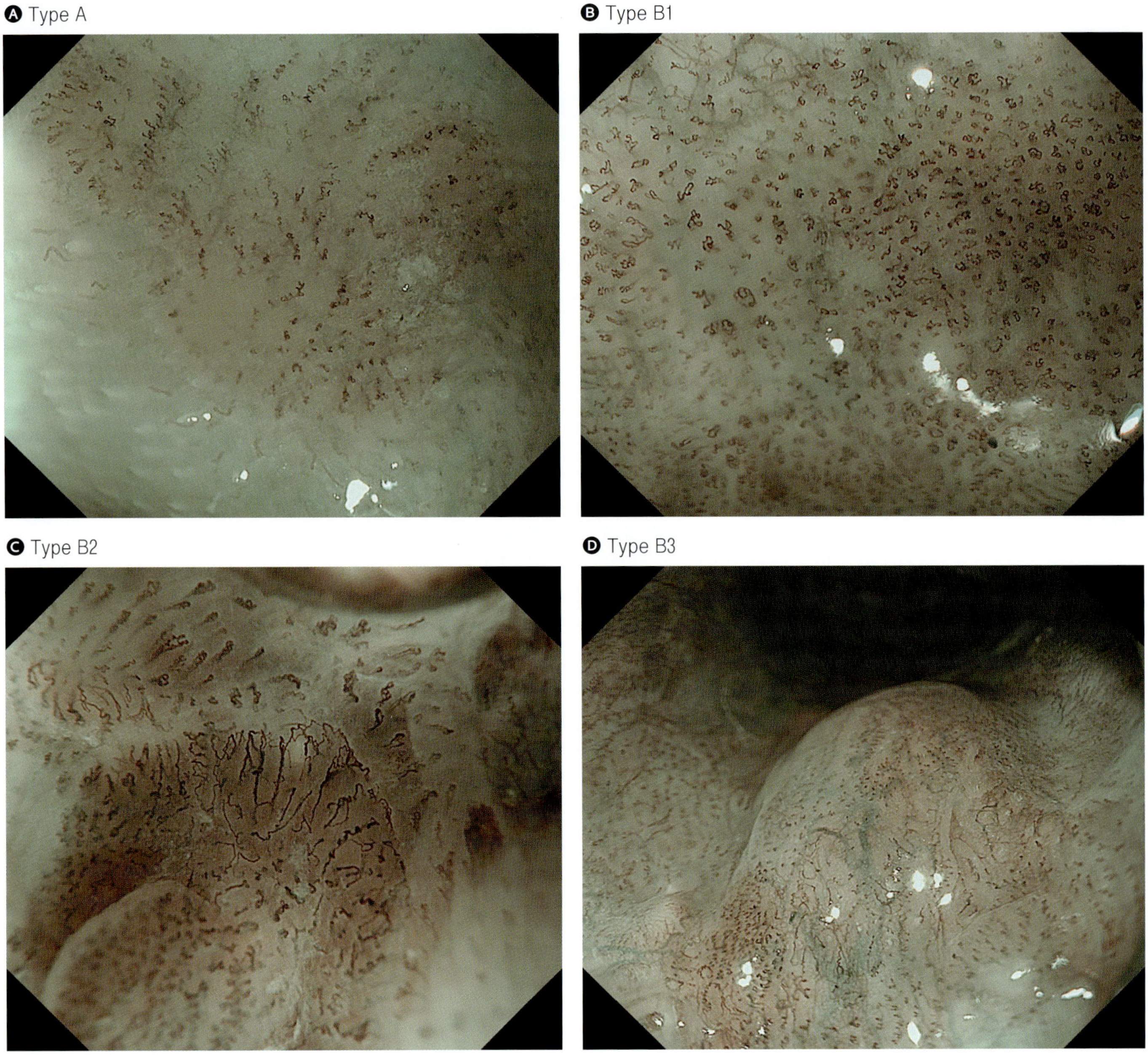

그림 1 IPCL의 혈관 형태

4 VS 분류

小田島慎也

- 위암이 의심되는 병변이 관찰되면 암 · 비암의 진단(질적 진단)을 시행한다. NBI 병용 확대내시경 관찰을 활용하여 그림 1의 알고리즘(magnifying endoscopy simple diagnostic algorithm for gastric cancer, MESDA-G)에 따라 위암의 진단을 시행한다(그림 2).

참고문헌

1) 八尾建史, 他：早期胃癌の内視鏡診断ガイドライン. 日本消化器内視鏡学会雑誌, 61：1283-1319, 2019
2) Muto M, et al：Magnifying endoscopy simple diagnostic algorithm for early gastric cancer(MESDA-G). Dig Endosc, 28：379-393, 2016

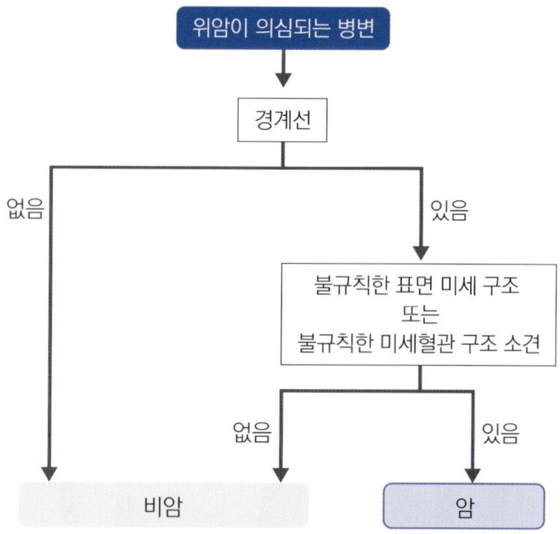

그림 1 조기위암의 확대내시경 진단 알고리즘(MESDA-G)
문헌 2를 바탕으로 작성

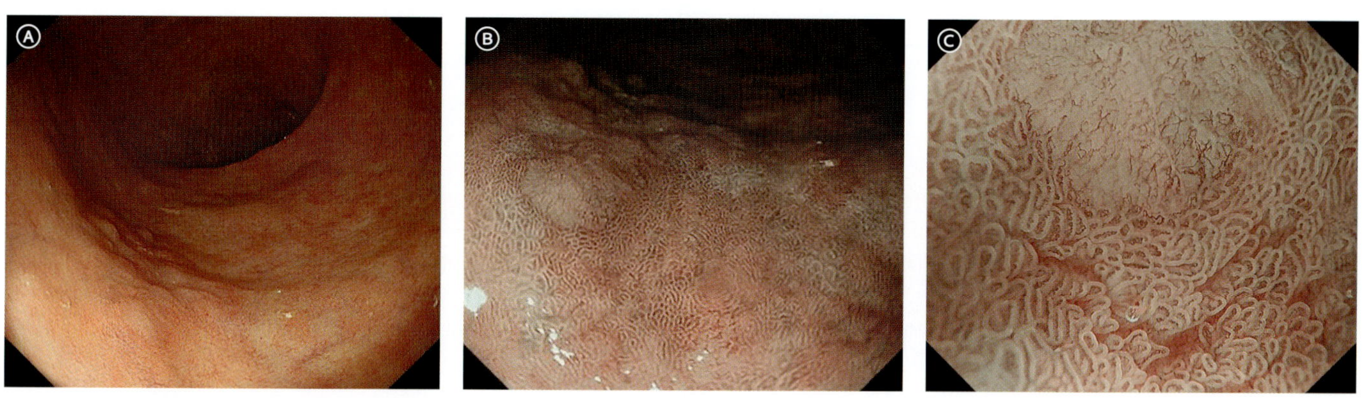

그림 2 조기위암에 대한 확대내시경 진단
Ⓐ) 백색광 관찰에서는 전정부 대만에 위축을 동반한 경도 요철이 있는 불규칙한 점막이 관찰된다.
Ⓑ) 동일 부위의 NBI 확대(저배율) 관찰에서는 요철이 있는 점막에 뚜렷한 경계선이 관찰된다.
Ⓒ) Ⓑ에서 확인된 경계선의 근위측 NBI 확대(고배율) 관찰에서는 경계선 내측에 불규칙한 미세혈관 구조를 확인할 수 있었으며, 위암으로 진단하였다.

5 LA 분류

小田島慎也

- LA 분류(Los Angeles 분류)는 1994년 세계소화기병학회에서 제창한 역류성 식도염에 대한 내시경 분류이다[1].
- 주위 점막과 명확히 구분되는 백태 및 발적이 있는 영역인 점막 손상(mucosal break) 범위에 따라 Grade A부터 D까지로 분류하고 있다. 일본에서는 점막 손상이 없는 증례에 대해 더 상세한 분류로 하부 식도의 색조 변화를 보이는 Grade M, 내시경적 소견이 없는 Grade N을 사용하고 있다[2](그림 1).
    - LA Grade N: 내시경적으로 변화가 관찰되지 않는 경우
    - LA Grade M: 점막 손상은 없으나, 색조 변화가 관찰되는 경우
    - LA Grade A: 5 mm 이하의 점막 손상
    - LA Grade B: 5 mm를 초과하는 점막 손상
    - LA Grade C: 2개 이상의 점막 주름을 넘어서 퍼져 있는 점막 손상
    - LA Grade D: 전체 둘레의 75%를 초과하는 점막 손상

참고문헌

1) Armstrong D, et al : The endoscopic assessment of esophagitis : a progress report on observer agreement. Gastroenterology, 111 : 85-92, 1996
2) 星原芳雄 : GERDの内視鏡診断. 綜合臨牀, 47 : 919-923, 1998
3) 「GERD+NERD診療Q & A」(草野元康/編), 日本医事新報社, p81, 2011

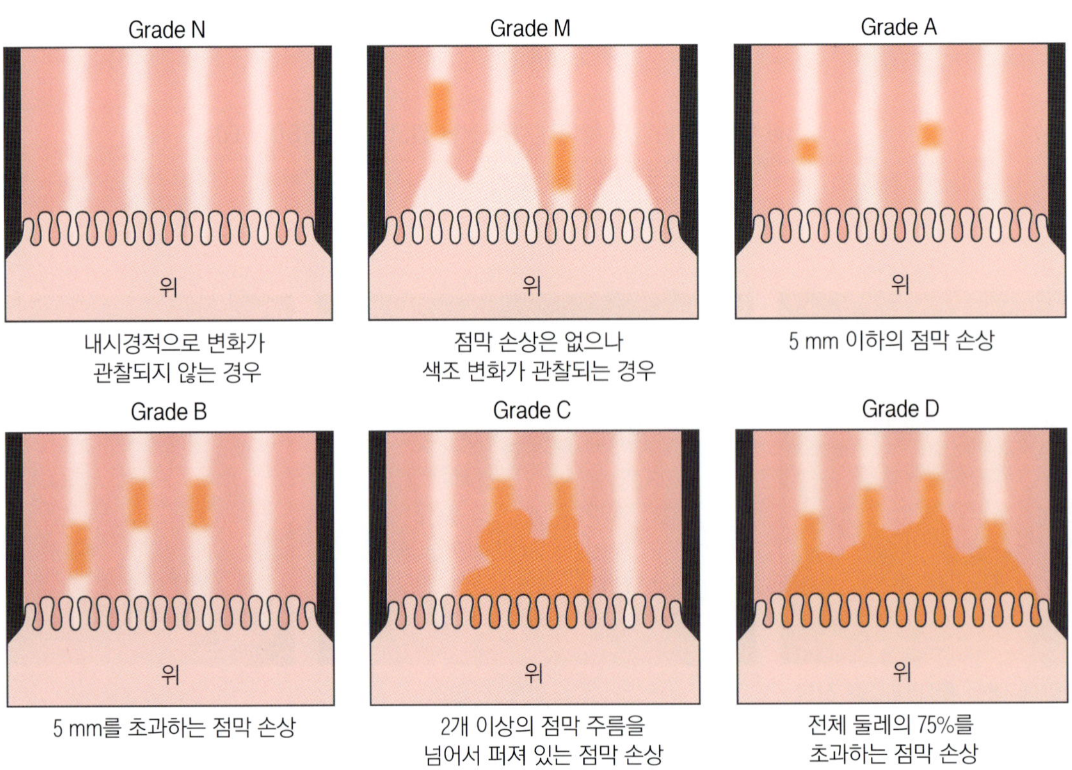

그림 1 개정 LA 분류
문헌 3을 참고하여 작성

6 Kimura · Takemoto 분류

小田島慎也

- Kimura · Takemoto 분류는 내시경적 위축 소견과 생검 표본을 통한 병리조직학적 위축 소견을 확인함으로써 위축성 위염의 범위를 평가한 분류이다(그림 1). 내시경적 위축 경계가 위 체부 소만측에 국한되어 있고, 분문을 넘지 않는 경우를 closed type(C-1~C-3, 그림 2), 내시경적 위축 경계가 분문부를 넘어 위 체부 대만측까지 진행하는 open type(O-1~O-3, 그림 3)로 분류된다.
  - C-1: 위축 점막이 전정부에만 국한되어 있는 상태
  - C-2: 위축 점막이 위각부에서 위체 하부에 이르는 상태
  - C-3: 위축 점막이 위체 하부에서 위체 상부에까지 이르는 상태
  - O-1: 위축 점막이 분문 소만까지 도달하였으며, 대만은 거의 보존된 상태
  - O-2: O-1과 O-3의 중간 단계
  - O-3: 위 체부 대만의 주름이 거의 소실되고, 위축이 위 전체에 광범위하게 퍼진 것으로 판단되는 상태

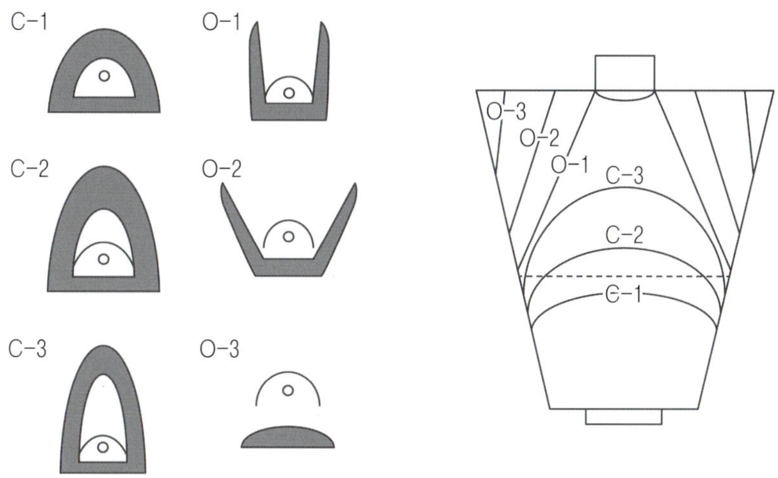

그림 1 Kimura · Takemoto 분류의 개념도

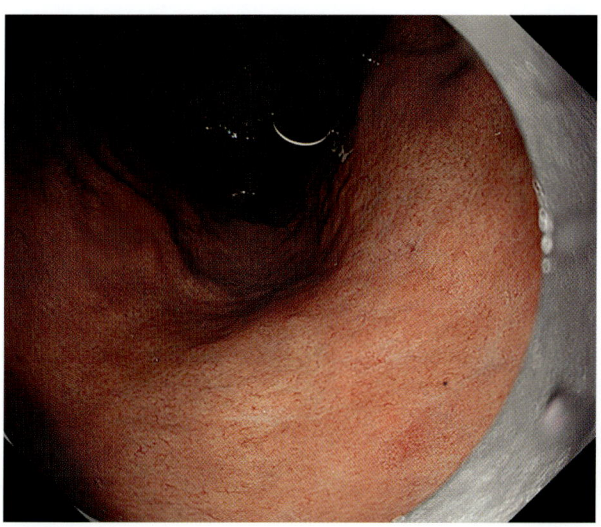

그림 2 Closed type의 위축
위체 중부 소만에 내시경적 위축 경계가 관찰된다. Closed type C-2의 위축으로 진단하였다.

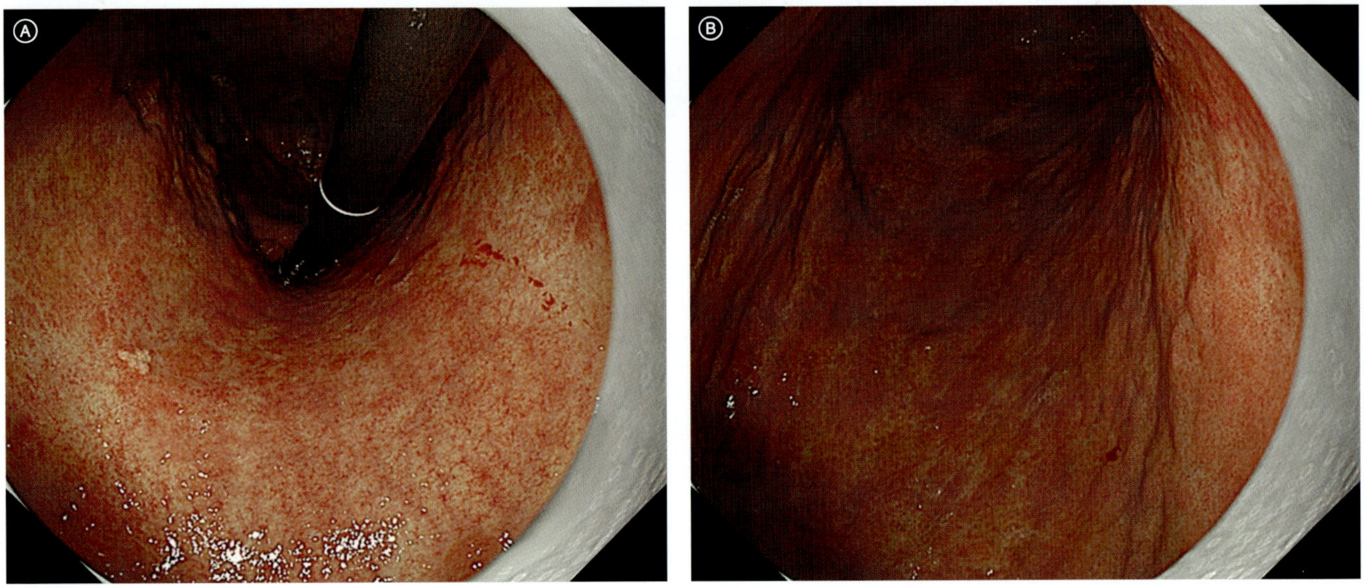

그림 3 Open type의 위축
위축 점막이 분문 소만까지 도달하였고, 위 체부 대만의 주름이 거의 소실되어 있는 상태였다. Type O-3의 위축으로 진단하였다.

7 Sakita · Miwa 분류

小野敏嗣

- 1970년 Sakita와 Miwa 등에 의해 발표된 분류로, 소화성 궤양의 상태를 내시경적인 소견에 따라 6단계의 stage로 분류한 체계이다. 전체적으로는 활동기, 치유기, 반흔기의 3단계로 크게 구분되며, 활동기는 A_1 stage, A_2 stage, 치유기는 H_1 stage, H_2 stage, 반흔기는 S_1 stage, S_2 stage로 분류되어 있다(그림 1).

참고문헌

1) 崎田隆夫, 三輪 剛：悪性潰瘍の内視鏡診断. 日本消化器病学会雑誌, 67：984-989, 1970

		내시경 소견
활동기	A_1	두꺼운 태를 동반하며 주변 점막은 부종 양상이지만, 주변에 재생 상피의 출현은 관찰되지 않는다(그림 2).
	A_2	주위 점막의 부종이 경감되고 궤양 가장자리는 명확해지며 일부에 재생 상피를 동반한다. 궤양은 백태로 덮여 있으며, 궤양 가장자리까지 주름의 집중을 추적할 수 있다(그림 3).
치유기	H_1	백태는 얇아지고, 재생 상피는 궤양 바닥으로 확대되어 있다. 가장자리에서 궤양 바닥으로의 경사는 완만해지며 궤양이 얕아진다(그림 4).
	H_2	궤양의 대부분은 재생 상피로 덮여 있으며, 일부 미세한 백태가 남아 있다(그림 5).
반흔기	S_1	백태는 소실되었으며, 궤양은 재생 상피로 덮여 있고 발적이 뚜렷하게 나타난다(그림 6).
	S_2	발적이 거의 소실되어 주변 점막과 동일한 색조 또는 백색을 띤다(그림 7).

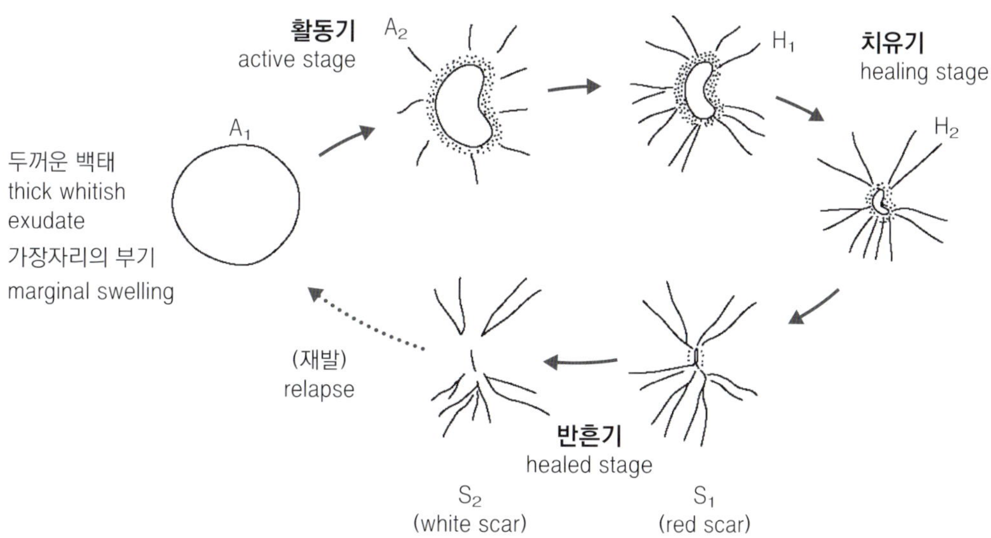

그림 1 Sakita · Miwa 분류에 따른 개념도

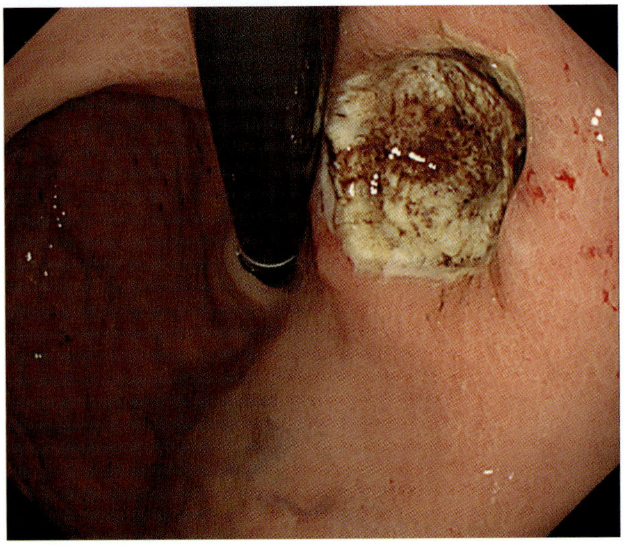

그림 2 A_1 단계

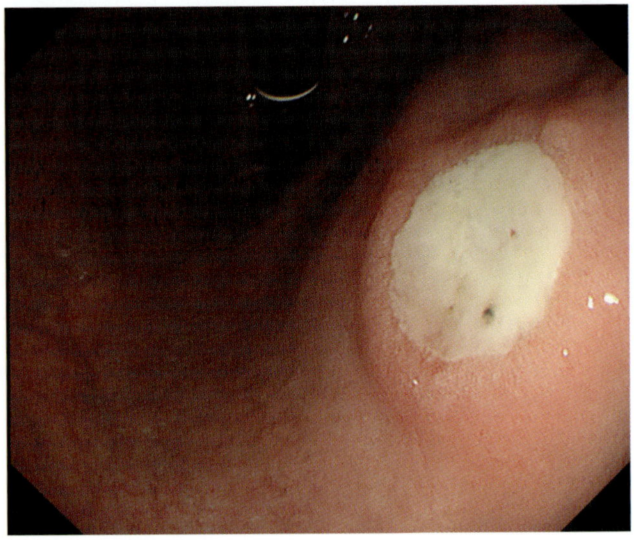

그림 3 A_2 단계

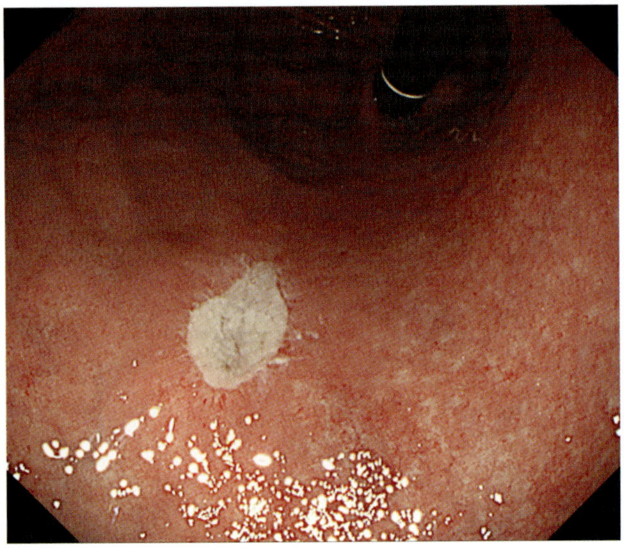

그림 4 H_1 단계

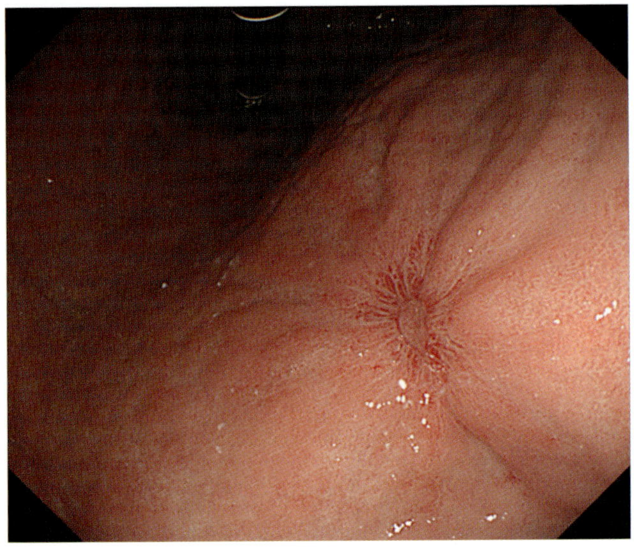

그림 5 H_2 단계

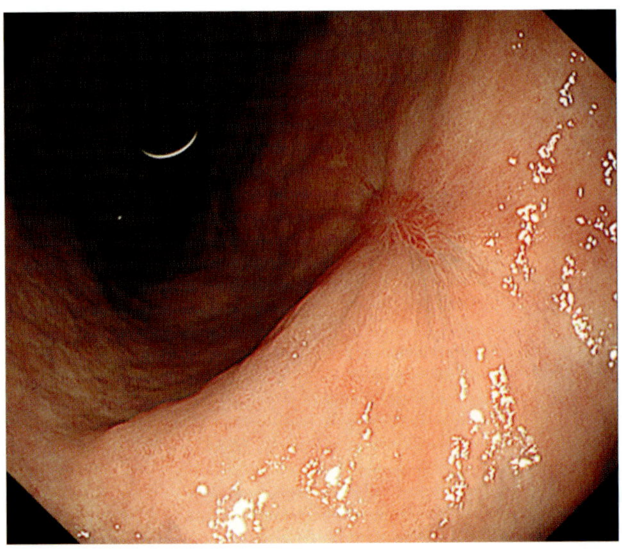

그림 6 S_1 단계

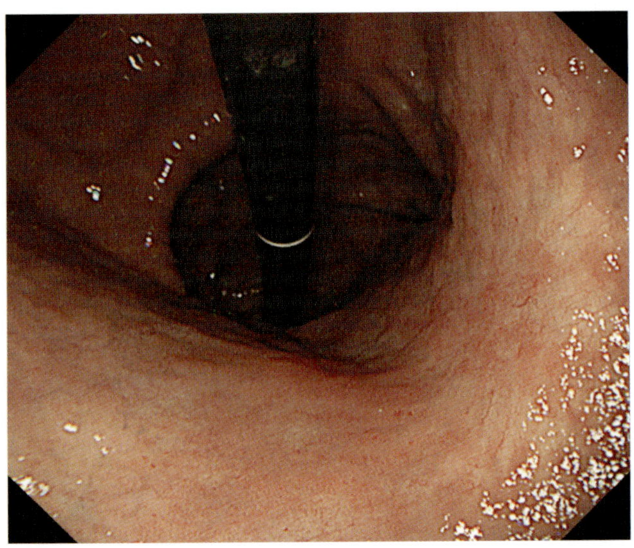

그림 7 S_2 단계

8 Yamada-Fukutomi 분류

小野敏嗣

- 1966년 발표된 위 내 융기성 병변의 분류로, 기본적으로 종양성 · 비종양성, 상피성 · 비상피성 등 병리학적 진단과는 무관한 형태학적 분류이다(표 1). 처음에는 위 병변에 적용되었으나, 현재는 소화관 전반에 걸쳐 사용되고 있다.

참고문헌

1) 山田達哉, 福富久之：胃隆起性病変. 胃と腸, 1：145-150, 196

표 1 Yamada-Fukutomi 분류 개념도

Ⅰ형	융기의 기시부가 매끄럽고, 명확한 경계선을 형성하지 않는다(그림 1).	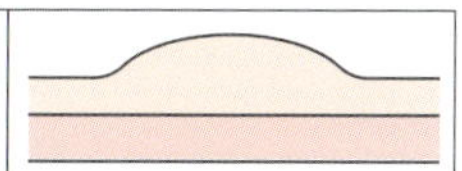
Ⅱ형	기시부에 명확한 경계는 있으나, 잘록한 부분은 없다(그림 2).	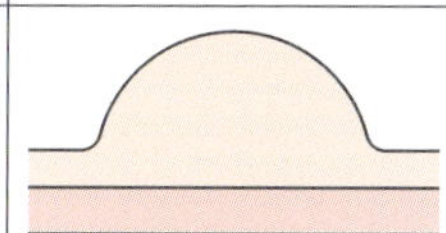
Ⅲ형	기시부에 잘록한 부분이 형성되어 있으나, 줄기는 없다(그림 3).	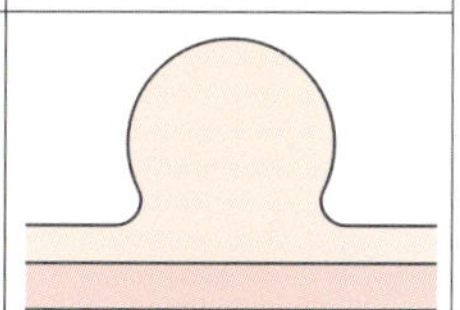
Ⅳ형	명확한 줄기가 있는 것(그림 4).	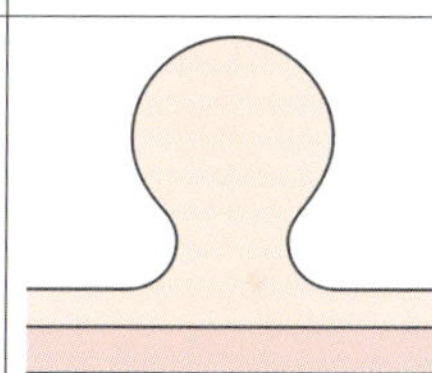

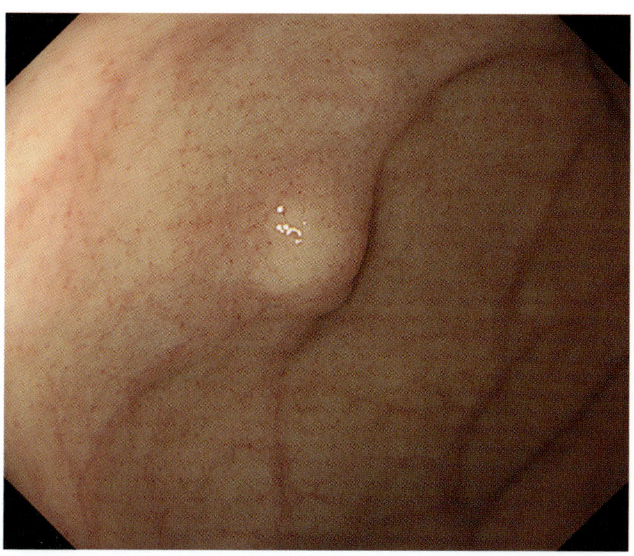

그림 1 Ⅰ형

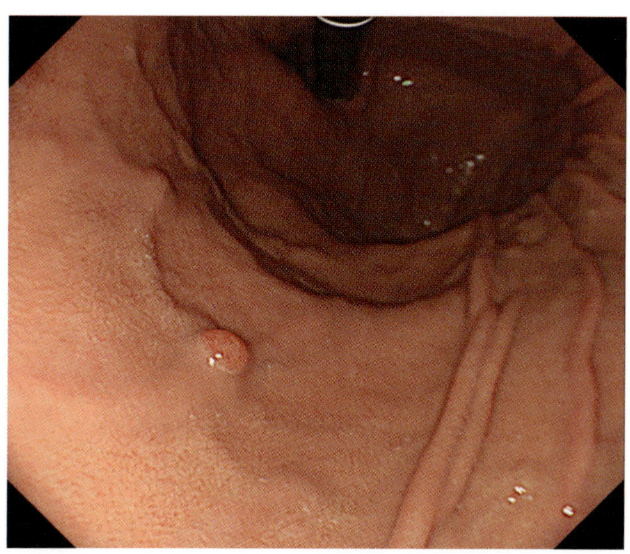

그림 2 Ⅱ형

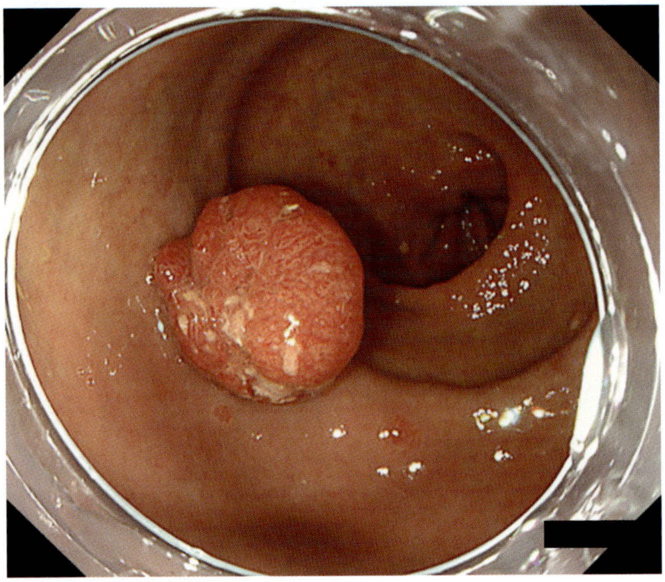

그림 3 Ⅲ형

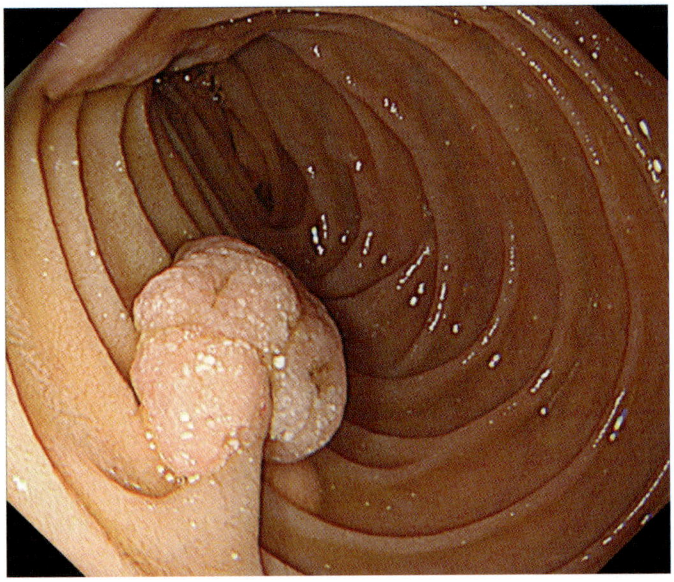

그림 4 Ⅳ형

9 Prague 분류

小野敏嗣

- 2003년 IWGCO에서 제안한 바렛식도를 객관적으로 기술하는 분류법이다.
- 일본에서는 선형 배열 모양 혈관 하단이 식도위접합부의 기준선으로 많이 사용되나, 역류성 식도염을 동반한 증례에서는 시인성이 좋지 않아 본 분류에서는 위 주름의 가장 근위부 끝을 기준선으로 하며, 그로부터 연속하여 원주상으로 근위측으로 뻗는 원주상피의 길이를 C(circumferential extent, cm), 혀 모양으로 근위측으로 뻗는 원주상피의 길이를 M(maximum extent, cm)으로 정의한다. C2.0/M5.0과 같이 기재한다(그림 1, 2).
- 그러나 일본에서는 위축성 위염이 많아 위 주름의 가장 근위측 끝을 확인하지 못하는 경우가 많으며, 특히 단분절 바렛식도(short segment Barrett's esophagus, SSBE)에 대한 일치율이 높지 않다.

참고문헌

1) Sharma P, et al : The development and validation of an endoscopic grading system for Barrett's esophagus : the Prague C & M criteria. Gastroenterology, 131 : 1392-1399, 2006

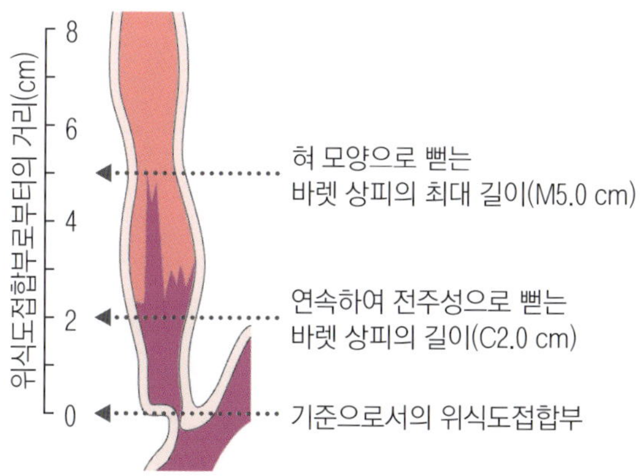

그림 1 Prague 분류의 개념도
문헌 1을 바탕으로 작성

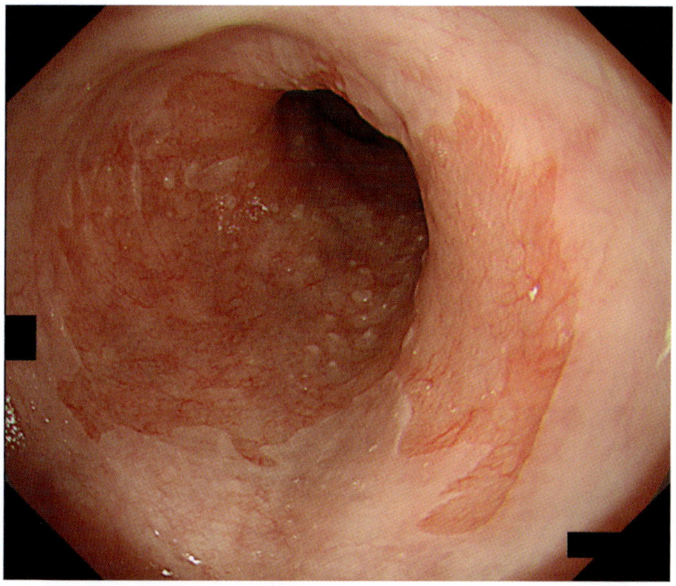

그림 2 바렛식도의 예(C2.0/M3.0)

10 Forrest 분류

小野敏嗣

- 1974년 J. Forrest에 의해 제창된 출혈성 궤양 분류이다[1]. 이후 1989년 W. Heldwein 등이 개정하였으며, 내시경적 지혈술의 적응을 결정하는 데 중요하게 사용된다(표 1)[2].
- Ia~IIa까지가 내시경적 지혈술의 적응으로 간주되며, 특히 I 및 IIa IIa에서 내시경적 지혈술은 재출혈 및 지속 출혈의 위험을 유의하게 감소시키고, IIb에서도 내시경적 지혈술에 의해 재출혈률이 유의하게 감소하는 것으로 보고되고 있다[3,4].

참고문헌

1) Forrest JA, et al : Endoscopy in gastrointestinal bleeding. Lancet, 2 : 394-397, 1974
2) Heldwein W, et al : Is the Forrest classification a useful tool for planning endoscopic therapy of bleeding peptic ulcers? Endoscopy, 21 : 258-262, 1989
3) Jensen DM, et al : Randomized trial of medical or endoscopic therapy to prevent recurrent ulcer hemorrhage in patients with adherent clots. Gastroenterology, 123 : 407-413, 2002
4) Bleau BL, et al : Recurrent bleeding from peptic ulcer associated with adherent clot : a randomized study comparing endoscopic treatment with medical therapy. Gastrointest Endosc, 56 : 1-6, 2002

표 1 개정 Forrest 분류

I	활동성 출혈 a. 분출성 출혈(그림 1) b. 용출성 출혈(그림 2)
II	출혈의 흔적이 관찰되는 궤양 a. 비출혈성 노출 혈관(그림 3) b. 혈병 부착(그림 4) c. 검은색 궤양 바닥(그림 5)
III	깨끗한 궤양 바닥(그림 6)

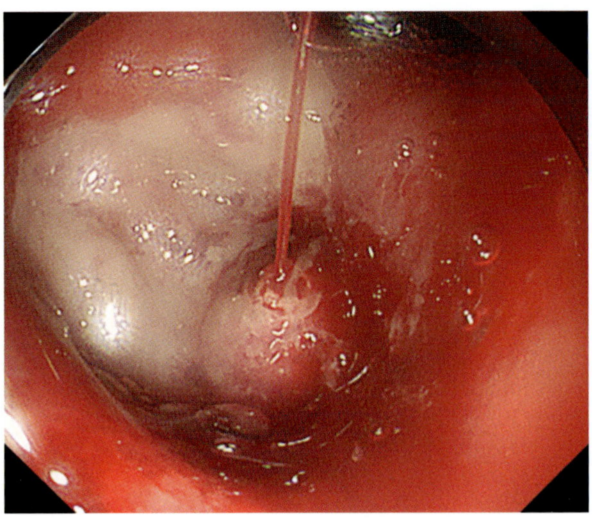

그림 1 Forrest Ia

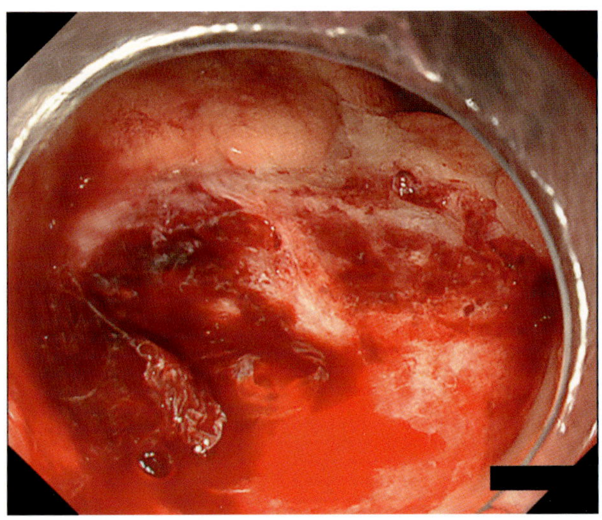

그림 2 Forrest Ib

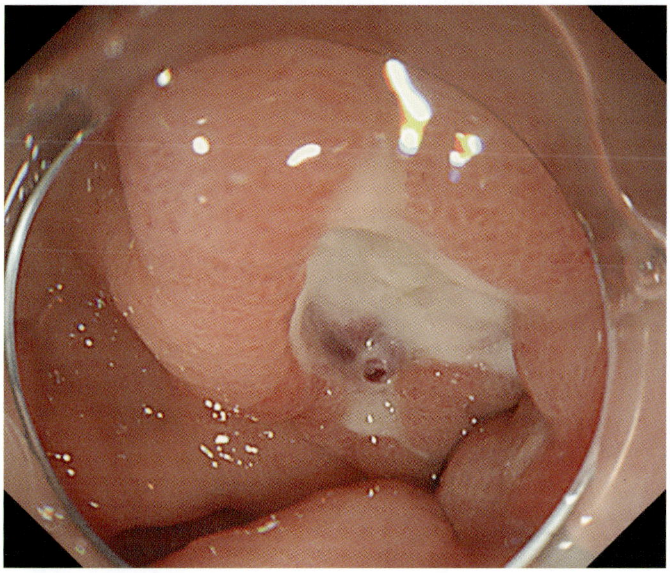

그림 3 Forrest IIa

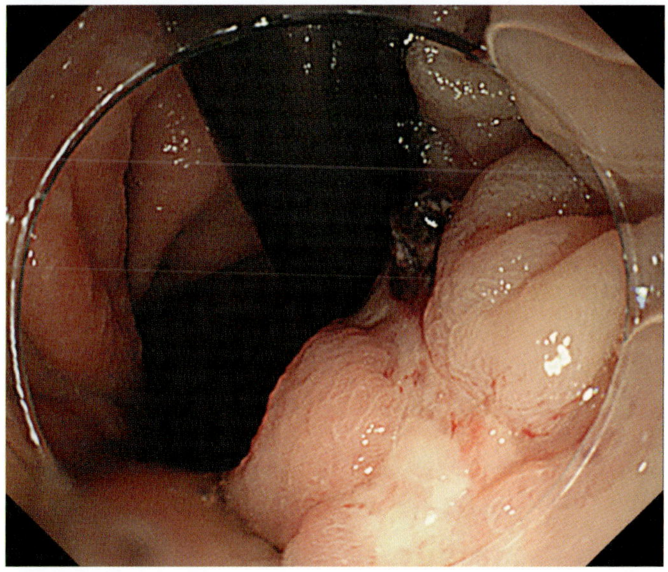

그림 4 Forrest IIb

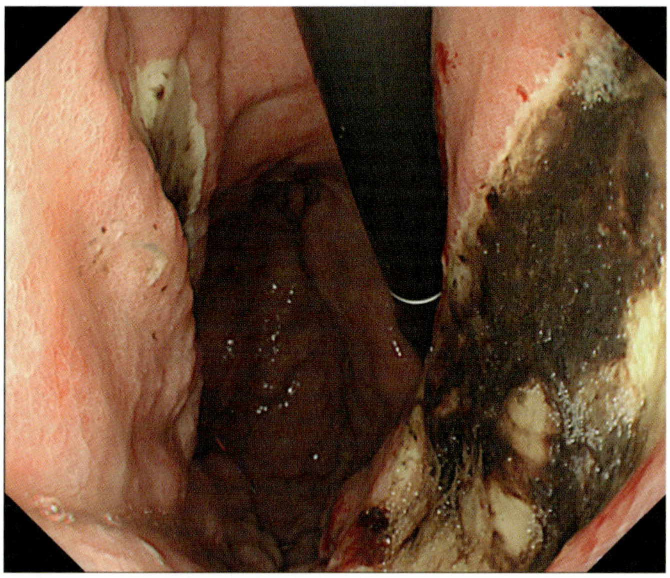

그림 5 Forrest IIc

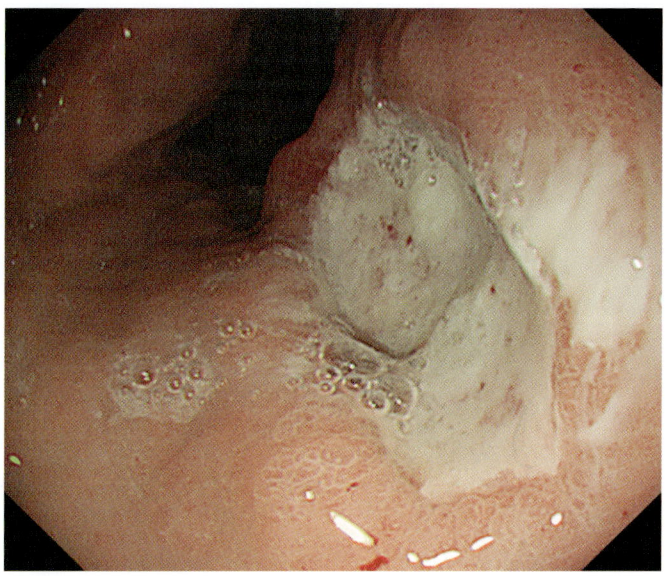

그림 6 Forrest III

11 Rindi 분류

小野敏嗣

- 위에서 발생하는 신경내분비종양(NET)의 분류로, 기저 질환에 따른 분류이며 치료 방침 결정에 중요한 역할을 한다.
- I형은 자가면역성 위염(A형 위염)을 배경으로 발생하는 반면, II형은 다발성 내분비선종(MEN-1형)을 배경으로 발생하며, 두 경우 모두 혈청 가스트린 수치가 높아지고, 위 내에서는 φ1 cm 미만의 병변이 다발하는 특징이 있다. 이와 달리 III형은 2 cm 이상의 병변이 단발성으로 나타나며, 고가스트린혈증을 동반하지 않고 전이를 동반하는 등 세 가지 유형 중 예후가 가장 나쁜 것으로 알려져 있다(표 1).
- Rindi 분류 I형 및 II형에서 φ1 cm 미만이고 점막하층까지의 NET는 경과 관찰 또는 내시경적 절제가 권장되나, Rindi 분류 III형 NET는 악성도가 높아 간 전이 및 림프절 전이 발생 확률이 높기 때문에 기본적으로 내시경적 절제 적응이 되지 않는다.

표 1 Rindi 분류와 각각의 특징

개수	위 NET에서의 빈도	배경	고가스트린혈증	개수	종양 직경	전이 위험
I형	70~80%	자가면역성 위염	있음	다발	<1 cm	2~5%
II형	5~6%	MEN-1	있음	다발	<1 cm	10~30%
III형	14~25%	없음	없음	단발	>2 cm	>50%

문헌 2를 바탕으로 작성

참고문헌

1) Rindi G, et al : Three subtypes of gastric argyrophil carcinoid and the gastric neuroendocrine carcinoma : a clinicopathologic study. Gastroenterology, 104 : 994-1006, 1993
2) 「膵・消化管神経内分泌腫瘍(NEN) 診療ガイドライン 2019年 第2版[日本神経内分泌腫瘍研究会(JNETS) 膵・消化管神経内分泌腫瘍診療ガイドライン第2版作成委員会/編], 金原出版, 2019

색인

INDEX

한글

아름다운 사진으로 보는
내시경 아틀라스
상부 소화관

2025년 6월 19일 인쇄
2025년 7월 10일 발행

역 자 | 최 혁 순
편 집 | Shinya Kodashima, Satoshi Ono
감 수 | Mitsuhiro Fujishiro

임프린트 | 도서출판 대한의학
발행인 | 신은주
책임편집 | 서선영
출판등록 | 2003년 9월 27일 제 25100-2014-000011호
발행처 | ㈜에스앤씨퍼블리싱
주소 | 서울특별시 구로구 디지털로 288 대륭포스트타워1차 1209호
전화 | (02)921-0653
e-mail | medbook2000@daum.net
홈페이지 | www.dhmbook.co.kr
www.medbook.co.kr

정가 | 80,000원
ISBN | 979-11-5590-308-7 93510

美しい画像で見る内視鏡アトラス　上部消化管
藤城光弘／監修, 小田島慎也, 小野敏嗣／編集

Original Japanese edition published in 2024 by YODOSHA, CO., LTD.

도서출판 대한의학은 ㈜에스앤씨퍼블리싱의 의학 전문 임프린트입니다.
인쇄나 제본 과정에서 잘못된 책은 바꾸어 드립니다.